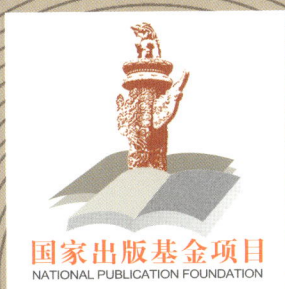

"十三五"国家重点出版物出版规划项目

当代三秦中医魂
——长安医学研究

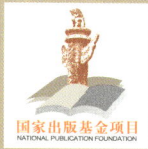

"十三五"国家重点出版物出版规划项目

当代三秦中医魂——长安医学研究

总主编 周永学

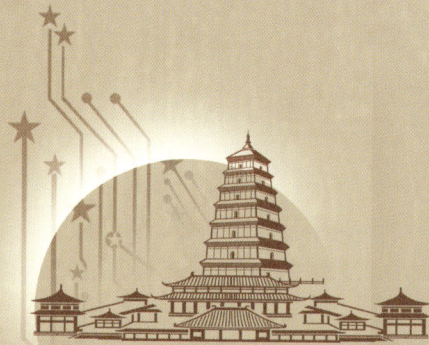

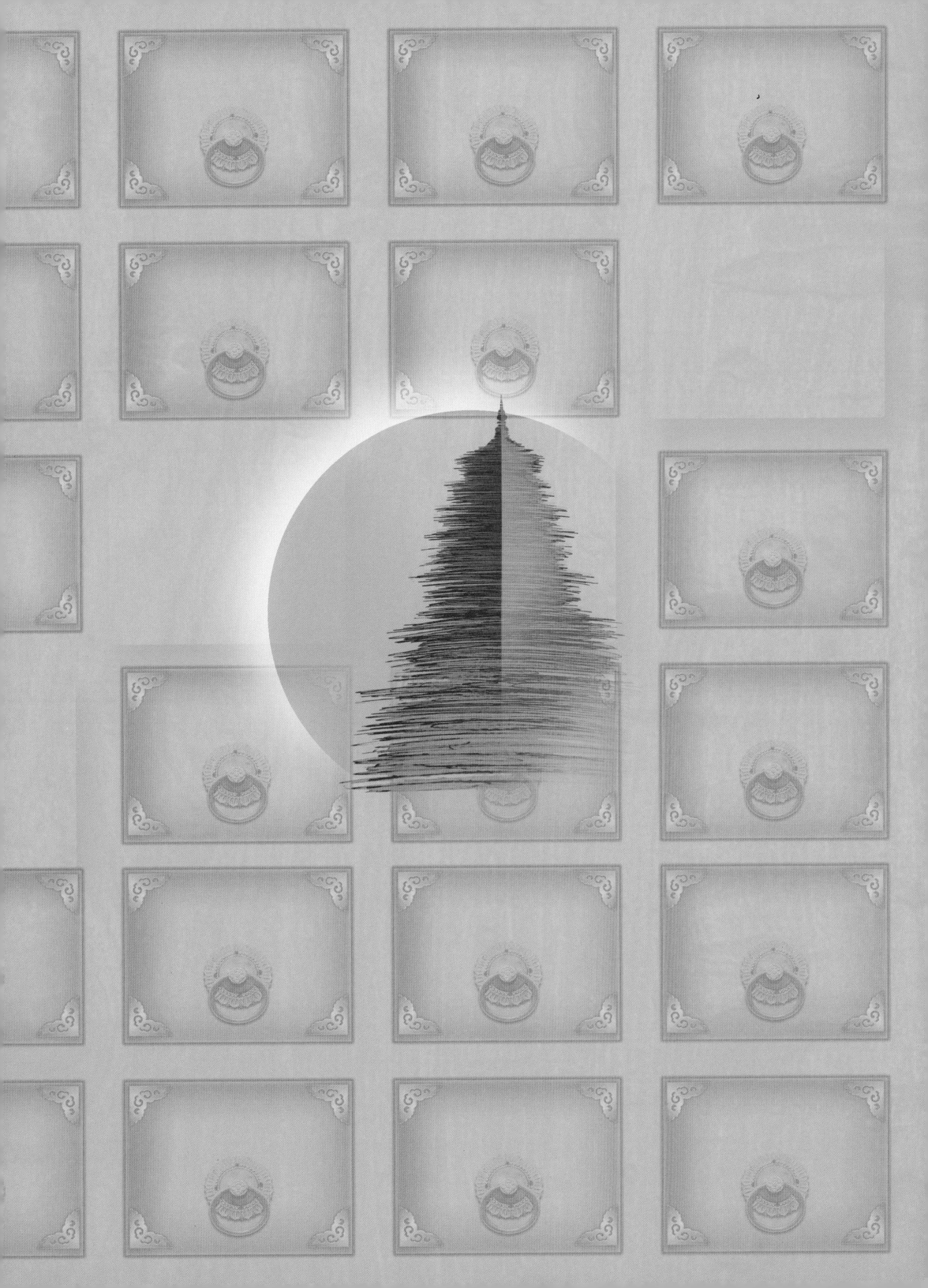

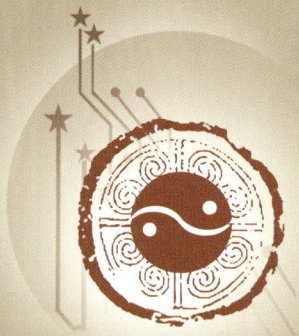

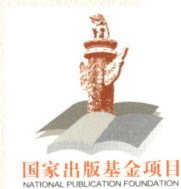

"十三五"
国家重点
出版物出版
规划项目

国家出版基金项目
NATIONAL PUBLICATION FOUNDATION

当代三秦中医魂——长安医学研究

总主编 周永学

长安醫學·

中草药卷

主编 宋小妹 王薇

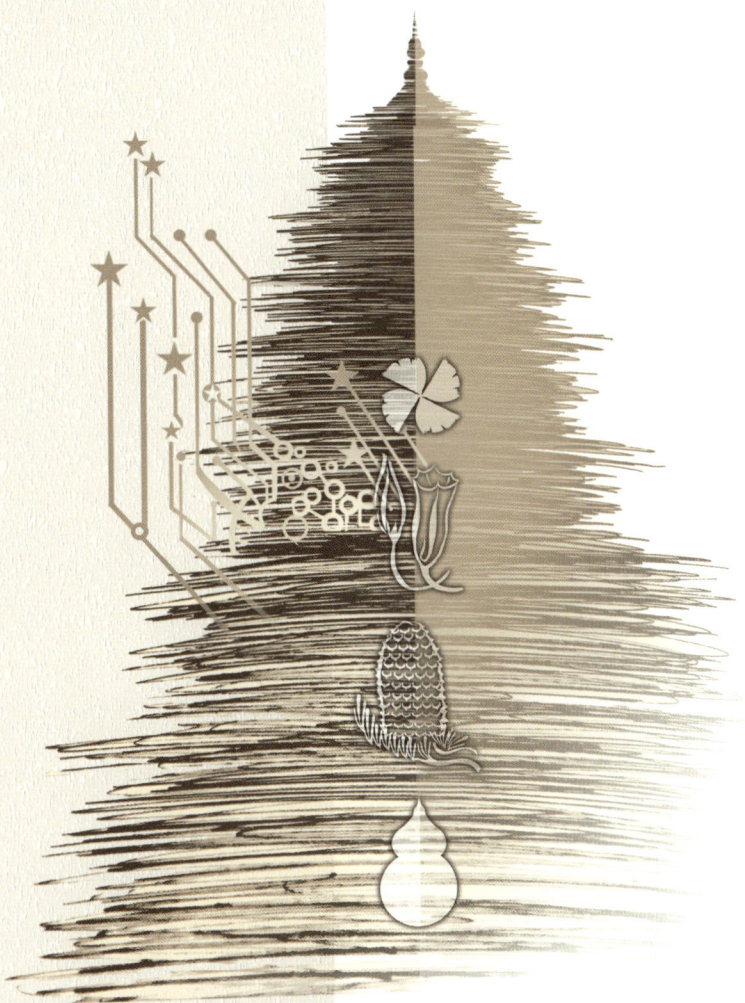

西安交通大学出版社
XI'AN JIAOTONG UNIVERSITY PRESS

图书在版编目(CIP)数据

长安医学.中草药卷/宋小妹,王薇主编.--西安：
西安交通大学出版社，2024.6
（当代三秦中医魂：长安医学研究）
ISBN 978-7-5693-3097-7

Ⅰ.①长⋯　Ⅱ.①宋⋯　②王⋯　Ⅲ.①中国医药学—
文集　②中草药—文集　Ⅳ.①R2-53

中国国家版本馆 CIP 数据核字(2023)第 034598 号

CHANG'AN YIXUE · ZHONGCAOYAO JUAN

书　　名	长安医学·中草药卷
主　　编	宋小妹　王　薇
责任编辑	张沛烨
责任校对	郭泉泉
责任印制	张春荣　刘　攀
装帧设计	程文卫　伍　胜

出版发行	西安交通大学出版社
	（西安市兴庆南路 1 号　邮政编码 710048）
网　　址	http://www.xjtupress.com
电　　话	(029)82668357　82667874(市场营销中心)
	(029)82668315(总编办)
传　　真	(029)82668280
印　　刷	中煤地西安地图制印有限公司

开　　本	889 mm×1194 mm　1/16　印张 28　字数 644 千字
版次印次	2024 年 6 月第 1 版　2024 年 6 月第 1 次印刷
书　　号	ISBN 978-7-5693-3097-7
定　　价	368.00 元

如发现印装质量问题,请与本社市场营销中心联系。
订购热线：(029)82665248　(029)82667874
投稿热线：(029)82668805

当代三秦中医魂——长安医学研究

丛书专家委员会

当代三秦中医魂——长安医学研究

丛书编撰委员会

总 主 编 周永学

编委会委员 （按姓氏笔画排序）

王 妮　　王 薇　　王宏才　　王郁金

王相东　　王海芳　　方东明　　朱媛媛

闫曙光　　孙宜孔　　苏 礼　　李耀辉

杨新杰　　辛智科　　宋小妹　　宋虎杰

张雨曲　　张晋冀　　张登本　　周小燕

周永学　　周梦菲　　赵 锋　　赵仁龙

袁瑞华　　康兴军　　梁宗锁　　焦振廉

当代三秦中医魂——长安医学研究

丛书编辑委员会

总 策 划　刘夏丽

策划编辑　李　晶　秦金霞　张沛烨

丛书编辑　李　晶　秦金霞　张沛烨　赵文娟

　　　　　郭泉泉　张永利　张家源　肖　眉

序一

　　长安是中国历史上建都朝代最多、建都时间最长、影响力最大的都城,是举世闻名的世界四大文明古都之一。"九天阊阖开宫殿,万国衣冠拜冕旒",长安在其发展的鼎盛时期成为世界中心,吸引了大批的外国使节与朝拜者的到来。"一座城市的历史就是一个民族的历史",长安这座中国历史文化的首善之都,以世代传承的雍容儒雅、满腹经纶、博学智慧、大气恢宏成为中国历史的底片、中国文化的名片和中国精神的芯片。

　　周、秦、汉、隋、唐等13个王朝建都长安,一千多年的中国古代政治、经济、文化中心,使之成为中医药的重要发祥地。在这里,名医云集,名著荟萃,以《神农本草经》为典籍的中药学,以《黄帝内经》为根本的中医基础理论,以《千金方》《外台秘要》为框架的中医临床医学,以《针灸甲乙经》为鼻祖的针灸学无不诞生于此,长安医家通过长安名著创造了惠及千秋万代的中医药学,成为全人类宝贵的文化和医学财富。

　　长安医学是陕西省中医药的文化品牌,是陕西省的重要地理文化标识。深入开展长安医学的研究,是陕西建设中医药强省工作的组成部分,也是陕西中医药事业科学发展与中医药文化建设的重要内容之一。为了更好地总结陕西医学特色,梳理经典名方,发挥陕西丰富的药物资源优势,彰显中医药在疾病治疗中的优势,以周永学教授为总主编的编写团队,从长安医学起源与发展、长安医学传承与创新、长安医学学术流派、长安医学方技拾遗、陕西中草药5个方面将其汇集编著成册。通过这次全面、系统地继承历代各家学术理论、流派及学说,不但梳理出长安医学的发展脉络,弘扬了古代中医药先贤和现代名老中医专家学术思想与临床诊疗经验,而且挖掘出了许多疗效确切的民间诊疗技术和方药,摸清了长安医学的"家底",丰富并发展了中医药学理论体系,推进了中医药科学文化的传承弘扬和创新发展。

长安医学是身居长安的医家创造的医学学术体系,是中医药学的根脉,深入挖掘、研究整理长安医学,对深刻揭示中医药学的起源、发展有着不可替代的重要作用;大力弘扬、传承发展长安医学,对建设"健康陕西"、保障人民生命健康有着不可估量的重要意义。长安医学是先贤医家贡献给人类的宝贵遗产,也是陕西历史文化和医疗保健靓丽的名片。挖掘好、整理好长安医学,是建设文化大省和中医药强省的重要举措,是促进陕西中医药事业长足发展的重要动力。长安医学博大精深,长安医家层出不穷,长安名著汗牛充栋,"当代三秦中医魂——长安医学研究"丛书只是一个重要的开端,希望众多现代长安医家积极参与到长安医学研究整理和传承发展中来,为这项惠及亿万民众的神圣事业贡献力量,让长安医学这颗璀璨的明珠发出更加绚丽的光彩!

细观长安医学之博大精深,感慨中医药学之源远流长,欣然命笔,为之序。

于文明

中华中医药学会会长

国家中医药管理局原局长

2023 年 12 月

序二

　　每次从西安咸阳国际机场去西安市区，都要经过渭河。我常常思索，这里曾是男女相聚、诗情画意的圣地，也是千军万马拼杀搏斗的战场……流淌了三千多年的渭水是孕育中华文明的摇篮。我曾作诗《观渭河》："浊浊渭水悠悠去，洼洼河滨坑坑畦。遥望苦寻近看疑，君子好逑浪漫地。山高月小风云幻，河淌水漫无踪迹。万般景色留不住，一派文明今古续。"

　　长安作为中华文明的重要发祥地之一，在中医药发展史上留下了浓墨重彩的一笔。从神农尝百草、岐黄论道，到皇甫谧《针灸甲乙经》、孙思邈《千金方》，历代诸多医家在秦地钻研医药、济世救人，著书立说、传育后学，承前启后，继承发扬中医药学。中医药学的形成、发展，很多都与古都长安和三秦大地关系密切。古代许多著名医药学经典著作在这里问世，许多医德高尚、医术精湛、出类拔萃的医学家、药学家或生于斯，或成于斯，或葬于斯，成为秦地长安的骄傲和自豪，也为伟大的祖国医药宝库增添了一颗颗光辉灿烂的明珠，丰富了中医药学的内涵，促进了人类文明的繁荣。因而，俗语称"秦地无闲草，长安多名医"，实可谓：三秦大地，名医荟萃，医籍如山；长安医学，底蕴深厚，源远流长。

　　中医药学是中华民族的伟大创造，在几千年的发展中积累了丰富的防治疾病和健康养生的理论、技术、知识和方法，为促进中华民族繁衍昌盛、维护人民身心健康做出了巨大贡献，对世界文化交流和医学进步产生了积极影响。习近平总书记指出："中医药学凝聚着深邃的哲学智慧和中华民族几千年的健康养生理念及实践经验，是中国古代科学的瑰宝，也是打开中华文明宝库的钥匙。"我们要全面理解习近平总书记讲话的深刻内涵，坚持中医药理论自信、实践自信与学术自信，推进中医药保护、传承与利用，弘扬中华优秀文化，不断丰富发展中医药理论与实践，提高防病治病能力，创新中医药医疗保健服务模式，满足人民不断增长的维护健康与医疗保健的需求。

"当代三秦中医魂——长安医学研究"丛书展示了中医药学在长安的起源与兴盛的历史画卷，全面总结了近现代陕西中医药传承与发展的学术贡献，简要介绍了陕西中医临床学术流派建设的主要成就，收集归纳了三秦各地民间"简便廉验"的内、外治法，重点阐释了陕西的道地药材与特色草药。该丛书内容丰富，资料翔实，充分体现了长安医学博大精深的地方特点，为长安医学流派的传承发展奠定了坚实的基础，是一套集思想性、科学性和资料性于一体的宝贵的中医药文献荟萃。希望陕西中医药工作者继续发扬长安医家的特色，传承弘扬长安医学的理论创新和临床经验，为促进陕西中医药事业发展做出新的贡献。也期盼全国同仁借鉴该丛书的思路和方法，梳理各地区的中医药传承发展脉络，总结区域中医药特色流派，丰富中医药学研究内容，促进学术繁荣发展，为健康中国建设做出更大的贡献。

书将付梓，先睹为快，谨呈上文，以之为序。

张伯礼

中国工程院院士

国医大师

天津中医药大学名誉校长

2023 年 7 月于天津

序

三

　　岁月如梭，光阴似箭。自1958年我到中国中医科学院从事中国医学史研究，一个甲子转瞬而过。虽年近百岁，但每当回顾我国几千年波澜壮阔的中医药发展史，总是心潮澎湃，难以平静。近日，看到陕西中医药大学周永学教授组织编写的"当代三秦中医魂——长安医学研究"丛书的书稿，深为中医药在陕西的起源、形成和传承发展而震撼！

　　陕西是中华民族先祖炎帝和黄帝部落兴盛统领的地域，是我国传统文化和中医药学的重要发祥地。历史上先后有周、秦、汉、唐等13个王朝建都于此，当时的长安不仅是我国的政治、经济、文化、科技的中心，也是医药贤士汇聚之地，他们行医于兹、传道于兹，创建并不断丰富了医药学说，留下了大量名垂千秋的医著，形成了相对完善的独具地域特色的医学理论体系。

　　中医学的基础理论奠基于陕西。轩辕黄帝与医祖岐伯长期活动于陕西，君臣讨论造就了《黄帝内经》这部医学经典，并最终在长安成书问世。《黄帝内经》总结了西汉以前我国医学的经验、方法和思想，对后世医学的发展产生了巨大影响，并将永远璀璨夺目、指人门径。后世在陕医家杨上善、王冰、王履等，又分别对《黄帝内经》进行了深入的整理编次和注释阐发，可以说是《黄帝内经》传承至今的历史功臣。此外，巢元方从病因病机和证候上、杜光庭从脉诊上对中医基础理论进行了补充和发挥，从而使中医学的基础理论更加丰富和完善。

　　中医学的药学体系创建于陕西。炎帝神农遍尝百草发现药性，《神农本草经》不仅收载了365种药物，还提出了"四气""五味""七情"以及君、臣、佐、使的药学理论，成为临床用药的指导思想。唐朝政府颁布了第一部国家药典《新修本草》，三原县尉陈藏器编撰《本草拾遗》，修订了《新修本草》的遗漏与不足。长安医家孟诜所著的《食疗本草》被誉为世界上最早的食疗专著。清末医家孙沛撰有《神农本草经注论》，对临证选用药物有较高的参考价值。历经数代不断增益，中药学形成了比较完备的理论体系。

中医临床医学发展于陕西。隋唐时期，伟大的医药学家孙思邈撰写的《备急千金要方》与《千金翼方》，以及唐代著名医家王焘编撰的《外台秘要》，是我国最早的一批临床医学百科全书，影响远及海外。长安医僧蔺道人，撰写了我国第一部骨伤科专著《仙授理伤续断秘方》。明清时期，武之望所著的《济阴纲目》与《济阳纲目》，至今仍被视为中医妇科、男科的权威性著作。陈尧道所撰的《伤寒辨证》，是一部专研伤寒、温病的早期代表作。诸位医家的著书立说，为我国中医临床医学的发展做出了杰出贡献。

中医学的针灸范式成就于陕西。扁鹊曾行医于陕西，所撰《黄帝八十一难经》论述了经络腧穴、奇经八脉、十五络脉、针法宜忌等理论。《黄帝内经》则明确提出了十二经脉的名称和循行路线，论述了各经脉常见病证的诊断与治疗，为中医经络学奠定了重要基础。晋代，关陇士大夫皇甫谧撰著的《针灸甲乙经》是古代针灸学的扛鼎之作。隋唐年间，针灸医家甄权、甄立言绘制《明堂人形图》，后有中国最早的官修《明堂针灸图》及彩色《明堂三人图》。孙思邈的《备急千金要方》《千金翼方》和王焘的《外台秘要》，以及明代杨珣的《针灸集书》也为后世留下了大量珍贵的针灸学文献。

长安医学是发源和兴盛于陕西及其周边的传统医药学术体系，是陕西乃至全国历代医家医疗实践的经验积累和理论总结。长安医学传承到近现代，在陕西这块神奇的土地上得到了很好的发展，涌现出了黄竹斋、景莘农、曹汉三、麻瑞亭、米伯让、郭谦亨、张学文、郭诚杰、杜雨茂、雷忠义、杨震等一大批著名医家，他们在传承、创新和发展长安医学上做出了显著的成绩，使长安医学得以发扬光大。

"当代三秦中医魂——长安医学研究"丛书首次系统梳理了长安医学的发展脉络，探寻了历代名医的临床经验和理论创新，总结了长安医学的学术特征和学科优势。全套图书体系完备、特色鲜明，极具医学价值和文献价值，对弘扬中华优秀传统文化、发挥中医药原创优势、增强民族自信和文化自信、服务中外人文交流等均有重要的现实意义。作为从陕西咸阳走出来的中医人，我深深地为长安医学的宏伟壮丽而感叹和自豪，真诚地祝贺"当代三秦中医魂——长安医学研究"丛书出版发行，光耀杏林，造福世人！

是为序。

李经纬

中国中医科学院医史文献研究员
中华医学会医史学会原主任委员
2023 年 12 月

序四

陕西位居华夏腹地，秦岭横亘，和合南北，中华龙脉，泽被天下。三秦大地黄土高原、关中平原和秦巴山区生态多样、文化繁荣。《尚书·禹贡》盛赞其为"厥土惟黄壤，厥田惟上上。"山高定有仙，地博藴牙间。自古以来，三秦中医药文化源远流长，先贤垂范，医典辉煌，秦药道地，造福八方，铸就了岐伯、孙思邈、王焘等大医先贤，创立了《黄帝内经》《神农本草经》《千金方》等医学巨著，留下了黄帝陵、药王山、神农祠等宝贵的中医药文化遗产。

长安医学研究中心汇聚中国医学史研究学者以及中医基础理论与临床专家教授，组成"当代三秦中医魂——长安医学研究"丛书编写团队，整理揭示长安医学起源、发展、兴盛的辉煌历史，探索研究基础理论精髓与临床各科精华，挖掘汇总民间方技和草医草药与道地药材，归纳总结学术流派传承创新的学术成果。五载春秋编撰鸿篇五卷，洋洋大作囊括远古今朝。弘扬岐黄，阐发医理，彰显方技，名医荟萃，名著集锦，流派纷呈，雄辩恣肆，议论纵横。尽显长安医家百舸争流，洋溢长安医学功满桑梓。

吾成长于汉文化发祥之地，祖上业医，自幼耳濡目染，家传亲授。后又入陕西中医进修学校师资班及南京中医学院全国温病学师资班学习深造，深受三秦及全国诸先师名医亲炙，裹其诊、解吾惑，明至理、得三昧。业医教研七十余载，有所心得，惟须臾难忘点拨之恩。耄耋之际，观长安医学源远流长，骏发踔厉，功绩至伟；慨无数先贤穷研经典，旁涉百家，承前启后；看现代名家畅谈妙理，深揭精蕴，屡起沉疴。尊古崇古但不泥古，重学重思却每有发挥。其论敬尊四圣而有所悟，其法不离古风而有所化，其术循道守则常有所变，其传德艺双馨尤重于德。

《易经·系辞》云："形而上者谓之道,形而下者谓之器。"中医药学是形而上与形而下二合一之学问。中医药学之学习,上及天文,下及地理,中谙人是,需要"师父领进门",更需要"修行在个人"。自身之体悟、名师之指点相辅相成,言传身教必不可少。《礼记·中庸》说:"道也者,不可须臾离也。"清代明儒有言"文存则道存,道存则教存。""当代三秦中医魂——长安医学研究"丛书集大成,文载道,济人情,殷觉世,彰显三秦中医药之精华。不独收效于当时,尤将流泽于后世。

古语云"穷学富商",学问之苦必焚膏继晷,为伊憔悴。然编撰团队,恒兀穷年,薄雅弘通,自始至终,乐在其中。读之曰文章,发根于学问。探之于经学,立道以明德。惟对中医之信念与情怀,对三秦医学之传承与弘扬之责任与使命然。鸿篇巨著,师古济今,功德无量,乐以为序!

张学文

国医大师

陕西中医药大学名誉校长

2023 年 6 月于秦都

总 序

　　长安医学是指发源和兴盛于陕西的中医药学术体系,是陕西历代著名医家及其传承者们杰出的医疗实践活动的经验积累和理论总结。长安处于我国的中心地带,地大物博,人杰地灵,是我国历史上13个王朝建都的地方,历史文化底蕴深厚,医药卫生先进发达。三秦大地药源丰富,长安历代名医辈出。医药科学在长期的疾病防治实践过程中,形成了独特的理论体系和传承发展的脉络。

　　长安医学是陕西省中医药的文化品牌,是陕西省的重要地理文化标识。深入开展长安医学研究,是陕西省建设中医药强省工作的组成部分,也是陕西中医药事业科学发展与中医药文化建设的重要内容之一。2018年,陕西省在《关于促进中医药传承创新发展的若干措施》中明确要求加快"长安医学"学术研究和传承发展,全面推进活态传承,深度挖掘汉唐经典名方等精华精髓,加强"秦药"药理研究和产品开发,积极"复活"经典名方。为了更好地总结陕西医学特色,梳理长安医学起源、兴盛与传承发展的脉络,发挥陕西丰富医药资源优势,彰显中医药在疾病预防和治疗中的特色,惠及三秦百姓,造福中华民族,我们于2018年承担了陕西省"长安医学起源发展和传承创新研究"的科研项目,启动了对长安医学的整理研究工作,并将研究成果以"当代三秦中医魂——长安医学研究"丛书的形式进行了总结。

　　本丛书共分5卷。全书从历史源流、传承与发展、中医临床学术流派、民间方技拾遗及陕西中草药等5个角度,系统梳理了长安医学的发展脉络,探寻历代名家先贤的临床经验,归纳长安古今医家的理论创新和临床特色,融合了流散于民间但疗效确切的医方、医技和陕西中草药,基本摸清了长安医学的"家底",总结出了长安医学的特色和优势。本丛书内容系统全面,特色鲜明,具有重要的社会价值、文化价值、科学价值和医学价值,充分显示出长安医学的源远流长,具有较高的思想性。本丛书对弘扬中华优秀传统文化、发挥中医药原创优势、增强民族自信和文化自信具有重要意义。

第一卷《长安医学·起源发展卷》论述了长安医学的概念、起源、形成、发达与昌盛的发展历史。先秦时期黄帝问道岐州医家岐伯,编著了《黄帝内经》,其奠定了中医药基础理论的起源。本卷按历史发展顺序,介绍了自远古至秦汉、魏、晋、隋唐,再到宋、元、明、清的长安医学发展情况,论述了长安医学的历史渊源和相关的经济、文化发展状况,尤其对各时期、各医家的特点、著作进行了分析研究,明确其对中医学传承与发展的贡献以及对长安医学形成和发展的巨大影响。

第二卷《长安医学·传承创新卷》着眼于近现代长安医学的传承与创新,内容主要包括清代以后至今长安医学在陕西的理论研究和创新、长安医家临床经验在陕西的传承和发展。本卷概括了近现代长安医学在中医药理论和临床上的重大创新,分析了著名医家的学术思想和诊疗特色,总结了被遴选命名的国医大师、全国名中医、全国老中医药专家学术经验继承工作指导老师、陕西省名老中医的临床经验,重点展现长安医学近百年来在陕西的传承和创新发展。

第三卷《长安医学·学术流派卷》主要介绍了国家中医药管理局审批的 2 个学术流派与陕西省遴选的 25 个学术流派的形成和发展。在已设立的学术流派传承工作室的基础上,对这些学术流派进行系统整理、评析、总结,重点推介这些临床学术流派经过几代人的研究总结所形成的学术思想和理论观点,以及对优势病种独具特色的临床诊疗经验,从中可以看出中医药人才成长成才的主要影响因素,并有助于我们加深对地域因素、家族传帮带在流派形成中重要作用的认识。

第四卷《长安医学·方技拾遗卷》从中医药在民间医生中的拓展应用以及民间疗效可靠的家传方与自创方、独特的制剂经验、外治法等方面进行搜集整理,从传承脉络、技术特点、临床应用等方面进行系统介绍,这些医术、技法确有疗效,全部与公知公用的不同。本卷还根据草医多用草药的特点,对太白草药独特的理论体系、证候分类及应用、组方等方面进行了详细介绍,充分彰显了民间中医和草药的诊疗特色,对民间中医药的传承创新、提高基层中医医疗服务水平有重要的推动作用。

第五卷《长安医学·中草药卷》以陕西丰富的药物资源为主,介绍了陕西范围内中草药的生长环境、资源特征、药材分布特点等内容,共收载常用中药 243 种,每味药材分别从正名、拼音、别名、来源、原植物形态、生境与分布、采收加工、药材性状、化学成分、药理作用、常用饮片、性味归经、功能主治、用法用量、注意事项等方面系统记述，多数附有原植物和药材（饮片）的照片。本卷内容翔实、体系规范、结构合理、循证为本，对"秦药"的进一步开发利用，推动长安医学传承发展具有重要意义。

　　长安医学历史悠久，内涵丰富，影响深远。它既是陕西医药发展史的主线，也是我国中医药学的根脉和重要组成部分。本丛书纵跨先秦至今的历史阶段，横涉古往今来的名医贤达，翻阅浩如烟海的经典名著，汇集三秦各地的医药方剂，种类复杂，范围宽广，资料收集困难重重，编写任务艰巨繁重，加之国家出版基金时间紧迫，编撰委员会水平有限，难免出现纰漏，敬请广大读者批评指正。

陕西中医药大学原校长

全国中医药高等学校教学名师

长安医学研究中心主任

2023 年 6 月

前言

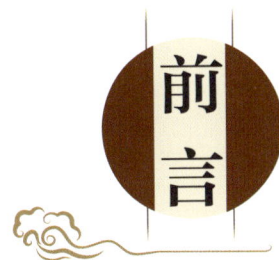

长安医学在形成、发展及壮大的过程中,伴随当地的气候特点及生活习性,也逐步形成了特有的用药习惯和规律。陕西南有秦岭、中有八百里秦川、北有黄土高坡,在此地形条件下有着丰富的中草药资源。本书由此入手,系统、全面地总结和整理了具有明显地域特色的长安医学中草药。作为长安医学研究的内容之一,本书根据长安医学等临床经验结合有关科研资料编写而成,旨在宣传长安医学,同时也为长安医家临床处方配伍及中医药工作者提供一定参考。

本卷分为两部分,第一部分介绍陕西的地理状况及长安中草药的分布概况;第二部分收载常用中草药共计243种,药材按照功效分类,其排序及草药的分类主要参照1977年版《陕西中草药》。各味药材分别从正名、拼音、别名、来源、原植物形态、生境与分布、采收加工、药材性状、化学成分、药理作用、常用饮片、性味归经、功能主治、用法用量、注意事项等方面系统记述,多数附有原植物和药材(饮片)的照片。本书内容翔实、体系规范、结构合理、循证为本,对长安医学有很强的临床指导意义,对陕西地方经济发展也将会产生助推作用。

本书在编写的过程中参考了《中华人民共和国药典》《陕西中草药》《中华本草》等著作及卷中收录药材的现代研究内容,在此编者一并向所有引文的著作者表示诚挚感谢!

由于我们业务水平和编写经验有限,书中遗漏和错误在所难免,敬请读者批评指正。

编　者

2024 年 5 月

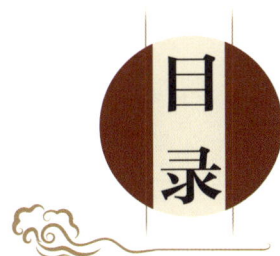

目录

绪　论

第一节　陕西的地理概况 ………… 3

第二节　长安医学中草药资源 …… 3

第一章　解表药

第一节　辛温解表药 ………… 9

麻黄 ………… 9

荆芥 ………… 12

防风 ………… 13

白芷 ………… 14

羌活 ………… 16

细辛 ………… 18

辛夷 ………… 19

苍耳子 ………… 21

西河柳 ………… 23

第二节　辛凉解表药 ………… 24

牛蒡子 ………… 24

桑叶 ………… 25

葛根 ………… 26

柴胡 ………… 28

菊花 ………… 30

升麻 ………… 31

木贼 ………… 33

第二章　清热药

第一节　清热解毒药 ………… 37

金银花 ………… 37

连翘 ………… 38

蒲公英 ………… 39

大青叶 ………… 41

板蓝根 ………… 42

紫花地丁 ………… 44

野菊花 ………… 45

大血藤 ………… 46

射干 ………… 48

鱼腥草 ………… 49

马齿苋 ………… 51

白头翁 ………… 52

白蔹 ………… 53

土贝母 ………… 55

天葵子 ………… 56

重楼 ………… 57

水飞蓟 ………… 59

金荞麦 ………… 60

翻白草 ·················· 61

老鹳草 ·················· 62

小桃儿七 ················ 64

算盘七 ·················· 66

第二节　清热燥湿药 ·········· 67

黄芩 ···················· 67

黄柏 ···················· 69

黄连 ···················· 70

三颗针 ·················· 72

苦参 ···················· 74

秦皮 ···················· 75

白鲜皮 ·················· 78

功劳木 ·················· 79

太白黄连 ················ 80

第三节　清热泻火药 ·········· 81

知母 ···················· 81

夏枯草 ·················· 83

芦根 ···················· 85

天花粉 ·················· 86

决明子 ·················· 88

青葙子 ·················· 89

第四节　清热凉血药 ·········· 91

地黄 ···················· 91

牡丹皮 ·················· 93

赤芍 ···················· 95

玄参 ···················· 97

第五节　清虚热药 ············ 99

青蒿 ···················· 99

白薇 ··················· 101

地骨皮 ················· 102

银柴胡 ················· 103

罗布麻叶 ··············· 105

第三章　化痰止咳平喘药

第一节　温化寒痰药 ········· 109

半夏 ··················· 109

华山参 ················· 110

天南星 ················· 111

旋覆花 ················· 113

白附子 ················· 115

芥子 ··················· 116

大皂角 ················· 118

第二节　清化热痰药 ········· 119

太白贝母 ··············· 119

前胡 ··················· 120

瓜蒌 ··················· 122

桔梗 ··················· 122

第三节　止咳平喘药 ········· 124

款冬花 ················· 124

苦杏仁 ················· 125

紫苏子 ················· 127

紫菀 ··················· 129

马兜铃 ················· 130

枇杷叶 ················· 132

葶苈子 ················· 134

桑白皮 ················· 135

白果 ··················· 137

瓜子金 ················· 138

第四章　温里药

附子 ··················· 143

干姜 ··················· 144

小茴香 ················· 146

第五章　健脾化湿药

苍术 ··················· 151

厚朴 …………………………… 152

佩兰 …………………………… 155

木瓜 …………………………… 156

盘龙七 ………………………… 157

第六章　消导药

山楂 …………………………… 161

麦芽 …………………………… 163

莱菔子 ………………………… 164

沙棘 …………………………… 165

老龙七 ………………………… 166

第七章　泻下药

商陆 …………………………… 171

大黄 …………………………… 173

火麻仁 ………………………… 175

郁李仁 ………………………… 176

甘遂 …………………………… 177

芫花 …………………………… 179

牵牛子 ………………………… 180

京大戟 ………………………… 181

千金子 ………………………… 183

第八章　收涩药

山茱萸 ………………………… 187

南五味子 ……………………… 188

金樱子 ………………………… 189

浮小麦 ………………………… 190

第九章　驱虫药

苦楝皮 ………………………… 195

南瓜子 ………………………… 196

石榴皮 ………………………… 197

第十章　利水渗湿药

猪苓 …………………………… 201

薏苡仁 ………………………… 202

泽泻 …………………………… 203

地肤子 ………………………… 205

海金沙 ………………………… 205

萹蓄 …………………………… 207

瞿麦 …………………………… 208

石韦 …………………………… 210

车前子 ………………………… 211

木通 …………………………… 213

通草 …………………………… 214

茵陈 …………………………… 215

金钱草 ………………………… 217

虎杖 …………………………… 218

垂盆草 ………………………… 220

冬瓜皮 ………………………… 221

连钱草 ………………………… 222

第十一章　祛风湿药

独活 …………………………… 227

五加皮 ………………………… 228

威灵仙 ………………………… 229

徐长卿 ………………………… 231

川乌 …………………………… 233

秦艽 …………………………… 234

桑枝 …………………………… 236

豨莶草 ………………………… 237

络石藤 ………………………… 239

青藤 …………………………… 240

桑寄生 ………………………… 242

丝瓜络 ………………………… 243

穿山龙 ………………………… 244

窝儿七 ………………………… 246

雷公七 ………………………… 247

长春七 ┈┈┈┈┈┈┈┈┈┈┈┈┈ 248

竹根七 ┈┈┈┈┈┈┈┈┈┈┈┈┈ 249

金牛七 ┈┈┈┈┈┈┈┈┈┈┈┈┈ 251

桃儿七 ┈┈┈┈┈┈┈┈┈┈┈┈┈ 252

追风七 ┈┈┈┈┈┈┈┈┈┈┈┈┈ 253

飞天蜈蚣七 ┈┈┈┈┈┈┈┈┈ 255

天王七 ┈┈┈┈┈┈┈┈┈┈┈┈┈ 256

石三七 ┈┈┈┈┈┈┈┈┈┈┈┈┈ 257

羊角七 ┈┈┈┈┈┈┈┈┈┈┈┈┈ 259

拐枣七 ┈┈┈┈┈┈┈┈┈┈┈┈┈ 260

第十二章 平肝息风药

蒺藜 ┈┈┈┈┈┈┈┈┈┈┈┈┈┈ 265

钩藤 ┈┈┈┈┈┈┈┈┈┈┈┈┈┈ 266

天麻 ┈┈┈┈┈┈┈┈┈┈┈┈┈┈ 267

扣子七 ┈┈┈┈┈┈┈┈┈┈┈┈┈ 269

偏头七 ┈┈┈┈┈┈┈┈┈┈┈┈┈ 271

第十三章 安神镇静定惊药

酸枣仁 ┈┈┈┈┈┈┈┈┈┈┈┈┈ 275

柏子仁 ┈┈┈┈┈┈┈┈┈┈┈┈┈ 276

首乌藤 ┈┈┈┈┈┈┈┈┈┈┈┈┈ 277

远志 ┈┈┈┈┈┈┈┈┈┈┈┈┈┈ 278

合欢皮 ┈┈┈┈┈┈┈┈┈┈┈┈┈ 281

红酸七 ┈┈┈┈┈┈┈┈┈┈┈┈┈ 282

第十四章 理气药

枳实 ┈┈┈┈┈┈┈┈┈┈┈┈┈┈ 287

香附 ┈┈┈┈┈┈┈┈┈┈┈┈┈┈ 289

川楝子 ┈┈┈┈┈┈┈┈┈┈┈┈┈ 290

薤白 ┈┈┈┈┈┈┈┈┈┈┈┈┈┈ 292

柿蒂 ┈┈┈┈┈┈┈┈┈┈┈┈┈┈ 293

月季花 ┈┈┈┈┈┈┈┈┈┈┈┈┈ 294

第十五章 理血药

第一节 止血药 ┈┈┈┈┈┈┈┈ 299

大蓟 ┈┈┈┈┈┈┈┈┈┈┈┈┈┈ 299

小蓟 ┈┈┈┈┈┈┈┈┈┈┈┈┈┈ 300

地榆 ┈┈┈┈┈┈┈┈┈┈┈┈┈┈ 302

槐花 ┈┈┈┈┈┈┈┈┈┈┈┈┈┈ 304

侧柏叶 ┈┈┈┈┈┈┈┈┈┈┈┈┈ 305

白茅根 ┈┈┈┈┈┈┈┈┈┈┈┈┈ 307

苎麻根 ┈┈┈┈┈┈┈┈┈┈┈┈┈ 308

茜草 ┈┈┈┈┈┈┈┈┈┈┈┈┈┈ 310

蒲黄 ┈┈┈┈┈┈┈┈┈┈┈┈┈┈ 311

白及 ┈┈┈┈┈┈┈┈┈┈┈┈┈┈ 313

仙鹤草 ┈┈┈┈┈┈┈┈┈┈┈┈┈ 315

棕榈 ┈┈┈┈┈┈┈┈┈┈┈┈┈┈ 316

艾叶 ┈┈┈┈┈┈┈┈┈┈┈┈┈┈ 317

马鞭草 ┈┈┈┈┈┈┈┈┈┈┈┈┈ 318

鸡冠花 ┈┈┈┈┈┈┈┈┈┈┈┈┈ 320

白三七 ┈┈┈┈┈┈┈┈┈┈┈┈┈ 321

狮子七 ┈┈┈┈┈┈┈┈┈┈┈┈┈ 322

朱砂七 ┈┈┈┈┈┈┈┈┈┈┈┈┈ 323

荞麦七 ┈┈┈┈┈┈┈┈┈┈┈┈┈ 325

蝎子七 ┈┈┈┈┈┈┈┈┈┈┈┈┈ 326

芋儿七 ┈┈┈┈┈┈┈┈┈┈┈┈┈ 328

太白三七 ┈┈┈┈┈┈┈┈┈┈┈ 329

红三七 ┈┈┈┈┈┈┈┈┈┈┈┈┈ 330

景天三七 ┈┈┈┈┈┈┈┈┈┈┈ 332

扫帚七 ┈┈┈┈┈┈┈┈┈┈┈┈┈ 333

秤杆七 ┈┈┈┈┈┈┈┈┈┈┈┈┈ 334

第二节 活血药 ┈┈┈┈┈┈┈┈ 335

延胡索 ┈┈┈┈┈┈┈┈┈┈┈┈┈ 335

丹参 ┈┈┈┈┈┈┈┈┈┈┈┈┈┈ 336

红花 ……………………… 338

桃仁 ……………………… 339

益母草 …………………… 341

泽兰 ……………………… 343

牛膝 ……………………… 344

王不留行 ………………… 345

北刘寄奴 ………………… 347

白屈菜 …………………… 348

卷柏 ……………………… 349

红毛七 …………………… 351

八角七 …………………… 352

麻布七 …………………… 353

第十六章　补益药

第一节　补气药 …………… 359

西洋参 …………………… 359

党参 ……………………… 360

太子参 …………………… 361

黄芪 ……………………… 363

白术 ……………………… 364

山药 ……………………… 366

白扁豆 …………………… 368

甘草 ……………………… 369

大枣 ……………………… 371

第二节　补血药 …………… 372

当归 ……………………… 372

白芍 ……………………… 374

何首乌 …………………… 376

第三节　补阴药 …………… 377

玉竹 ……………………… 377

麦冬 ……………………… 379

天冬 ……………………… 381

头发七 …………………… 382

凤尾七 …………………… 383

南沙参 …………………… 384

百合 ……………………… 386

黄精 ……………………… 388

桑椹 ……………………… 390

第四节　补阳药 …………… 391

杜仲 ……………………… 391

菟丝子 …………………… 392

淫羊藿 …………………… 394

小竹根七 ………………… 396

沙苑子 …………………… 397

鹿衔草 …………………… 399

核桃仁 …………………… 401

韭菜子 …………………… 402

第十七章　其他药

蛇床子 …………………… 407

石菖蒲 …………………… 408

南鹤虱 …………………… 410

参考文献 …………………… 412

索　引 ……………………… 413

長安醫學

绪 论

陕西省是中华民族的重要发祥地之一,周、秦、汉、唐等13个王朝建都陕西,使这里长期成为我国政治、经济、文化中心。长安医学根植于陕西大地,当地出产的药材是长安医学治病救人的关键所在。在传承和发展中,长安医学形成了自身的用药习惯,同时也成就了陕西道地药材以及独具特色的"太白七药"等民间草药应用文化。

第一节　陕西的地理概况

陕西地处我国中部,其北部、中部位于黄河中游地区,南部兼跨长江支流汉江流域和嘉陵江上游。其境东隔黄河与山西省相望,北与内蒙古自治区毗连,西与宁夏回族自治区和甘肃省相邻,南以米仓山、大巴山主脊与四川省、重庆市为界,东南与湖北省、河南省接壤,介于东经105°29′~111°15′,北纬31°42′~39°35′之间,总面积205600 km²。

陕西省的地势为南北高、中间低,并由西向东倾斜,境内有高原、山地、平原和盆地等多种地形。北山和秦岭将陕西分为三大自然区:北部为海拔900~1900 m的陕北黄土高原区,总面积8.22万 km²,约占全省土地面积的40%;中部是关中平原区,海拔460~850 m,总面积4.94万 km²,约占全省土地面积的24%;南部是陕南秦巴山区,海拔1000~3000 m,总面积7.4万 km²,约占全省土地面积的36%。

陕西纵跨三个气候带,南北气候差异较大。秦岭是中国南北气候的分界线,陕南属北亚热带气候,关中及陕北大部属暖温带气候,陕北北部长城沿线属中温带气候。全省气候总体上呈春季温暖干燥,降水较少,气温回升快而不稳定,多风沙天气;夏季炎热多雨,间有伏旱;秋季凉爽,较湿润,气温下降快;冬季寒冷干燥,气温低,雨雪稀少。全省年平均气温为9~16℃,自南向北、自东向西递减,其中陕北年平均气温为7~12 ℃,关中年平均气温为12~14 ℃,陕南年平均气温为14~16 ℃。陕西省从北到南年平均降水量在340~1240 mm,南北降水差异巨大,总体来看,陕北为半干旱区,关中为半湿润区,陕南为湿润区。自然地理环境的明显差异,使得三个区域药材资源也各具特色。

第二节　长安医学中草药资源

依托于独特的地理环境,陕西的中草药资源十分丰富,且产量丰厚,道地优势明显。据统计,陕西现有各类中药材资源3000余种,占全国药材种类的30%以上,其中《中华人民共和国药典》(简称《中国药典》)收列的主要品种达580多种,常年收购经营的中药材400多种,属国家规定的珍稀濒危保护药材20多种,这些药材中入选"秦药"大宗道地中药材有丹参、山茱萸、猪苓、杜仲、柴胡、延胡索、麝香、酸枣仁、天麻、黄芪、大黄、秦皮、秦艽、远志、华山参等15种,选入区域特色中草药有盘龙七、太白贝母、华细辛、绞股蓝、沙苑子、黄精、连翘、黄芩、茜草、附子等10种。

由于地理环境和气候差异,陕西的中药材资源地域特色明显,形成了明显的陕北黄土高原区、关中平原区和南部秦巴山区的不同区域种类。

一、陕北黄土高原中草药资源

陕北黄土高原区域面积大,分布有窟野河、无定河、延河、北洛河等多条水系,具有大面积的土塬、沟壑和河谷环境。广阔的面积和特殊的地理和气候环境孕育了独特的中草药资源。该区域广泛分布有甘草、木贼麻黄、中麻黄、苦参、北柴胡、枸杞、银柴胡、款冬、远志、瓜子金、柽柳、蒙古黄芪、紫菀、蒺藜、地肤、骆驼蒿、狼毒、沙枣、山杏、酸枣、列当、槲寄生、北桑寄生、天仙子、侧柏、扁核木、地榆、仙鹤草、皂荚、山楂、山桃、桃、薄荷、益母草、香青兰、夏枯草、秃疮花、百里香、紫苏、黄芩、茜草、芦根、白茅根、火麻仁、冬葵、北马兜铃、棉团铁线莲、河北大黄、葫芦巴、苦参、沙棘、枣、连翘、秦艽、蝙蝠葛、桔梗、党参、北苍术、款冬、知母、白茅根、半夏、地黄、泽漆、甘遂、京大戟、忍冬、河朔荛花、百蕊草、无梗五加、异叶败酱、黄刺玫、泡沙参、龙葵和射干等70多种常用中药材。该区域的大多数药材种类具有典型的地域特色,成为特色明显的道地药材产区,有"榆九味"、子洲黄芪、银州柴胡、横山远志等一批知名的中药材。

二、关中平原中草药资源

关中平原地势平坦,农耕文化悠久。该区域因为长期的开垦和耕种,目前野生中药资源较少,野生资源主要生长于村庄或田间,如构树、桑树、苦楝、香附、马齿苋、小蓟、酸枣、枸杞、地黄等,在黄河、渭河、泾河及其支流河滨湿地或河滩生长有莲藕、芦苇、白茅根、香蒲、泽泻、灯心草、薄荷、艾蒿、青蒿、茵陈等。关中平原区域有长久的中草药种植历史,目前种植的种类如黄芩、秦艽、秦皮、苍术、地黄、柴胡、水飞蓟、牛蒡、桔梗、忍冬、石榴、桃、杏、山楂、皂荚等,也形成了区域道地药材,如铜川以黄芩、党参、丹参、大艾、连翘五味道地药材合称为"铜五味",宝鸡的柴胡、秦皮、秦艽,渭南、潼关的沙苑子、黄芩等。

三、 陕南秦巴山区中草药资源

陕南秦巴山区是陕西中药资源最丰富的区域,该区域素有"秦巴药乡"之美誉。秦巴山地的中药资源种类占全省总数的2/3以上,达2000多种,其中药典收录的种类多达350种以上,著名的常用药材如党参、地黄、黄芪、黄芩、延胡索、连翘、太白贝母、猪苓、茯苓、黄连、杜仲、厚朴、辛夷、天麻、牡丹皮、白芍、菊花、牛膝、山茱萸、大黄、红毛五加等。民间草药种类丰富,多为本区的代表种和特有种,仅以出"七药"命名的就有150多种,如白三七、灯台七、秤杆七、狮子七、凤尾七、朱砂七、桃儿七、红毛七、长春七、飞天蜈蚣七等;稀有药用植物有太白贝母、太白米、枇杷芋、延龄草、祖师麻、黄瑞香、太白美花草、手掌参、太白乌头、太白黄连等。菌类药材主要有马勃、雷丸、猪苓、茯苓、地星、侧耳、桑黄、金耳、银耳、猴头菇、灵芝等;地衣类药材包含老龙皮、金腰带、金刷子、太白茶、松萝等;蕨类药材有贯众、木贼、海金沙、骨碎补、石韦等;裸子植物药材有三尖杉、白果、侧柏叶、松花粉、松脂、麻黄等;药用被子植物种类众多,如药用全草的有白细辛、鱼腥草、荨麻、麻黄、藿香、益母草、紫苏、淫羊藿、薄荷、莲等;种子入药的有柏子仁、芡实、莱菔子、桃仁、苦杏仁、核桃仁、芝麻等;果实类入药的有山茱萸、连翘、山楂、木瓜、金樱子、黄荆子等;花类入药的有辛夷、红花、锦葵、夏枯草、忍冬、月季、凌霄等;叶类入药的有大青叶、艾叶、枇杷叶、竹叶、桑叶、青蒹叶等;皮类入药的有黄柏、杜仲、合欢皮、五加皮、厚朴、飞天蜈蚣七等;茎藤类入药的有三叶木通、大血藤、五味子藤、忍冬藤、常春藤、络石等;根茎类入药的有贯众、黄精、玉竹、竹根七、珠子参、白术、川芎、土贝母、半夏、天麻、延胡索等;根类入药的有太白三七、丹参、乌药、大黄、苦参、防风等。在该区域出产的药材中,有不少为陕西地道药材,如秦艽、山茱萸、酸枣仁、丹参、九节菖蒲、党参、猪苓、厚朴、杜仲、绞股蓝、延胡索等。

長安
醫學

第一章

解表药

第一节　辛温解表药

麻黄

【别名】 龙沙、狗骨、卑相、卑盐。

【来源】 麻黄科植物草麻黄 *Ephedra sinica* Stapf、中麻黄 *Ephedra intermedia* Schrenk et C. A. Mey. 或木贼麻黄 *Ephedra equisetina* Bge. 的干燥草质茎。

【原植物形态】

草麻黄　多年生草本状灌木,高 30～70 cm。木质茎匍匐状;草质茎直立,黄绿色,节间细长,长 2～6 cm,直径 1～2 mm。鳞叶膜质,鞘状,长 3～4 mm,下部 1/3～2/3 合生,围绕茎节,上部 2 裂,裂片呈锐角三角形,中央有 2 脉。花呈鳞球花序,雌雄异株,少有同株者;雄花序阔卵形,通常 3～5 个成复穗状,顶生及侧枝顶生,稀为单生;苞片 3～5 对,革质,边缘膜质,苞片内各有 1 雄花;雄花具无色膜质倒卵形筒状假花被;雄蕊 6～8,伸出假花被外,花药长方形或倒卵形,聚成一团,花丝合生 1 束;雌花序多单生枝端,卵圆形;苞片 4～5 对,绿色,革质,边缘膜质,最上 1 对合生部分占 1/2 以上,苞片内各有 1 雌花;雌花有厚壳状假花被,包围胚珠之外,珠被先端延长成细长筒状直立的珠被管,长 1～1.5 mm。雌花序成熟时苞片增大,肉质,红色,呈浆果状。种子 2 枚,卵形。花期 5 月,种子成熟期 7 月。(图1-1)

木贼麻黄　多年生草木灌木,高 70～100 cm。木质茎粗大,直立;草质茎节间纤细而短,通常长 1.5～2.5 cm,直径 1～1.5 mm。鳞叶膜质,鞘状,下部 3/4 合生,上部通常 2 裂,裂片

呈钝角三角形。雄花序多单生,或 3～4 个集生于节上,有苞片 3 或 4 对,基部约 1/3 合生;假花被窄倒卵形,雄蕊 6～8;雌花序单生,常在节上成对,花序窄椭圆形,苞片 3 对,最上 1 对约 2/3 合生,胚珠 1～2,珠被管长 1.5～2.5 mm,常略弯曲。雌花序成熟时苞片增大,肉质,红色,呈浆果状,有短柄。种子多为 1 枚,窄长卵形。花期 6—7 月,种子成熟期 8—9 月。(图1-2)

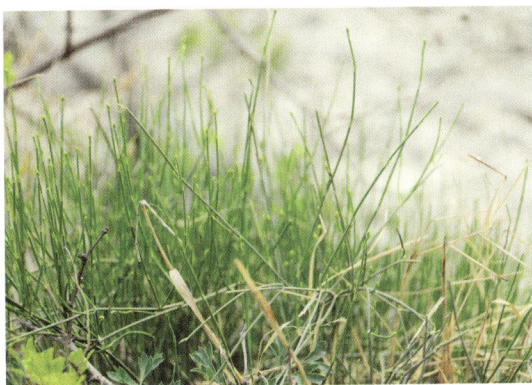

图 1-1　草麻黄原植物图

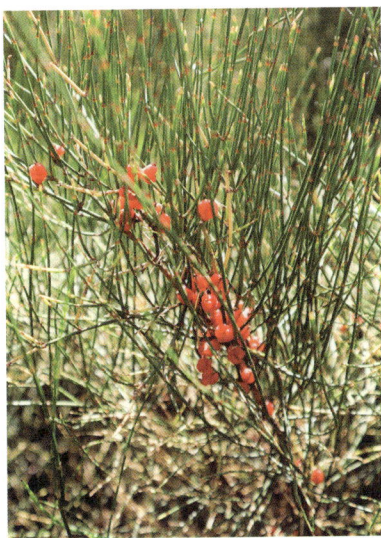

图 1-2　木贼麻黄原植物图

中麻黄　多年生灌木,高达 1 m 以上。茎枝

较前两种粗壮,草质茎对生或轮生,常被白粉,节间长 3～6 cm,直径 2～3mm。鳞叶膜质鞘状,下部 2/3 合生,上部 3 裂(稀 2 裂),裂片呈钝三角形或三角形。雄花序数个簇生节上,卵形;苞片 3 片 1 轮,有 5～7 轮,或 2 片对生,共 5～7 对;假花被倒卵形或近圆形;雄蕊 5～8,花丝完全合生,或大部分为 2 束;雌花序 3 个轮生或 2 个对生于节上,长椭圆形;苞片 3～5 轮或 3～5 对,最上 1 轮或 1 对苞片有雌花 2～3,珠被管长 1.5～2.5 mm,常螺旋状弯曲;雌花序成熟时呈红色肉质,常被白粉。种子 2～3。

【生境与分布】

草麻黄 生于干燥高地、山岗、干涸河床或山田中。分布于吉林、辽宁、河北、河南、山西、陕西、内蒙古等地。

木贼麻黄 生于干燥山地及山壁石缝中。主要分布于河北、山西、陕西、内蒙古、甘肃、新疆、四川西部。

中麻黄 生于多沙地带、沙漠或干燥山地。分布于吉林、辽宁、河北、山西、内蒙古、陕西、甘肃、新疆、青海、四川等地。

【采收加工】 8—10 月割取绿色细枝,或连根拔起,除去泥土及根部,放通风处晾干,或晾至 6 成干时再晒干。

【药材性状】

草麻黄 呈细长圆柱形,少分枝,直径 1～2 mm。有的带少量棕色木质茎。表面淡绿色至黄绿色,有细纵脊线,触之微有粗糙感。节明显,节间长 2～6 cm。节上有膜质鳞叶,长 3～4 mm;裂片 2(稀 3),呈锐角三角形,先端灰白色,反曲,基部联合成筒状,红棕色。体轻,质脆,易折断,断面略呈纤维性,周边绿黄色,髓部红棕色,近圆形。气微香,味涩、微苦。(图 1－3)

中麻黄 多分枝,直径 1.5～3 mm,有粗

糙感。节上的膜质鳞叶长 2～3 mm,裂片 3(稀 2),先端锐尖,断面髓部呈三角状圆形。

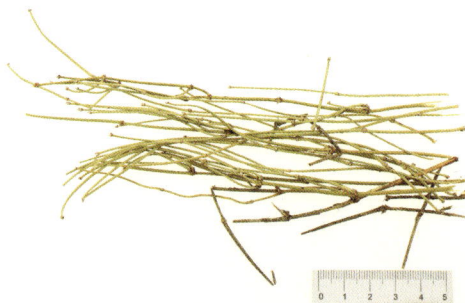

图 1－3 草麻黄药材图

木贼麻黄 较多分枝,直径 1～1.5 mm,无粗糙感。节间长 1.5～3 cm。节上的膜质鳞叶长 1～2 mm,裂片 2(稀 3),上部呈短三角形,灰白色,先端多不反曲,基部棕红色至棕黑色。

【化学成分】

草麻黄 含生物碱 1%～2%,其中 40%～90% 为麻黄碱,其次为伪麻黄碱及微量的 L-N-甲基麻黄碱、D-N-甲基伪麻黄碱、L-去甲基麻黄碱、D-去甲基伪麻黄碱、麻黄次碱;又含儿茶鞣质 6% 和挥发油、挥发油中含有 L-α-松油醇。

中麻黄 含大量麻黄碱,尚含鞣质、黄酮类、挥发油、糊精、菊粉、淀粉、果胶、纤维素和葡萄糖等。生物碱有 4-羟基-7-甲氧基-2-喹啉羧酸、4-羟基-2-喹啉羧酸、4,6-二羟基-2-喹啉羧酸、4-羟基-6-甲氧基-2-喹啉羧酸等。黄酮类有山奈酚、芹菜素、芹菜素-5-鼠李糖苷等。

木贼麻黄 含生物碱 1.15%～1.75%,其中主要是麻黄碱和伪麻黄碱,还含有鞣质、黄酮苷、糊精、菊粉、淀粉、果胶、纤维素、葡萄糖等糖类化合物和草酸、柠檬酸、苹果酸、延胡索酸等有机酸。

【药理作用】

1. 松弛平滑肌作用 对支气管平滑肌的松弛作用较肾上腺素弱而持久。离体兔肺叶支气管灌注,低浓度麻黄碱及伪麻黄碱均能引起支气管扩张。左旋麻黄碱和右旋伪麻黄碱能缓解由组胺或乙酰胆碱所致犬呼吸道阻力增加,甲基麻黄碱能舒张支气管平滑肌。

2. 中枢兴奋作用 麻黄碱的中枢兴奋作用远强于肾上腺素,较大治疗量即能兴奋大脑皮质和皮质下中枢,引起失眠、神经过敏、不安、震颤等症状。麻黄碱对呼吸中枢和血管运动中枢也有兴奋作用。麻黄挥发油乳剂对兔呼吸表现先兴奋后抑制作用。

3. 解热作用 麻黄挥发油乳剂对人工发热的兔有解热作用,麻黄挥发油及萜品烯醇对正常小鼠体温有降温作用,以萜品烯醇作用更为明显,二者对正常及发热猫未见引起发汗。D-伪麻黄碱口服 50 mg,可使实验动物血管通透性降低而呈消炎作用,这也有助于解热。

4. 抗菌及抗病毒作用 麻黄煎剂体外试验对金黄色葡萄球菌、甲型溶血性链球菌、乙型溶血性链球菌、炭疽杆菌、白喉棒状杆菌、铜绿假单胞菌、痢疾志贺菌、伤寒沙门菌表现出不同程度的抗菌作用。麻黄挥发油对流感嗜血杆菌、大肠埃希菌、白念珠菌均有不同程度的抑菌作用,对亚洲甲型流感病毒有抑制作用,对甲型流感病毒PR株感染的小鼠有治疗作用。

5. 抗过敏作用 麻黄的水或乙醇提取物能抑制过敏介质的释放,但对组胺等介质没有对抗作用。

【常用饮片】

麻黄段 本品呈圆柱形的段。表面淡黄绿色至黄绿色,粗糙,有细纵脊线,节上有细小鳞叶。切面中心呈红黄色。气微香,味涩、微苦。(图1-4)

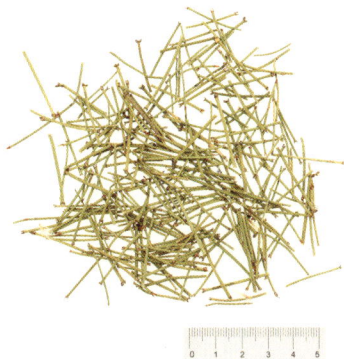

图1-4 麻黄饮片图

蜜麻黄段 本品形如麻黄段。表面呈深黄色,微有光泽,略具黏性。有蜜香气,味甜。

【性味归经】 辛、苦,温。归肺、膀胱经。

【功能主治】 发汗散寒,宣肺平喘,利水消肿。用于风寒感冒,胸闷喘咳,风水浮肿。蜜麻黄润肺止咳。多用于表证已解,气喘咳嗽。

【用法用量】 内服:煎汤,1.5～10 g;或入丸、散。外用:适量,研末吹鼻,或研末敷。

【注意事项】 凡素体虚弱而自汗、盗汗、气喘者,均忌用。

附:麻黄根

【来源】 草麻黄或中麻黄的干燥根和根茎。

【采收加工】 秋末采挖,除去残茎、须根及泥沙,干燥。

【药材性状】 本品呈圆柱形,略弯曲,长8～25 cm,直径0.5～1.5 cm。表面红棕色或灰棕色,有纵皱纹和支根痕。外皮粗糙,易呈片状剥落。根茎具节,节间长0.7～2 cm,表面有横长突起的皮孔。体轻,质硬而脆,断面皮部黄白色,木部淡黄色或黄色,射线放射状,中心有髓。气微,味微苦。(图1-5)

【性味归经】 甘、涩,平。归心、肺经。

【功能主治】 固表止汗。用于自汗、盗汗。

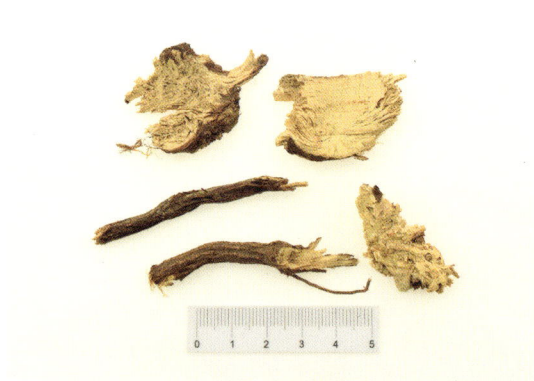

图 1-5　麻黄根药材图

【用法用量】　内服:煎汤,3~9 g。外用:适量,研粉撒扑。

【注意事项】　有表邪者忌用。

荆芥

【别名】　香荆芥、线荠、四棱秆蒿、假苏。

【来源】　唇形科植物裂叶荆芥 *Schizonepeta tenuifolia* Briq. 的干燥地上部分。

【原植物形态】　一年生草本,高 60~90 cm。茎直立,四棱形,基部稍带紫色,上部多分枝,全株被短柔毛;叶对生,羽状深裂,茎基部的叶裂片 5,中部及上部的叶裂片 3~5,裂片线形或披针形,长 1.5~2 cm,宽 2~4 mm,全缘,两面均被柔毛,下面具凹陷腺点。穗状轮伞花序,多密集于枝端,长 3~8 cm;苞片为叶状,线形,长 0.4~1.7 cm,绿色,无柄;花萼钟形,长约 3 mm,具纵脉 5 条,被毛,先端 5 齿裂;花冠淡紫色,2 唇形,长约 4 mm,上唇 2 裂,下唇较大,3 裂;雄蕊 4;子房 4 裂,花柱基生,柱头 2 裂。小坚果 4,卵形或椭圆形,长约 1 mm,棕色。花期 6—8 月,果期 7—9 月。(图 1-6)

【生境与分布】　生于海拔 1300~2000 m 的松林林缘、山坡草丛或湿润的草原上。分布于我国东北、内蒙古、河北、山西、陕西、甘肃等地。

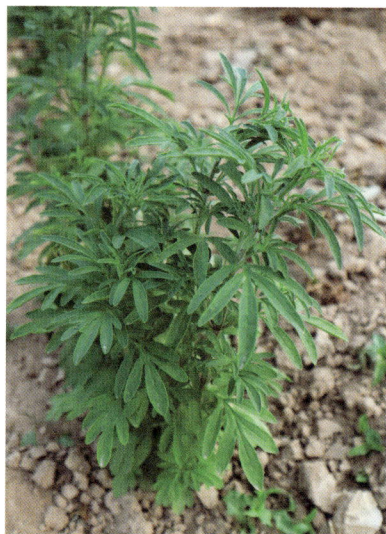

图 1-6　裂叶荆芥原植物图

【采收加工】　夏、秋二季花开到顶、穗均绿时采割,除去杂质,晒干。

【药材性状】　本品茎呈方柱形,上部有分枝,长 50~80 cm,直径 0.2~0.4 cm;表面淡黄绿色或淡紫红色,被短柔毛;体轻,质脆,断面类白色。叶对生,多已脱落,叶片 3~5 羽状分裂,裂片细长。穗状轮伞花序顶生,长 2~9 cm,直径约 0.7cm。花冠多脱落,宿萼钟状,先端 5 齿裂,淡棕色或黄绿色,被短柔毛;小坚果棕黑色。气芳香,味微涩而辛、凉。(图 1-7)

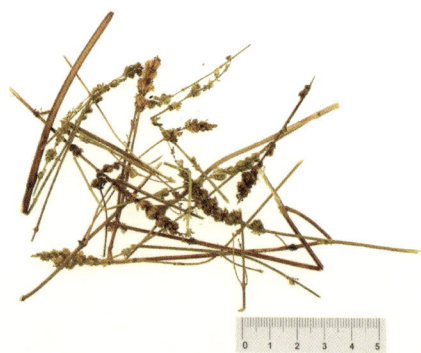

图 1-7　荆芥药材图

【化学成分】　主要含挥发油、黄酮类、单萜类、酚酸类化合物。黄酮类有香叶木素,橙皮苷(橙皮素-7-O-芸香糖苷),木樨草素,芹菜素-7-O-葡萄糖苷,木樨草素-7-O-葡萄糖苷等;酚酸类有咖啡酸,迷迭香酸,迷迭香酸单甲酯等;单萜类有荆芥苷 A,荆芥苷 B,荆芥苷 C,荆芥苷 E,荆芥醇,荆芥二醇等。

【药理作用】

1. 解热镇痛作用　荆芥煎剂有解热镇痛作用。荆芥中的 *D*-薄荷酮为镇痛的主要成分,3-甲基环己酮亦有镇痛作用。

2. 抗病原微生物作用　荆芥煎剂体外试验对金黄色葡萄球菌和白喉棒状杆菌有较强的抗菌作用。对炭疽杆菌、乙型溶血性链球菌、伤寒沙门菌、痢疾志贺菌、铜绿假单胞菌、人型结核分枝杆菌等均表现一定的抑制作用。

3. 止血作用　荆芥经炒炭后有止血作用。

4. 其他作用　荆芥体外试验有弱的抑制癌细胞作用。荆芥煎剂有明显抑制小鼠耳郭肿胀作用,对醋酸引起的炎症亦有明显消炎作用。

【常用饮片】

荆芥段　本品呈不规则的段状。茎呈四棱柱形,表面淡黄绿色或淡紫红色,被短柔毛。切面类白色。叶多已脱落。穗状轮伞花序。气芳香,味微涩而辛、凉。

【性味归经】　辛,微温。归肺、肝经。

【功能主治】　解表散风,透疹,消疮。用于感冒,头痛,麻疹,风疹,疮疡初起。

【用法用量】　内服:煎汤,5～10 g;或入丸、散。外用:适量,煎水熏洗;捣敷;或研末调散。

【注意事项】　表虚自汗、阴虚头痛者忌用。

【附注】　《中国药典》(2020 年版)中荆芥的来源中文名是荆芥,从学名及应用情况来看,实际应为裂叶荆芥。

防风

【别名】　百枝、百蜚、屏风。

【来源】　伞形科植物防风 *Saposhnikovia divaricata*（Turcz.）Schischk. 的干燥根。

【原植物形态】　多年生草本,高 30～80 cm,全体无毛。根粗壮,茎基密生褐色纤维状的叶柄残基。茎单生,二歧分枝。基生叶三角状卵形,长 7～19 cm,二至三回羽状分裂,裂片条形至披针形,全缘;叶柄长 2～6.5 cm;顶生叶简化,具扩展叶鞘。复伞形花序,顶生;伞梗 5～9,不等长,总苞片缺如;小伞形花序有花 4～9 朵,小总苞片 4～5,披针形;萼齿短三角形,较显著;花瓣 5,白色,倒卵形,凹头,向内卷;子房下位,2 室,花柱 2,花柱基部圆锥形。双悬果卵形,幼嫩时具疣状突起,成熟时裂开成 2 分果,悬挂在两果柄的顶端,分果有棱。花期 8—9 月,果期 9—10 月。(图 1-8)

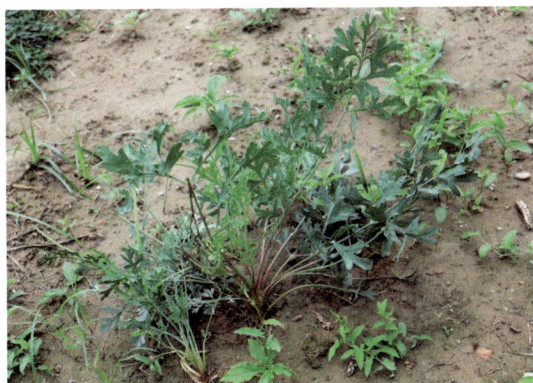

图 1-8　防风原植物图

【生境与分布】　生于草原、丘陵和多砾石的山坡上。分布于东北、华北及陕西、甘肃、宁夏、山东等地。

【采收加工】　10 月上旬采挖植株的根,除去须根和泥沙,晒干。

【药材性状】　本品呈长圆锥形或长圆柱形,下部渐细,有的略弯曲,长 15～30 cm,直径 0.5～2 cm。表面灰棕色或棕褐色,粗糙,有纵皱纹、多数横长皮孔样突起及点状的细根痕。根头部有明显密集的环纹,有的环纹上残存棕褐色毛状叶基。体轻,质松,易折断,断面不平

第一章

解表药

坦,皮部棕黄色至棕色,有裂隙,木部黄色。气特异,味微甘。(图1-9)

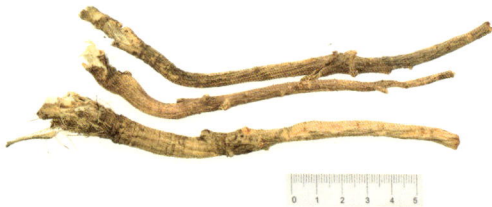

图1-9 防风药材图

【化学成分】 主要含色原酮类、香豆素类、糖类、挥发油等化合物。色原酮类有3′-亥茅酚、升麻素、5,7-二羟基-2-甲基色原酮等;香豆素类有东莨菪素、白芍总苷、异欧前胡素、异紫花前胡苷、秦皮啶、紫化前胡苷元等;糖类以多糖为主;挥发油类有镰叶芹醇、辛醛、D-柠檬烯等。

【药理作用】

1. 解热镇痛作用 防风中的有效成分升麻素苷和5-O-甲基维斯阿米醇苷可以显著降低酵母致热大鼠的体温。防风CO_2超临界萃取物有一定镇痛作用。

2. 消炎及抗菌作用 研究证实防风中的吡喃香豆素具有较强的消炎作用。防风中的升麻素苷、5-O-甲基维斯阿米醇苷、挥发油等化合物具有较好的消炎抗菌作用,可以有效缓解炎症引起的临床急症,从而进行针对性用药。

3. 抗血小板聚集作用 防风有效成分不仅可以降低血浆黏度,还能有效消炎及抗血小板聚集,在临床上具有较好的应用前景。

4. 镇静、抗惊厥作用 防风散对小儿高热惊厥发作有预防作用,能有效降低患儿呼吸道感染和高热惊厥的发生率,由此推测,防风散不

仅能直接预防惊厥,还能调节机体的状态,提高免疫力,减少呼吸道感染和发热次数,最终达到减少惊厥发作的目的。

【常用饮片】

防风片 本品为圆形或椭圆形的厚片。外表皮灰棕色或棕褐色,有纵皱纹,有的可见横长皮孔样突起、密集的环纹或残存的毛状叶基。切面皮部棕黄色至棕色,有裂隙,木部黄色,具放射状纹理。气特异,味微甘。(图1-10)

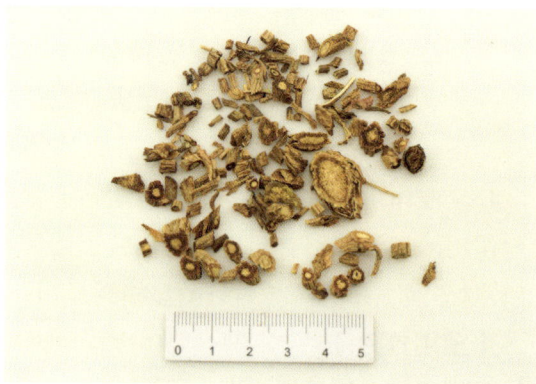

图1-10 防风饮片图

【性味归经】 辛、甘,温。入膀胱、肝、脾经。

【功能主治】 祛风解表,胜湿止痛,止痉。用于感冒头痛,风湿痹痛,风疹瘙痒,破伤风。

【用法用量】 内服:煎汤,5~10 g;或入丸、散。外用:研末调敷。

【注意事项】 血虚痉急、头痛不因风邪者忌用。

白芷

【别名】 香白芷。

【来源】 伞形科植物白芷 *Angelica dahurica* (Fisch. ex Hoffm.) Benth. et Hook. f. 的干燥根。

【原植物形态】 多年生草本，高可达2.5 m。根粗大，直立，有时有数条支根。茎粗大，近圆柱形，基部粗5～9 cm，中空，通常呈紫红色，基部光滑无毛，近花序处有短柔毛。茎下部的叶较大；叶柄长，基部扩大成鞘状，抱茎；叶为二至三回羽状分裂，终裂片卵形至长卵形，长2～6 cm，宽1～3 cm，先端锐尖，边缘有尖锐的重锯齿，基部下延成小柄；茎上部的叶较小，叶柄全部扩大成卵状的叶鞘，叶片两面均无毛，仅叶脉上有短柔毛。复伞形花序顶生或腋生，总花梗长10～30 cm；总苞缺如或呈1～2片膨大的鞘状苞片，小总苞14～16片，狭披针形，长于花梗或等长；花萼缺如；花瓣5，白色，卵状披针形，先端渐尖，向内弯曲；雄蕊5，花丝细长伸出于花瓣外；子房下位，2室，花柱2，短，基部黄白色或白色。双悬果扁平椭圆形或近圆形，分果具5果棱，侧棱呈翅状。花期6—7月，果期7—9月。(图1-11)

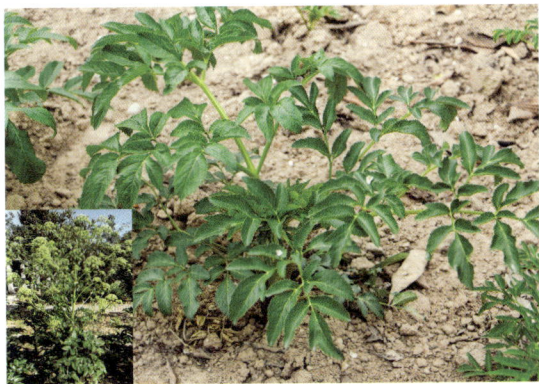

图1-11 白芷原植物图

【生境与分布】 生于林下、林缘、溪旁、灌丛及山谷草地。栽培于江苏、安徽、浙江、江西、陕西、湖北、湖南、四川等地。

【采收加工】 夏、秋间叶黄时采挖，除去须根和泥沙，晒干或低温干燥。

【药材性状】 本品呈长圆锥形，长10～25 cm，直径1.5～2.5 cm。表面灰棕色或黄棕色，根头部呈钝四棱形或近圆形，具纵皱纹、支根

痕及皮孔样的横向突起，有的排列成四纵行。顶端有凹陷的茎痕。质坚实，断面白色或灰白色，粉性，形成层环棕色，近方形或近圆形，皮部散有多数棕色油点。气芳香，味辛、微苦。(图1-12)

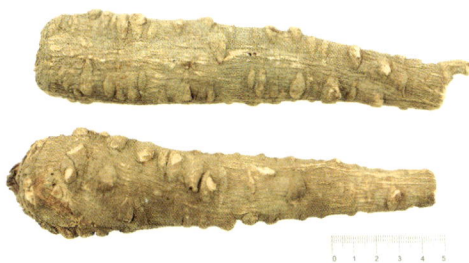

图1-12 白芷药材图

【化学成分】 主要含香豆素及其苷类化合物，如欧前胡内酯、异欧前胡内酯、氧化前胡内酯、水合氧化前胡内酯、珊瑚菜素、白当归素、叔-O-甲基白当归素、紫花前胡苷、白当归素-叔-O-β-D-吡喃葡萄糖苷、白当归素-仲-O-β-D-吡喃葡萄糖苷、东莨菪苷、茴芋苷、花椒毒酚-8-O-β-D-吡喃葡萄糖苷、独活属醇-叔-O-β-D-吡喃葡萄糖苷等，另含腺苷、棕榈酸、甾醇等。

【药理作用】

1. 消炎作用 白芷煎剂灌胃给药可明显抑制二甲苯所致小鼠耳部的炎症。

2. 解热作用 白芷煎剂对用蛋白胨皮下注射于大白兔背部造成的高热动物模型有明显的解热作用。

3. 解痉作用 白芷所含的佛手柑内酯、花椒毒素、异欧前胡素乙对兔回肠具有明显的解痉作用。异欧前胡素还能增加兔子宫的收缩力和蚯蚓肌的紧张性。东莨菪碱对雌激素或氯化钡所致在体或离体大鼠子宫痉挛有解痉作用。

4. 抗菌作用 白芷煎剂对大肠埃希菌、痢疾志贺菌、变形杆菌、伤寒沙门菌、副伤寒沙门菌、铜绿假单胞菌、霍乱弧菌、人型结核分枝杆

菌等均有抑制作用。水浸剂对奥杜盎氏小芽孢癣菌等致病真菌也有一定抑制作用。

5. 抗癌作用　异欧前胡素和白当归素具有对 HeLa 细胞的细胞毒作用。

【常用饮片】

白芷片　本品呈类圆形厚片。外表皮灰棕色或黄棕色。切面白色或灰白色,具粉性,形成层环棕色,近方形或近圆形,皮部散在多数棕色油点。气芳香,味辛、微苦。(图 1-13)

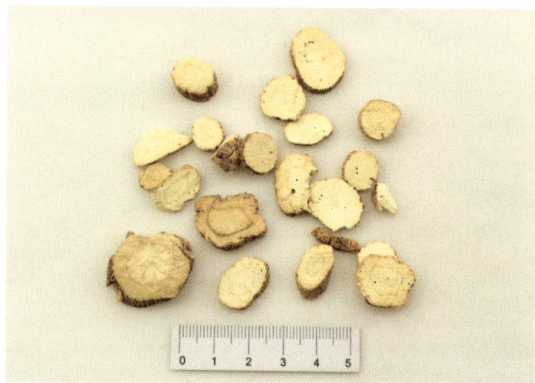

图 1-13　白芷饮片图

【性味归经】　辛,温。入肺、脾、胃经。

【功能主治】　解表散寒,祛风止痛,宣通鼻窍,燥湿止带,消肿排脓。用于感冒头痛,眉棱骨痛,鼻塞流涕,鼻衄,鼻渊,牙痛,带下,疮疡肿痛。

【用法用量】　内服:煎汤,3～10 g;或入丸、散。外用:适量,研末撒或调敷。

【注意事项】　阴虚血热者忌用。

【附注】　《中国药典》(2020 年版)亦收载杭白芷 Angelica dahurica (Fisch. ex Hoffm.) Benth. et Hook. f. var. formosana (Boiss.) Shan et Yuan 的干燥根作为白芷药用。

羌活

【别名】　羌青、羌滑、退风使者、黑药。

【来源】　伞形科植物羌活 *Notopterygium incisum* Ting ex H. T. Chang 或宽叶羌活 *Notopterygium forbesii* H. de Boiss. 的干燥根茎和根。

【原植物形态】

羌活　多年生草本,高 1 m 以上。根茎块状或长圆柱状。茎直立,表面淡紫色,有纵沟纹,中空,无毛。叶互生,茎下部的叶为二至三回单数羽状复叶;叶柄长 10～20 cm,基部抱茎,两侧呈鞘状;小叶 3～4 对,卵状披针形,小叶片二回羽裂,最后裂片具不等的钝锯齿,最下一对小叶具柄,最上一对小叶近无柄;茎上部叶近无柄。基部扩大呈长卵形的鞘而抱茎;叶片薄,上面深绿色,下面淡绿色,无毛。复伞形花序顶生或腋生,总伞梗 10～15 枚,长短不等,表面粗糙;无总苞。小伞形花序有花 20～30 朵;萼片 5 枚,裂片呈三角形;花瓣白色,5 枚,倒卵形,先端尖,向内折卷;雄蕊 5;花丝细,弯曲,花药呈椭圆形,2 室;花柱 2,短而反折,花柱基扁压状圆锥形,子房呈卵圆形,下位,2 室。双悬果呈卵圆形,平滑无毛,背棱及中棱有翅,侧棱无翅,棱槽间通常有油管 3～4 个,合生面有油管 5～6 个,果实成熟时裂开成 2 分果,悬挂在两果柱的顶端。花期 8—9 月,果期 9—10 月。(图 1-14)

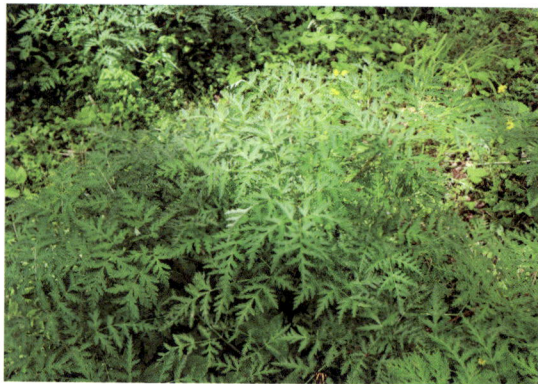

图 1-14　羌活原植物图

宽叶羌活　多年生草本,高 80～100 cm。

茎基部紫红色,表面有纵沟纹,无毛,中空。茎下部叶较大,二回或近于三回的羽状复叶,叶柄长 7～9 cm,基部呈鞘状,抱茎;小叶的最后裂片为卵状披针形,长 2～4 cm,宽 1～2 cm,先端渐尖,边缘为不规则羽状深裂;茎上部的叶片逐渐简化为广阔膨大的紫色叶鞘;两面无毛,仅下面叶脉上稍有毛。复伞形花序上密生多数花,小伞梗长 1 cm,小总苞片多数,线形,与小伞梗等长或稍短;花萼 5 片,狭三角形;花瓣 5 片,黄色,卵状披针形,长 2 mm,宽 0.6 mm,先端渐尖,向内折卷;雄蕊 5,与花瓣互生,花药椭圆形,花丝柔软向内弯曲;子房下位,2 室,花柱 2,甚短。双悬果具 6 翅,其分生果的背枝和中枝有翅,而侧枝无翅,接合面向内凹。花、果期 7—8 月。

【生境与分布】

羌活　生于海拔 2000～4000 m 的林缘及灌丛内。产于陕西、四川、甘肃、青海、西藏等地。

宽叶羌活　生于海拔 1700～4500 m 的林缘及灌丛内。产于陕西、湖北、四川、内蒙古、甘肃、青海等地。

【采收加工】　春、秋二季采挖,除去须根及泥沙,晒干。

【药材性状】

羌活　为圆柱状略弯曲的根茎,长 4～13 cm,直径 0.6～2.5 cm,顶端具茎痕。表面棕褐色至黑褐色,外皮脱落处呈黄色。节间缩短,呈紧密隆起的环状,形似蚕,习称"蚕羌";节间延长,形如竹节状,习称"竹节羌"。节上有多个点状或瘤状突起的根痕及棕色破碎鳞片。体轻,质脆,易折断,断面不平整,有多数裂隙,皮部黄棕色至暗棕色,油润,有棕色油点,木部黄白色,射线明显,髓部黄色至黄棕色。气香,味微苦、辛。(图 1-15)

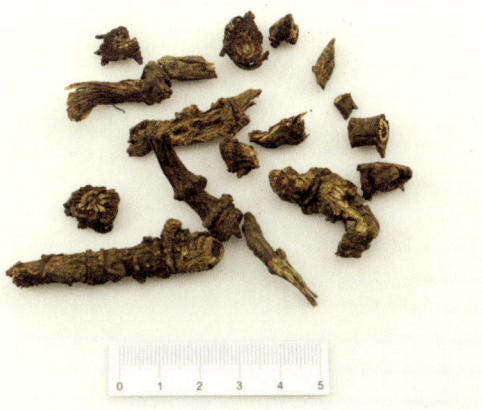

图 1-15　羌活药材图

宽叶羌活　为根茎和根。根茎类圆柱形,顶端具茎和叶鞘残基,根类圆锥形,有纵皱纹和皮孔;表面棕褐色,近根茎处有较密的环纹,长 8～15 cm,直径 1～3 cm,习称"条羌"。有的根茎粗大,呈不规则结节状,顶部具数个茎基,根较细,习称"大头羌"。质松脆,易折断,断面略平坦,皮部浅棕色,木部黄白色。气味较淡。

【化学成分】　主要含香豆素类、酚类、甾醇类、挥发油类、脂肪酸类等化合物。香豆素类化合物有异欧前胡内酯、8-甲氧基异欧前胡内酯、5-羟基香柑素、香柑内酯、5-羟基-8-(3,3-二甲基烯基)-补骨酯素等;酚性化合物有对-羟基苯乙基茴香酸酯、阿魏酸等;甾醇类化合物有 β-谷甾醇葡萄糖苷、β-谷甾醇等;挥发油有 α-侧柏烯、α-蒎烯、β-蒎烯、β-罗勒烯、γ-松油烯、柠檬烯、4-松油烯醇等。

【药理作用】

1. 解热作用　羌活挥发油灌胃能使大鼠体温明显降低,具有显著的解热作用。

2. 镇痛作用　小鼠口服或腹腔注射羌活挥发油后扭体次数明显减少,小鼠热刺激痛阈值亦明显延长,表明其有显著的镇痛作用。

3. 抗心律失常作用　羌活水溶部分对尾静脉注射乌头碱所致的心律失常有显著的对抗作用。

【常用饮片】

羌活片 本品呈类圆形、不规则形横切或斜切片,表皮棕褐色至黑褐色,切面外侧棕褐色,木部黄白色,有的可见放射状纹理。体轻,质脆。气香,味微苦、辛。

【性味归经】 辛、苦,温。归膀胱、肾经。

【功能主治】 解表散寒,祛风除湿,止痛。用于风寒感冒,头痛项强,风湿痹痛,肩背酸痛。

【用法用量】 内服:煎汤,3～10 g;或入丸、散。

【注意事项】 血虚痹痛者忌用。

【附注】《中国药典》(2020 年版)中宽叶羌活的学名有误,在此处直接更正使用。

细辛

【别名】 细草、独叶草、金盆草、华细辛。

【来源】 马兜铃科植物汉城细辛*Asarum sieboldii* Miq. 的干燥根和根茎。

【原植物形态】 多年生草本。根茎直立或横走,密生须根,捻之有辛香味。叶通常 2 枚,先端尖至锐尖,两面疏生短柔毛。叶柄长 10～15 cm。花被筒壶形,裂片 3,平展,呈广卵状心形或广卵形,长约 10 mm,宽约 12 mm,先端渐尖或急尖,暗紫色,内侧密被细小的乳头状突起,花丝较花药长 1.5 倍。花期 5 月,果期 6 月。(图 1 - 16)

【生境与分布】 生长于海拔 1200～2100 m 的山谷溪边、林下、岩石旁等阴湿处。产于山东、浙江、安徽、江西、湖北、四川、陕西、甘肃等地。

【采收加工】 夏季果熟期或初秋采挖,除净地上部分和泥沙,阴干。

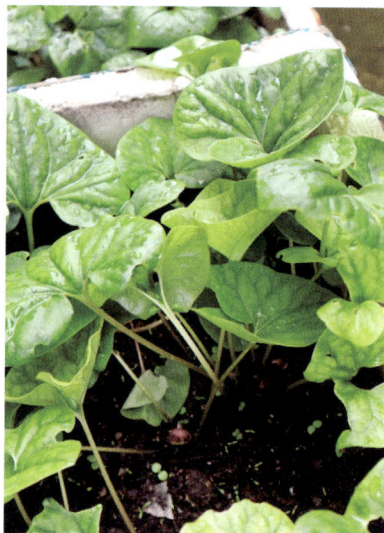

图 1 - 16 汉城细辛原植物图

【药材性状】 根茎常卷曲成团。根茎横生,呈不规则圆柱状,具短分枝,长 5～20 cm,直径0.1～0.2 cm;表面灰棕色,粗糙,有环形的节,节间长 0.2～1 cm,分枝顶端有碗状的茎痕。根细长,密生节上,长 10～20 cm,直径 0.1 cm;表面灰黄色,平滑或具纵皱纹;有须根和须根痕;质脆,易折断,断面平坦,黄白色或白色。气辛香,味辛辣、麻舌。(图 1 - 17)

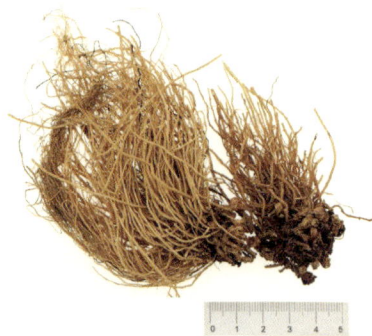

图 1 - 17 细辛药材图

【化学成分】 主要含挥发油,如 α-蒎烯、樟烯、β-蒎烯、月桂烯、香桧烯、柠檬烯、1,8-桉叶素、对-聚伞花素、γ-松油烯、异松油烯、龙脑、优葛缕酮、爱草脑、2-异丙基-5-甲基茴香醚、3,5-二甲氧基甲苯、黄樟醚、甲基丁香酚、细辛醚、肉豆蔻醚、榄香脂素、β-水芹烯、β-松油烯等。

【药理作用】

1. 对心血管系统的作用 多巴胺和细辛中有效成分(去甲乌药碱)均能提高休克动物的平均动脉压、中心静脉压、冠状血窦流量和左室压一阶微分正、负最大值,降低脑血管阻力,但细辛不能加快心率。

2. 镇痛作用 甲基丁香酚对小鼠有一定的镇痛作用,但特异性不高。细辛煎剂能阻滞蟾蜍坐骨神经的冲动传导,具可逆性。

3. 消炎作用 细辛油对角叉菜胶引起的大鼠足肿胀有抑制作用。细辛油能降低炎症大鼠组织及渗出液中组胺含量,对组胺或前列腺素 E_2(PGE_2)引起的大鼠足肿胀有抑制作用,而对 5-羟色胺(5-HT)引起的足肿胀则无抑制作用。细辛油还能对抗组胺或 PGE_2 引起的毛细血管通透性增加;能抑制大鼠胸腔因注射角叉菜胶后引起的白细胞游走;对大鼠棉球肉芽肿有抑制作用,能使胸腺萎缩,还可降低正常大鼠肾上腺内维生素 C 的含量。

4. 抑菌作用 初步体外试验表明,细辛对溶血性链球菌、痢疾志贺菌、伤寒沙门菌和结核分枝杆菌有某些抑制作用。细辛还能完全抑制黄曲霉毒素的产生。

【常用饮片】

细辛段 本品呈不规则的段。根茎呈不规则圆形,外表皮灰棕色,有时可见环形的节。根细,表面灰黄色,平滑或具纵皱纹。切面黄白色或白色。气辛香,味辛辣、麻舌。(图 1-18)

【性味归经】 辛,温。归心、肺、肾经。

【功能主治】 解表散寒,祛风止痛,通窍,温肺化饮。用于风寒感冒,头痛,牙痛,鼻塞流涕,鼻鼽,鼻渊,风湿痹痛,痰饮喘咳。

【用法用量】 内服:煎汤,1~3 g;散剂,0.5~1 g。外用:适量,研末吹鼻、塞耳、敷脐;或煎水含漱。

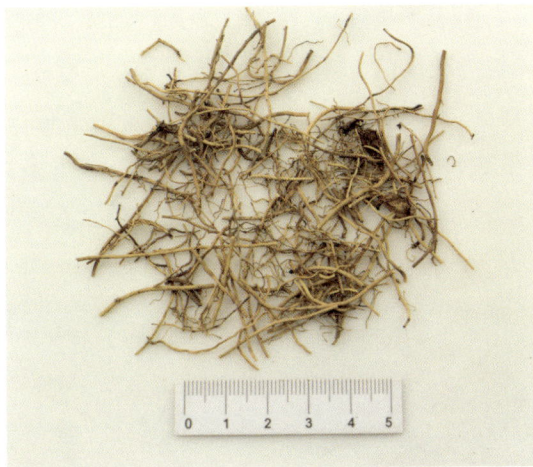

图 1-18 细辛饮片图

【注意事项】 不宜与藜芦同用。

【附注】 《中国药典》(2020 年版)中,细辛的来源有北细辛、汉城细辛和华细辛,北细辛在陕西没有分布,后两种从学名及应用情况来看,实际是一种汉城细辛。

辛夷

【别名】 木笔花、毛辛夷、姜朴花。

【来源】 木兰科植物望春玉兰 *Magnolia biondii* Pamp.、玉兰 *Magnolia denudata* Desr. 或武当玉兰 *Magnolia sprengeri* Pamp. 的干燥花蕾。

【原植物形态】

望春玉兰 落叶乔木,高可达 3~4 m。干皮灰白色;小枝紫褐色,平滑无毛,具纵阔椭圆形皮孔,浅白棕色;顶生冬芽卵形,长 1~1.5 cm,被淡灰绿色绢毛,腋芽小,长 2~3 mm。叶互生,具短柄,柄长 1.5~2 cm,无毛,有时稍具短毛;叶片呈椭圆形或倒卵状椭圆形,长 10~16 cm,宽 5~8.5 cm,先端渐尖,基部圆形,或呈圆楔形,全缘,两面均光滑无毛,有时于叶缘处具极稀短毛,表面绿色,背面浅绿色,主脉突出。花于叶前开放,或近同时开放,单一,生于小枝顶端;花萼3片,绿色,卵状披针形,长为花瓣的1/4～1/3,通常早脱;花冠6,外面紫红色,内面白色,倒卵形,长8 cm左右;雄蕊多数,螺旋排列,花药线形,花丝短;心皮多数分离,亦呈螺旋排列,花柱短小尖细。果实长椭圆形,有时稍弯曲。花期2—5月。(图1-19)

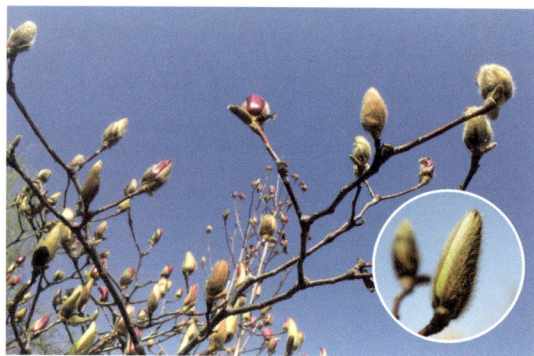

图1-19 望春玉兰原植物图

玉兰 落叶乔木,高达15 m。树冠呈卵形,分枝少,幼枝有毛。叶互生;叶柄长1～2.5 cm,被柔毛;叶片呈倒卵形,或倒卵状矩圆形,长8～16 cm,宽5～10 cm,先端阔而突尖,基部渐狭,全缘,上面绿色,脉上被疏毛,下面淡绿色,被灰白色柔毛;冬芽密生绒毛。花大,单生,先叶开放,杯状,直径10～15 cm,白色,或外面紫色而内面白色;花梗粗短,密生黄褐色柔毛;花萼与花瓣相似,9片,倒卵形或卵状矩圆形;雄蕊多数,花丝扁平;心皮多数,卵形,聚生于延长的花托上。果实圆筒形,长7～10 cm。花期2月,果期6—7月。(图1-20)

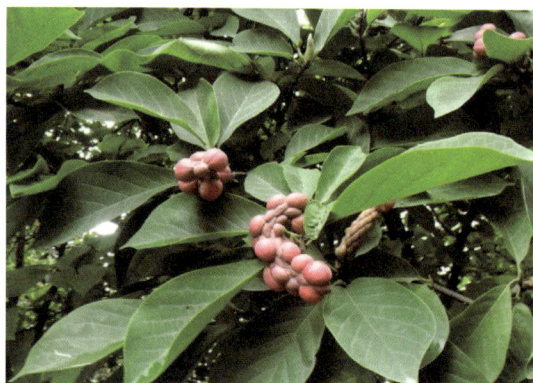

图1-20 玉兰原植物图

武当玉兰 与上述两种区别在于:叶先端急尖、急渐尖或具突起的小尖头。花被片12～14,外面玫红色,里面较淡,有深紫色纵纹。花期3月,果期6—7月。

【生境与分布】

望春玉兰 生于海拔600～2100 m的山林间。产于陕西、甘肃、河南、湖北、四川等地。

玉兰 多野生或栽培于海拔500～1000 m的林中。分布于河南、山东、江苏、浙江、安徽、江西、福建、广东、广西、四川、云南、贵州、陕西等地。

武当玉兰 生于海拔1300～2000 m的常绿、落叶阔叶混交林中。分布于陕西、甘肃、河南、湖北、四川等地。

【采收加工】 冬末春初花未开放时采收,除去枝梗,阴干。

【药材性状】

望春玉兰 本品呈长卵形,似毛笔头,长1.2～2.5 cm,直径0.8～1.5 cm。基部常具短梗,长约5 mm,梗上有类白色点状皮孔。苞片2～3层,每层2片,两层苞片间有小鳞芽,苞片外表面密被灰白色或灰绿色绒毛,内表面类棕色,无毛。花被片9,棕色,外轮花被片3,条形,约为内两轮长的1/4,呈萼片状,内两轮花被片6,每轮3,轮状排列。雄蕊和雌蕊多数,螺旋状排列。体轻,质脆。气芳香,味辛凉而稍苦。(图1-21)

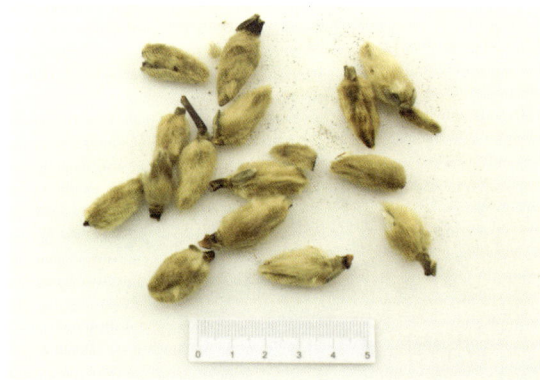

图1-21 辛夷药材图

玉兰　长 1.5～3 cm,直径 1～1.5 cm。基部枝梗较粗壮,皮孔浅棕色。苞片外表面密被灰白色或灰绿色绒毛。花被片 9,内、外轮同型。

武当玉兰　长 2～4 cm,直径 1～2 cm。基部枝梗粗壮,皮孔红棕色。苞片外表面密被淡黄色或淡黄绿色绒毛,有的最外层苞片绒毛已脱落而呈黑褐色。花被片 10～12,内外轮无显著差异。

【化学成分】　辛夷中主要含有挥发油、木脂素类、生物碱等化合物。挥发油主要成分为 1,8-桉叶素、β-蒎烯、香桧烯、α-蒎烯等;木脂素类化合物有辛夷烯酮、木兰脂素,其余为松脂素二甲醚、辛夷脂素、里立脂素 B 二甲醚、松脂素单甲醚、刚果荜澄茄脂素、利卡灵 B、连翘脂素等;多糖类成分有香草酸-4-O-β-D-葡萄糖苷、3-甲氧基-4-羟基苯-1-O-β-D-葡萄糖苷、3,4,5-三甲氧基苯-1-O-β-D-葡萄糖苷、苄基-O-β-D-葡萄糖苷、苄基-O-β-D-半乳糖苷、紫丁香苷、东莨菪苷、7-甲氧基香豆素-6-O-β-D-葡萄糖苷、落叶松脂醇-4′-O-β-D-葡萄糖苷等;含有的生物碱类成分主要有柳叶木兰碱、木兰箭毒碱、木兰花碱等;含有的酚酸及其衍生物成分有咖啡酸、香草酸、油酸、亚油酸、棕榈酸、珠光脂酸、2-己基-环丙基辛酸甲酯、肉豆蔻酸甲酯、棕榈酸甲酯、油酸甲酯、花生酸甲酯、山嵛酸甲酯等;还含有矿物质元素、氨基酸等化合物。

【药理作用】

1. 局部收敛、刺激和麻醉作用　辛夷挥发油制成的芳香水剂或乳剂滴入兔结膜囊中,立即产生结膜血管扩张、充血、瞳孔微有扩大;滴于麻醉兔的皮下组织及肠黏膜面上,可产生一层乳白色蛋白凝固薄膜,静脉亦扩张,微血管扩张尤为显著。辛夷浸剂或煎剂豚鼠皮下给药,均有浸润麻醉作用;辛夷饱和溶液注射于蛙坐骨神经处,可产生阻断麻醉作用。

2. 抑菌、消炎作用　采用体外试管法测定辛夷对金黄色葡萄球菌、肺炎球菌、铜绿假单胞菌、福氏志贺菌、大肠埃希菌等有抑制作用,对混合致炎液所致小鼠耳郭炎症有明显的消炎作用。

3. 镇痛作用　热板法表明,辛夷醇浸膏和水浸膏对小鼠有镇痛作用,但醇浸膏见效更快。

4. 降血压作用　辛夷的水或醇提取物经肌内注射或腹腔注射,对麻醉犬、猫、兔及不麻醉大鼠均有降血压作用。肌肉注射对不麻醉犬也出现降血压效果。辛夷对实验性肾性高血压大鼠亦有降血压作用,对肾性高血压犬则效果不明显,但对原发性高血压大鼠有明显的降血压效果。

【性味归经】　辛,温。归肺、胃经。

【功能主治】　散风寒,通鼻窍。用于风寒头痛,鼻塞流涕,鼻鼽,鼻渊。

【用法用量】　内服:煎汤,3～10 g,包煎。外用:适量。

【注意事项】　凡气虚、头痛属血虚火炽,齿痛属胃火者忌用。

苍耳子

【别名】　苍耳、老苍子、苍子、苍刺头。

【来源】　菊科植物苍耳 *Xanthium sibiricum* Part. 的干燥成熟带总苞的果实。

【原植物形态】　一年生草本,高 20～90 cm。根纺锤状,分枝或不分枝。茎直立不分枝或少有分枝,下部圆柱形,上部有纵沟,被灰白色糙伏毛。叶互生;有长柄,长 3～11 cm;叶片三角状卵形或心形,长 4～9 cm,宽 5～10 cm,全缘,或有 3～5 不明显浅裂,先尖或钝,基出3脉,上面绿色,下面苍白色,被粗糙或短白伏毛。头状花序近于无柄,聚生,单性同株;雄花序球形,总苞片小,1列,密生柔毛,花托柱状,托片倒披针形,小花管状,先端5齿裂,雄蕊5,花药长圆状线形;雌花序卵形,总苞片2～3列,外列苞片小,内列苞片大,结成囊状卵形,2室的硬体,外面有倒刺毛,顶有2圆锥状的尖端,小花2朵,无花冠,子房在总苞内,每室有1花,花柱线形,突出在总苞外。成熟具瘦果的总苞变坚硬,呈卵形或椭圆形,连同喙部长12～15 mm,宽4～7 mm,绿色、淡黄色或红褐色,喙长1.5～2.5 mm;瘦果2,倒卵形,内含1颗种子。花期7—8月,果期9—10月。(图1-22)

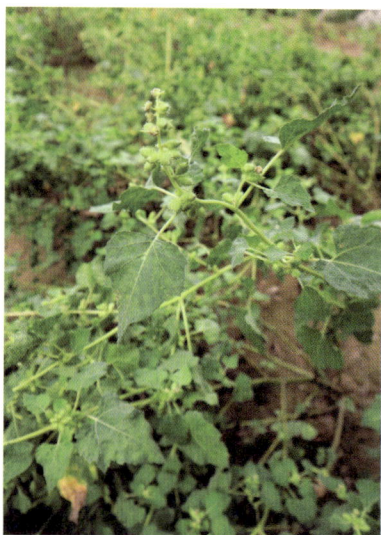

图1-22 苍耳原植物图

【生境与分布】 生于平原、丘陵、低山、荒野、路边、沟旁、田边、草地、村旁等处。分布于全国各地。

【采收加工】 秋季果实成熟时采收,干燥,除去梗、叶等杂质。

【药材性状】 本品呈纺锤形或卵圆形,长1～1.5 cm,直径0.4～0.7 cm。表面黄棕色或黄绿色,全体有钩刺,顶端有2枚较粗的刺,分离或相连,基部有果梗痕。质硬而韧,横切面可见中央有纵隔膜,2室,各有1枚瘦果。瘦果

略呈纺锤形,一面较平坦,顶端具1凸起的花柱基,果皮薄,灰黑色,具纵纹。种皮膜质,浅灰色,子叶2,有油性。气微,味微苦。(图1-23)

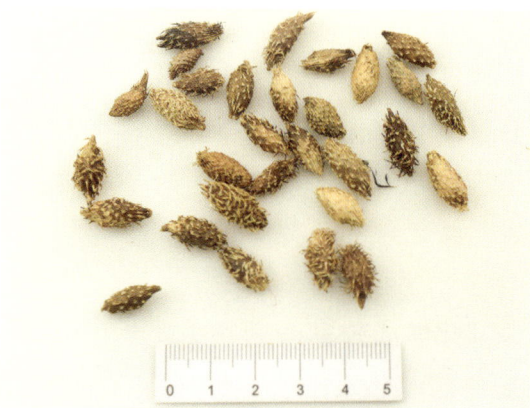

图1-23 苍耳子药材图

【化学成分】 含挥发油、脂肪酸、酚酸及其衍生物、木脂素类、倍半萜类等化合物。脂肪酸有棕榈酸、硬脂酸、油酸、亚油酸等;酚酸类有咖啡酸、3-咖啡酰奎宁酸、隐绿原酸、新绿原酸、1,3-二咖啡酰奎宁酸、原儿茶酸、异绿原酸A、异绿原酸C等;倍半萜类有苍耳亭、苍耳素、苍耳烯吡喃、苍耳内酯等。另含水溶性苷类及葡萄糖、果糖、蔗糖等。

【药理作用】

1. 降血糖作用 苍耳子炒制前后水提取物均有降血糖的作用,且降血糖作用与给药剂量成正比,在降低血糖的同时,对糖尿病小鼠的血脂代谢水平也有明显改善作用。

2. 抗菌作用 研究发现,苍耳子乙醇粗提物可抑制变异链球菌葡聚糖转移酶活性,影响水不溶性细胞外多糖的合成,减少变异链球菌与牙齿表面黏附,有预防龋齿的作用。苍耳子中黄酮类成分有抑菌活性,对大肠埃希菌的抑制效果优于枯草芽孢杆菌。

3. 降血压作用 苍耳子注射液静脉注射,对兔、犬均有短暂的降血压作用。

4. 消炎镇痛作用 研究发现,苍耳子乙醇提取物有较强的消炎、镇痛作用,能显著减轻热刺激

产生的疼痛,抑制二甲苯所致的小鼠耳郭肿胀。

【常用饮片】

炒苍耳子 本品形如苍耳子,表面黄褐色,有刺痕。微有香气。

【性味归经】 辛、苦,温;有毒。归肺经。

【功能主治】 散风寒,通鼻窍,祛风湿。用于风寒头痛,鼻塞流涕,鼻鼽,鼻渊,风疹瘙痒,湿痹拘挛。

【用法用量】 内服:煎汤,3～10 g;或入丸、散。外用:适量,捣敷,或煎水洗。

【注意事项】 血虚之头痛、痹痛者忌用。

西河柳

【别名】 山川柳、三春柳、红筋柳。

【来源】 柽柳科植物柽柳 *Tamarix chinensis* Lour. 的干燥细嫩枝叶。

【原植物形态】 落叶灌木或小乔木。枝密生,绿色或略带红色,细长,常下垂。叶互生,极小,鳞片状,卵状三角形,顶端渐尖,基部鞘状抱茎,无柄。总状花序集为疏散的圆锥花序;花小,白色至粉红色,苞片三角状;萼片5;花瓣5,花丝较花冠长,花盘 10 或 5 裂;子房上位,1 室,花柱3。蒴果小。种子先端有丛毛。花期4—9月,果期8—10月。(图1-24)

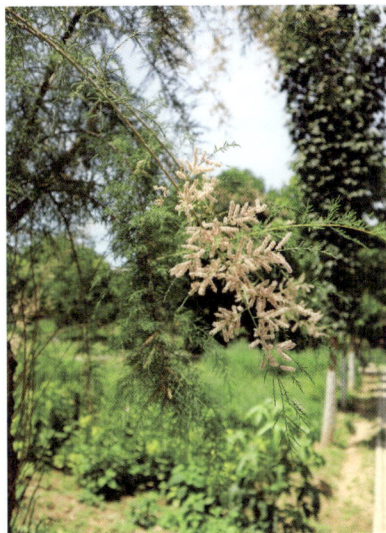

图 1-24 柽柳原植物图

【生境与分布】 生于山野湿润砂碱地及河岸冲积地。全国大部分地区均产。

【采收加工】 5—6月割剪嫩枝叶,阴干。

【药材性状】 本品茎枝呈细圆柱形,直径 0.5～1.5 mm。表面灰绿色,有多数互生的鳞片状小叶。质脆,易折断。稍粗的枝表面红褐色,叶片常脱落而残留突起的叶基,断面黄白色,中心有髓。气微,味淡。(图1-25)

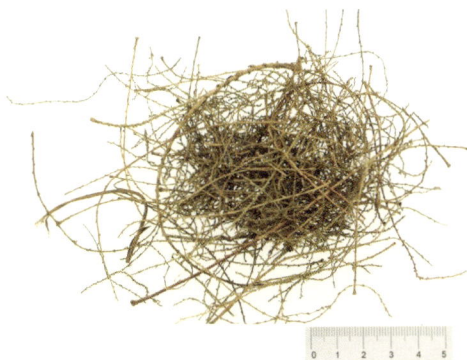

图 1-25 西河柳药材图

【化学成分】 主要含黄酮类、三萜类、有机酸类、挥发油等化合物。黄酮类有槲皮素、山奈酚、槲皮素-3'-甲醚、山奈酚-4',7-二甲醚、山奈酚-4'-甲醚等;三萜类有柽柳酮、柽柳醇、羽扇醇、β-香树脂素、熊果酸等;有机酸类有阿魏醛、异阿魏醛、2-羟基-4-甲氧基桂皮酸等。

【药理作用】

1. 保肝作用 西河柳乙醇提取物灌胃给药,对四氯化碳诱发的急性肝炎小鼠有保肝作用。给药组小鼠的谷草转氨酶和谷丙转氨酶与对照组比明显下降,还可以减轻四氯化碳所致肝质量增加,减轻肝组织变性程度。

2. 消炎、抗菌作用 研究表明西河柳有明显的消炎作用,并显示了一定的量效关系。

3. 抗肿瘤作用 采用3-(4,5-二甲基噻唑-2)-2,5-二苯基四氮唑嗅盐法(MTT)和磺酰罗丹明B(SRB)法对所选的3种人体肿瘤细胞株进行体外活性筛选实验,柽柳中4种化合物对人肺癌细胞生长抑制率均在 80% 以上,显示细胞毒活性。

4. 解热、镇痛作用 在临床的解热镇痛应用中,对于麻疹引起的发热,以清热解毒透疹为原则,用西河柳、浮萍、芫荽等中药煮沸,用毛巾浸药液温敷患儿额面、四肢等部位,既可退热又可透疹。

【常用饮片】

西河柳段 本品呈圆柱形的段。表面灰绿色或红褐色,叶片常脱落而残留突起的叶基。

切面黄白色,中心有髓。气微,味淡。

【性味归经】 甘、辛,平。归心、肺、胃经。

【功能主治】 散风,解表,透疹。用于麻疹不透,风湿痹痛。

【用法用量】 内服:煎汤,3～6 g。外用:适量,煎汤擦洗。

第二节 辛凉解表药

牛蒡子

【别名】 恶实、鼠粘子、大力子。

【来源】 菊科植物牛蒡 *Arctium lappa* L. 的干燥成熟果实。

【原植物形态】 二年生草本,高 1～2 m。根粗壮,肉质,圆锥形。茎直立,上部多分枝,带紫褐色,有纵条棱。基生叶宽卵形,丛生,有长柄;茎生叶互生;叶片长卵形或广卵形,长 20～50 cm,宽 15～40 cm。先端钝,具刺尖,基部常为心形,全缘或具不整齐波状微齿,上面绿色或暗绿色,具疏毛,下面密被灰白色短绒毛。头状花序簇生于茎顶或排列成伞房状,直径 2～4 cm,花序梗长 3～7 cm,表面有浅沟,密被细毛;总苞球形,苞片多数,覆瓦状排列,披针形或线状披针形,先端钩曲;花小,红紫色,均为管状花,两性,花冠先端 5 浅裂,聚药雄蕊 5,与花冠裂片互生,花药黄色;子房下位,1 室,先端圆盘状,着生短刚毛状冠毛;花柱细长,柱头 2 裂。瘦果长圆形或长圆状倒卵形,灰褐色,具纵棱,冠毛短刺状,淡黄棕色。花期 6—8 月,果期

8—10 月。(图 1-26)

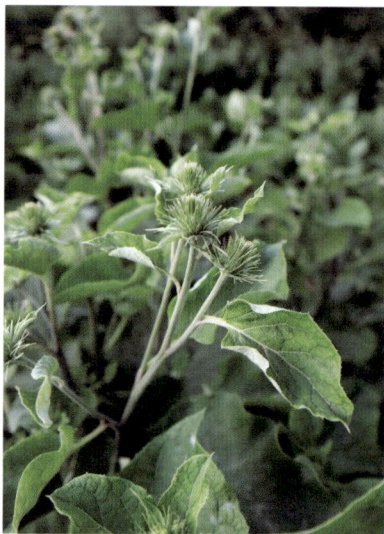

图 1-26 牛蒡原植物图

【生境与分布】 多生于山野路旁、沟边、荒地、山坡向阳草地、林边和村镇附近。全国各地普遍分布。

【采收加工】 秋季果实成熟时采收果序,晒干,打下果实,除去杂质,再晒干。

【药材性状】 本品呈长倒卵形,略扁,微弯曲,长 5～7 mm,宽 2～3 mm。表面灰褐色,带紫黑色斑点,有数条纵棱,通常中间 1～2 条较明显。顶端钝圆,稍宽,顶面有圆环,中间具

点状花柱残迹;基部略窄,着生面色较淡。果皮较硬,子叶 2,淡黄白色,富油性。气微,味苦,后微辛而稍麻舌。(图 1-27)

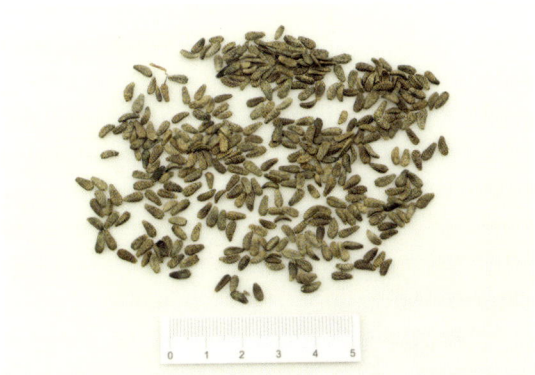

图 1-27 牛蒡子药材图

【化学成分】 牛蒡果实含牛蒡苷、水解生成牛蒡苷元及葡萄糖;又含罗汉松脂酚、络石苷元、倍半木脂素 AL-D 及 AL-F 等。种子含牛蒡苷、牛蒡醇 A、牛蒡醇 B、牛蒡醇 C、牛蒡醇 D、牛蒡醇 E、牛蒡醇 F、牛蒡醇 H;另含脂肪油。脂肪酸中主要成分有花生酸、硬脂酸、棕榈酸和亚油酸等。

【药理作用】

1. 对肾病的作用　牛蒡苷可抑制尿蛋白排泄增加,并能改善血清生化指标,显示抗肾病作用。

2. 抗菌作用　牛蒡子煎剂对金黄色葡萄球菌、星形诺卡菌、腹股沟表皮癣菌等均有抑制作用。

3. 其他作用　牛蒡提取物能显著而持久地降低大鼠血糖,对离体家兔子宫及肠管呈抑制作用。牛蒡苷能引起蛙、小鼠及兔的强直性惊厥,对蛙下肢及兔耳管呈扩张作用;牛蒡苷元有抗癌活性。

【常用饮片】

炒牛蒡子　本品形如牛蒡子,色泽加深,略鼓起。微有香气。

【性味归经】 辛、苦,寒。归肺、胃经。

【功能主治】 疏散风热,宣肺透疹,解毒利咽。用于风热感冒,咳嗽痰多,麻疹,风疹,咽喉肿痛,痄腮,丹毒,痈肿疮毒。

【用法用量】 内服:煎汤,6～12 g;或入散剂。外用:适量,煎汤含漱。

【注意事项】 本品能滑肠,气虚便溏者忌用。

桑叶

【别名】 铁扇子、蚕叶。

【来源】 桑科植物桑 Morus alba L. 的干燥叶。

【原植物形态】 落叶灌木或小乔木,高3～15 m。树皮灰白色,有条状浅裂;根皮黄棕色或红黄色,纤维性强。单叶互生;叶柄长 1～2.5 cm;叶片卵形或宽卵形,长 5～20 cm,宽4～10 cm,先端锐尖或渐尖,基部圆形或近心形,边缘有粗锯齿或圆齿,有时有不规则的分裂,上面无毛,有光泽,下面脉上有短毛,腋间有毛,基出脉 3 条与细脉交织成网状,背面较明显;托叶披针形,早落。花单性,雌雄异株;雌、雄花序均排列成穗状柔荑花序,腋生;雌花序长1～2 cm,被毛,总花梗长 5～10 mm;雄花序长1～2.5 cm,下垂,略被细毛;雄花具花被片 4,雄蕊 4,中央有不育的雌蕊;雌花具花被片 4,基部合生,柱头 2 裂。瘦果,多数密集成一卵圆形或长圆形的聚合果,长 1～2.5 cm,初时绿色,成熟后变肉质、黑紫色或红色。种子小。花期4—5月,果期5—6月。(图 1-28)

【生境与分布】 生于丘陵、山坡、村旁、田野等处,多为人工栽培。分布于全国各地。

【采收加工】 10—11 月间霜后采收,除去杂质,晒干。

【药材性状】 干燥叶片多卷缩破碎,完

整者呈卵形或宽卵形,长 8～13 cm,宽 7～11 cm。先端尖,边缘有锯齿,有时呈不规则分裂,基部截形、圆形或心脏形。上面黄绿色,略有光泽,沿叶脉处有细小绒毛;下面色稍浅,叶脉突起,小脉交织成网状,密生细毛。质脆易碎。气微,味淡,微苦涩。以叶片完整、大而厚、色黄绿、质脆、无杂质者为佳。(图 1-29)

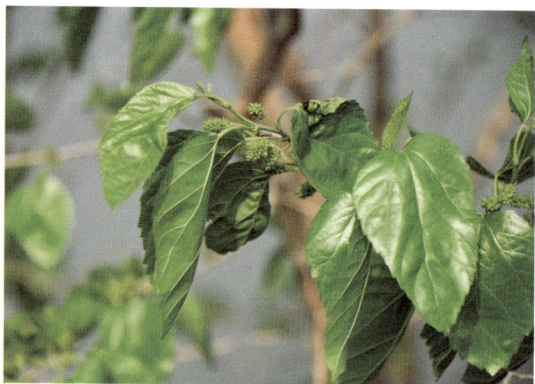

图 1-28 桑原植物图

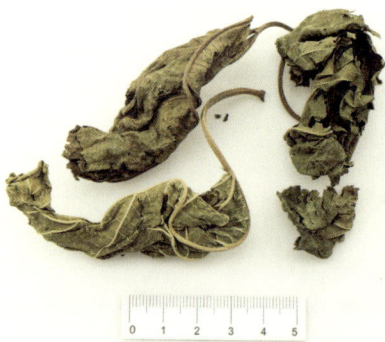

图 1-29 桑叶药材图

【化学成分】 主要含甾体及三萜类、黄酮及其苷类、香豆素及其苷类、挥发油、氨基酸及小肽、生物碱、有机酸及其他化合物等。甾体及三萜类化合物有牛膝甾酮、蜕皮甾酮、豆甾醇、菜油甾醇、羽扇豆醇、β-谷甾醇及其乙酰衍生物和 β-香树脂醇等;黄酮及其苷类有芸香苷、槲皮素、异槲皮苷、桑苷(即槲皮素-3-三葡萄糖苷)、桑黄酮等。

【药理作用】

1. 抗菌作用 鲜桑叶煎剂体外实验显示,对金黄色葡萄球菌、乙型溶血性链球菌、白喉棒状杆菌和炭疽杆菌均有较强的抗菌作用,对大肠埃希菌、伤寒沙门菌、痢疾志贺菌、铜绿假单胞菌也有一定的抗菌作用。鲜桑叶煎剂还有杀灭钩端螺旋体的作用。

2. 降血糖作用 桑叶对脱皮固酮对四氧嘧啶引起的大鼠糖尿病,或肾上腺素、胰高血糖素、抗胰岛素血清引起的小鼠高血糖,均有降血糖作用,可能是桑叶中所含某些氨基酸能刺激胰岛素的分泌以降低血糖。

3. 其他作用 桑叶稀释液静脉注射后可使机体出现暂时的血压下降。脱皮激素能促进细胞生长,刺激真皮细胞分裂,产生新生的表皮并促使昆虫脱皮;对人体能促进蛋白质合成,排除体内胆固醇,降低血脂。桑叶乙醇提取的植物雌激素喂饲小鼠可减慢其生长率。将 10% 桑叶注射液,注射于兔股四头肌或滴入兔眼结膜内,均未发现有局部刺激作用。豚鼠过敏性试验为阴性。对羊红细胞未见溶血反应。桑菊饮能提高巨噬细胞吞噬指数,使嗜酸性细胞增多。

【常用饮片】

桑叶片 本品为不规则的破碎叶片。叶片边缘可见锯齿或钝锯齿,有的有不规则分裂。上表面黄绿色或浅黄棕色;下表面颜色稍浅,叶脉突出,小脉网状,脉上被疏毛,脉基具簇毛。质脆。气微,味淡,微苦涩。

【性味归经】 甘、苦,寒。归肺、肝经。

【功能主治】 疏散风热,清肺润燥,清肝明目。用于风热感冒,肺热燥咳,头晕头痛,目赤昏花。

【用法用量】 内服:煎汤,5～10 g;或入丸、散。外用:适量,煎水洗或捣敷。

葛根

【别名】 葛藤、粉葛、干葛、葛麻藤。

【来源】 豆科植物葛 *Pueraria lobata* (Willd.) Ohwi 的干燥根。

【原植物形态】 多年生落叶藤本,长达10 m。全株被黄褐色粗毛。块根圆柱状,肥厚,外皮灰黄色,内部粉质,纤维性强。茎基部粗壮,上部多分枝。三出复叶;顶生小叶柄较长;叶片菱状圆形,长 5.5～19 cm,宽 4.5～18 cm,先端渐尖,基部圆形,有时浅裂,侧生小叶较小,斜卵形,两边不等,背面苍白色,有粉霜,两面均被白色伏生短柔毛;托叶盾状着生,卵状长椭圆形,小托叶针状。总状花序腋生或顶生,花冠蓝紫色或紫色;苞片狭线形,早落,小苞片卵形或披针形;花萼钟状,长 0.8～1 cm,萼齿5,披针形,上面 2 齿合生,下面 1 齿较长;旗瓣近圆形或卵圆形,先端微凹,基部有两短耳,翼瓣狭椭圆形,较旗瓣短,常一边的基部有耳,龙骨瓣较翼瓣稍长;雄蕊 10,二体;子房线形,花柱弯曲。荚果线形,长 6～9 cm,宽 7～10 mm,密被黄褐色长硬毛。种子卵圆形,赤褐色,有光泽。花期4—8 月,果期 8—10 月。(图 1 - 30)

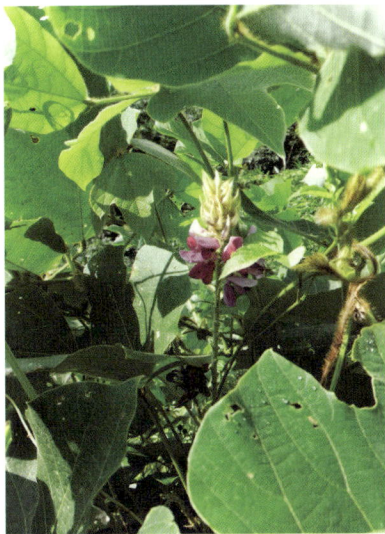

图 1 - 30　葛原植物图

【生境与分布】 生于山坡草丛、路旁及较阴湿的地方。分布于辽宁、河北、河南、山东、安徽、江苏、浙江、福建、台湾、广东、广西、江西、湖南、湖北、四川、贵州、云南、山西、陕西、甘肃等地。

【采收加工】 秋、冬二季采挖,趁鲜切成厚片或小块,干燥。

【药材性状】 呈纵切的长方形厚片或小方块,长 5～35 cm,厚 0.5～1 cm。外皮淡棕色至棕色,有纵皱纹,粗糙。切面黄白色至淡黄棕色,有的纹理明显。质韧,纤维性强。气微,味微甜。(图 1 - 31)

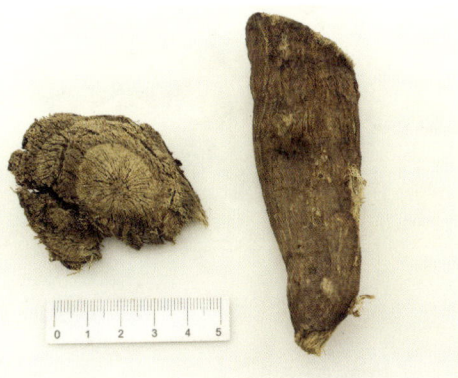

图 1 - 31　葛根药材图

【化学成分】 主要含异黄酮类成分,有葛根素、葛根素木糖苷、大豆黄酮、大豆黄酮苷等,还含 β-谷甾醇、花生酸及淀粉等。

【药理作用】

1. 对心血管系统的作用　麻醉狗以电磁流量计直接测量脑动脉血流量,经颈动脉注射葛根总黄酮 0.1～0.5 mg/kg,可显著增加脑血流量;高血压患者肌内注射总黄酮 200 mg,约53%的患者脑血流量有所改善,血管阻力和流入时间减少。

2. 对中枢神经系统的作用　通过跳台法试验发现,葛根醇提物或葛根总黄酮对小鼠灌胃,均可对抗东莨菪碱所致小鼠记忆获得障碍及40%乙醇所致的记忆再现障碍;也才对抗东莨菪碱所致的小鼠大脑皮质和海马乙酰胆碱含量降低,以及海马胆碱乙酰转移酶的活性。

3. 解痉作用　大豆黄酮对小鼠离体肠管有解痉作用,可对抗乙酰胆碱引起的痉挛,其作用与罂粟碱相仿。

【常用饮片】

葛根片 本品呈不规则的厚片、粗丝或边长为0.5~1.2 cm的方块。切面浅黄棕色至棕黄色。质韧,纤维性强。气微,味微甜。(图1-32)

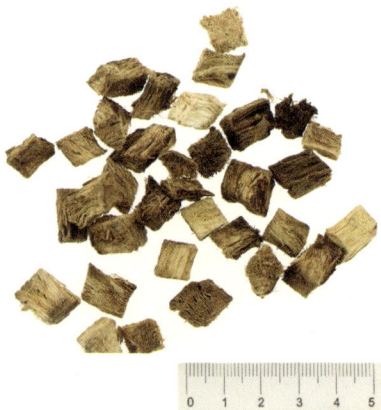

图1-32 葛根饮片图

【性味归经】 甘、辛,凉。归脾、胃、肺经。

【功能主治】 解肌退热,生津止渴,透疹,升阳止泻,通经活络,解酒毒。用于外感发热头痛,项背强痛,口渴,消渴,麻疹不透,热痢,泄泻,眩晕头痛,中风偏瘫,胸痹心痛,酒毒伤中。

【用法用量】 内服:煎汤,10~15 g;或鲜品捣汁。外用:适量,捣敷。

【注意事项】 不可多服,恐损胃气。胃寒、夏日表虚汗出者慎用。

柴胡

【别名】 山菜、茹草、柴草。

【来源】 伞形科植物北柴胡 *Bupleurum chinense* DC. 或狭叶柴胡 *Bupleurum scorzoneri folium* Willd. 的干燥根。按性状不同,分别习称"北柴胡"及"南柴胡"。

【原植物形态】

北柴胡 多年生草本,高45~70 cm。根直生,分歧或不分歧。茎直立,丛生,上部多分枝,并略呈"之"字形弯曲。叶互生;广线状披针形,长3~9 cm,宽0.6~1.3 cm,先端渐尖,最终呈短芒状,全缘,上面绿色,下面淡绿色,有平行脉7~9条。复伞形花序腋生兼顶生;伞梗4~10,长1~4 cm,不等长;总苞片缺,或有1~2;小伞梗5~10,长约2 mm;小总苞片5;花小,黄色,直径1.5 mm左右;萼齿不明显;花瓣5,先端向内折曲成2齿状;雄蕊5,花药卵形;雌蕊1,子房下位,光滑无毛,花柱2,极短。双悬果长圆状椭圆形,左右扁平,长3 mm左右,分果有5条明显主棱,棱槽中通常有3个油管,接合面有4个油管。花期8—9月,果期9—10月。(图1-33)

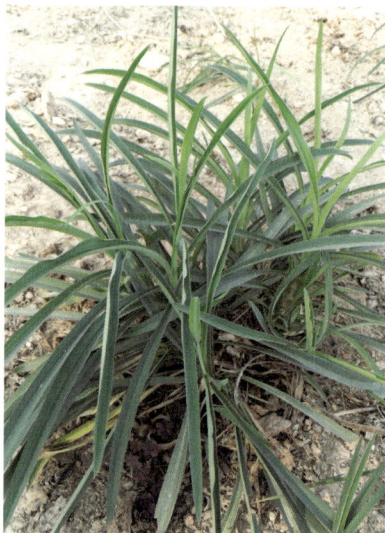

图1-33 北柴胡原植物图

狭叶柴胡 多年生草本,高30~65 cm。根深长,不分歧或略分歧,外皮红褐色。茎单1或数枝,上部多分枝,光滑无毛。叶互生;根生叶及茎下部叶有长柄;叶片线形或线状披针形,长7~15 cm,宽2~6 mm,先端渐尖,叶脉5~7条,近乎平行。复伞形花序;伞梗3~15;总苞片缺,或有2~3;小伞梗10~20,长约2 mm;小总苞片 5;花小,黄色;花瓣 5,先端内折;雄蕊 5;子房下位,光滑无毛。双悬果,长圆形或长圆状卵形,长 2～3 mm,分果有 5 条粗而钝的果棱,成熟果实的棱槽中油管不明显,幼果的横切面常见每个棱槽有油管 3 个。花期 7—9 月,果期 8—10 月。(图 1－34)

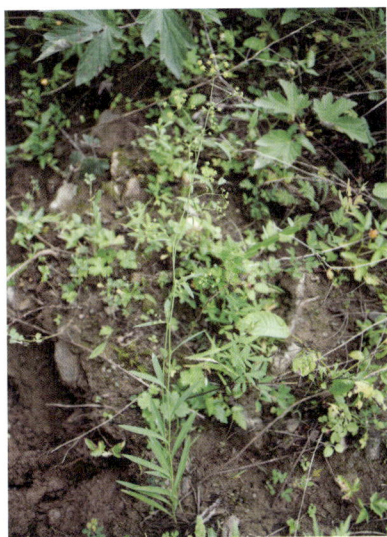

图 1－34　狭叶柴胡原植物图

【生境与分布】

北柴胡　生于干燥的荒山坡、田野、路旁。分布于吉林、辽宁、河南、山东、安徽、江苏、浙江、湖北、四川、山西、陕西、甘肃、西藏等地。

狭叶柴胡　生于海拔 160～2250 m 的干燥草原及向阳山坡及灌木林边缘。分布于黑龙江、吉林、辽宁、河北、山东、山西、陕西、江苏、安徽、广西、内蒙古、甘肃等地。

【采收加工】　春、秋二季采挖,除去茎叶及泥沙,干燥。

【药材性状】

北柴胡　呈圆柱形或长圆锥形,长 6～15 cm,直径 0.3～0.8 cm。根头膨大,顶端残留 3～15 个茎基或短纤维状叶基,下部分枝。表面黑褐色或浅棕色,具纵皱纹、支根痕及皮孔。质硬而韧,不易折断,断面显纤维性,皮部浅棕色,木部黄白色。气微香,味微苦。(图 1－35)

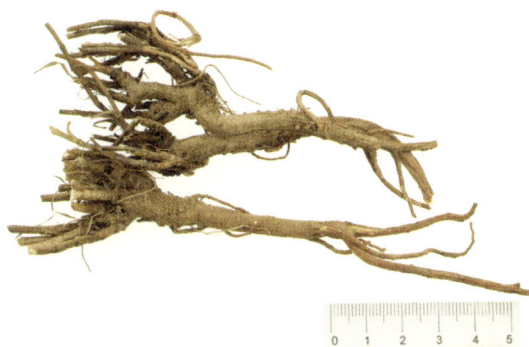

图 1－35　北柴胡药材图

狭叶柴胡　根较细,圆锥形,顶端有多数细毛状枯叶纤维,下部多不分枝或稍分枝。表面红棕色或黑棕色,靠近根头处多具细密环纹。质稍软,易折断,断面略平坦,不显纤维性。具败油气。(图 1－36)

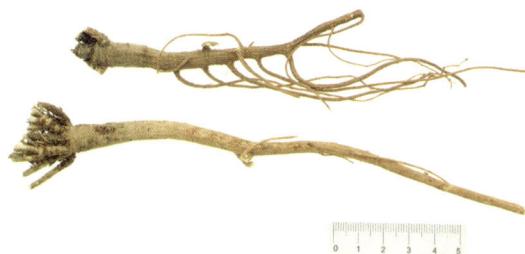

图 1－36　南柴胡药材图

【化学成分】　主要含皂苷类化合物,包括柴胡皂苷 A、柴胡皂苷 B_1、柴胡皂苷 B_2、柴胡皂苷 B_3、柴胡皂苷 B_4、柴胡皂苷 C、柴胡皂苷 D、柴胡皂苷 E 等。

【药理作用】

1. 对中枢神经系统的作用　柴胡制剂和柴胡总皂苷均有显著的镇静作用。在小鼠攀登试验中,粗柴胡皂苷有与甲丙氨酯(眠尔通)相似的镇静作用,对大鼠的条件性回避、逃避反应均有明显的抑制。

2. 对心血管系统的作用　北柴胡醇浸出液能使麻醉兔血压轻度下降。柴胡总皂苷可引起犬短暂性的降血压反应,使心率减慢;对兔亦有降血压作用。离体蛙心及离体豚鼠心试验显示柴胡总皂苷[浓度为$(1\sim 2)\times 10^{-4}$]有抑制心肌的作用。粗皂苷有明显的溶血作用,但其溶血作用可被腺嘌呤、肌酐所抑制。犬静脉注射粗皂苷 5 mg/kg,可出现暂时性的血压及心率下降。

3. 对消化系统的作用 柴胡总皂苷能兴奋离体肠平滑肌,且不为阿托品所抑制;对离体豚鼠小肠能增强乙酰胆碱引起的收缩作用。口服柴胡总皂苷能抑制胃酸的分泌,使胃液 pH 值升高。对大鼠实验性的醋酸溃疡,每日口服粗皂苷 10 mg/kg,连续 15 天,可促进胃溃疡恢复,但较大剂量(50 mg/kg 或 100 mg/kg)反而出现溃疡恶化倾向。在用固定水浴法所致应激性溃疡中,口服粗皂苷 500 mg/kg 有明显的抑制溃疡作用。另外,柴胡总皂苷对胰蛋白酶有较强的抑制作用。

4. 抗病原体作用 北柴胡注射液及其蒸馏出的油状物均对流感病毒有强烈抑制作用。体外实验表明,柴胡皂苷 A 对流感病毒也有抑制作用。柴胡还有抗结核分枝杆菌作用。柴胡注射液可治疗单纯疱疹病毒性角膜炎,促进溃疡愈合、消除后层皱褶及实质层浸润水肿,有助于视力恢复视力。

5. 抗肿瘤作用 柴胡皂苷 D 灌胃或腹腔注射对小鼠艾氏腹水癌有抑制肿瘤生长作用,且能明显延长动物的生存时间。

【**常用饮片**】

北柴胡片 本品呈不规则厚片。外表皮黑褐色或浅棕色,具纵皱纹和支根痕。切面淡黄白色,纤维性。质硬。气微香,味微苦(图1-37)。

醋北柴胡片 本品形如北柴胡片,表面淡棕黄色,微有醋香气,味微苦。

南柴胡片 本品呈类圆形或不规则片。外表皮红棕色或黑褐色。有时可见根头处具细密环纹或有细毛状枯叶纤维。切面黄白色,平坦,

具败油气。

醋南柴胡片 本品形如南柴胡片,微有醋香气。

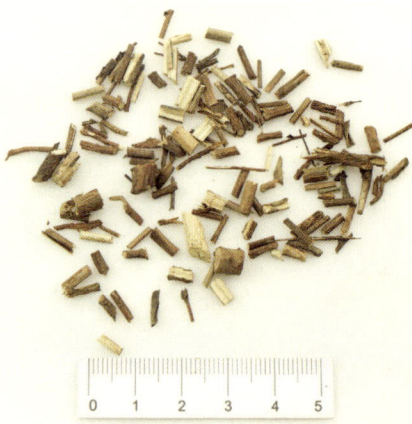

图 1-37 北柴胡片图

【**性味归经**】 辛、苦,微寒。归肝、胆、肺经。

【**功能主治**】 疏散退热,疏肝解郁,升举阳气。用于感冒发热,寒热往来,胸胁胀痛,月经不调,子宫脱垂,脱肛。

【**用法用量**】 内服:煎汤,3～10 g;或入丸、散。外用:适量,煎水洗;或研末调敷。

【**注意事项**】 真阴亏损、肝阳上升者忌用。

【**附注**】《中国药典》柴胡的来源有柴胡和狭叶柴胡,"柴胡"在《中国植物志》中的中文名为"北柴胡"。

菊花

【**别名**】 甘菊花、白菊花、药菊。

【**来源**】 菊科植物菊 *Chrysanthemum morifolium* Ramat. 的干燥头状花序。

【**原植物形态**】 多年生草本,高 60～150 cm。茎直立,分枝或不分枝,被柔毛。叶互生,有短柄,叶片卵形至披针形,长 5～15 cm,

羽状浅裂或半裂,基部楔形,下面被白色短柔毛。头状花序直径 2.5～20 cm,大小不一,单个或数个集生于茎枝顶端;总苞片多层,外层绿色,条形,边缘膜质,外面被柔毛;舌状花白色、红色、紫色或黄色。瘦果不发育。花期9—11月。(图 1 - 38)

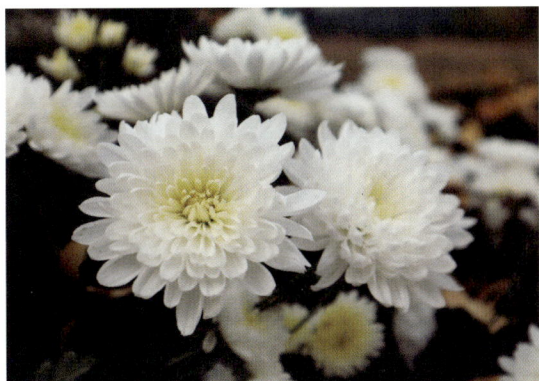

图 1 - 38　菊原植物图

【生境与分布】　为栽培种,培育的品种极多,头状花序多弯曲,形色各异。全国各地均有栽培。药用菊花以河南、安徽、浙江栽培最多。

【采收加工】　9—11 月花盛开时分批采收,阴干或焙干,或熏、蒸后晒干。

【药材性状】　呈不规则的球状或压扁状,直径约 2 cm,花瓣多紧密。花序绝大部分为白色舌状花,长约 18 mm,宽约 3 mm,中央为极少数短小的淡黄色管状花。(图 1 - 39)

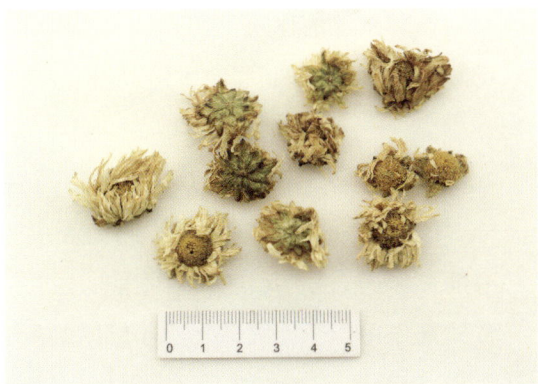

图 1 - 39　菊花药材图

【化学成分】　主要为挥发油化合物,成分主要为龙脑、樟脑、菊油环酮等,还含木犀草素-7-葡萄糖苷、大波斯菊苷(即芹菜素-7-O-葡萄糖苷)、刺槐苷、芹菜素、刺槐素-7-O-葡萄糖苷、槲皮素-3-O-半乳糖苷、木犀草素-7-O-鼠李葡萄糖苷、木犀草素、β-榄香烯、百里香酚、二十一烷、二十三烷、二十六烷以及糖类和氨基酸。

【药理作用】

1. 对心血管系统的作用　菊花水煎醇沉制剂对离体兔心有显著扩张冠状动脉、增加冠脉血流量的作用。

2. 抗病原微生物作用　菊花水煎剂或水浸剂体外试验发现,对多种致病菌及流感病毒PR8 和钩端螺旋体均有一定抑制作用。

3. 其他作用　大鼠口服菊花水煎剂可抑制肝微粒体羟甲基戊二酰辅酶 A 还原酶的活性,并能激活肝微粒体胆固醇 7α-羟化酶。菊花与牛膝、熟地黄、山药合用可延长家蚕龄期,影响小鼠血液谷胱甘肽过氧化酶活性和过氧化脂质的含量。菊花散剂给兔灌胃,有缩短凝血时间的效果,焙成炭药的散剂作用较生药有所增强。菊花制剂还能抑制皮内注射组胺所致的局部毛细血管通透性增加。

【性味归经】　甘、苦,微寒。归肺、肝经。

【功能主治】　疏风清热,平肝明目,解毒消肿。用于外感风寒或风温初起,发热头痛,眩晕,目赤肿痛,疔疮肿毒。

【用法用量】　内服:煎汤,10～15 g;或入丸、散,或泡茶。外用:适量,煎水洗;或捣敷。

【注意事项】　气虚胃寒、食少泄泻者宜少用。阳虚或头痛恶寒者忌用。

升麻

【别名】　莽牛卡架、龙眼根、窟窿牙根。

【来源】　毛茛科植物升麻 *Cimicifuga*

foetida L. 的干燥根茎。

【原植物形态】 多年生草本。根茎呈不规则块状,有洞状的茎痕,须根多而长。茎直立,分枝,高 1～2 m,被疏柔毛。数回羽状复叶,叶柄密被柔毛;小叶片卵形或披针形,长 2～4 cm,宽 1～2.5 cm,边缘有深锯齿,上面绿色,下面灰绿色,两面被短柔毛。复总状花序着生于叶腋或枝顶,狭窄或有时扩大成大型的圆锥花序;花两性;萼片 5,呈卵形,覆瓦状排列,有 3 脉,白色,具睫毛;蜜叶(退化雄蕊)2,先端 2裂,白色;雄蕊多数,花丝长短不一,比萼片长;心皮 2～5,被腺毛,胚珠多数。蓇葖果呈矩圆形,略扁,先端有短小宿存花柱,略弯曲。种子 6～8。花期 7—8 月,果期 9 月。(图 1－40)

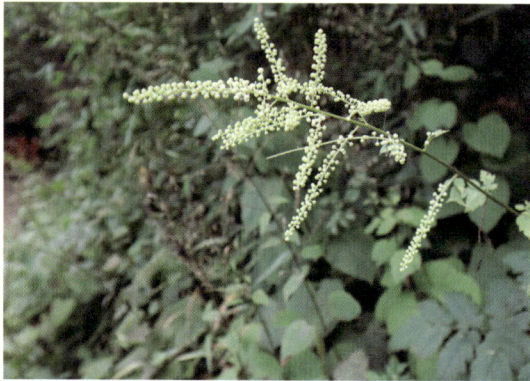

图 1－40 升麻原植物图

【生境与分布】 生于林下、山坡草丛中。分布于云南、贵州、四川、湖北、青海、甘肃、陕西、河南、山西、河北、内蒙古、江苏等地。

【采收加工】 秋季采挖,除去泥沙,晒至须根干时,燎去或除去须根,晒干。

【药材性状】 本品为不规则长形块状,多分枝,呈结节状,长 10～20 cm,直径 2～4 cm。表面黑褐色或棕褐色,粗糙不平,有坚硬的细须根残留,上面有数个圆形空洞的茎基痕,洞内壁具明显网状沟纹;下面凹凸不平,具须根痕。体轻,质坚硬,不易折断,断面不平坦,有裂隙,纤维性,黄绿色或淡黄白色。气微,味微苦而涩。(图 1－41)

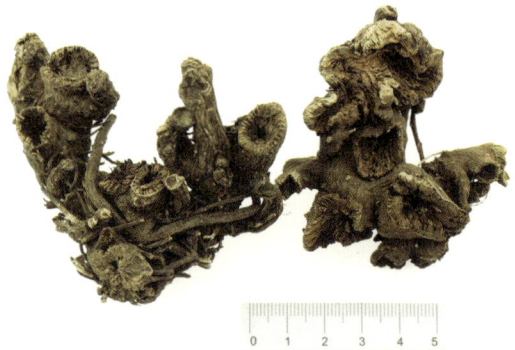

图 1－41 升麻药材图

【化学成分】 主要含酚酸类、三萜及其苷类、色原酮类、挥发油等化合物。酚酸类有升麻酸、马栗树皮素、阿魏酸、异阿魏酸、咖啡酸等;三萜及其苷类有升麻精、齿阿米素、去甲齿阿米素、齿阿米醇、北升麻萜、12-羟升麻环氧醇阿拉伯糖苷、升麻环氧醇、升麻环氧醇木糖苷等。

【药理作用】

1. 抗菌作用 升麻能抑制结核分枝杆菌的生长。

2. 消炎作用 升麻对大鼠角叉菜胶或右旋糖酐所致脚肿胀均有消炎作用;对乳酸或醋酸引起的肛门溃疡,有使其缩小面积的趋势。

3. 对循环系统的作用 将升麻水提取物注射于动物有降血压、抑制心肌收缩、减慢心率的作用。

4. 解热作用 升麻提取物可使大鼠正常体温下降,并对伤寒、副伤寒联合疫苗引起的人工发热有解热作用。

5. 镇痛作用 升麻提取物对小鼠醋酸所致扭体反应,但对尾压刺激法不显示镇痛作用。

【常用饮片】

升麻片 本品为不规则的厚片,厚 2～4 mm。外表面黑褐色或棕褐色,粗糙不平,有的可见须根痕或坚硬的细须根残留,切面黄绿色或淡黄白色,具有网状或放射状纹理。体轻,质硬,纤维性。气微,味微苦而涩。(图1-42)

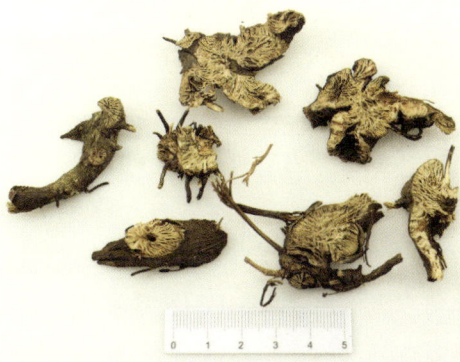

图1-42 升麻饮片图

【性味归经】 辛、微甘,微寒。归肺、脾、胃、大肠经。

【功能主治】 发表透疹,清热解毒,升举阳气。用于风热头痛,齿痛,口疮,咽喉肿痛,麻疹不透,阳毒发斑,脱肛,子宫脱垂。

【用法用量】 内服:煎汤,用于升阳,3~10 g,宜蜜炙、酒炒;用于清热解毒,可用至15 g,宜生用;或入丸、散。外用:适量,研末调敷或煎汤含漱、淋洗。

【注意事项】 阴虚阳浮、喘满气逆及麻疹已透者忌用。服用过量可导致头晕、震颤、四肢拘挛等。

【附注】 《中国药典》(2020年版)亦收载毛茛科植物大三叶升麻 *Cimicifuga heracleifolia* Kom.、兴安升麻 *Cimicifuga dahurica* (Turcz.)Maxim. 干燥根茎为升麻药用。

木贼

【别名】 笔头草、笔筒草。

【来源】 木贼科植物木贼 *Equisetum hyemale* L. 的干燥地上部分。

【原植物形态】 多年生草本,高50 cm以上。根茎黑棕色,节和根有黄棕色长毛。地上枝多年生,枝一型。茎丛生,坚硬,直立不分枝,圆筒形,直径4~8 mm,有关节状节,节间中空,茎表面有20~30条纵肋棱,每棱有两列小疣状突起。叶退化为鳞片状,基部合生呈筒状鞘,鞘长6~10 mm,基部有一暗褐色圈,上部淡灰色,先端有多数棕褐色细齿状裂片,裂片披针状锥形,先端长,锐尖,背部中央有一浅沟,裂片早落,仅在茎先端及幼茎上者不脱落。孢子囊穗为卵状,生于茎顶,长圆形,长1~1.5 cm,顶端有小尖突,无柄。孢子囊穗6—8月间抽出。(图1-43)

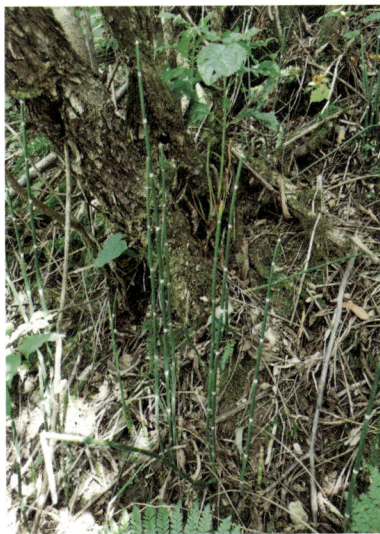

图1-43 木贼原植物图

【生境与分布】 生于山坡林下阴湿地、河岸湿地、溪边,喜阴湿的环境,有时也生于杂草地。分布于黑龙江、吉林、辽宁、河北、安徽、湖北、四川、贵州、云南、山西、陕西、甘肃、内蒙古、新疆、青海等地。

【采收加工】 夏、秋二季采割,除去杂质,晒干或阴干。

【药材性状】 本品呈长管状,不分枝,长40~60 cm,直径0.2~0.7 cm。表面灰绿色或黄绿色,有18~30条纵棱,棱上有多数细小光亮的疣状突起;节明显,节间长 2.5～9 cm,节上着生筒状鳞叶,叶鞘基部和鞘齿黑棕色,中部淡棕黄色。体轻,质脆,易折断,断面中空,周边有多数圆形的小空腔。(图 1-44)

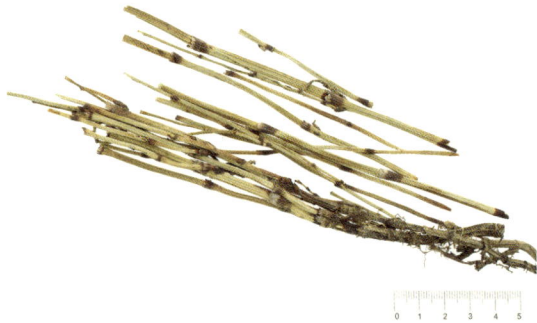

图 1-44 木贼药材图

【化学成分】 地上部分含有机酸类、黄酮及其苷类、生物碱等化合物。有机酸类有琥珀酸、延胡索酸、戊二酸甲酸、对羟基苯甲酸、间羟基苯甲酸、阿魏酸、香草酸、咖啡酸、对甲氧基桂皮酸、间甲氧基桂皮酸等;黄酮及其苷类有山奈酚-3-葡萄糖-7-葡萄糖苷、山奈酸-3,7-双葡萄糖苷、棉花皮异苷、草棉苷、蜀葵苷元-3-双葡萄糖苷-8-葡萄糖苷、棉花皮素-3-双葡萄糖苷-8-葡萄糖苷等;生物碱有犬问荆碱及微量烟碱。另外还含有香草醛、对羟基苯甲醛、葡萄糖、果糖、鞣质、皂苷等。

【药理作用】

1. 对心血管的作用 木贼醇提液能增加离体豚鼠心脏冠脉流量。木贼醇提物经腹腔注射或十二指肠给药,对麻醉猫有持久的降血压作用,其降血压强度和维持时间与剂量有一定的相关性。其能对抗组胺的收缩血管作用,对切断脊髓的猫仍有降血压作用,对家兔离体血管有明显扩张作用。

2. 其他作用 木贼中的阿魏酸有抑制血小板聚集及释放的作用;在动物实验中有镇静、抗惊厥作用。

【常用饮片】

木贼段 本品呈管状段。表面灰绿色或黄绿色,有 18～30 条纵棱,棱上有多数细小光亮的疣状突起;节明显,节上着生筒状鳞叶,叶鞘基部和鞘齿黑棕色,中部淡棕黄色。切面中空,周边有多数圆形的小空腔。(图 1-45)

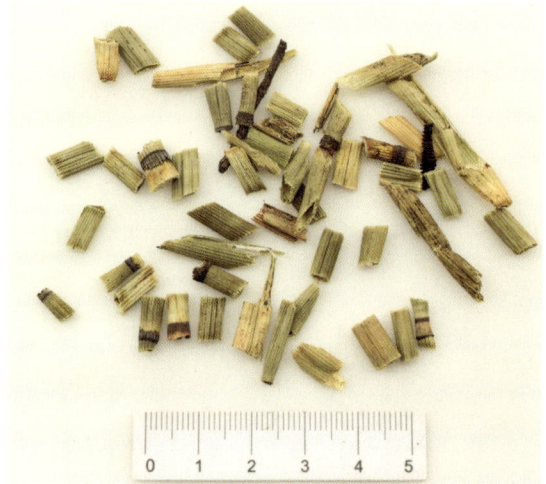

图 1-45 木贼饮片图

【性味归经】 甘、苦,平。归肺、肝经。

【功能主治】 疏散风热,明目退翳。用于风热目赤,迎风流泪,目生云翳。

【用法用量】 内服:煎汤,3～9 g;或入丸、散。外用:适量,研末撒敷。

【注意事项】 气血虚者慎用。

第二章

清热药

第一节 清热解毒药

金银花

【别名】 银花、双花、二花、二宝花。

【来源】 忍冬科植物忍冬 *Lonicera japonica* Thunb. 的干燥花蕾或带初开的花。

【原植物形态】 木质藤本,长 2~4 m。树皮从黄褐色渐次变为白色,嫩时有短柔毛。叶对生,呈卵圆形至椭圆形,长 4~8 cm,宽 3.5~5 cm,上面绿色,主脉上有短疏毛,下面带灰白色,密生白色短柔毛;花冠管状,长 1.6~2 cm,稍被柔毛,初开时白色,后变黄色。花期 6—9 月,果期 10—11 月。(图 2-1)

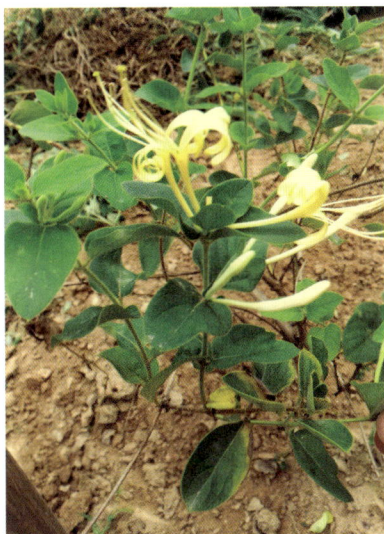

图 2-1 忍冬原植物图

【生境与分布】 生于溪边、旷野疏林下或灌丛中。产于四川、陕西、广东、广西、湖南、贵州、云南等地。

【采收加工】 夏初花开放前采收,干燥。

【药材性状】 本品呈棒状,上粗下细,略弯曲,长 2~3 cm,上部直径约 3 mm,下部直径约 1.5 mm。表面黄白色或绿白色(久贮后颜色渐深),密被短柔毛。偶见叶状苞片。花萼绿色,先端 5 裂,裂片有毛,长约 2 mm。开放者花冠筒状,先端二唇形;雄蕊 5,附于筒壁,黄色;雌蕊 1,子房无毛(图 2-2)。气清香,味淡、微苦。

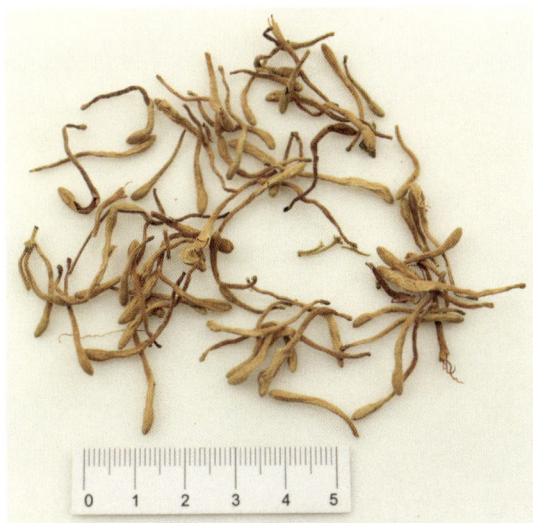

图 2-2 金银花药材图

【化学成分】 主要含黄酮类、甾体及其苷类、挥发油等化合物。黄酮类有绿原酸、异绿原酸等;甾体及其苷类有 β-谷甾醇、豆甾醇、β-谷甾醇-*D*-葡萄糖苷、豆甾醇-*D*-葡萄糖苷等;挥发油有芳樟醇、左旋-顺三甲基-2-乙烯基-5-羟基-四氢吡喃、棕榈酸乙酯、1,1-联二环己烷、亚油酸甲酯、3-甲基-2-(2-戊烯基)-2-环戊烯-1-酮、反,反-金合欢醇、亚麻酸乙酯等。

【药理作用】

1. 抗病原微生物作用 体外实验表明,金银花的花和藤对多种致病菌,如金黄色葡萄球菌、溶血性链球菌、大肠埃希菌、痢疾志贺菌、霍乱弧菌、伤寒沙门菌、副伤寒沙门菌等均有一定抑制作用,对肺炎球菌、脑膜炎双球菌、铜绿假单胞菌、结核分枝杆菌亦有效。水浸剂比煎剂作用强,叶煎剂比花煎剂作用强。若与连翘合用,抗菌范围还可互补;与青霉素合用,能加强青霉素对耐药金黄色葡萄球菌的抗菌作用。

2.消炎和解热作用 金银花具有明显的解热作用。腹腔注射金银花提取液能抑制大鼠角叉菜胶性脚肿。金银花注射液能减轻蛋清性脚肿程度。腹腔注射金银花提取液有明显抗渗出和抗增生作用。

3.中枢兴奋作用 经电休克、转笼等多种实验方法证明,口服绿原酸后可引起大鼠、小鼠等动物中枢神经系统兴奋,其作用强度为咖啡因的1/6。

4.降血脂作用 金银花提取物灌胃能减少大鼠肠内胆固醇吸收,降低血浆中胆固醇含量。体外实验也发现金银花可与胆固醇相结合,但在四妙勇安汤治疗家兔实验性动脉粥样硬化实验中并未观察到有降血脂和降低主动脉壁胆固醇含量的作用。

5.其他作用 金银花的水及酒浸液对肉瘤180及艾氏腹水癌有明显的细胞毒作用。口服金银花提取物对大鼠实验性胃溃疡有轻度预防效果。口服大剂量绿原酸能增加胃肠蠕动,促进胃液及胆汁分泌。绿原酸及其分解产物对大鼠离体子宫有兴奋作用。此外,绿原酸还能轻微增强肾上腺素及其去甲肾上腺素对猫和大鼠的升压作用,但对猫的瞬膜反应无影响。

【性味归经】 甘,寒。归肺、胃经。

【功能主治】 清热解毒,疏散风热。用于痈肿疔疮,喉痹,丹毒,热毒血痢,风热感冒,温病发热。

【用法用量】 内服:煎汤,10～20 g;或入丸散。外用:适量,捣敷。

【注意事项】 脾胃虚寒、气虚疮疡脓清者忌用。

连翘

【别名】 连壳、黄花条、黄链条花。

【来源】 木樨科植物连翘 *Forsythia suspensa*(Thunb.)Vahl 的干燥果实。

【原植物形态】 落叶灌木。枝开展或下垂,呈棕色、棕褐色或淡黄褐色,小枝土黄色或灰褐色,略呈四棱形,疏生皮孔,节间中空,节部具实心髓。叶通常为单叶,或3裂至3出复叶,叶片卵形、宽卵形或椭圆状卵形至椭圆形,长2～10 cm,宽1.5～5 cm,先端锐尖,基部圆形、宽楔形至楔形,叶缘除基部外具锐锯齿或粗锯齿,上面深绿色,下面淡黄绿色,两面无毛;叶柄长0.8～1.5 cm,无毛。花通常单生,或2至数朵着生于叶腋,先于叶开放;花梗长5～6 mm;花萼绿色,裂片为长圆形或长圆状椭圆形,长6～7 mm,先端钝或锐尖,边缘具睫毛,与花冠管近等长;花冠黄色,裂片为倒卵状长圆形或长圆形,长1.2～2 cm,宽6～10 mm;在雌蕊长5～7 mm的花中,雄蕊长3～5 mm,在雄蕊长6～7 mm的花中,雌蕊长约3 mm。果卵球形、卵状椭圆形或长椭圆形,长1.2～2.5 cm,宽0.6～1.2 cm,先端喙状渐尖,表面疏生皮孔;果梗长0.7～1.5 cm。花期3—4月,果期7—9月。(图2-3)

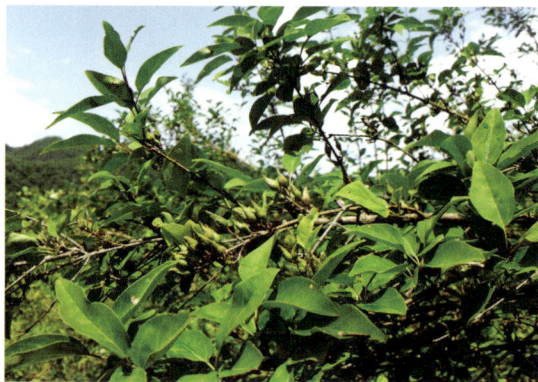

图2-3 连翘原植物图

【生境与分布】 生于海拔 250～2200 m 的山坡灌丛、林下或草丛中。产于河北、山西、陕西、山东、河南、湖北、四川与安徽西部。

【采收加工】 秋季果实初熟尚带绿色时采收,除去杂质,蒸熟,晒干,习称"青翘";果实熟透时采收,晒干,除去杂质,习称"老翘"。

【药材性状】 本品呈长卵形至卵形,稍扁,长 1.5～2.5 cm,直径 0.5～1.3 cm。表面有不规则的纵皱纹及多数突起的小斑点,两面各有一条明显的纵沟。顶端锐尖,基部有小果梗或已脱落。青翘多不开裂,表面绿褐色,突起的灰白色小斑点较少,质硬;种子多数,黄绿色,细长,一侧有翅。老翘自顶端开裂或裂成两瓣,表面黄棕色或红棕色,内表面多为浅黄棕色,平滑,具一纵隔,质脆;种子棕色,多已脱落。气微香,味苦。(图 2-4)

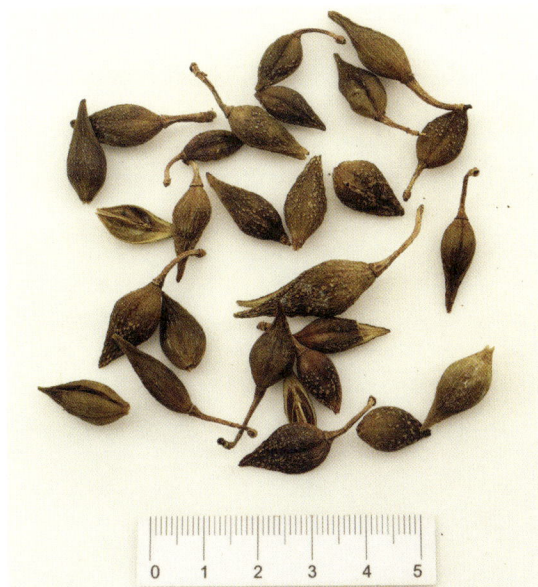

图 2-4 连翘药材图

【化学成分】 主要含木脂素类、黄酮类、三萜类等化合物。木脂素类有连翘苷、连翘苷元、右旋松脂酚、右旋松脂醇葡萄糖苷等;黄酮类有芸香苷等;苯乙烷类衍生物有连翘脂苷 A、连翘脂苷 C、连翘脂苷 D、连翘脂苷 E、连翘种苷、毛柳苷等;乙基环己醇类衍生物有连翘环己醇、异连翘环己醇、连翘环己醇氧化物、连翘环己醇酮、连翘环己醇苷 A、连翘环己醇苷 B、连翘环己醇苷 C 等;三萜类化合物有白桦脂酸、齐墩果酸、熊果酸、β-香树脂醇乙酸酯、异降香萜乙酸乙烯酯等。

【药理作用】

1. 抗菌作用 连翘浓缩煎剂在体外有抗菌作用,可抑制伤寒沙门菌、副伤寒沙门菌、大肠埃希菌、痢疾志贺菌、白喉棒状杆菌、霍乱弧菌、葡萄球菌、链球菌等。连翘在体外的抑菌作用与金银花大体相似。

2. 其他作用 连翘能抑制洋地黄对鸽静脉注射的催吐作用,减少呕吐次数,但不改变呕吐的潜伏期,其镇吐效果与注射氯丙嗪 2 小时后的作用相仿。连翘果皮中的齐墩果酸有强心、利尿作用。

【性味归经】 苦,微寒。归肺、心、小肠经。

【功能主治】 清热解毒,消肿散结,疏散风热。用于痈疽,瘰疬,乳痈,丹毒,风热感冒,温病初起,温热入营,高热烦渴,神昏发斑,热淋涩痛。

【用法用量】 内服:煎汤,6～15 g;或入丸、散。外用:煎水洗。

【注意事项】 脾胃虚弱,气虚发热,痈疽已溃、脓稀色淡者忌用。

蒲公英

【别名】 羊奶奶草、双英卜地、黄花草、古古丁。

【来源】 菊科植物蒲公英 *Taraxacum mongolicum* Hand.-Mazz. 或同属数种植物的干燥全草。

【原植物形态】 多年生草本,高 10～

25 cm。全株含白色乳汁,被白色疏软毛。根深长,单一分枝,直径通常 3～5 mm,外皮黄棕色。叶根生,排列成莲座状;具叶柄,柄基部两侧扩大呈鞘状;叶片呈线状披针形、倒披针形或倒卵形,长 6～15 cm,宽 2～3.5 cm,先端尖或钝,基部狭窄,下延,边缘浅裂或不规则羽状分裂,裂片齿状或三角状,全缘或具疏齿,裂片间有细小锯齿,绿色或有时在边缘带淡紫色斑迹,被白色蛛丝状毛。花状花序单一,顶生,全为舌状花,两性;总苞片多层,外面数层较短,呈卵状披针形,内面一层呈线状披针形,边缘膜质,缘具蛛丝状毛,内、外苞片先端均有小角状突起;花托平坦;花冠黄色,先端平截,常裂;雄蕊 5,花药合生成筒状包于花柱外,花丝分离;雄蕊 1,子房下位,花柱细长,柱头 2 裂,有短毛。瘦果倒披针形,长 4～5 mm,宽 1.5 mm,具纵棱,并有横纹相连,果上全部有刺状突起,果顶具长 8～10 mm 的喙;冠毛白色,长约 7 mm。花期 4—5 月,果期 6—7 月。(图 2-5)

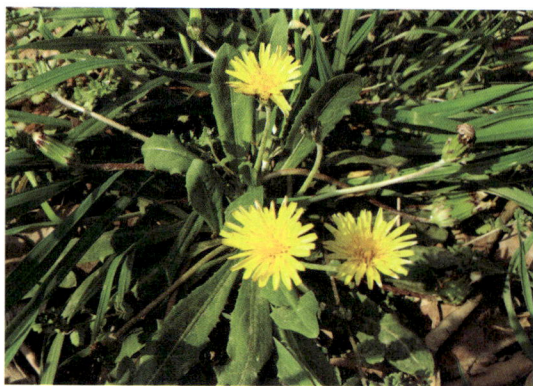

图 2-5 蒲公英原植物图

【生境与分布】 生长于山坡草地、路旁、河岸沙地及田野间。全国大部分地区均有分布。

【采收加工】 春至秋季花初开时采挖,除去杂质,洗净,晒干。

【药材性状】 本品呈皱缩卷曲的团块状。根呈圆锥状,多弯曲,长 3～7 cm;表面棕褐色,抽皱;根头部有棕褐色或黄白色的绒毛,有的已脱落。叶基生,多皱缩破碎,完整叶片呈倒披针形,绿褐色或暗灰绿色,先端尖或钝,边缘浅裂或羽状分裂,基部渐狭,下延呈柄状,下表面主脉明显。花茎一至数条,每条顶生头状花序,总苞片多层,内面一层较长,花冠黄褐色或淡黄白色。有的可见多数具白色冠毛的长椭圆形瘦果。气微,味微苦。(图 2-6)

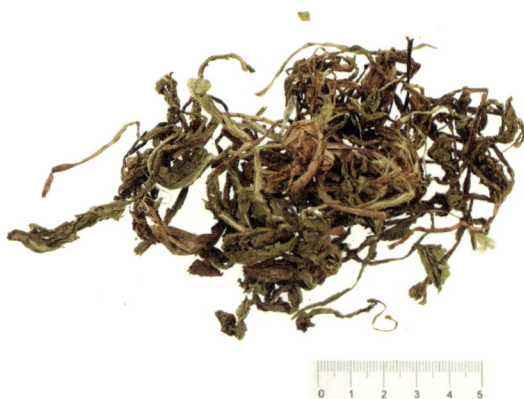

图 2-6 蒲公英药材图

【化学成分】 主要含三萜类、倍半萜类、甾醇类、黄酮类、酚酸类等化合物。三萜类有蒲公英赛醇、蒲公英甾醇、伪蒲公英甾醇、伪蒲公英甾醇乙酸酯、山金车烯二醇、款冬二醇、α-香树脂醇和 β-香树脂醇等;倍半萜类有四氢日登内脂 B、蒲公英内酯-O-β-吡喃葡萄糖苷、蒲公英酸-β-D-吡喃葡萄糖苷、11,13-二氢蒲公英-β-D-吡喃葡萄糖苷等;黄酮类有青蒿亭、槲皮素、槲皮素-3′,4′,7-三甲醚、木樨草素、木樨草素-7-O-β-D-葡萄糖苷、木樨草素-7-O-β-D-半乳糖苷、芫花素、橙皮素、芫花素-4′-O-β-D-芦丁糖苷、橙皮苷等。

【药理作用】

1. 抗菌作用 蒲公英注射液试管内对金黄色葡萄球菌耐药菌株、溶血性链球菌有较强的杀菌作用。对肺炎球菌、脑膜炎球菌、白喉棒状杆菌、铜绿假单胞菌、痢疾志贺菌、伤寒沙门菌及卡他莫拉菌也有一定杀菌作用。其水煎剂能延缓 ECHO-11 病毒细胞病变。醇提物能杀死钩端螺旋体，对某些真菌亦有抑制作用，对幽门螺杆菌有良好的杀灭作用。

2. 其他作用　有研究证明，蒲公英有利胆作用，临床上治疗慢性胆囊痉挛及胆结石有效。此外本品尚有利尿健胃、轻度致泻等作用。

【常用饮片】

蒲公英段　本品为不规则的段。根表面棕褐色，抽皱；根头部有棕褐色或黄白色绒毛，有的已脱落。叶多皱缩破碎，绿褐色或暗灰绿色，完整者展平后呈倒披针形，先端尖或钝，边缘浅裂或羽状分裂，基部渐狭，下延呈柄状。头状花序，总苞片多层，花冠黄褐色或淡黄白色。有时可见具白色冠毛的长椭圆形瘦果。气微，味微苦。(图 2-7)

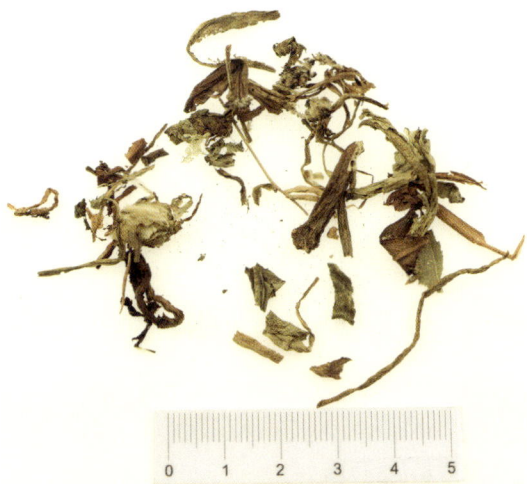

图 2-7　蒲公英饮片图

【性味归经】　苦、甘，寒。归肝、胃经。

【功能主治】　清热解毒，消肿散结，利尿通淋。用于疔疮肿毒，乳痈，瘰疬，目赤，咽痛，肺痈，肠痈，湿热黄疸，热淋涩痛。

【用法用量】　内服：煎汤，10～15 g。外用：适量，捣敷。

【注意事项】　阳虚外寒、脾胃虚弱者忌用。

【附注】　《中国药典》(2020 年版)亦收载碱地蒲公英 *Taraxacum borealisinense* Kitam. 的干燥全草为蒲公英药用。

大青叶

【别名】　蓝叶、蓝菜。

【来源】　十字花科植物菘蓝 *Isatis indigotica* Fort. 的干燥叶。

【原植物形态】　二年生草本，植株高 50～100 cm。表面光滑被粉霜。根肥厚，近圆锥形，直径 2～3 cm，长 20～30 cm，表面土黄色，具短横纹及少数须根。基生叶莲座状，叶片长圆形至宽倒披针形，长 5～15 cm，宽 1.5～4 cm，先端钝尖，边缘全缘，或稍具浅波齿，有圆形叶耳或不明显；茎顶部叶宽条形，全缘，无柄。总状花序顶生或腋生，在枝顶组成圆锥状；萼片 4，为宽卵形或宽披针形，长 2～3 mm；花瓣 4，黄色，呈宽楔形，长 3～4 mm，先端近平截，边缘全缘，基部具不明显短爪；雄蕊 6，4 长 2 短，长雄蕊长 3～3.2 mm，短雄蕊长 2～2.2 mm；雌蕊 1，子房呈近圆柱形，花柱界限不明显，柱头平截。短角果呈近长圆形，扁平，无毛，边缘具膜质翅，尤以两端的翅较宽，果瓣具中脉。种子 1，长圆形，淡褐色。花期 4—5 月，果期 5—6 月。(图 2-8)

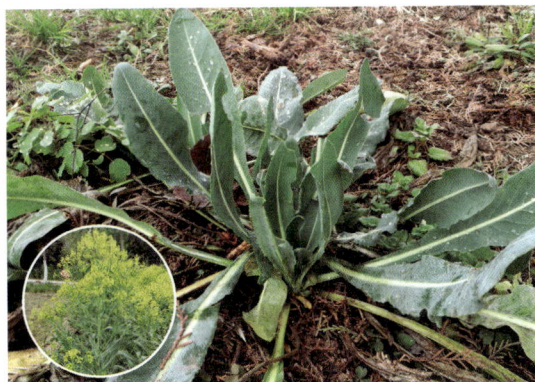

图 2-8　菘蓝原植物图

【生境与分布】 生于山地林缘较潮湿的地方。原产我国,全国各地均有栽培。

【采收加工】 夏、秋二季分2~3次采收,除去杂质,晒干。

【药材性状】 本品多皱缩卷曲,有的破碎。完整叶片展平后呈长椭圆形至长圆状倒披针形,长5~20 cm,宽2~6 cm;上表面暗灰绿色,有的可见色较深稍突起的小点;先端钝,全缘或微波状,基部狭窄下延至叶柄呈翼状;叶柄长4~10 cm,淡棕黄色。质脆。气微,味微酸、苦、涩。(图2-9)

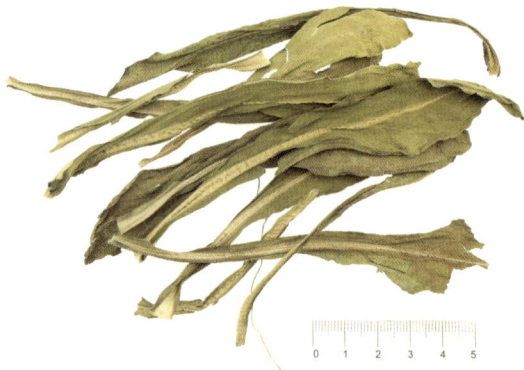

图2-9 大青叶药材图

【化学成分】 主要含生物碱、有机酸类、苷类等化合物。生物碱有靛蓝、靛玉红等;有机酸类有水杨酸、丁香酸、苯甲酸等;还含有菘蓝苷B及铁、钛、锰、锌、铜、镍、硒、铬、砷等元素。

【药理作用】

1. 抗菌作用 大青叶对多种痢疾志贺菌及脑膜炎球菌均有杀灭作用。

2. 抗病毒作用 大青叶对乙型脑炎病毒、腮腺炎病毒、流感病毒等均有抑制作用。

3. 解热作用 大青叶煎剂对酵母菌致热的大鼠有解热作用。

4. 利胆作用 大青叶能明显增加狗胆汁的分泌。

【常用饮片】

大青叶段 本品为不规则的碎段。叶片暗灰绿色,叶上表面有的可见色较深稍突起的小点;叶柄碎片淡棕黄色。质脆。气微,味微酸、苦、涩。(图2-10)

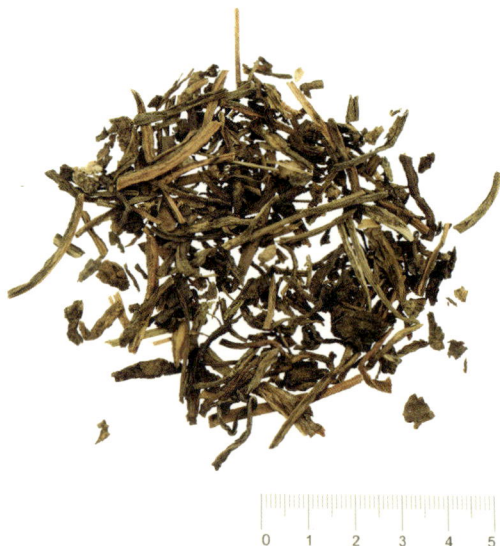

图2-10 大青叶饮片图

【性味归经】 苦,寒。归心、胃经。

【功能主治】 清热解毒,凉血消斑。用于温病高热,神昏,发斑发疹,痄腮,喉痹,丹毒,痈肿。

【用法用量】 内服:煎汤,10~15 g,鲜品30~60 g;或捣汁服。外用:捣敷;或煎水洗。

【注意事项】 脾胃虚寒者忌用。

板蓝根

【别名】 靛青根、蓝靛根。

【来源】 十字花科植物菘蓝 *Isatis indigotica* Fort. 的干燥根。

【原植物形态】 与【生境与分布】见"大青叶"项下。

【采收加工】 秋季采挖,除去泥沙,晒干。

【药材性状】 本品呈圆柱形,稍扭曲,长

10～20 cm,直径 0.5～1 cm。表面淡灰黄色或淡棕黄色,有纵皱纹、横长皮孔样突起及支根痕。根头略膨大,可见暗绿色或暗棕色轮状排列的叶柄残基和密集的疣状突起。体实,质略软,断面皮部黄白色,木部黄色。气微,味微甜后苦涩。(图2-11)

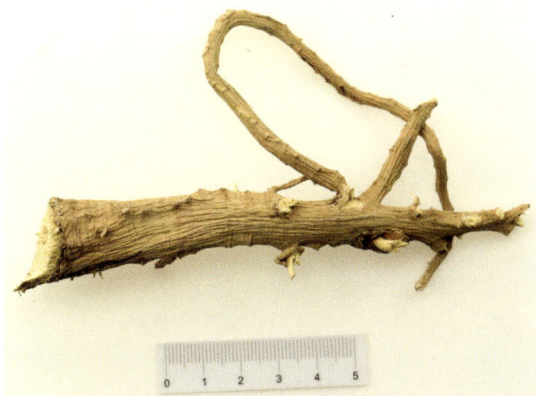

图 2-11　板蓝根药材图

【化学成分】　主要含甾醇类和氨基酸等化合物。甾醇类化合物有 β-谷甾醇、γ-谷甾醇等;氨基酸有精氨酸、谷氨酸、酪氨酸、脯氨酸、缬氨酸、γ-氨基丁酸等。此外,还含有黑芥子苷、靛苷、色胺酮、表告依春、腺苷、棕榈酸、靛蓝、靛玉红等。

【药理作用】

1.抗菌抗病毒作用　菘蓝根水浸液对枯草杆菌、金黄色葡萄球菌、八联球菌、大肠杆菌、伤寒杆菌、副伤寒甲杆菌、痢疾杆菌、肠炎杆菌等都有抑制作用;其丙酮浸出液也有类似作用,且对溶血性链球菌有效(皆用琼脂小孔平板法)。对 A 型脑膜炎球菌之抑菌作用与大蒜、金银花相似。

2.解毒作用　犬用板蓝根、黄连粉与藜芦同服能解藜芦毒,降低死亡率;若藜芦中毒后再用则无效;分别单用板蓝根粉或黄连粉,效果亦不好。

3.免疫增强作用　小鼠腹腔注射板蓝根多糖可显著提高小鼠免疫力。但板蓝根多糖体外

实验显示,板蓝根对刀豆素 A 诱导的小鼠脾细胞淋巴结转移反应无明显增强作用。此外,板蓝根多糖还能明显增强抗体形成细胞功能,增强小鼠静脉注射碳粒清除率。

4.抗白血病作用　靛玉红有破坏白血病细胞的作用。从超微结构形态来看,在靛玉红作用下,变性坏死的细胞多呈肿胀、溶解性坏死。实验中发现靛玉红能增强动物单核巨噬系统的吞噬能力。单核巨噬系统在机体免疫反应中起一定的作用,故靛玉红的抗癌作用可能与提高机体免疫力相关。

【常用饮片】

板蓝根片　本品呈圆形的厚片。外表皮淡灰黄色至淡棕黄色,有纵皱纹。切面皮部黄白色,木部黄色。气微,味微甜后苦涩。(图2-12)

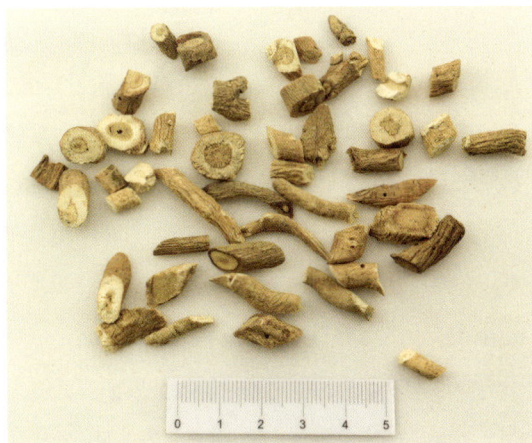

图 2-12　板蓝根饮片图

【性味归经】　苦,寒。归心、胃经。

【功能主治】　清热解毒,凉血利咽。用于瘟疫时毒,发热咽痛,温毒发斑,痄腮,烂喉丹痧,大头瘟疫,丹毒,痈肿。

【用法用量】　内服:煎汤,9～15 g,大剂量可用 60～120 g;或入丸、散。外用:适量,煎汤熏洗。

【注意事项】　体虚而无实火热毒者忌用。

紫花地丁

【别名】 堇堇菜、箭头草、地丁。

【来源】 堇菜科植物紫花地丁 *Viola yedoensis* Makino 的干燥全草。

【原植物形态】 多年生草本，高4～14 cm；果期高可达20cm。根茎短，垂直，淡褐色，长4～13 mm，粗2～7 mm；节密生，有数条细根。叶多数，基生，莲座状；叶柄于花期长于叶片1～2倍，具狭翅，于果期长可达10 cm，上部者较长，呈长圆形、狭卵状披针形或长圆状卵形，长1.5～4 cm，宽0.5～1 cm，先端圆钝，基部截形或楔形，稀呈微心形，边缘具较平的圆齿，两面无毛或被细短毛，果期叶片增大；托叶膜质，苍白色或淡绿色，2/3～4/5与叶柄合生，离生部分线状披针形。花梗通常多数，细弱，与叶片等长或高出叶片；花紫堇色或淡紫色，稀呈白色，喉部色较淡并带有紫色条纹；萼片5，卵状披针形或披针形，基部附属物短，末端圆形或截形；花瓣5，倒卵形或长圆状倒卵形；花距细管状，长4～8 mm，末端圆；雄蕊5，花药长约2 mm，药隔先端的附属物长约1.5 mm；子房卵形，花柱圆柱形，柱头三角形。蒴果长圆形，长5～12 mm，无毛。种子卵球形，长1.8 mm，淡黄色。花、果期4月中旬至9月。(图2-13)

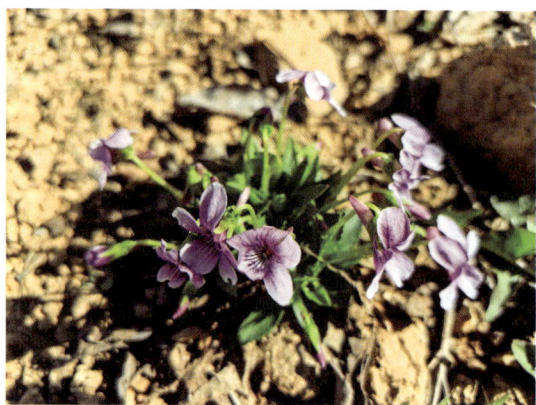

图2-13 紫花地丁原植物图

【生境与分布】 生于田间、荒地、山坡草丛、林缘或灌丛中。分布于全国大部分地区。

【采收加工】 春、秋二季采收，除去杂质，晒干。

【药材性状】 本品多皱缩成团。主根呈长圆锥形，直径1～3 mm；淡黄棕色，有细纵皱纹。叶基生，灰绿色，展平后叶片呈披针形或卵状披针形，长1.5～6 cm，宽1～2 cm；先端钝，基部截形或稍心形，边缘具钝锯齿，两面有毛；叶柄细，长2～6 cm，上部具明显狭翅。花茎纤细；花瓣5，紫堇色或淡棕色；花距细管状。蒴果椭圆形或3裂，种子多数，淡棕色。气微，味微苦而稍黏。(图2-14)

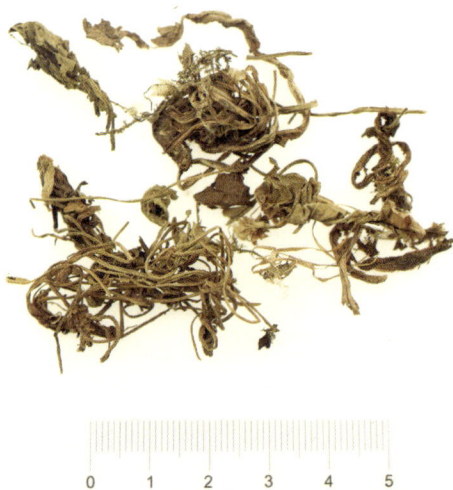

图2-14 紫花地丁药材图

【化学成分】 含有香豆素类、黄酮类、木脂素类、有机酸、生物碱等化合物。香豆素类主要有菊苣苷、七叶内酯、东莨菪素、异莨菪亭等；黄酮类主要有木樨草素、芹菜素、槲皮素、柚皮素等；有机酸主要有3,4-二羟基苯甲酸、奎宁酸、咖啡酸等；生物碱主要有6-羟甲基-吡啶醇等。

【药理作用】

1. 抑菌作用 紫花地丁对金黄色葡萄球

菌、链球菌、大肠埃希菌、猪巴氏杆菌以及沙门氏菌有较强的抑制作用,可用于治疗各种化脓性疾病、败血症、仔猪腹泻、猪肺疫及乳腺炎等。

2. 消炎作用 紫花地丁水提取物和丁醇提取物对二甲苯所致的小鼠耳肿胀、小鼠皮肤毛细血管通透性亢进、小鼠棉球肉芽增生及大鼠甲醛致足跖肿胀有明显的抑制作用。

3. 抗病毒作用 用紫花地丁的二甲基亚砜提取物获得的磺化多糖,可抑制艾滋病病毒的生长。

【性味归经】 苦、辛,寒。归心、肝经。

【功能主治】 清热解毒,凉血消肿。用于疔疮肿毒,痈疽发背,丹毒,毒蛇咬伤。

【用法用量】 内服:煎汤,15~30 g。外用:鲜品适量,捣烂敷。

【注意事项】 脾胃虚寒者及孕妇慎用。

野菊花

【别名】 山菊花、千层菊、黄菊花。

【来源】 菊科植物野菊 *Chrysanthemum indicum* L. 的干燥头状花序。

【原植物形态】 多年生草本,高25~100 cm。根茎粗壮,有分枝,有长或短的地下匍匐枝。茎直立或基部铺展。基生叶脱落;茎生叶卵形或长圆状卵形,长6~7 cm,宽1~2.5 cm,羽状分裂或分裂不明显;顶裂片大;侧裂片常2对,卵形或长圆形,全部裂片边缘浅裂或有锯齿;上部叶渐小;全部叶上面有腺体及疏柔毛,下面灰绿色,毛较多,基部渐狭成具翅的叶柄;托叶具锯齿。头状花序直径2.5~5 cm,在茎枝顶端排成伞房状圆锥花序或不规则的伞房花序;总苞直径8~20 mm,长5~6 mm;总苞片边缘宽膜质;舌状花黄色,雌性;盘花两性,

筒状。瘦果全部同形,有5条极细的纵肋,无冠状冠毛。花期9—10月。(图2-15)

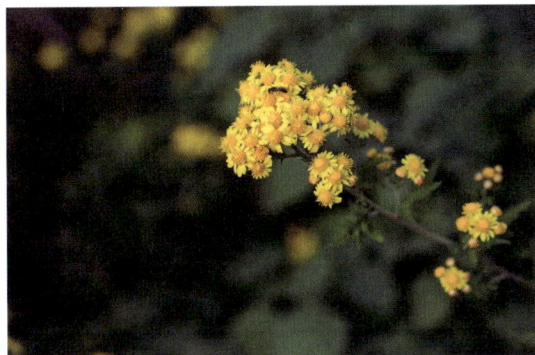

图2-15 野菊原植物图

【生境与分布】 生于山坡草地、灌丛、河边湿地,海滨盐渍地及田边、路旁。分布于吉林、辽宁、河北、山西、陕西、甘肃、青海、新疆、山东、江苏、浙江、江西、湖北、四川、云南等地。

【采收加工】 秋、冬二季花初开放时采摘,晒干,或蒸后晒干。

【药材性状】 本品呈类球形,直径0.3~1 cm,棕黄色。总苞由4~5层苞片组成,外层苞片卵形或条形,外表面中部灰绿色或淡棕色,通常被白毛,边缘膜质;内层苞片长椭圆形,膜质,外表面无毛。总苞基部有的残留总花梗。舌状花1轮,黄色至淡棕色,皱缩卷曲;管状花多数,深黄色。体轻。气芳香,味苦。(图2-16)

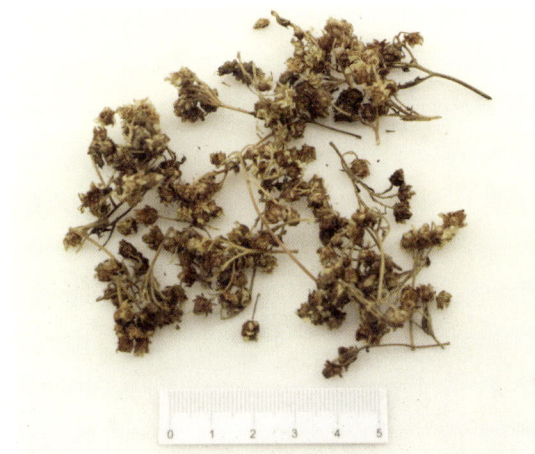

图2-16 野菊花药材图

【化学成分】 含野菊花内酯、野菊花醇、

野菊花三醇、野菊花酮、菊油环酮、当归酰亚菊素、苏格兰蒿素 A、刺槐苷、木樨草素、矢车菊苷、刺槐素、1-单山萮酸甘油、棕榈酸、熊果酸、亚油酸、β-谷甾醇、羽扇豆醇、正二十八烷醇等。

【药理作用】

1. 扩血管作用 对于离体兔心,注入野菊花注射液后,冠脉流量明显增加,心肌收缩振幅明显降低。兔肾和兔耳血管给野菊花注射液后也有明显扩张作用。野菊花制剂用于实验性心肌梗死或供血不足的犬,能显著提高其心肌对铷的摄取量。静脉注射野菊花注射液对犬实验性心肌缺血也有明显保护作用。

2. 抑制血小板聚集作用 野菊花注射液对二磷酸腺苷诱导的家兔血小板聚集有抑制作用。

3. 降血压作用 野菊花乙醇流浸膏水溶液腹腔注射或灌胃,对不麻醉大鼠、麻醉猫和麻醉犬均有明显的降血压作用。其降血压作用缓慢而持久,且无严重毒性反应。腹腔注射野菊花流浸膏水溶液对猫仍有降血压作用,且能抑制阻断颈总动脉的加压反应。

4. 抗病原微生物 野菊花水煎剂对强毒人型结核分枝杆菌和堪萨斯分枝杆菌有抑制作用,对胞内分枝杆菌无作用,其抑菌原理是使细菌胞壁发生改变、破坏或消失,并使其超微结构明显破坏。野菊花或野菊花枝叶煎剂在试管内有抑制痢疾志贺菌的作用,枝叶尚有抑制伤寒沙门菌的作用。野菊花煎剂对其他多种致病菌亦有抑制作用,高浓度时对多种皮肤真菌也有不同程度的抑制作用。野菊花全草的抑菌作用强于花,鲜品强于干品,加热(如经高压消毒)后则效价降低。

5. 促进白细胞吞噬功能 体外试验证明,野菊花煎剂有促进人体白细胞吞噬金黄色葡萄球菌的作用,但其水煎剂则无此作用。

6. 其他作用 野菊花水煎醇沉提取物腹腔注射于银环蛇或眼镜蛇蛇毒中毒的小鼠,与对照组比较,小鼠死亡率有所降低;但对尖吻蝮蛇毒中毒的小鼠,无治疗作用。

【性味归经】 苦、辛,微寒。归肝、心经。

【功能主治】 清热解毒,泻火平肝。用于疔疮痈肿,目赤肿痛,头痛眩晕。

【用法用量】 内服:煎汤,9～15 g,鲜品可用至 30～60 g。外用:适量,捣敷;煎水漱口或淋洗。

【注意事项】 脾胃虚寒者及孕妇慎用。

大血藤

【别名】 血藤、红藤、血通、五花血藤。

【来源】 木通科植物大血藤 Sargentodoxa cuneata (Oliv.)Rehd. et Wils. 的干燥藤茎。

【原植物形态】 落叶木质藤本,长达 10 m。茎圆柱形,褐色扭曲,砍断时有红色液汁渗出。三出复叶互生,有长柄,中间小叶呈倒卵形,长 7～12 cm,宽 3～7 cm,侧生小叶较大,斜卵形,先端尖,基部两侧不对称。花单性,雌雄异株,总状花序出自上年生叶腋基部,长达 12 cm,下垂;萼片 6;花瓣 6,黄色,对生;心皮多数,离生,螺旋排列,胚珠 1 粒。浆果肉质具果柄,多数着生于一球形花托上。种子卵形,黑色,有光泽。花期 3—5 月,果期 8—10 月(图 2-17)。

【生境与分布】 生于深山疏林、大山沟畔肥沃土壤的灌丛中。分布于我国中南部及陕西、安徽、江苏、浙江、江西、福建、四川、贵州、云南等地。

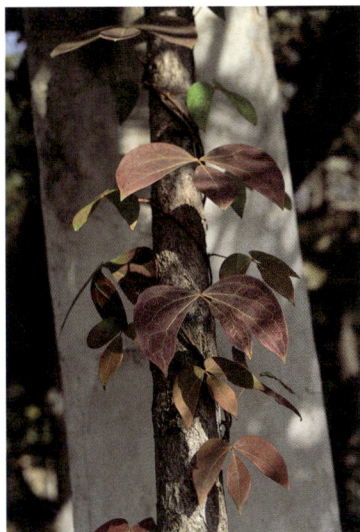

图 2-17　大血藤原植物图

【采收加工】　秋、冬二季采收,除去侧枝,截段,干燥。

【药材性状】　本品呈圆柱形,略弯曲,长30～60 cm,直径1～3 cm。表面灰棕色,粗糙,外皮常呈鳞片状剥落,剥落处显暗红棕色,有的可见膨大的节和略凹陷的枝痕或叶痕。质硬,断面皮部红棕色,有数处向内嵌入木部,木部黄白色,有多数细孔状导管,射线呈放射状排列。气微,味微涩。(图 2-18)

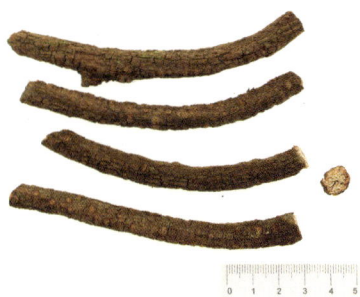

图 2-18　大血藤药材图

【化学成分】　大血藤主要含有大黄素、大黄素甲醚、大黄酚,还含有 β-谷甾醇、胡萝卜苷、毛柳苷、右旋丁香树脂酚二葡萄糖苷、右旋二氢愈创木脂酸、香草酸、原儿茶酸、对香豆酸-对羟基苯乙醇酯、红藤多糖等。

【药理作用】

1. 对心血管系统的作用　大血藤对离体蟾蜍心脏有轻度抑制作用,表现为心肌收缩力减弱,心率减慢,心输出量减少;可使离体家兔血管先出现明显的收缩,该作用可被酚妥拉明阻断,提示其收缩作用可能与 α-受体有关。随后又逐渐出现持久的松弛作用。

2. 对血小板聚集的作用　大血藤水溶性提取物体外试验对血小板聚集有明显的抑制和促进解聚作用。

3. 抑菌作用　大血藤煎剂对金黄色葡萄球菌、乙型溶血性链球菌有极敏感抑菌作用,对大肠埃希菌、铜绿假单胞菌、甲型溶血性链球菌、卡他莫拉菌、白色葡萄球菌等均有高敏感抑菌作用。

4. 对动物胃肠道平滑肌的作用　大血藤水提液能显著抑制小鼠肠蠕动速度。

【常用饮片】

大血藤片　本品为类椭圆形的厚片。外表皮灰棕色,粗糙。切面皮部红棕色,有数处向内嵌入木部,木部黄白色,有多数导管孔,呈放射状排列。气微,味微涩。(图 2-19)

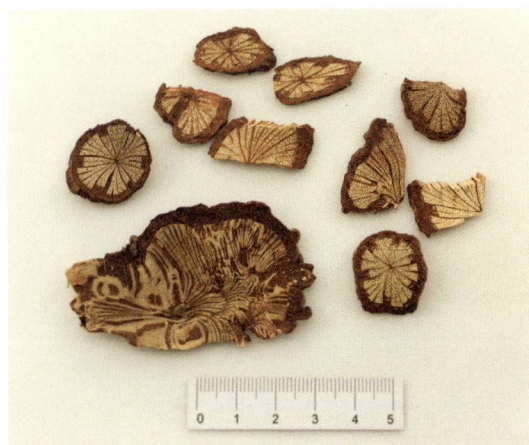

图 2-19　大血藤饮片图

【性味归经】　苦,平。归大肠、肝经。

【功能主治】 清热解毒,活血,祛风止痛。用于肠痈腹痛,热毒疮疡,经闭,痛经,跌扑肿痛,风湿痹痛。

【用法用量】 内服:煎汤,9~15 g;或酒煮、浸酒。外用:适量;捣烂敷患处。

【注意事项】 孕妇慎用。

射干

【别名】 铁扁担、扇把草、山蒲扇。

【来源】 鸢尾科植物射干 *Belamcanda chinensis* (L.) DC. 的干燥根茎。

【原植物形态】 多年生草本。根茎粗壮,横生,鲜黄色,呈不规则的结节状,着生多数细长的须根。茎直立,高50~150 cm,实心,下部生叶。叶互生,扁平,宽剑形,对折,互相嵌叠,排成2列,长20~60 cm,宽2~4 cm,先端渐尖,基部抱茎,全缘,绿色带白粉;叶脉数条,平行。聚伞花序伞房状顶生,二叉分枝,枝端着生数花,花梗及分枝基部均有膜质苞片;苞片披针形至狭卵形;花被片6,2轮,外轮花被裂片倒卵形或长椭圆形,长约2.5 cm,宽1 cm,内轮3片,略小,倒卵形或长椭圆形,长2~2.5 cm,宽1 cm,橘黄色,有暗红色斑点;雄蕊3,贴生于外花被片基部,花药外向;雌蕊1,子房下位,3室,中轴胎座,柱头3浅裂。蒴果倒卵形或长椭圆形,长2~4 cm,具3纵棱,成熟时室背开裂,果瓣向外弯曲。种子多数,近圆形,黑紫色,有光泽,直径约5 mm。花期6—8月,果期7—9月。(图2-20)

【生境与分布】 生于山坡、草原、田野旷地及杂木林缘。常见栽培,分布于全国各地。

【采收加工】 春初刚发芽或秋末茎叶枯萎时采挖,除去须根及泥沙,干燥。

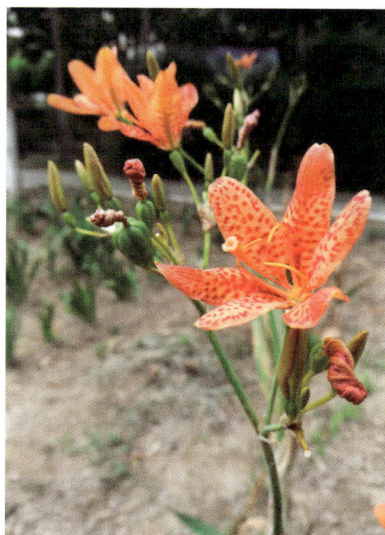

图2-20 射干原植物图

【药材性状】 本品呈不规则结节状,长3~10 cm,直径1~2 cm。表面黄褐色、棕褐色或黑褐色,皱缩,有较密的环纹。上面有数个圆盘状凹陷的茎痕,偶有茎基残存;下面有残留细根及根痕。质硬,断面黄色,颗粒性。气微,味苦、微辛。(图2-21)

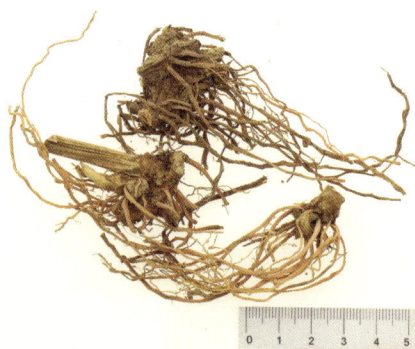

图2-21 射干药材图

【化学成分】 主要含异黄酮类成分,有鸢尾苷元、鸢尾黄酮、鸢尾黄酮苷、射干异黄酮、洋鸢尾素等。还含射干酮、茶叶花宁、射干醛、28-去乙酰基射干醛、异德国鸢尾醛、16-O-乙酰基异德国鸢尾醛等。

【药理作用】

1. 消炎作用 大鼠灌胃射干醇提取物,对大鼠因酵母所致的发热有一定的解热作用。

2.抗病毒作用 10%射干溶液在体外可抑制8个血凝单位的 A1 京防 86-1(甲 1 型)流感病毒。

3.其他作用 射干所含的鸢尾苷给家兔皮下注射具有明显的利尿作用。体外试验对人宫颈癌细胞株培养系 JTC-26 有抑制作用。

【常用饮片】

射干片 本品呈不规则形或长条形的薄片。外表皮黄褐色、棕褐色或黑褐色,皱缩,可见残留的须根和须根痕,有的可见环纹。切面淡黄色或鲜黄色,具散在筋脉小点或筋脉纹,有的可见环纹。气微,味苦、微辛。(图 2-22)

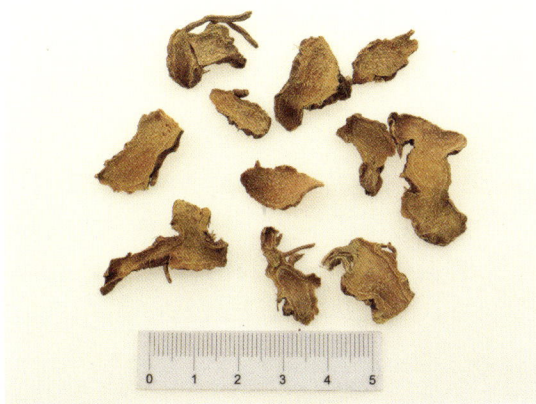

图 2-22　射干饮片图

【性味归经】 苦,寒。归肺经。

【功能主治】 清热解毒,消痰,利咽。用于热毒痰火郁结,咽喉肿痛,痰涎壅盛,咳嗽气喘。

【用法用量】 内服:煎汤,3~10 g;或入丸、散;或鲜品捣汁。外用:适量,或研末吹喉;或捣烂敷。

【注意事项】 无实火、脾虚便溏者及孕妇忌用。

鱼腥草

【别名】 侧耳根、猪鼻孔、臭腥草。

【来源】 三白草科植物蕺菜 *Houttuynia cordata* Thunb. 的新鲜或干燥地上部分。

【原植物形态】 多年生腥臭草本,高60 cm。茎下部伏地,节上轮生小根,上部直立,无毛或节上被毛。叶互生,薄纸质,有腺点;叶柄长 1~4 cm;托叶膜质,条形,长约 2.5 cm,下部与叶柄合生为叶鞘,基部扩大,略抱茎;叶片卵形或阔卵形,长 4~10 cm,宽 3~6 cm,先端短渐尖,基部心形,全缘,上面绿色,下面常呈紫红色,两面脉上被柔毛。穗状花序生于茎顶,长约 2 cm,宽约 5 mm,与叶对生;总苞片4,长圆形或倒卵形,长 1~1.5 cm,宽约0.6 cm,白色;花小而密,无花被;雄蕊 3,花丝长为花药的 3 倍,下部与子房合生;雌蕊 1,由3 心皮组成,子房上位,花柱 3,分离。蒴果卵圆形,长 2~3 cm,先端开裂,具宿存花柱。种子多数,卵形。花期 5—6 月,果期 10—11 月。(图 2-23)

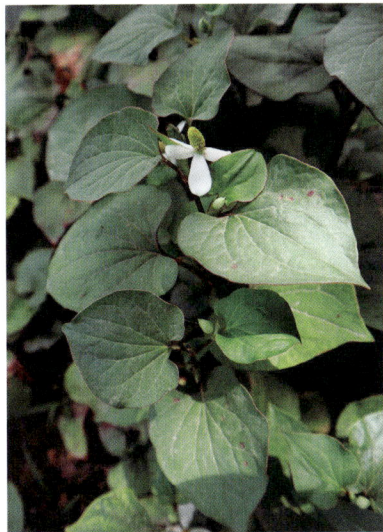

图 2-23　蕺菜原植物图

【生境与分布】 生长于沟边、溪边及潮湿的疏林下。分布于陕西、甘肃及长江以南地区。

【采收加工】 鲜品全年均可采收;干品夏季茎叶茂盛花穗多时采收,除去杂质,晒干。

【药材性状】

鲜鱼腥草 茎呈圆柱形,长 20～45 cm,直径 0.25～0.45 cm;上部绿色或紫红色,下部白色,节明显,下部节上生有须根,无毛或被疏毛。叶互生,叶片心形,长 3～10 cm,宽 3～11 cm;先端渐尖,全缘;上表面绿色,密生腺点,下表面常紫红色;叶柄细长,基部与托叶合生成鞘状。穗状花序顶生。具鱼腥气,味涩。

干鱼腥草 茎呈扁圆柱形,扭曲,表面黄棕色,具纵棱数条;质脆,易折断。叶片卷折皱缩,展平后呈心形,上表面暗黄绿色至暗棕色,下表面灰绿色或灰棕色。穗状花序黄棕色。(图 2-24)

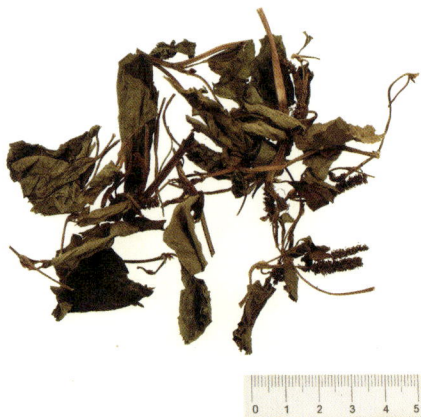

图 2-24 干鱼腥药材物图

【化学成分】

鱼腥草地上部分主要含挥发油、有机酸类、苷类等。挥发油主要有癸酰乙醛、月桂醛、α-蒎烯、芳樟醇、甲基正壬基甲酮、樟烯、月桂烯、柠檬烯、乙酸龙脑酯、丁香烯等;有机酸类有硬脂酸、亚油酸等;苷类有阿福苷、金丝桃苷、芸香苷等。此外,还含有绿原酸及 β-谷甾醇等。

【药理作用】

1. 提高机体免疫力 鱼腥草可以增强白细胞的吞噬能力,提高血清备解素。鱼腥草提高机体免疫力,对感染性疾病的治疗有重要意义。

2. 抗菌作用 从鱼腥草中提取的黄色油状物对各种微生物(尤其是酵母菌和霉菌)均有抑制作用,对溶血性链球菌、金黄色葡萄球菌、流感嗜血杆菌、卡他莫拉菌、肺炎球菌有明显的抑制作用,对大肠埃希菌、痢疾志贺菌、伤寒沙门菌也有作用。

3. 抗病毒作用 用人胚肾原代单层上皮细胞组织培养,鱼腥草煎剂对流感亚洲甲型京科 68-1 株病毒有抑制作用,并能延缓埃可病毒 11 型的生长。鱼腥草素对流感病毒感染的小鼠有预防性保护作用。鱼腥草提取物对副流感病毒感染的小鼠有明显预防性保护作用,而对脑心肌炎病毒及疱疹病毒 2 型感染无明显保护作用。

4. 利尿作用 鱼腥草提取物灌注蟾蜍肾或蛙蹼,能使其毛细血管扩张,增加血流量及尿量,从而具有利尿的作用。其作用可能由有机物所致,钾仅起增加利尿的附加作用。鱼腥草能使钩端螺旋体活动减弱、死亡、裂解,亦能推迟人工感染钩端螺旋体的豚鼠的发病期。

5. 抑菌作用 鱼腥草挥发油能降低甲氧苄啶的抑菌作用,但二者配伍能增强抗副伤寒杆菌及宋氏志贺菌的作用。

6. 其他作用 鱼腥草尚有镇痛、镇咳、止血、抑制细胞分泌,促进组织再生和伤口愈合,促进红皮病和银屑病好转等作用。皮下注射鱼腥草水溶物还具有轻度的镇静、抗惊厥作用,能抑制小鼠的自发活动,延长环己巴比妥钠睡眠时间,对抗士的宁所致的惊厥。

【常用饮片】

干鱼腥草段 本品为不规则的段。茎呈扁圆柱形,表面淡红棕色至黄棕色,有纵棱。叶片多破碎,黄棕色至暗棕色。穗状花序黄棕色。搓碎具鱼腥气,味涩。(图 2-25)

【性味归经】

辛,微寒。归肺经。

【功能主治】

清热解毒,消痈排脓,利尿通淋。用于肺痈吐脓,痰热喘咳,热痢,热淋,痈肿疮毒。

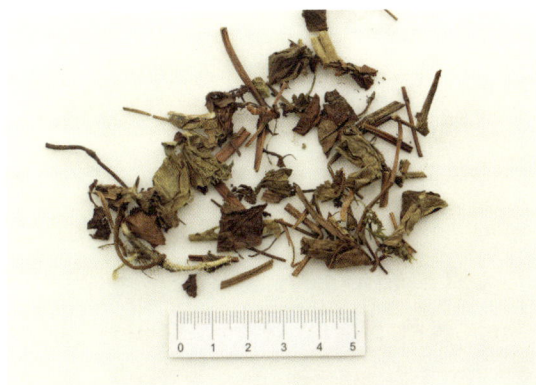

图 2-25 鱼腥草饮片图

【用法用量】 内服:煎汤,15～25 g,不宜久煎;或鲜品捣汁,用量加倍。外用:适量,捣敷;或煎汤熏洗。

【注意事项】 虚寒证及阴性疮疡者忌用。

马齿苋

【别名】 马齿菜、长寿菜、耐旱菜。

【来源】 马齿苋科植物马齿苋 *Portulaca oleracea* L. 的干燥地上部分。

【原植物形态】 一年生草本,肥厚多汁,无毛,高 10～30 cm。茎圆柱形,下部平卧,上部斜生或直立,多分枝,向阳面常带淡褐红色。叶互生或近对生;倒卵形、长圆形或匙形,长 1～3 cm,宽5～15 mm,先端圆钝,有时微缺,基部狭窄成短柄,上面绿色,下面暗红色。花常 3～5 朵簇生于枝端;总苞片 4～5,三角状卵形;萼片 2,对生,卵形,长宽约 4 cm;花瓣 5,淡黄色,倒卵形,基部与萼片同生于子房上;雄蕊 8～12,花药黄色;雌蕊 1,子房半下位,花柱 4～5 裂,线形,伸出雄蕊外。蒴果短圆锥形,长约 5 mm,棕色,盖裂。种子黑色,直径约1 mm,表面具细点。花期 5—8 月,果期 7—10 月。(图 2-26)

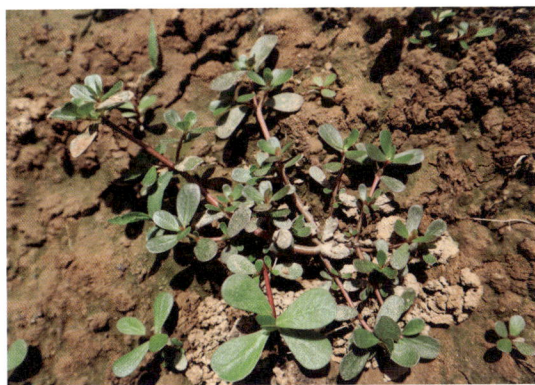

图 2-26 马齿苋原植物图

【生境与分布】 生于田野路边及庭院废墟等向阳处。分布于全国各地。

【采收加工】 夏、秋二季采收,除去残根和杂质,洗净,略蒸或烫后晒干。

【药材性状】 本品多皱缩卷曲,常结成团。茎圆柱形,长可达 30 cm,直径 0.1～0.2 cm,表面黄褐色,有明显纵沟纹。叶对生或互生,易破碎,完整叶片倒卵形,长 1～2.5 cm,宽 0.5～1.5 cm;绿褐色,先端钝平或微缺,全缘。花小,3～5 朵生于枝端,花瓣 5,黄色。蒴果圆锥形,长约 5 mm,内含多数细小种子。气微,味微酸。(图 2-27)

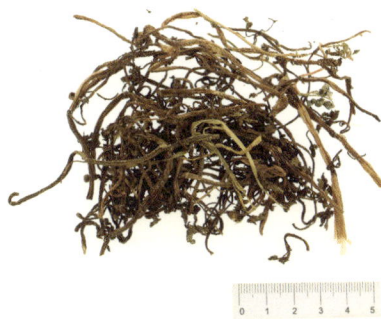

图 2-27 马齿苋药材图

【化学成分】 全草含大量去甲肾上腺素和多量钾盐。还含有多巴、多巴胺、甜菜素、异甜菜素、甜菜苷、异甜菜苷、草酸、苹果酸、柠檬酸、谷氨酸、天冬氨酸、丙氨酸以及葡萄糖、果糖、蔗糖等。

【药理作用】

1. 抗菌作用　马齿苋水煎剂对志贺菌属有抑制作用,但痢疾志贺菌在马齿苋肉汤中经多次传代后能产生明显的抗药性。醇浸物或水煎剂对大肠埃希菌、伤寒沙门菌及金黄色葡萄球菌也有抑制作用;对某些致病真菌如奥杜盎氏小芽孢癣菌等,也有不同的抑制作用。

2. 收缩平滑肌的作用　从马齿苋中分离的氯化钾结晶对大鼠离体回肠有明显的收缩作用。

3. 舒张骨骼肌的作用　马齿苋水提取物有独特的使离体和在体骨骼肌舒张的特性,将此水提取物局部用于脊髓损伤所致的骨骼肌强直有一定疗效。

4. 对子宫的作用　研究发现,马齿苋对动物子宫有两种相反的作用,一为兴奋作用,系马齿苋中分得的氯化钾;一为抑制作用,系马齿苋中的有机成分。钾盐主要存在于马齿苋茎中,有机成分主要存在于叶中。

【常用饮片】

马齿苋段　本品呈不规则的段状。茎圆柱形,表面黄褐色,有明显纵沟纹。叶多破碎,完整者展平后呈倒卵形,先端钝平或微缺,全缘。蒴果圆锥形,内含多数细小种子。气微,味微酸。

【性味归经】　酸,寒。归肝、大肠经。

【功能主治】　清热解毒,凉血止血,止痢。用于热毒血痢,痈肿疔疮,湿疹,丹毒,蛇虫咬伤,便血,痔血,崩漏下血。

【用法用量】　内服:煎汤,10～15 g,鲜品30～60 g;或绞汁。外用:适量,捣敷;烧灰研末调敷;或煎水洗。

【注意事项】　凡脾胃虚寒、肠滑作泄者忌用;煎饵方中不得与鳖甲同入。

白头翁

【别名】　毛姑朵花、老婆子花、老公花。

【来源】　毛茛科植物白头翁 *Pulsatilla chinensis* (Bge.) Regel 的干燥根。

【原植物形态】　多年生草本,高 15～35 cm。根状茎粗,直径 8～15 mm。基生叶4～5,开花时长出地面,叶 3 全裂;叶柄长 7～15 cm,被密长柔毛;叶片宽卵形,长 4.5～14 cm,宽 6.5～16 cm,上面疏被毛,后期脱落无毛,下面密被长柔毛,3 全裂,中央全裂片有柄或近无柄,3 深裂,中央深裂片楔状卵形,或狭楔形,全缘或有齿,侧深裂片不等 2 浅裂;侧全裂片无柄或近无柄,不等 3 深裂。花葶 1～2,花后生长,高 15～35 cm,苞片 3,基部合生,筒长 3～10 mm,裂片条形,外面密被长柔毛,内面无毛;花两性,单朵,直立,花梗长 2.5～5.5 cm;萼片 6,排成 2 轮,狭卵形或长圆状卵形,长 2.8～4.4 cm,宽 9～20 mm,蓝紫色,外面密被柔毛;花瓣无;雄蕊多数,长约为萼片之半;心皮多数,被毛。瘦果长 3～4 mm,被长柔毛,顶部有羽毛状宿存花柱,长 3.5～6.5 cm。花期 4—5 月,果期 6—7 月。(图 2-28)

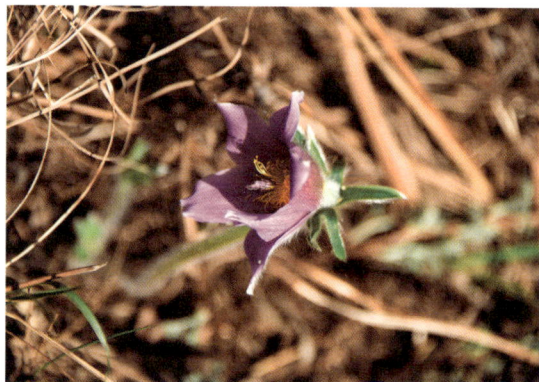

图 2-28　白头翁原植物图

【生境与分布】　生于平原或低山坡草地、林缘或干旱多石的坡地。分布于东北、华北地区及陕西、甘肃、山东、江苏、安徽、河南、湖北、四川。

【采收加工】 春、秋二季采挖，除去泥沙，干燥。

【药材性状】 本品呈类圆柱形或圆锥形，稍扭曲，长6～20 cm，直径0.5～2 cm。表面黄棕色或棕褐色，具有不规则纵皱纹或纵沟，皮部易脱落，露出黄色的木部，有的有网状裂纹或裂隙，近根头处常有朽状凹洞。根头部稍膨大，有白色绒毛，有的可见鞘状叶柄残基。质硬而脆，断面皮部黄白色或淡黄棕色，木部淡黄色。气微，味微苦涩。(图2-29)

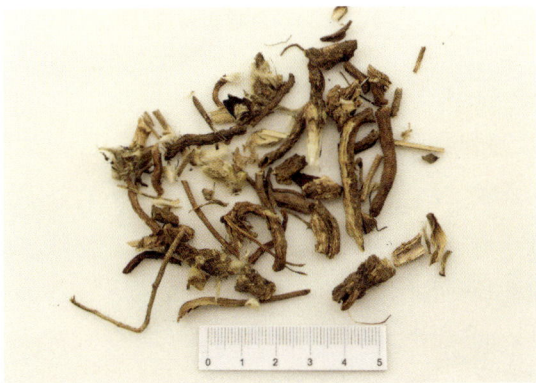

图2-29 白头翁药材图

【化学成分】 主要含皂苷类、萜类及甾醇类成分。皂苷类有白头翁皂苷A、白头翁皂苷B、白头翁皂苷C、白头翁皂苷D、3-O-α-L-吡喃鼠李糖-(1→2)-α-L-吡喃阿拉伯糖-3β,23-二羟基-$\Delta_{20(29)}$-羽扇豆烯-28-酸等；萜类有白桦脂酸-3-O-α-L阿拉伯吡喃糖苷、白桦脂酸、3-氧代白桦脂酸等；还含有胡萝卜苷、白头翁素、原白头翁素等。

【药理作用】

1.抗病原微生物作用 较大剂量的白头翁煎剂及其皂苷有明显的抗阿米巴原虫作用。白头翁在体外抗阴道滴虫试验中，60%的浸膏或5%的水浸液在5分钟左右即可杀灭阴道滴虫，流浸膏对阴道黏膜刺激很大，但以丙酮、乙醚相继提取所得部分刺激性小，对阴道滴虫仍然有效。

2.抗菌作用 白头翁乙醇浸液对枯草杆菌及金黄色葡萄球菌有抑制作用，对体外结核杆菌的生长无抑制作用，对小鼠流感病毒感染有轻度抑制作用。白头翁的抗菌有效成分为白头翁素，白头翁素对白喉杆菌、葡萄球菌、链球菌、大肠杆菌、结核杆菌等有抑制作用。

3.抗病毒作用 白头翁水浸液能延长感染流感病毒PR8小白鼠的存活日期，对其肺部损伤亦有轻度减轻。

4.其他 据报道白头翁乙醇提取物具有镇静、镇痛及抗痉挛作用。

【常用饮片】

白头翁片 本品呈类圆形的片。外表皮黄棕色或棕褐色，具不规则纵皱纹或纵沟，近根头部有白色绒毛。切面皮部黄白色或淡黄棕色，木部淡黄色。气微，味微苦涩。

【性味归经】 苦，寒。归胃、大肠经。

【功能主治】 清热解毒，凉血止痢。用于热毒血痢，阴痒带下。

【用法用量】 内服:煎汤,9～15 g。

【注意事项】 虚寒泻痢者忌用。

白蔹

【别名】 山地瓜、野红薯、山葡萄秧、白根、五爪藤。

【来源】 葡萄科植物白蔹 *Ampelopsis japonica* (Thunb.) Makino 的干燥块根。

【原植物形态】 落叶攀缘木质藤本，长约1m。块根粗壮，肉质，卵形、长圆形或长纺锤形，深棕褐色，数个相聚。茎多分枝，幼枝带淡紫色，光滑，有细条纹；卷须与叶对生。掌状复叶互生;叶柄长 3～5 cm,微淡紫色,光滑或略具细毛;叶片长 6～10 cm,宽 7～12 cm;小叶 3～5,羽状分裂或羽状缺刻,裂片卵圆形至椭圆状卵形或卵状披针形,先端渐尖,基部楔形,边缘有深锯齿或缺刻,中间裂片最长,两侧的较小,中轴有闲翅,裂片基部有关节,两面无毛。聚伞花序小,与叶对生,花序梗长 3～8 cm,细长,常缠绕;花小,黄绿色;花萼 5 浅裂;花瓣、雄蕊各 5;花盘边缘稍分裂。浆果球形,直径约 6 mm,成熟时白色或蓝色,有针孔状凹点。花期 5—6 月,果期 9—10 月。(图 2-30)

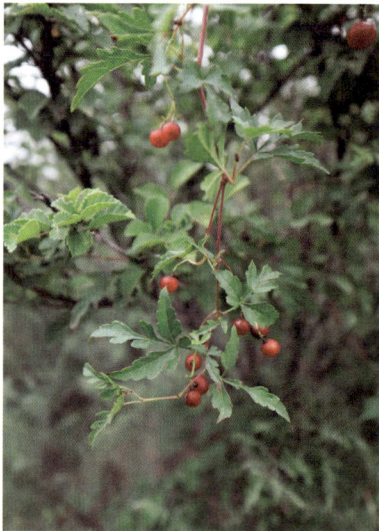

图 2-30 白蔹原植物图

【生境与分布】 生于山地、荒坡及灌木林中,也有栽培。分布于华北、东北、华东、中南及陕西、宁夏、四川等地。

【采收加工】 春、秋二季采挖,除去泥沙和细根,切成纵瓣或斜片,晒干。

【药材性状】 本品纵瓣呈长圆形或近纺锤形,长 4～10 cm,直径 1～2 cm;切面周边常向内卷曲,中部有 1 突起的棱线;外表皮红棕色或红褐色,有纵皱纹、细横纹及横长皮孔,易层层脱落,脱落处呈淡红棕色。斜片呈卵圆形,长 2.5～5 cm,宽 2～3 cm,切面类白色或浅红棕

色,可见放射状纹理,周边较厚,微翘起或略弯曲。体轻,质硬脆,易折断,折断时,有粉尘飞出。气微,味甘。(图 2-31)

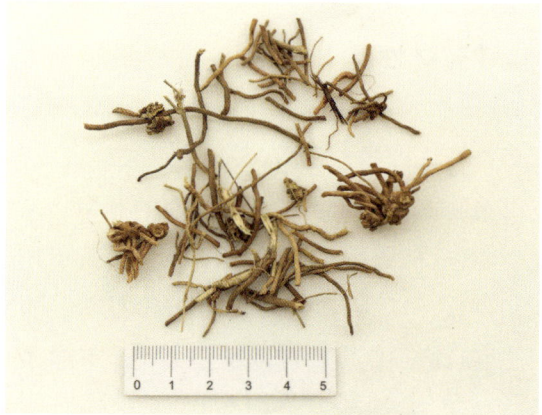

图 2-31 白蔹药材图

【化学成分】 主要含有机酸及苷类、甾醇类、黄酮类等化合物。有机酸及苷类有酒石酸、延胡索酸、没食子酸、1,2,6-三-O-没食子酰基-β-D-吡喃葡萄糖苷、1,2,3,6-四-O-没食子酰基-β-D-吡喃葡萄糖苷、1,2,4,6-四-O-没食子酰基-β-D-吡喃葡萄糖苷、1,2,3,4,6-五-O-没食子酰基-β-D-吡喃葡萄糖苷、二没食子酸、1,4,6-三-O-没食子酰基-β-D-吡喃葡萄糖苷、2,4,6-三-O-没食子酰基-D-吡喃葡萄糖苷、2,3,4,6-四-O-没食子酰基-D-吡喃葡萄糖苷等;甾醇类有 β-谷甾醇、胡萝卜苷等;黄酮类有槲皮素-3-O-α-L-鼠李糖苷、槲皮素-3-O-(2-O-没食子酰基)-α-L-鼠李糖苷等。

【药理作用】

1. 抗菌作用 白蔹对同心性毛癣菌、奥杜盘小孢子菌、腹股沟表皮癣菌等有抑制作用。

2. 促进伤口愈合作用 白蔹乙醇提取物可加快烫伤大鼠伤口愈合,20％的白蔹提取物组对皮肤恢复能起到良好的效果。

3. 抗癌作用 白蔹体外试验对人子宫颈癌细胞培养系 JTC-26 有抑制作用,抑制率在 90％以上。

4. 保肝作用 白蔹醇提物乙酸乙酯可溶部

分对四氯化碳致小鼠肝损伤具有保护作用。

【常用饮片】

白蔹片 本品为不规则的厚片。外皮红棕色或红褐色，有纵皱纹、细横纹及横长皮孔，易层层脱落，脱落处呈淡红棕色。切面类白色或浅红棕色，可见放射状纹理，周边较厚，微翘起或略弯曲。体轻，质硬脆，易折断，折断时，有粉尘出，气微，味甘。

【性味归经】 苦，微寒。归心、胃经。

【功能主治】 清热解毒，消痈散结，敛疮生肌。用于痈疽发背，疔疮，瘰疬，烧烫伤。

【用法用量】 内服：煎汤，5～10 g。外用：适量，煎汤洗或研成极细粉敷患处。

【注意事项】 不宜与川乌、制川乌、草乌、制草乌、附子同用。

土贝母

【别名】 土贝、大贝母、草贝。

【来源】 葫芦科植物假贝母 *Bolbostemma paniculatum*（Maxim.）Franquet 的干燥块茎。

【原植物形态】 多年生披散草本。鳞茎肥厚，肉质，白色，扁球形或不规则球形，直径达 3 cm。茎纤细，无毛，具棱沟。叶柄纤细，长 1.5～3.5 cm；叶片卵状近圆形，长 4～11 cm，宽 3～10 cm，掌状 5 深裂，每裂片角 3～5 浅裂；侧裂片卵状长圆形，急尖，中间裂片长圆状披针形，渐尖，基部小裂片先端各有 1 个显著突出的腺体，叶片两面无毛或仅大脉上有短柔毛。卷须丝状，单一或二歧。雌雄异株。雌、雄花序均为疏散的圆锥状，极稀花单生，花梗纤细，花黄绿色；花萼、花冠相似，裂片均为卵状披针形，先端具长丝状尾；雄蕊 5，离生，花丝分离或双双

成对；子房近球形，疏散生不显著的疣状突起，花柱 3，柱头 2 裂。果实圆柱状，长 1.5～3 cm，直径 1～1.2 cm，成熟后由果先端开裂，果盖圆锥形。种子 6 颗，卵状菱形，暗褐色，表面有雕纹状突起，具膜质翅。花期 6—8 月，果期 8—9 月。（图 2-32）

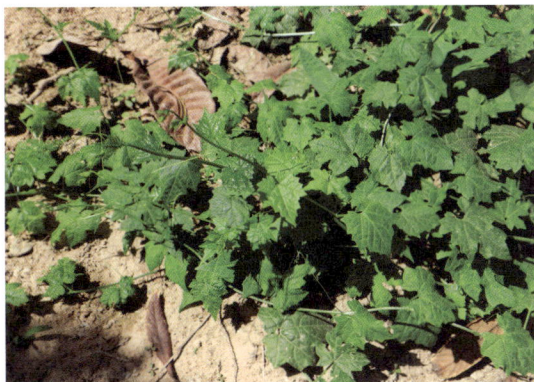

图 2-32 假贝母原植物图

【生境与分布】 生长于阴山坡，现已广泛栽培。分布于河北、山西、陕西、甘肃、山东、河南、湖北、湖南、四川等地。

【采收加工】 秋季采挖，洗净，掰开，煮至无白心，取出，晒干。

【药材性状】 本品为不规则的块状，大小不等。表面淡红棕色或暗棕色，凹凸不平。质坚硬，不易折断，断面角质样，气微，味微苦。（图 2-33）

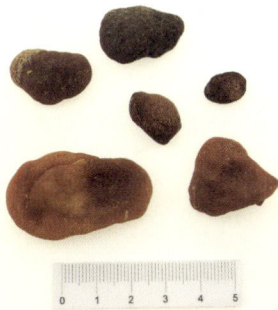

图 2-33 土贝母药材图

【化学成分】 含有皂苷类、甾醇类、生物碱等化合物。皂苷类主要为三萜皂苷、有土贝

母苷甲、土贝母苷乙、土贝母苷丙、土贝母苷丁、土贝母苷戊等。还含 $\Delta_{7,16,25,(16)}$-豆甾三烯醇、麦芽醇、麦芽糖、蔗糖等化合物。

【药理作用】

1. 抗肿瘤作用 土贝母水煎剂对小鼠宫颈癌有一定的抑制作用,且能提高小鼠存活率。但土贝母水煎剂对小鼠前胃鳞癌具有促癌作用。

2. 抗病毒作用 土贝母皂苷浓度后对单纯疱疹病毒Ⅰ型有抑制作用。

3. 杀精子作用 土贝母总皂苷及土贝母皂苷A、土贝母皂苷D成分均有较强的杀精作用,其杀精作用主要是破坏精子的生物膜系统。

4. 其他作用 土贝母曾用作为治疗乳腺炎、毒蛇咬伤的解毒剂。土贝母苷甲、土贝母苷乙、土贝母苷丙具有助溶和包合作用。

【性味归经】 苦,微寒。归肺、脾经。

【功能主治】 解毒,散结,消肿。用于乳痈,瘰疬,痰核。

【用法用量】 内服:煎汤,5～10 g。

天葵子

【别名】 紫背天葵、天葵、千年老鼠屎。

【来源】 毛茛科植物天葵 *Semiaquilegia adoxoides* (DC.) Makino 的干燥块根。

【原植物形态】 多年生草本,高10～30 cm。块根长1～2 cm,直径3～6 mm,外皮棕黑色。茎直立,上部有分枝,被稀疏白色柔毛。基生叶为三出复叶;叶柄长3～12 cm,基部扩大呈鞘状;叶片卵圆形或肾形,长1.2～3 cm;小叶扇状菱形或倒卵状菱形,长0.6～2.5 cm,宽1～2.8 cm,3深裂,深裂片又作2～3圆齿状缺刻裂,两面无毛,下面常带紫色;茎生叶较小,互生,叶柄较短。单歧或二歧聚伞花序,花梗长1～

2.5 cm,被白色细柔毛;苞片、小苞片状,3裂或不裂;花两性,较小,直径4～6 cm;萼片5,花瓣状,狭椭圆形,白色,常带淡紫色,先端圆钝;花瓣5,匙形,长2.5～3.5 mm,先端近截形,基部突起呈囊状;雄蕊8～14,花丝下部渐宽,花药宽椭圆形,黄色;退化雄蕊2,线状披针形,位于雄蕊内侧,白色膜质,与花丝近等长;心皮3～4,花柱短,先端向外反卷,无毛。蓇葖果3～4,表面具横向脉纹,先端有小细喙。种子多数,卵状椭圆形,黑褐色,表面有小瘤状突起。花期3—4月,果期4—5月。(图2-34)

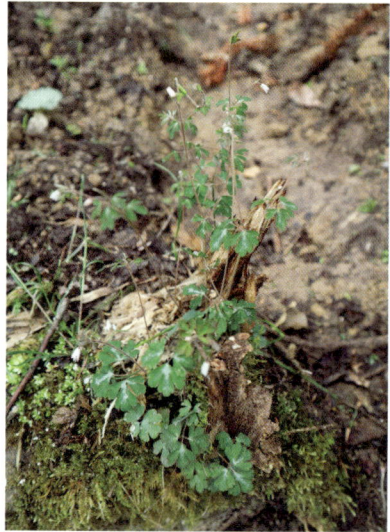

图 2-34 天葵原植物图

【生境与分布】 生于疏林下、草丛、沟边路旁或山谷地较阴处。分布于陕西、江苏、安徽、浙江、江西、福建、湖北、湖南、广西、四川、贵州等地。

【采收加工】 夏初采挖,洗净,干燥,除去须根。

【药材性状】 本品呈不规则短柱状、纺锤状或块状,略弯曲,长1～3cm,直径0.5～1 cm。表面暗褐色至灰黑色,具不规则的皱纹及须根或须根痕。顶端常有茎叶残基,外被数层黄褐色鞘状鳞片。质较软,易折断,断面皮部类白色,木部黄白色或黄棕色,略呈放射状。气

微,味甘、微苦、辛。(图2-35)

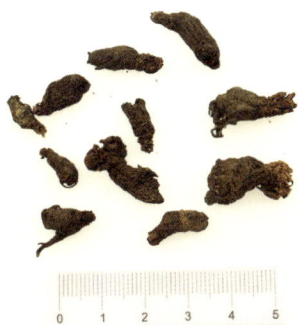

图2-35　天葵子药材图

【化学成分】　主要含生物碱、酚类、黄酮类、甾醇类、二萜类、内酯类等化合物。生物碱有唐松草酚定、木兰碱、天葵碱A等;酚类有对羟基苯甲酸、对羟基苯甲醛、红景天苷、2-丙烯酸-3(4-羟基苯基)酯、对羟基苯乙醇、3-羟基-4-甲氧基-苯甲酸、1-(3,4-二甲氧基)苯基-1,2-乙二醇、阿魏酸等;黄酮类有刺槐素-(1″-2″)-O-α-L-鼠李糖基-6-C-β-D-吡喃葡萄糖苷、染料木素等;甾醇类有β-谷甾醇、胡萝卜苷;二萜类化合物有天葵苷A、反式-天葵子素A、顺式-天葵子素A等。还有木脂素、挥发油和多糖类成分。

【药理作用】

1. 抑菌作用　天葵提取物对金黄色葡萄球菌、白念珠菌有较强的抑菌作用;对大肠杆埃希菌有一定的抑菌作用。

2. 消炎作用　天葵乙酸乙酯和正丁醇提取物可对抗超氧阴离子的产生,减少氧化损伤;其还能诱导中性粒细胞弹性蛋白酶的释放发挥消炎作用。

3. 抗肿瘤作用　天葵子素A对宫颈癌、胃癌和乳腺癌肿瘤细胞株的细胞毒活性均优于紫杉醇,且对白血病细胞系和肝癌肿瘤细胞株也有明显的细胞毒活性。

4. 抗氧化活性　天葵提取物能明显抑制D-半乳糖所致白内障大鼠晶状体混浊的发生与发展,同时能明显提高D-半乳糖所致白内障大鼠晶状体及血清中超氧化物歧化酶的活性,

降低丙二醛的含量,具有明显的抗氧化作用。

【性味归经】　甘、苦,寒。归肝、胃经。

【功能主治】　清热解毒,消肿散结。用于痈肿疔疮,乳痈,瘰疬,蛇虫咬伤。

【用法用量】　内服:煎汤,9～15 g。

【注意事项】　脾虚便溏、小便清利者忌用。

重楼

【别名】　七叶一枝花、灯台七、铁灯台。

【来源】　百合科植物七叶一枝花 *Paris polyphylla* Smith var. *chinensis*(Franch.)Hara 的干燥根茎。

【原植物形态】　多年生草本,高30～100 cm。茎直立。叶5～8片轮生于茎顶,叶片长圆状披针形、倒卵状披针形或倒披针形,长7～17 cm,宽2.5～5 cm。花梗从茎顶抽出,通常比叶长,顶生一花,直径1～1.5 mm,长为萼片的1/3至近等长;雄蕊8～10,花药长1.2～2 cm。蒴果球形。花期5—7月,果期8—10月。(图2-36)

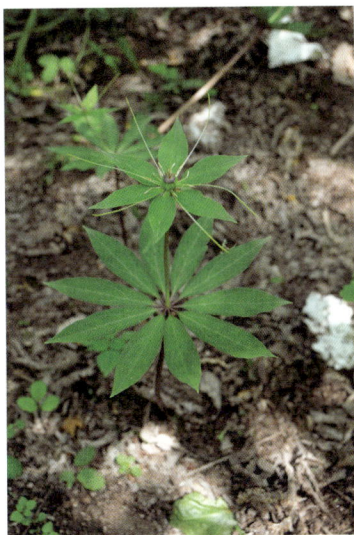

图2-36　七叶一枝花原植物图

【生境与分布】　生于山坡林下荫处或沟边的草丛阴湿处。产于广东、广西、江西、福建、

陕西、四川等地。

【采收加工】 秋季采挖，除去须根，洗净，晒干。

【药材性状】 呈结节状扁圆柱形，略弯曲，长5～12 cm，直径1.0～4.5 cm。表面黄棕色或灰棕色，外皮脱落处呈白色；密具层状突起的粗环纹，一面结节明显，结节上具椭圆形凹陷茎痕；另一面有疏生的须根或疣状须根痕。顶端具鳞叶及茎的残基。质坚实，断面平坦，白色至浅棕色，粉性或角质。气微，味微苦、麻。(图2-37)

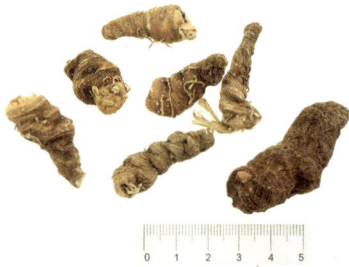

图2-37 重楼药材图

【化学成分】 主要含甾体类、黄酮类、氨基酸等化合物。甾体皂苷有重楼皂苷、薯蓣皂苷及C_{22}-羟基-原薯蓣皂苷、C_{22}-甲氧基-原薯蓣皂苷、C_{22}-羟基-原重楼皂苷Ⅰ、C_{22}-甲氧基-原重楼皂苷Ⅰ、C_{22}-甲氧基-原重楼皂苷Ⅱ等、皂草苷A、皂草苷B、皂草苷C、皂草苷D、重楼皂苷A和重楼皂苷B、七叶一枝花皂苷G、七叶一枝花皂苷H等；植物甾醇有β-谷甾醇、豆甾醇及其衍生的苷类；黄酮类有山柰酚-3-O-β-D-葡萄吡喃糖基（1→6)-β-D-葡萄吡喃苷和7-O-α-L-鼠李吡喃糖-山柰酚-3-O-β-D-葡萄吡喃糖基(1→6)-β-D-葡萄糖苷等。此外，还含有β-蜕皮激素、重楼甾酮、丙氨酸、天冬酰胺、肌酸酐、鞣质、胡萝卜苷、蔗糖和微量元素等。

【药理作用】

1. 抗肿瘤作用 重楼的水、甲醇和乙醇提取物对人肺癌A-549、人乳腺癌MCF-7、人结肠腺癌HT-29、人肾腺癌A-496、人胰腺癌PACA-2、人前列腺癌PC-3等6种人体肿瘤细胞均有抑制作用。

2. 抗菌、消炎作用 用鸡胚接种法的重楼水及醇提取物对甲型和亚洲甲型流感病毒有较强的抑制作用；重楼煎剂对金黄色葡萄球菌、溶血性链球菌、脑膜炎双球菌、痢疾志贺菌、伤寒沙门菌、副伤寒沙门菌、大肠埃希菌和铜绿假单胞菌有不同程度的抑制作用。重楼乙醇提取物有杀灭钩端螺旋体作用，而同浓度水煎剂没有此作用。重楼煎剂对于右旋糖酐所致无菌性炎症具有拮抗作用。此外，采用菌基混合加药汁双倍稀释法体外测定抗白念珠菌作用的效果，结果表明重楼具有较强的抗白念珠菌作用。

3. 止血作用 重楼皂苷能显著缩短凝血时间及体内、外血浆复钙时间，诱导家兔主动脉收缩，对其凝血时间有显著影响，但不缩短部分凝血活酶时间。

4. 对呼吸系统的作用 重楼煎剂或乙醇提取物对组胺喷雾所致气管痉挛的豚鼠有保护作用，煎剂对二氧化硫引咳的小鼠有止咳作用。

5. 对精子的作用 重楼提取物可能会干扰精子细胞内的能量代谢途径，使精子的运动能力下降。重楼提取物中的化学成分可能与精子细胞膜上的脂质或蛋白质相互作用，改变细胞膜的结构和通透性，使精子出现头部畸形、尾部卷曲或断裂等现象。重楼提取物还可能干扰精子细胞内的信号传导分子，从而影响其功能和受精能力。

6. 对心血管系统的作用 薯蓣皂苷在标准和低钙培养基中可促进心肌细胞搏动数增加，且能显著增加心肌细胞钙离子摄入。重楼水提取物可部分拮抗内皮素引起的小鼠猝死，并对其引起的离体大鼠主动脉环收缩有内皮依赖的舒张作用。

7. 免疫调节作用 重楼皂苷在小鼠成纤维细胞L-929培养基中可引起ConA诱导小鼠淋巴细胞增殖效应，并能促进小鼠粒细胞、巨噬细胞克隆,形成细胞增殖。

【常用饮片】

重楼片 本品为近圆形、椭圆形或不规则片状。表面白色、黄白色或浅棕色,周边表皮黄棕色或棕褐色,粉性或角质。气微,味微苦、麻。(图 2-38)

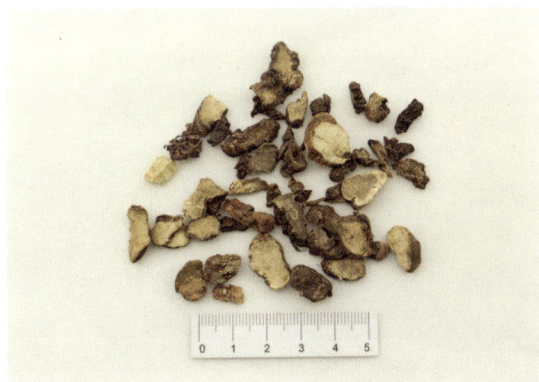

图 2-38 重楼饮片图

【性味归经】 苦,微寒;有小毒。归肝经。

【功能主治】 清热解毒,消肿止痛,凉肝定惊。用于疔疮痈肿,咽喉肿痛,蛇虫咬伤,跌扑伤痛,惊风抽搐。

【用法用量】 内服:煎汤 3~9 g。外用:适量,研末调敷。

【附注】 《中国药典》(2020 年版)亦收载百合科植物云南重楼 *Paris polyphylla* Smith var. *yunnanensis*(Franch.) Hand.-Mazz. 作为重楼药用。

水飞蓟

【别名】 水飞雉、奶蓟、老鼠簕。

【来源】 菊科植物水飞蓟 *Silybum marianum*(L.) Gaertn. 的干燥成熟果实。

【原植物形态】 一年生或二年生草本,高 30~120 cm。茎直立,多分枝,有条棱。全部茎枝有白色粉质复被物,被稀疏的蛛丝毛或脱毛。基生叶大,莲座状,具柄,叶片长椭圆状披针形,长 15~40 cm,宽 6~14 cm,羽状深裂,缘齿有硬刺尖,叶上面具光泽,有很多乳白色斑纹,下面短毛,脉上被长糙毛,中脉于叶背显著突出;茎生叶较小,基部抱茎。头状花序,直径 4~6 cm,顶生或腋生,弯垂;总苞宽,近球形;总苞片多层,质硬,具长刺,或外层的先端尖;花托肉质,具硬托毛;花全为管状花,两性;淡紫色或紫红色。瘦果,椭圆形,长约 7 mm,宽约 3 mm,棕色或深棕色,表面有纵纹,腺体突起;冠毛白色,刚毛状。花果期 5—10 月。(图 2-39)

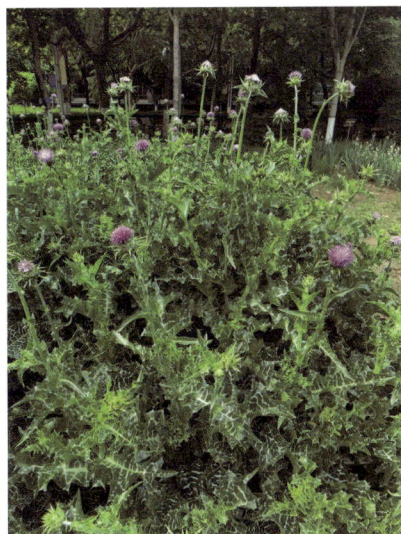

图 2-39 水飞蓟原植物图

【生境与分布】 生于通风、凉爽、干燥和阳光充足的荒滩地、盐碱地等处。我国华北、西北地区有引种栽培。

【采收加工】 秋季果实成熟时采收果序,晒干,打下果实,除去杂质,晒干。

【药材性状】 本品呈长倒卵形或椭圆形,长 5~7 mm,宽 2~3 mm。表面淡灰棕色至黑褐色,光滑,有细纵花纹。顶端钝圆,稍宽,有一圆环,中间具点状花柱残迹,基部略窄。质坚硬。破开后可见子叶 2,浅黄白色,富油性。气微,味淡。(图 2-40)

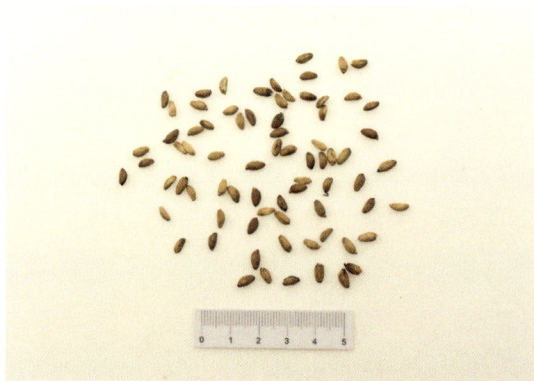

图 2 - 40　水飞蓟药材图

【化学成分】　主要含有黄酮类、三萜类、脂肪酸类成分。黄酮类有水飞蓟素、5,7-二羟基色酮、多羟基苯并二氢吡喃-4-酮、芹菜素、金圣草黄素、圣草素、山柰酚、柚皮素、槲皮素和紫杉叶素等；三萜类有 Marianine、Marianoside A、Marianoside B、Silymin A、Silymin B 等。

【药理作用】　水飞蓟素有保肝和治疗肝病的作用，能对抗肝脏中毒，并有抗 X 射线的作用。

【性味归经】　苦,凉。归肝、胆经。

【功能主治】　清热解毒,疏肝利胆。用于肝胆湿热,胁痛,黄疸。

【用法用量】　内服:煎汤,6～15 g;或制成冲剂、胶囊、丸剂。

金荞麦

【别名】　苦荞麦根、荞当归、铁拳头。

【来源】　蓼科植物金荞麦 *Fagopyrum dibotrys* (D. Don) Hara 的干燥根茎。

【原植物形态】　多年生宿根草本,高0.5～1.5 m。主根粗大,呈结节状,横走,红棕色。茎直立,多分枝,具棱槽,淡绿微带红色,全株微被白色柔毛。单叶互生,具柄,柄上有白色短柔毛;叶片为戟状三角形,长、宽约相等,但顶部叶长大于叶宽,一般长 4～10 cm,宽 4～

9 cm,先端长渐尖或尾尖状,基部心状戟形,顶端叶狭窄,无柄抱茎,全缘呈微波状,下面脉上有白色细柔毛;托叶鞘抱茎。秋季开白色小花,为顶生或腋生、稍有分枝的聚伞花序;花被片 5,雄蕊 8,2 轮;雌蕊 1,花柱 3。瘦果呈卵状三棱形,红棕色。花期 7—8 月,果期 10 月。(图 2 - 41)

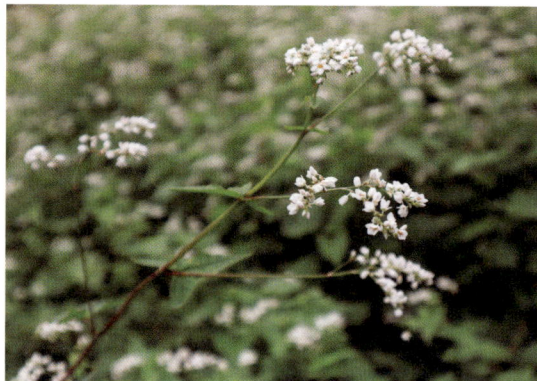

图 2 - 41　金荞麦原植物图

【生境与分布】　生于路边、沟旁较阴湿地。分布于我国华东、中南、西南地区和陕西、甘肃等地。

【采收加工】　冬季采挖,除去茎和须根,洗净,晒干。

【药材性状】　本品呈不规则团块或圆柱状,常有瘤状分枝,有的顶端有茎残基,长 3～15 cm,直径 1～4 cm。表面棕褐色,有横向环节和纵皱纹,密布点状皮孔,并有凹陷的圆形根痕和残存须根。质坚硬,不易折断,断面淡黄白色或淡棕红色,有放射状纹理,中央髓部色较深。气微,味微涩。(图 2 - 42)

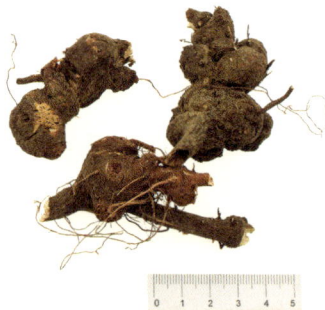

图 2 - 42　金荞麦药材图

【化学成分】 主要含双聚原矢车菊素、海柯皂苷元、β-谷甾醇、鞣质、对-香豆酸、阿魏酸和葡萄糖的苷等;还含有左旋表儿茶精、3-没食子酰表儿茶精、原矢车菊素 B-2、原矢车菊素 B-4 和原矢车菊素 B-2 的 3,3′-双没食子酸酯等。

【药理作用】

1. 抗肿瘤作用 金荞麦水煎剂对肺腺癌和宫颈癌 U14 均有显著的抑制作用。金荞麦根素可抑制肺腺癌、宫颈鳞癌、鼻咽鳞癌细胞生长。用 3H-TdR 标记法观察发现,金荞麦根的有效化学提取物能明显抑制癌细胞内的核酸代谢,其抑制作用与同浓度的阳性对照氟尿嘧啶近似。

2. 抑菌作用 金荞麦对金黄色葡萄球菌、肺炎链球菌、大肠埃希菌、铜绿假单胞菌均有抑制作用,酒剂的作用大于水剂。金荞麦及其各分离部分对腹腔感染金黄色葡萄球菌小鼠有明显的保护作用,但在感染同时或感染后用药则无保护作用。

3. 其他作用 腹腔注射金荞麦浸膏能增强小鼠腹腔巨噬细胞的吞噬能力,但巨噬细胞总数未见增多。三联菌苗致热家兔口服金荞麦浸膏有解热作用,给小鼠口服金荞麦浸膏有轻微的镇咳作用。

【常用饮片】

金荞麦片 本品呈不规则的厚片。外表皮棕褐色,或有时脱落。切面淡黄白色或淡棕红色,有放射状纹理,有的可见髓部,颜色较深。气微,味微涩。(图 2-43)

【性味归经】 微辛、涩,凉。归肺经。

【功能主治】 清热解毒,排脓祛瘀。用于肺痈吐脓,肺热喘咳,乳蛾肿痛。

【用法用量】 内服:煎汤,15～45 g,用水或黄酒隔水密闭炖服。

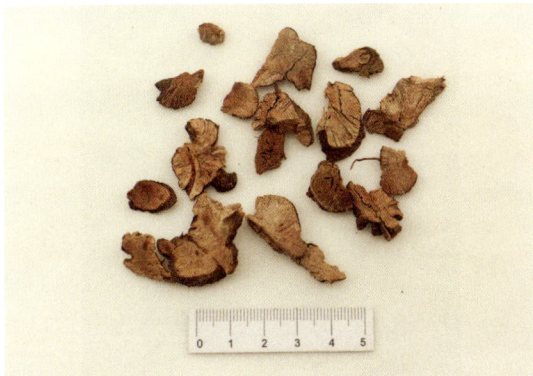

图 2-43 金荞麦饮片图

翻白草

【别名】 鸡腿根、天藕儿、千锤打。

【来源】 蔷薇科植物翻白草 *Potentilla discolor* Bge. 的带根全草。

【原植物形态】 多年生草本。根粗壮,下部常肥厚呈纺锤状。花茎直立,上升或铺散,高 10～45 cm,密被白色绒毛。基生叶有小叶 2～4 对,对生或互生;叶柄密被白色绵毛,有时并有长柔毛,小叶无柄;托叶膜质,褐色,外面密被白色长柔毛;小叶片长圆形或长圆状披针形,长 1～5 cm,宽 5～8 mm,先端圆钝,稀急尖,下面暗绿色,被疏白色绵毛或脱落几无毛,下面密被白色或灰白色绵毛;茎生叶 1～2,有掌状 3～5 小叶,托叶草质,卵形或宽卵形,边缘常有缺刻状牙齿,下面密被白色绵毛。花两性,聚伞花序,花梗长 1～2.5 cm,外被绵毛;花直径 1～2 cm;萼片三角状卵形,副萼片披针形,比萼片短,外被白色绵毛;花瓣黄色,倒卵形,先端微凹或圆钝,比萼片长;花柱近顶生。瘦果近肾形,宽约 1 mm,光滑。花、果期 5—9 月。(图2-44)

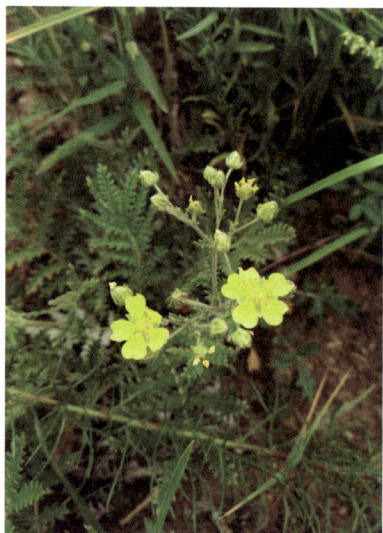

图 2 - 44　翻白草原植物图

【生境与分布】　生于海拔 100～1850 m 的荒地、山谷、沟边、山坡草地及疏林下。分布于东北、华北、华东、中南地区及陕西、四川等地。

【药材性状】　本品块根呈纺锤形或圆柱形，少数瘦长，有不规则扭曲的纵槽纹，长 3～8 cm；表面黄棕色或暗红棕色，栓皮较平坦；质硬而脆，断面黄白色。基生叶丛生，单数羽状复叶皱缩而卷曲，小叶 3～9，矩圆形或狭长椭圆形，顶端小叶片较大，上表面暗绿色，下表面密生白色绒毛，边缘有粗锯齿。气微、味甘、微涩。以根肥大、叶灰绿色者为佳。（图 2 - 45）

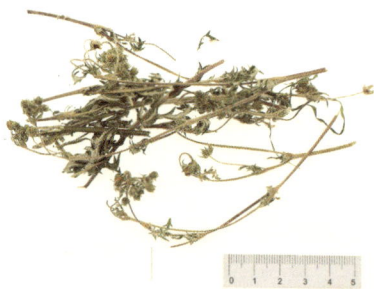

图 2 - 45　翻白草药材图

【化学成分】　翻白草中主要含黄酮类、萜类和甾体类、鞣质及酚酸类等化合物。黄酮类有槲皮素、柚皮素、山奈酚等；萜类和甾体类

有乌苏酸、委陵菜酸、熊果酸、γ-亚麻酸、胡萝卜苷等；鞣质有木麻黄鞣亭、没食子酸、原儿茶酸等；酚酸类有咖啡酸、儿茶素、亚麻酸、棕榈酸、肉豆蔻酸、鞣花酸、鞣花酸-3-甲醚等。另外，还含有多糖、富马酸、富马酸甲酯、胡萝卜苷、碳三十二醇、生物碱等。

【药理作用】

抗菌作用　翻白草煎剂用平板打洞法，对痢疾志贺菌及福氏志贺菌有抑制作用。翻白草中的富马酸、没食子酸、原儿茶酸、槲皮素、柚皮素、山奈素、间苯二酸等对福氏和痢疾志贺菌具有抑菌作用，尤以没食子酸和槲皮素活性最强。

【常用饮片】

翻白草段　本品为不规则的段。根呈圆柱形，表面黄棕色或暗褐色；切面灰白色或黄白色，质硬而脆。叶多皱缩卷曲，上表面暗绿色或灰绿色，下表面密被白色绒毛，边缘有粗锯齿。气微，味甘、微涩。

【性味归经】　甘、微苦，平。归肝、胃、大肠经。

【功能主治】　清热解毒，止痢，止血。用于湿热泻痢，痈肿疮毒，血热吐衄，便血，崩漏。

【用法用量】　内服：煎汤，10～15 g；或浸酒服。外用：适量，煎水熏洗或鲜品捣敷。

【注意事项】　阳虚有寒、脾胃虚寒者慎用。

老鹳草

【别名】　五叶草、老官草、五瓣花。

【来源】　牻牛儿苗科植物牻牛儿苗 *Erodium stephanianum* Willd.、老鹳草 *Geranium wilfordii* Maxim. 或野老鹳草 *Geranium carolinianum* L. 的干燥地上部分，前者习称"长嘴

老鹳草",后两者习称"短嘴老鹳草"。

【原植物形态】

牻牛儿苗 一年或二年生草本,高10～50 cm。根圆柱形。茎平铺地面或斜升,多分枝,具柔毛。叶对生;叶柄长4～6 cm;托叶披针形,长5～10 mm,边缘膜质;叶片长卵形或长圆状三角形,长4～6 cm,宽3～4 cm,二回羽状深裂,羽片5～9对,基部下延,小羽片条形,全缘或有1～3粗齿,两面具柔毛。伞形花序,腋生;花序梗长5～15 cm,通常有花2～5,花梗长1～3 cm;萼片长圆形,先端具芒尖,芒长2～3 cm;花瓣5,倒卵形,淡紫色或蓝紫色,与萼片近等长,先端钝圆,基部被白毛;雄蕊10,2轮,外轮5枚无药,内轮5枚具药,蜜腺5;子房密被白色长柔毛。蒴果,长3～4 cm,先端具长喙,成熟时5个果瓣与中轴分离,喙部呈螺旋状扭曲,其内侧有棕色的毛。花期4—8月,果期6—9月。

老鹳草 多年生草本,高30～80 cm。根茎短而直立,具略增厚的长根。茎直立或下部稍蔓生,有倒生柔毛。叶对生;基生叶和下部叶有长柄,向上渐短;托叶狭披针形,先端渐尖,有毛;叶片肾状三角形,基部心形,长3～5 cm,宽4～6 cm,3深裂,中央裂片稍大,呈卵状菱形,先端尖,上部有缺刻或粗齿,齿顶有短凹尖,下部叶有时近5深裂,上、下两面多少有伏毛。花单生叶腋,或2～3花形成聚伞花序;花梗在花时伸长,果时弯曲下倾;萼片5,卵形或披针形,先端有芒,长5～6 mm,被柔毛;花瓣5,淡红色或粉红色,与萼片近等长,具5条紫红色纵脉;雄蕊10,基部连合,花丝基部突然扩大,扩大部分具缘毛;子房上位,5室,花柱5,不明显或极短。蒴果,有微毛,喙较短,果熟时5个果瓣与中轴分离,喙部由下向上内卷,长约2 cm。花期7—8月,果期8—10月。(图2-46)

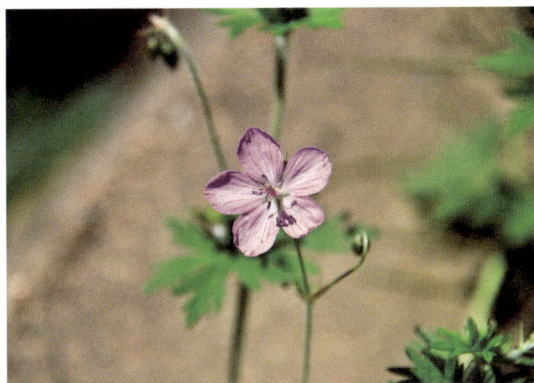

图2-46 老鹳草原植物图

野老鹳草 一年生草本,高20～60 cm,根纤细,单一或分枝,茎直立或仰卧,单一或多数,具棱角,密被倒向短柔毛。基生叶早枯,茎生叶互生或最上部对生;托叶披针形或三角状披针形,长5～7 mm,宽1.5～2.5 mm,外被短柔毛;茎下部叶具长柄,柄长为叶片的2～3倍,被倒向短柔毛,上部叶柄渐短;叶片圆肾形,长2～3 cm,宽4～6 cm,基部心形,掌状5～7裂近基部,裂片楔状倒卵形或菱形,下部楔形、全缘,上部羽状深裂,小裂片条状矩圆形,先端急尖,表面被短伏毛,背面主要沿脉被短伏毛。花序腋生和顶生,长于叶,被倒生短柔毛和开展的长腺毛,每总花梗具2花,顶生总花梗常数个集生,花序呈伞形状;花梗与总花梗相似,长度等于或稍短于花;苞片钻状,长3～4 mm,被短柔毛;萼片长卵形或近椭圆形,长5～7 mm,宽3～4 mm,先端急尖,具长约1 mm尖头,外被短柔毛或沿脉被开展的糙柔毛和腺毛;花瓣淡紫红色,倒卵形,稍长于萼,先端圆形,基部宽楔形,雄蕊稍短于萼片,中部以下被长糙柔毛;雌蕊稍长于雄蕊,密被糙柔毛。蒴果长约2 cm,被短糙毛,果瓣由喙上部先裂向下卷曲。花期4—7月,果期5—9月。

【生境与分布】

牻牛儿苗 生于山坡、草地、田埂、路边及村庄住宅附近。分布于我国东北、华北、西北、华中、云南西部地区及西藏等地。

老鹳草 生于山坡草地、平原路边和树林下。分布于我国东北、华北、华东地区及湖北、湖南、四川、云南、贵州等地。

野老鹳草 生于平原和低山荒坡杂草丛中。分布于山东、安徽、江苏、浙江、江西、湖南、湖北、四川、云南、陕西等地。

【采收加工】 夏、秋二季果实近成熟时采割,捆成把,晒干。

【药材性状】

长嘴老鹳草 茎长 30~50 cm,直径 0.3~0.7 cm,多分枝,节膨大。表面灰绿色或带紫色,有纵沟纹和稀疏绒毛。质脆,断面黄白色,有的中空。叶对生,具细长叶柄;叶片卷曲皱缩,质脆易碎,完整者为二回羽状深裂,裂片披针线形。果实长圆形,长 0.5~1 cm。宿存花柱长 2.5~4 cm,形似鹳喙,有的裂成 5 瓣,呈螺旋形卷曲。气微,味淡。

短嘴老鹳草 茎较细,略短。叶片圆形,3 或 5 深裂,裂片较宽,边缘具缺刻。果实球形,长 0.3~0.5 cm。花柱长 1~1.5 cm,有的 5 裂向上卷曲呈伞形。野老鹳草叶片掌状 5~7 深裂,裂片条形,每裂片又 3~5 深裂。

【化学成分】 主要含有鞣质、黄酮类、有机酸和其他成分。鞣质在全草中占 5%,叶中可达 20%,主要有老鹳草鞣质、鞣花酸、鞣云实精等;黄酮类主要有山柰酚、槲皮素;有机酸类有没食子酸等;还含有 β-谷甾醇。

【药理作用】

1.抗菌作用 老鹳草煎剂在试管内对卡他莫拉菌、金黄色葡萄球菌、福氏志贺菌、B 族链球菌、肺炎球菌等有较明显的抑制作用。

2.抗病毒作用 老鹳草全草煎剂对亚洲甲型流感病毒京科 68-1 株和副流感病毒 1 型仙台株有较明显的抑制作用;其叶和茎均对前者作用较强,根部作用较弱。通过鸡胚对流感病毒抑制的筛选试验,老鹳草有一定抑制作用。

【常用饮片】

老鹳草段 本品呈不规则的段。茎表面灰绿色或带紫色,节膨大。切面黄白色,有时中空。叶对生,卷曲皱缩,灰褐色,具细长叶柄。果实长圆形或球形,宿存花柱形似鹳喙。气微,味淡。(图 2-47)

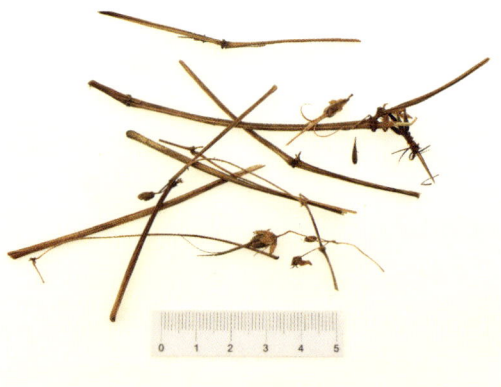

图 2-47 老鹳草饮片图

【性味归经】 辛、苦,平。归肝、肾、脾经。

【功能主治】 祛风湿,通经络,止泻痢。用于风湿痹痛,麻木拘挛,筋骨酸痛,泄泻痢疾。

【用法用量】 内服:煎汤,9~15 g;或浸酒、熬膏。外用:适量,捣烂后加酒炒热外敷或制成软膏涂敷。

小桃儿七

【别名】 黑毛七、九百棒、胡子七。

【来源】 毛茛科植物铁筷子 *Helleborus thibetanus* Franch. 的干燥根及根茎。

【原植物形态】 多年生草本,高 30~50 cm。根茎细短,有多数发达的黑褐色须根,常多数密生成丛。茎直立,上部分枝,基生叶 1~2;叶柄长 20~24 cm;叶片肾形或五角形,长 7.5～16 cm,宽 14～24 cm;鸡足状 3 全裂,中央全裂片倒披针形,宽 1.6～4.5 cm,在下部以上叶缘有密锯齿;侧全裂片扇形,不等 3 全裂,具短柄;茎生叶较基生叶小,中央全裂片狭椭圆形,侧全裂片不等,2～3 深裂,近无柄。花两性,通常 1 朵生茎或枝端,在基生叶刚抽出时开放,无毛;萼片 5,花瓣状,椭圆形或狭椭圆形,长 1.1～2.3 cm,宽 0.5～1.6 cm,粉红色,至果期变绿色,宿存;花瓣 8～10,圆筒状漏斗形,腹面稍 2 裂,淡黄绿色;雄蕊多数,长 4.5～10 mm,花丝狭线形,花药椭圆形,长约 1 mm;心皮 2～3,花柱与子房近等长。果扁,长 1.6～2.8 cm,宽 0.9～1.2 cm,有横脉,喙长约 6 mm。种子扁椭圆形,光滑,有 1 条纵肋。花期 4 月,果期 5—6 月。(图 2-48)

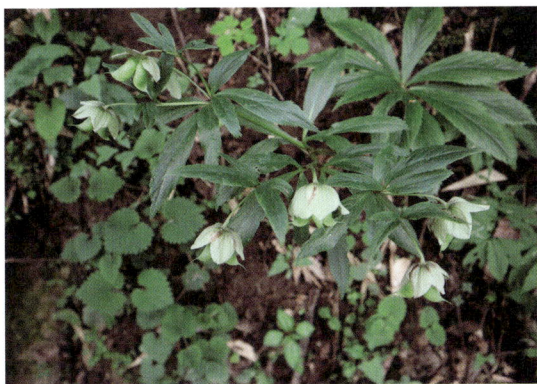

图 2-48 铁筷子原植物图

【生境与分布】 生长于海拔 1100～3700 m 的山地疏林中或灌丛中。分布于陕西、甘肃、湖北、四川。

【采收加工】 秋季采挖,除去茎叶、杂质,洗净,晒干或鲜用。

【药材性状】 本品呈圆锥形或分枝呈结节状,长 5～7 cm,直径 3～7 mm,表面黑褐色。下部着多数干缩、微扁、扭曲状须根,其直径 1～2 mm,较老者已呈圆柱状,多已脆断;质坚硬,难折断,断面黄白色,颗粒状,木质。气微腥,味苦,久嚼有麻舌感。有小毒。(图 2-49)

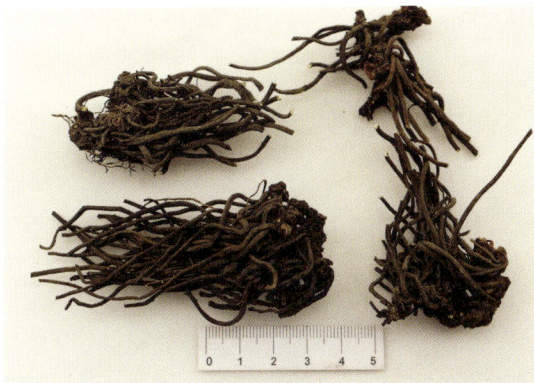

图 2-49 小桃儿七药材图

【化学成分】 主要含甾体及其苷类、黄酮类、挥发油类、芳香酸类等化合物。甾体及其苷类有嚏根草因、嚏根草因-3-O-α-L-鼠李糖苷、α-蜕皮激素、β-蜕皮激素等;黄酮类成分有 5-羟基-7-甲氧基黄酮、芦丁、槲皮素等;挥发油类有亚油酸、油酸、α-杜松醇、桉树脑、龙脑、氧化石竹稀、莰烯等;芳香酸类有藜芦酸、4-羟基-3-甲氧基苯甲酸等。另含有葡萄糖、5-羟甲基糠醛等。

【药理作用】

1. 强心作用 从小桃儿七根中分离的铁筷子苷具有明显的强心作用,其生物活性高于国产的其他强心苷。铁筷子醇提取物能使在位和离体蛙心停跳于收缩期,对猫心电图的影响也类似于洋地黄,起效较迅速。

2. 抗肿瘤作用 铁筷子根中成分嚏根草苷及其苷元在体外对人口腔上皮癌 KB 细胞有抑制作用。铁筷子多糖能有效抑制肿瘤细胞在体内、体外的生长,减少癌细胞克隆集落形成,体内肿瘤生长速度明显减慢。

3. 镇痛作用 铁筷子醇提物对甲醛疼痛模型动物 Ⅰ、Ⅱ 相疼痛反应均有抑制作用,可显著提高小鼠热板法的痛阈值,对冰醋酸引起的小鼠扭体反应有明显抑制作用。

【性味归经】 苦,凉;有小毒。归膀胱经。

【功能主治】 活血散瘀,消肿止痛,清热

解毒。主治膀胱炎,尿道炎,疮疖肿毒及跌扑损伤等症。

【用法用量】 内服:煎汤,3～6 g;或浸酒。外用:鲜品适量,捣烂敷患处。

【注意事项】 服药后 2 小时内,忌食热物及荞面。孕妇忌用。

算盘七

【别名】 山慈菇、慈姑、泥冰子、冰球子。

【来源】 百合科植物杜鹃兰 *Cremastra appendiculata*(D. Don)Makino 的假鳞茎。

【植物形态】 多年生草本,高 30～40 cm。具短的根状茎及互相靠近的假鳞茎;假鳞茎卵形或近于球形,2～4 个相连结,外被膜质鞘,鞘枯萎后仅存纤维状的脉。叶 1,披针形,先端渐尖,长达 20～30 cm,宽 5～6.5 cm,无毛,基部收狭为柄,柄长约 6 cm,花茎高达 40 cm,具 2 节,节上被膜质鞘。花序总状,具数朵疏生的花;苞片几与子房等长,线状披针形,膜质;花黄色,唇瓣上稍带红色;萼片线状倒披针形,长约 3 cm,上部宽约 4 cm,先端近渐尖;花瓣与萼片相似;唇瓣近匙形,几与萼片等长,基部具囊,两侧边缘或多或少内折,上部扩大并为 3 裂;侧裂片细小,长约 2 mm;中裂片中央具一肉质凸起;蕊柱长约 2.5 cm,略短于唇瓣。子房下位,1 室,有 3 个侧膜胎座,具有数个胚珠。蒴果长圆筒形,长 2～2.5 cm。种子多数。花期 6—7 月,果期 8—12 月。(图 2 - 50)

【生境与分布】 生于海拔 1400～2600 m 的林下阴湿处。分布于甘肃、陕西、山西及长江流域和以南各地。

【采收加工】 秋季采挖假鳞茎,除去须根,洗净,晒干或鲜用。

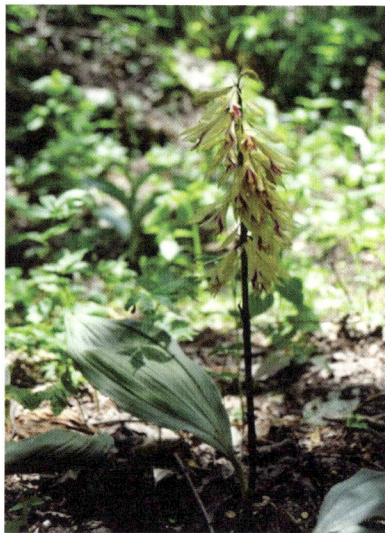

图 2 - 50　杜鹃兰原植物图

【药材性状】 本品呈不规则扁球形或圆锥形,顶端渐突起,基部有须根痕。长 1.8～3 cm,膨大部直径 1～2 cm。表面黄棕色或棕褐色,有纵皱纹或纵沟,中部有 2～3 条微突起的环节,节上有鳞片叶干枯腐烂后留下的丝状纤维。质坚硬,难折断,断面灰白色或黄白色,略呈角质。气微,味淡,带黏性。

【化学成分】 主要为黄酮类、甾体类、生物碱、酚类、糖和苷类成分。黄酮类有杜鹃兰素Ⅰ和杜鹃兰素Ⅱ;甾体类有 β-谷甾醇、胡萝卜苷。酚类有异赫尔西酚、4-甲氧基菲-2,7-二醇、对羟基苯乙醇、3,4-二羟基苯乙醇、卷瓣兰蒽、对羟基苯甲醛等;生物碱有山慈菇碱;糖和苷类有蔗糖、7-羟基-4-甲氧基菲-2-O-β-D-葡萄糖、4-(2-羟乙基)-2-甲氧基苯-1-O-β-D-吡喃葡萄糖、对羟基苯乙醇-8-O-β-D-吡喃葡萄糖等。

【药理作用】

1. 抗肿瘤作用 算盘七中分离得到的卷瓣兰素对结肠癌、肝癌、胃癌、肺癌、乳腺癌和卵巢癌细胞表现出非选择性中等强度细胞毒活性。

2. 降血压作用 给犬静脉注射杜鹃兰素Ⅱ 0.015 mg/kg 可降低血压,降血压作用持续

30 分钟以上。

3. 抗菌作用 算盘七对铜绿假单胞菌、金黄色葡萄球菌及表皮葡萄球菌均有一定的抑制作用。

4. 消炎作用 算盘七中的可抑制紫外线照射人永生化表皮 HaCaT 细胞时活性氧的产生,对炎症因子白介素-6(IL-6)、白介素-8(IL-8)、肿瘤坏死因子 α(肿瘤坏死因子)起到抑制作用。在体内实验中,山慈菇碱表现出了与地塞米松类似的药效,其可抑制由紫外线或化学因素诱导的小鼠耳部水肿的炎症反应。

【**性味归经**】 甘、辛,凉。归肝、脾经。

【**功能主治**】 清热解毒,活血镇痛,润肺止咳。主治肺脓肿,咳嗽,劳伤,跌扑损伤,疔疮。

【**用法用量**】 内服:煎汤,9～15 g。外用:适量,鲜用捣烂或干品研粉调敷。

【**使用注意**】 正虚体弱者慎用。

【**附注**】 《中国药典》(2020 年版)中本品为药材山慈菇的来源之一,习称"毛慈菇"。

第二节　清热燥湿药

黄芩

【**别名**】 山茶根、黄芩茶、土金茶根。

【**来源**】 唇形科植物黄芩 *Scutellaria baicalensis* Georgi 的干燥根。

【**原植物形态**】 多年生草本,高 30～80 cm。茎为钝四棱形,具细条纹,无毛或被上曲至开展的微柔毛,绿色或常带紫色;自基部分枝多而细。叶交互对生;无柄或几无柄;叶片为披针形至线状披针形,长 1.5～4.5 cm,宽 3～12 mm,先端钝,基部近圆形,全缘,上面深绿色,无毛或微有毛,下面淡绿色,沿中脉被柔毛,密被黑色下陷的腺点。总状花序顶生或腋生,偏向一侧,长 7～15 cm;苞片为叶状、卵圆状披针形至披针形,长 4～11 cm,近无毛;花萼二唇形,紫绿色,上唇背部有盾状附属物,果时增大,腊质;花冠二唇形,蓝紫色或紫红色,上唇盔状,先端微缺,下唇宽,中裂片为三角状卵圆形,宽 7.5 mm,两侧裂片向上唇靠合,花冠管细,基部骤曲;雄蕊 4,稍露出,药室裂口有白色髯毛;子房褐色,无毛,4 深裂,生于环状花盘上,花柱细长,先端微裂。小坚果 4,呈卵球形,长 1.5 mm,径 1 mm,黑褐色,有瘤。花期 6—9 月,果期 8—10 月。(图 2-51)

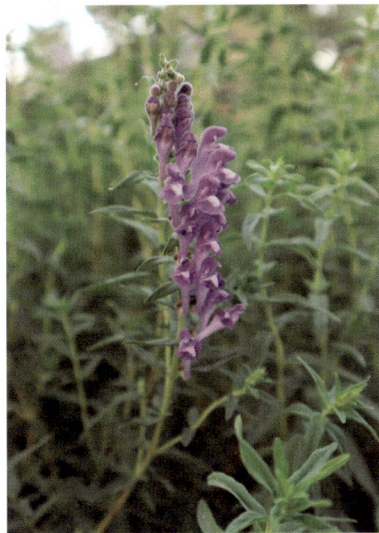

图 2-51　黄芩原植物图

【**生境与分布**】 生于海拔 60～2000 m 的向阳干燥山坡、荒地上,常见于路边。分布于东北地区及内蒙古、河北、山西、陕西、甘肃、山东、河南等地。

【采收加工】 春、秋二季采挖,除去须根和泥沙,晒后撞去粗皮,晒干。

【药材性状】 本品呈圆锥形,扭曲,长8~25 cm,直径1~3 cm。表面棕黄色或深黄色,有稀疏的疣状细根痕,上部较粗糙,有扭曲的纵皱纹或不规则的网纹,下部有顺纹和细皱纹。质硬而脆,易折断,断面黄色,中心红棕色;老根中心呈枯朽状或中空,暗棕色或棕黑色。气微,味苦。(图2-52)

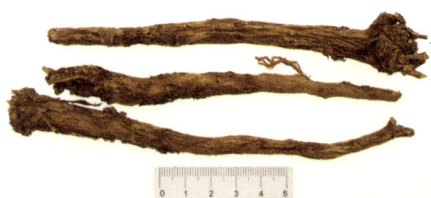

图2-52 黄芩药材图

栽培品较细长,多有分枝。表面浅黄棕色,外皮紧贴,纵皱纹较细腻。断面黄色或浅黄色,略呈角质样。味微苦。

【化学成分】 主要含黄酮类成分,有黄芩素、黄芩新素、汉黄芩素、汉黄芩苷、木蝴蝶素A、7-甲氧基黄芩素、二氢木蝴蝶素A、白杨素、汉黄芩素-5-β-D-葡萄糖苷等;另含β-谷甾醇、菜油甾醇及豆甾醇等。

【药理作用】

1.抗菌作用 黄芩煎剂平板法试验,对痢疾志贺菌、伤寒沙门菌、副伤寒沙门菌、霍乱弧菌、大肠埃希菌、变形杆菌、铜绿假单胞菌、葡萄球菌、溶血性链球菌、肺炎球菌、白喉棒状杆菌等有抑制作用。

2.抗真菌作用 黄芩水浸剂在试管内对堇色毛癣菌、同心性毛癣菌、许兰毛癣菌、奥杜盎氏小芽孢癣菌、红色表皮癣菌、星形诺卡菌等有不同程度抑菌作用。

3.抗病毒作用 黄芩煎剂体外试验对乙型肝炎病毒DNA复制有抑制作用。

4.消炎抗变态反应 黄芩醇提取物灌胃对大鼠佐剂性关节炎有抑制作用;黄芩水提取物灌胃对大鼠被动皮肤过敏反应有抑制作用,但对氯化钴引起的小鼠接触皮炎(耳肿胀)无明显影响。

5.对中枢神经系统的作用 黄芩煎剂腹腔注射,对小鼠防御性条件反射可使阳性反射时间延长,而对非条件反射及分化无影响,说明黄芩可加强皮层抑制过程。黄芩煎剂对伤寒混合疫苗致热家兔有解热作用。

6.对心血管系统的作用 黄芩醇提液及黄芩煎剂静脉注射,均可使麻醉犬血压下降。黄芩浸剂可使慢性肾性高血压犬血压下降,心率变慢。

7.降血脂作用 黄芩水浸液灌胃给药,可使胆固醇喂饲的家兔血清胆固醇含量下降。

8.保肝利胆作用 黄芩甲醇提取物腹腔注射,对异硫氰酸萘酯引起的大鼠肝损害有抑制作用,可抑制血清胆红素的增加。黄芩醇提物灌胃对家兔有利胆作用。

9.抗癌作用 黄芩醚提物对小鼠白血病L1210细胞有细胞毒性。

【常用饮片】

黄芩片 本品为类圆形或不规则形薄片。外表皮黄棕色或棕褐色。切面黄棕色或黄绿色,具放射状纹理。(图2-53)

酒黄芩 本品形如黄芩片。略带焦斑,微有酒香气。

【性味归经】 苦,寒。归肺、胆、脾、大肠、小肠经。

【功能主治】 清热燥湿,泻火解毒,止血,安胎。用于湿温、暑湿,胸闷呕恶,湿热痞满,泻痢,黄疸,肺热咳嗽,高热烦渴,血热吐衄,痈肿疮毒,胎动不安。

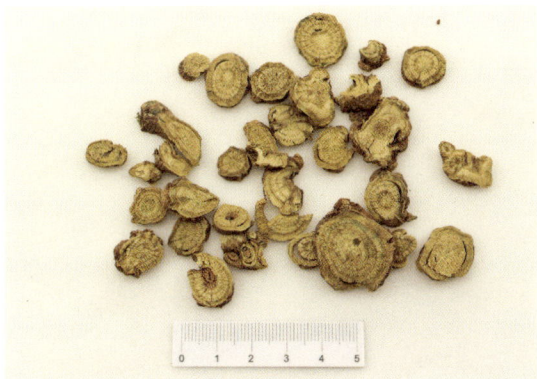

图 2-53 黄芩饮片图

【用法用量】 内服:煎汤,3～10 g。

黄柏

【别名】 黄檗、元柏、檗木。

【来源】 芸香科植物川黄柏 *Phellodendron chinense* Schneid. 的干燥树皮。

【原植物形态】 落叶乔木,高 10～12 m。树皮外观呈棕褐色,可见唇形皮孔,外层木栓较薄。奇数羽状复叶对生;小叶 7～15,长圆状披针形至长圆状卵形,长 9～15 cm,宽 3～5 cm,先端长渐尖,基部宽楔形或圆形,不对称,近全缘,上面中脉上具有锈色短毛,下面密被锈色长柔毛,小叶厚纸质。花单性,雌雄异株;排成顶生圆锥花序,花序轴密被短毛。花紫色;雄花有雄蕊 5～6,长于花瓣,退化雌蕊钻形;雌花有退化雄蕊 5～6,子房上位,有短柄,5 室,花柱短,柱头 5 浅裂。果轴及果皮粗大,常密被短毛;浆果状核果近球形,直径 1～1.5 cm,密集成团,成熟后呈黑色,内有种子 5～6 颗。花期 5—6 月,果期 10—11 月。(图 2-54)

【生境与分布】 多生于海拔 800～1500 m 的山地疏林或密林中。产于陕西南部、浙江、江西、湖北、四川、贵州、云南、广西等地。

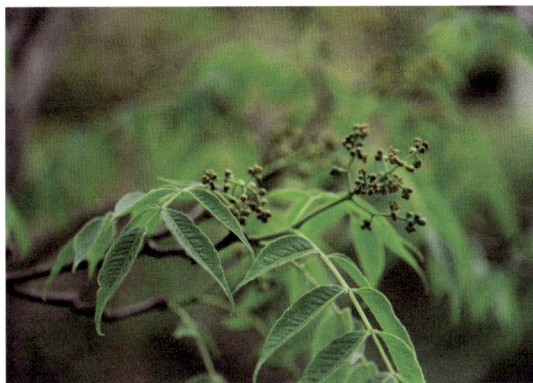

图 2-54 川黄柏原植物图

【采收加工】 剥取树皮后,除去粗皮,晒干。

【药材性状】 本品呈板片状或浅槽状,长宽不一,厚 1～6 mm。外表面黄褐色或黄棕色,平坦或具纵沟纹,有的可见皮孔痕及残存的灰褐色粗皮;内表面暗黄色或淡棕色,具细密的纵棱纹。体轻,质硬,断面纤维性,呈裂片状分层,深黄色。气微,味极苦,嚼之有黏性。(图 2-55)

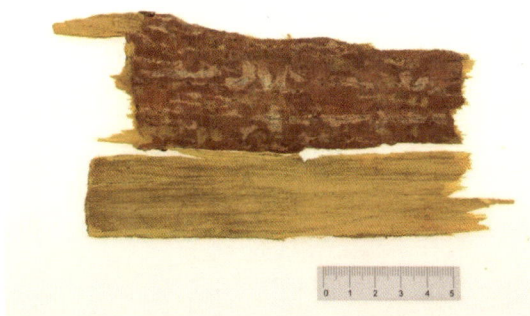

图 2-55 黄柏药材图

【化学成分】 主要含有生物碱、内酯类、甾体类等。生物碱主要有小檗碱、木兰花碱、黄柏碱、掌叶防己碱、四氢小檗碱、四氢掌叶防己碱、四氢药根碱等。

【药理作用】

1. 抗菌作用 黄柏抗菌有效成分为小檗碱,故其药理作用与黄连大体相似,但含量较黄连低。体外试验对金黄色葡萄球菌、肺炎球菌、白喉棒状杆菌、草绿色链球菌、痢疾志贺菌(宋氏志贺菌除外)、溶血性链球菌、脑膜炎球菌、霍乱弧菌、炭疽杆菌均有效或有较强的抑制作用;对枯草杆菌、百日咳鲍特菌、破伤风杆菌亦有抑制作用。黄柏有助于改善结核病患者的临床症状及 X 线检查结果,且效果优于黄连。

2. 抗真菌作用　黄柏乙醚浸提物对新型隐球菌和红色毛癣菌具有较强的抑菌作用,其作用比制霉菌素强,但对白色念珠菌的抑制作用比制霉菌素弱。在试管中,黄柏煎剂或浸剂对常见的致病真菌有不同程度的抑制作用。

3. 降血压作用　黄柏对麻醉动物行静脉注射或腹腔注射可产生显著而持久的降血压作用,颈动脉注射较静脉注射的作用更强。

4. 抗肿瘤作用　体外抗肿瘤细胞活性试验表明,从黄柏中分离出的小檗碱具有较强的抑制人肝癌细胞 HepG2 增殖的作用,从黄柏中分离出的三萜类化合物对人慢性髓系白血病细胞、人乳腺癌细胞和前列腺癌细胞表现出一定的细胞毒性,显示出良好的抗肿瘤活性。

5. 抗病毒作用　黄柏煎剂对乙型肝炎抗原有抑制作用。黄柏碱对慢性肝炎有一定治疗作用。

6. 抗溃疡作用　黄柏提取物对乙醇、阿司匹林或幽门结扎诱发的大鼠胃溃疡有抑制作用。

7. 其他作用　黄柏碱对中枢神经系统有抑制作用,可使小鼠的自发活动、各种反射均受到抑制。黄柏碱有轻度的箭毒样作用,对蛙腹直肌紧张度无影响,但能抑制由乙酰胆碱引起的收缩反应。对离体兔肠,黄柏碱可增强其振幅,黄柏酮可增强其张力及振幅;黄柏内酯则抑制肠管蠕动。在带有胰瘘的家兔身上,黄柏有促进胰腺分泌的作用。黄柏对孑孓、家蝇有杀灭作用。此外,黄柏内服还有利尿、健胃,外用可促进皮下瘀血吸收等作用。

【常用饮片】

黄柏丝　本品呈丝条状。外表面黄褐色或黄棕色,内表面暗黄色或淡棕色,具纵棱纹。切面纤维性,呈裂片状分层,深黄色。味极苦。(图 2-56)

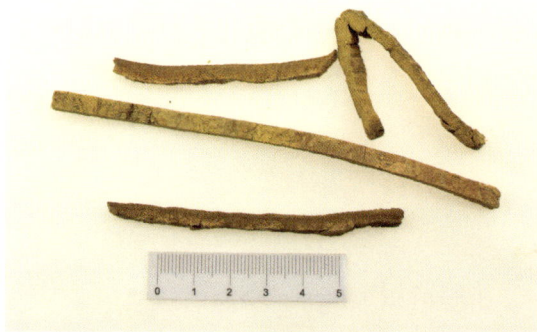

图 2-56　黄柏饮片图

盐黄柏　本品形如黄柏丝,表面深黄色,偶有焦斑。味极苦,微咸。

黄柏炭　本品形如黄柏丝,表面焦黑色,内部深褐色或棕黑色。体轻,质脆,易折断。味苦涩。

【性味归经】　苦,寒。归肾、膀胱经。

【功能主治】　清热燥湿,泻火除蒸,解毒疗疮。用于湿热泻痢,黄疸尿赤,带下阴痒,热淋涩痛,脚气痿躄,骨蒸劳热,盗汗,遗精,疮疡肿毒,湿疹湿疮。盐黄柏滋阴降火。用于阴虚火旺,盗汗骨蒸。

【用法用量】　内服:煎汤,3～12 g。外用:适量。

【注意事项】　脾虚泄泻、胃弱食少者忌用。

黄连

【别名】　味连。

【来源】　毛茛科植物黄连 *Coptis chinensis* Franch. 的干燥根茎。

【原植物形态】　多年生草本。根茎黄色,常分枝,密生多数须根。叶全部基生;叶柄长 5～12(～16)cm;叶片坚纸质,卵状三角形,宽达 10 cm,3 全裂;中央裂片有细柄,卵状菱形,长 3～8 cm,宽 2～4 cm,顶端急尖,羽状深裂,边缘有锐锯齿,侧生裂片不等 2 深裂,表面沿脉被短柔毛。花葶 1～2,高 12～25 cm,二歧或多歧聚伞花序,有花 3 朵;总苞片通常 3,披针形,羽状深裂,小苞片圆形,稍小;萼片 5,黄绿色,窄卵形,长 9～12.5 mm;花瓣线形或线状披针形,长 5～7 mm,中央有蜜槽;雄蕊多数,外轮雄蕊比花瓣略短或近等长;心皮 8～12,离生,有短柄。蓇葖果 6～12,长 6～8 mm,具细柄。种子 7～8,长椭圆形,长约 2 mm,宽约 0.8 mm,褐色。花期 2—4 月,果期 3—6 月。(图 2-57)

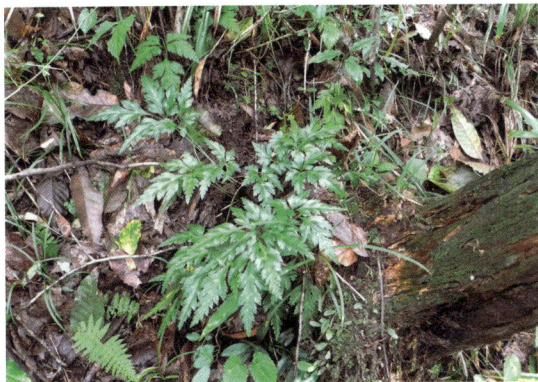

图 2-57 黄连原植物图

【生境与分布】 生于海拔 1000～2000 m 山地密林或山谷阴凉处。分布于陕西、湖北、湖南、四川、贵州等地;湖北西部和陕西南部有较大量栽培。

【采收加工】 秋季采挖,除去须根和泥沙,干燥,除去残留须根。

【药材性状】 多集聚成簇,常呈弯曲状,形如鸡爪,单枝根茎长 3～6 cm,直径 0.3～0.8 cm。表面灰黄色或黄褐色,粗糙,有不规则结节状隆起、须根及须根残基,有的节间表面平滑如茎秆,习称"过桥"。上部多残留褐色鳞叶,顶端常留有残余的茎或叶柄。质硬,断面不整

齐,皮部橙红色或暗棕色,木部鲜黄色或橙黄色,呈放射状排列,髓部有的中空。气微,味极苦。(图 2-58)

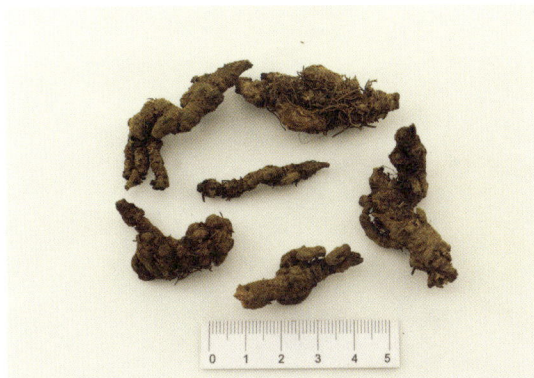

图 2-58 黄连药材图

【化学成分】 主要含有生物碱,根部含 5.56%～7.25% 小檗碱,另外有黄连碱、表小檗碱、小檗红碱、掌叶防己碱、非洲防己碱、药根碱、甲基黄连碱、木兰花碱等;还含有阿魏酸、黄柏酮、黄柏内酯等。

【药理作用】

1. 抗菌作用 黄连煎剂对痢疾志贺菌、伤寒沙门菌、副伤寒沙门菌、霍乱弧菌、大肠埃希菌、变形杆菌等多种革兰氏阴性菌及葡萄球菌、α-溶血性链球菌、β-溶血性链球菌、肺炎球菌、百日咳鲍特菌等革兰氏阳性菌皆有较强的抑菌作用。

2. 抗真菌作用 黄连煎剂对许兰毛癣菌、许兰毛癣菌蒙古变种、铁锈毛癣菌、白念珠菌、着色芽生菌、星形诺卡菌等有抑制作用。

3. 抗病毒作用 黄连煎剂对流感病毒 PR8 株、甲型流感病毒 56-S8 株、亚甲型病毒 FM1 株、乙型流感病毒、亚型流感病毒 1233 株均有抑制作用;对乙型肝炎病毒 DNA 也有抑制作用。

4. 抗阿米巴原虫 黄连煎剂灌胃对接种于大鼠盲肠的溶组织阿米巴原虫有杀灭作用。

5. 消炎作用 黄连甲醇提取物有抑制肉芽组织增生的作用。

6. 解热作用 黄连注射剂对家兔白细胞致热原性发热有解热作用,并使脑脊液中 cAMP 含量

下降,表明其解热作用与中枢 cAMP 生成有关。

7. 降血糖作用 黄连水煎剂灌胃可降低正常小鼠的血糖水平。黄连主要通过促进胰岛素分泌及抑制肝糖原合成起到降糖作用,且黄连中的多糖类成分、生物碱类成分在临床上广泛应用于糖尿病治疗。

8. 降血脂作用 黄连水浸液灌胃可使家兔血清胆固醇含量降低。黄连小檗碱联合他汀类药物治疗心血管疾病时有利于调节血脂水平,并且增加黄连素剂量,对调节血脂水平和改善血管内皮功能的效果更显著。

【常用饮片】

黄连片 本品呈不规则的薄片。外表皮灰黄色或黄褐色,粗糙,有细小的须根。切面或断面呈鲜黄色或红黄色,具放射状纹理,气微,味极苦。

酒黄连 本品形如黄连片,色泽加深。略有酒香气。

姜黄连 本品形如黄连片,表面棕黄色。有姜的辛辣味。

萸黄连 本品形如黄连片,表面棕黄色。有吴茱萸的辛辣香气。

【性味归经】 苦,寒。归心、脾、胃、肝、胆、大肠经。

【功能主治】 清热燥湿,泻火解毒。用于湿热痞满,呕吐吞酸,泻痢,黄疸,高热神昏,心火亢盛,心烦不寐,心悸不宁,血热吐衄,目赤,牙痛,消渴,痈肿疔疮;外治湿疹,湿疮,耳道流脓。酒黄连善清上焦火热,用于目赤,口疮。姜黄连清胃和胃止呕,用于寒热互结,湿热中阻,痞满呕吐。萸黄连舒肝和胃止呕,用于肝胃不和,呕吐吞酸。

【用法用量】 内服:煎汤,2~5 g。外用:适量。

【注意事项】 胃虚呕恶、脾虚泄泻、五更肾泻者应慎用。

【附注】 《中国药典》(2020 年版)亦收载三角叶黄连 *Coptis deltoidea* C. Y. Cheng et Hsiao 或云连 *Coptis teeta* Wall. 的干燥根茎作为黄连药用。

三颗针

【别名】 钢针刺、刺黄连。

【来源】 小檗科植物假豪猪刺 *Berberis soulieana* Schneid.、细叶小檗 *Berberis poiretii* Schneid. 或匙叶小檗 *Berberis vernae* Schneid. 等同属数种植物的干燥根。

【原植物形态】

假豪猪刺 常绿灌木,高 1~2 m。茎刺粗壮,三分叉,腹面扁平;叶革质,坚硬,长圆形、长圆状椭圆形或长圆状倒卵形,先端急尖,具 1 硬刺尖,基部楔形,叶缘平展,每边具 5~18 刺齿;花 7~20 朵簇生,小苞片 2,卵状三角形,先端急尖,带红色;萼片 3 轮,外萼片卵形,中萼片近圆形,内萼片倒卵状长圆形;花瓣倒卵形,先端缺裂,基部呈短爪,具 2 枚分离腺体,浆果倒卵状长圆形,熟时红色,顶端具明显宿存花柱,被白粉。种子 2~3 颗。花期 3—4 月,果期 6—9 月。(图 2-59)

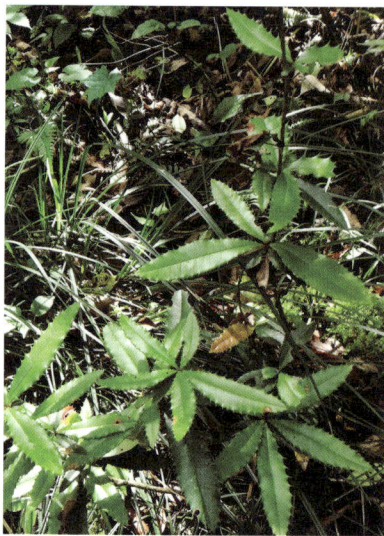

图 2-59 假豪猪刺原植物图

匙叶小檗 落叶灌木,高 0.5～1.5 m。老枝暗灰色,细弱,具条棱,无毛,散生黑色疣点,幼枝常带紫红色;茎刺粗壮,单生,淡黄色。叶纸质,倒披针形或匙状倒披针形,先端圆钝,基部渐狭,上面亮暗绿色,中脉扁平,侧脉微显,背面淡绿色,中脉和侧脉微隆起,两面网脉显著,无毛,不被白粉,也无乳突,叶缘平展,全缘,偶具 1～3 刺齿;叶柄无毛。穗状总状花序具花 15～35 朵,无毛;花梗无毛;苞片披针形,短于花梗;花黄色;小苞片披针形,常红色;萼片 2轮,外萼片卵形,先端急尖,内萼片倒卵形;花瓣倒卵状椭圆形,先端近急尖,全缘,基部缩略呈爪,具 2 枚分离腺体;药隔先端不延伸,平截;胚珠 1～2,近无柄。浆果长圆形,淡红色,顶端不具宿存花柱,不被白粉。花期 5—6 月,果期 8—9 月。(图 2 - 60)

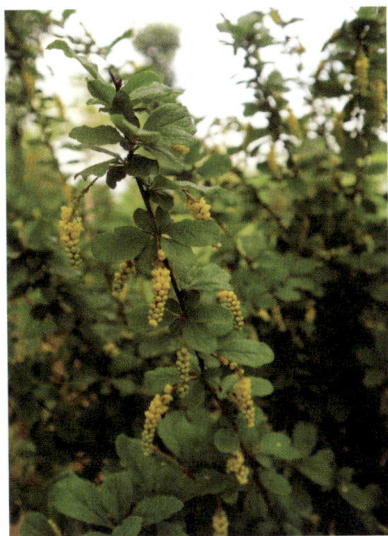

图 2 - 60　匙叶小檗原植物图

细叶小檗 本种与匙叶小檗十分近似,唯一不同在于本种花瓣先端锐裂,而后者花瓣先端全缘。

【**生境与分布**】

假豪猪刺 生于海拔 600～1800 m 的山沟河边、灌丛中、山坡、林中或林缘。分布于陕西、甘肃、湖北、四川、宁夏、青海、山西等地。

匙叶小檗 生于海拔 2200～3850 m 的河滩地或山坡灌丛中。产于甘肃、青海、四川、陕西等地。

细叶小檗 生于海拔 600～2300 m 的山地灌丛、砾质地、草原化荒漠、山沟河岸或林下。产于吉林、辽宁、内蒙古、青海、陕西、山西、河北等地。

【**采收加工**】 根皮全年可采。茎皮春、秋季采收,取茎枝刮去外皮,剥取深黄色的内皮,晒干。

【**药材性状**】 呈类圆柱形,稍扭曲,有少数分枝,长 10～15 cm,直径 1～3 cm。根头粗大,向下渐细。外皮灰棕色,有细皱纹,易剥落。质坚硬,不易折断,切面不平坦,鲜黄色,切片近圆形或长圆形,稍显放射状纹理,髓部棕黄色。气微,味苦。(图 2 - 61)

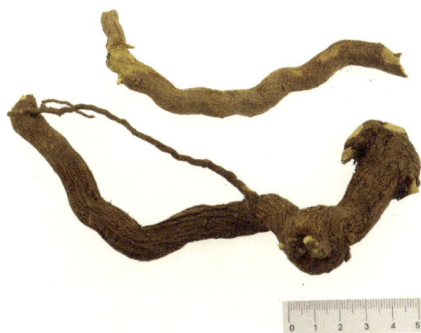

图 2 - 61　三颗针药材图

【**化学成分**】 主要含生物碱、木脂素类、甾醇类、有机酸类等化合物。生物碱有小檗碱、小檗胺、掌叶防己碱、药根碱等。

【**药理作用**】

1. 降血压作用 麻醉猫腹腔注射三颗针流浸膏有显著的降血压作用,对呼吸和心率的影响不显著。静脉注射三颗针的各种提取成分也有显著的降血压作用。三颗针浸膏腹腔注射可使麻醉猫血压下降。盐酸小檗胺可使麻醉兔、猫、犬血压下降,其降血压机制可能主要通过血管的直接扩张作用。

2. 抗菌作用 三颗针煎剂在试管内能抑制

黄疸出血型钩端螺旋体的生长。

3. 升白细胞作用　小檗胺腹腔注射及静脉注射,分别对大鼠和犬因环磷酰胺引起的白细胞下降有对抗作用。

4. 抗心律失常　盐酸小檗胺对离体豚鼠乳头肌和人心耳梳状肌的收缩性、自律性有抑制作用,并能延长功能不应期及非竞争性的拮抗氯化钙的正性肌力作用;静脉注射对乌头碱、毒毛花苷、氯化钙及结扎冠脉引起的心律失常均有抑制作用。小檗胺可对兔离体心脏缺血再灌注引起的心功能损伤起保护作用,能促进心功能的恢复,延长心脏有效工作时间。

【常用饮片】

三颗针片　本品呈不规则的片状。表面灰棕色至棕褐色,有细纵皱纹,栓皮易脱落。质坚硬,切面不平坦,呈鲜黄色,稍显放射状纹理。气微,味苦。(图2-62)

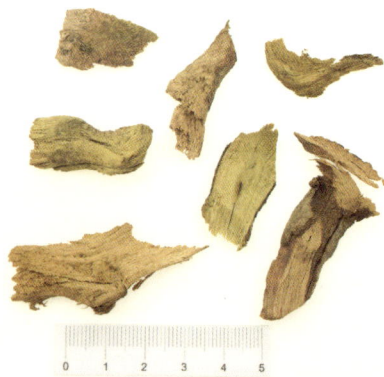

图2-62　三颗针饮片图

【性味归经】　苦,寒;有毒。归肝、胃、大肠经。

【功能主治】　清热燥湿,泻火解毒。用于湿热泻痢,黄疸,湿疹,咽痛目赤,聤耳流脓,痈肿疮毒。

【用法用量】　内服:煎汤,9~15 g;或泡酒。外用:适量,研末调敷。

【注意事项】　脾胃虚寒者慎用。

【附注】　《中国药典》(2020年版)亦收载小檗科植物小黄连刺 *Berberis wilsonae* Hemsl.的干燥根作为三颗针药用。

苦参

【别名】　野槐、地槐、山槐子。

【来源】　豆科植物苦参 *Sophora flavescens* Ait.的干燥根。

【原植物形态】　亚灌木,高50~120 cm。根圆柱状,外皮黄色。茎枝草本状,绿色,具不规则的纵沟,幼时被黄色细毛。单数羽状复叶,互生;下部具线形托叶;叶片长20~25 cm,叶轴上被细毛;小叶5~21,有短柄,卵状椭圆形至长椭圆状披针形,先端圆形或钝尖,基部圆形或广楔形,全缘。总状花序顶生,长10~20 cm,被短毛;苞片线形;花淡黄白色;萼钟状,稍偏斜,先端5裂;花冠蝶形,旗瓣较其他的花瓣稍长,先端近圆形;雄蕊10,花丝离生,仅基部愈合;雌蕊1,子房上位,子房柄被细毛,花柱纤细,柱头圆形。荚果线形,先端具长喙,成熟时不开裂。种子通常3~7,种子间有缢缩,黑色,近球形。花期5—7月,果期7—9月。(图2-63)

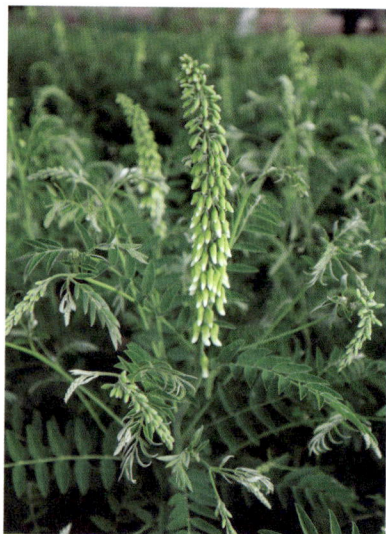

图2-63　苦参原植物图

【生境与分布】 生于山坡草地、平原、路旁、沙地和红壤地向阳处。全国各地均产。

【采收加工】 春、秋二季采挖，除去根头及小支根，洗净，干燥，或趁鲜切片，干燥。

【药材性状】 本品呈长圆柱形，下部常有分枝，长 10～30 cm，直径 1～6.5 cm。表面灰棕色或棕黄色，具纵皱纹及横长皮孔，外皮薄，多破裂反卷，易剥落，剥落处显黄色，光滑。质硬，不易折断，断面纤维性；切片厚 3～6 mm；切面黄白色，具放射状纹理及裂隙，有的可见同心性环纹或不规则散在。气微，味极苦。（图 2-64）

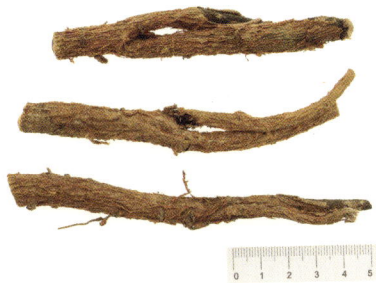

图 2-64 苦参药材图

【化学成分】 主要含生物碱、黄酮类等化合物。生物碱有 D-苦参碱、D-氧化苦参碱、槐花醇 1-臭豆碱、1-甲基金雀花碱、1-穿叶赝靛碱及槐果碱等；黄酮类有黄腐醇、异黄腐醇、3,4′,5-三羟-7-甲氧-8-异戊烯基黄酮、8-异戊烯基山柰酚等。

【药理作用】

1. 利尿作用 苦参煎剂及其中所含苦参碱给兔口服或注射后皆可产生利尿作用，尿量增加前即有盐分排出增多现象。

2. 抗病原体作用 高浓度苦参煎剂对结核分枝杆菌有抑制作用。苦参煎剂及水浸剂在体外对某些常见的皮肤真菌有不同程度的抑制作用。苦参醇浸膏在体外尚有抗滴虫作用，强度弱于黄连，而与蛇床子相近。

3. 其他作用 苦参碱注射于家兔，可发生中枢神经麻痹现象，同时发生痉挛，最终使家兔呼吸衰竭而死；注射于青蛙后，初呈兴奋，继则麻痹，呼吸变缓慢而不规则，最后发生痉挛，以致呼吸停止而死，其痉挛的发作可能与脊髓反射亢进相关。

【常用饮片】

苦参片 本品呈类圆形或不规则形的厚片。外表皮灰棕色或棕黄色，有时可见横长皮孔样突起，外皮薄，常破裂反卷或脱落，脱落处显黄色或棕黄色，光滑。切面黄白色，纤维性，具放射状纹理和裂隙，有的可见同心性环纹。气微，味极苦。（图 2-65）

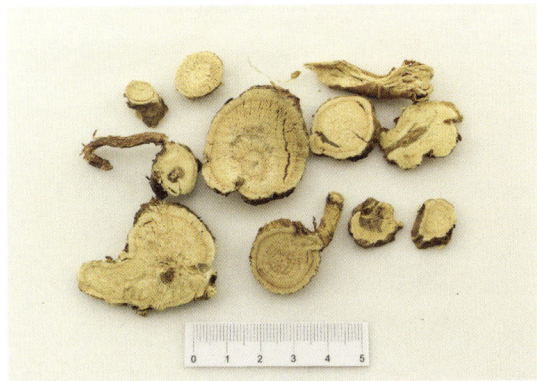

图 2-65 苦参饮片图

【性味归经】 苦、寒。归肝、肾、大肠、小肠经。

【功能主治】 清热，燥湿，杀虫，利尿。用于热痢，便血，黄疸尿闭，赤白带下，阴肿阴痒，湿疹，湿疮，皮肤瘙痒，疥癣麻风；外治滴虫性阴道炎。

【用法用量】 4.5～9 g。外用适量，煎水洗。

【注意事项】 不宜与藜芦同用。

秦皮 ☁

【别名】 秦白皮、木皮、蜡树皮。

【来源】 木犀科植物白蜡树 *Fraxinus chinensis* Roxb.、苦枥白蜡树 *Fraxinus rhynchophylla* Hance 或宿柱白蜡树 *Fraxinus stylosa* Lingelsh. 的干燥枝皮或干皮。

【原植物形态】

白蜡树 落叶乔木,高 10～12 m;树皮灰褐色,纵裂。芽阔卵形或圆锥形,被棕色柔毛或腺毛。小枝黄褐色,粗糙,无毛或疏被长柔毛,旋即秃净,皮孔小,不明显。羽状复叶长 15～25 cm;叶柄长 4～6 cm,基部不增厚;叶轴挺直,上面具浅沟,初时疏被柔毛,旋即秃净;小叶 5～7,硬纸质,卵形、倒卵状长圆形至披针形,长 3～10 cm,宽 2～4 cm,顶生小叶与侧生小叶近等大或稍大,先端锐尖至渐尖,基部钝圆形或楔形,叶缘具整齐锯齿,上面无毛,下面无毛或有时沿中脉两侧被白色长柔毛,中脉在上面平坦,侧脉 8～10 对,下面突起,细脉在两面突起,明显网结;小叶柄长 3～5mm。圆锥花序顶生或腋生枝梢,长 8～10 cm;花序梗长 2～4 cm,无毛或被细柔毛,光滑,无皮孔;花雌雄异株;雄花密集,花萼小,钟状,长约 1 mm,无花冠,花药与花丝近等长;雌花疏离,花萼大,桶状,长 2～3 mm,4 浅裂,花柱细长,柱头 2 裂。翅果匙形,长 3～4 cm,宽 4～6mm,上中部最宽,先端锐尖,常呈犁头状,基部渐狭,翅平展,下延至坚果中部,坚果圆柱形,长约 1.5 cm;宿存萼紧贴于坚果基部,常在一侧开口深裂。花期 4—5 月,果期 7—9 月。(图 2-66)

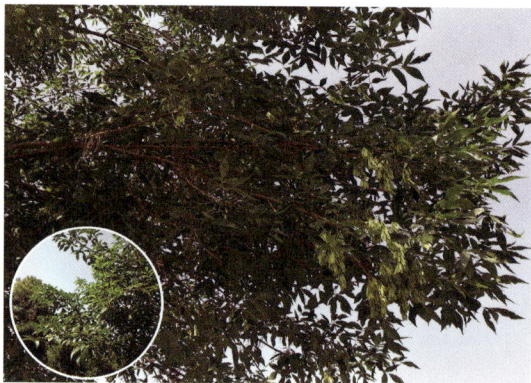

图 2-66 白蜡树原植物图

苦枥白蜡树 又名花曲柳。落叶乔木,高 10 m 左右。树皮灰褐色,较平滑,老时浅裂;小枝亦平滑,皮孔稀疏,阔椭圆形;芽短阔,密被褐色绒毛。单数羽状复叶,对生;叶轴光滑无毛;小叶通常 5 片,罕有 3 或 7 片,小叶柄长 5～15 mm,光滑无毛;叶片卵形,罕有长卵形或阔卵形,顶端 1 片最大,长 8～11 cm,宽 4.5～6.5 cm,基部一对最小,长 4～6 cm,宽 3～4.5 cm,先端渐尖,基部阔楔形或略呈圆形,边缘有浅粗锯齿,上面光滑,下面沿中脉下部之两侧有棕色柔毛。花与叶同时开放,或稍迟于叶,圆锥花序生于当年小枝顶端及叶腋;花小,花萼杯状,4 裂;无花冠;雄蕊 2,外露;雌蕊 2,心皮合生,柱头 2 裂。翅果倒长披针形,窄或稍宽,长约 3 cm,先端窄圆或窄尖。花期 5—6 月,果期 8—9 月。

宿柱白蜡树 落叶小乔木,高约 8 m。树皮灰褐色,纵裂。冬芽卵形,深褐色。小枝淡黄色,挺直而平滑,节膨大,无毛。单数羽状复叶;小叶着生处具关节,基部增厚,无毛;小叶 3～5 枚,硬纸质,卵状披针形至阔披针形,长 3.5～8 cm,先端长渐尖,基部阔楔形,下延至短柄,叶缘具细锯齿,两面无毛或有时在下面脉上被白色细柔毛。圆锥花序顶生或腋生当年生枝梢,分枝纤细,疏松;花序梗扁平,无毛,皮孔较多,果期尤明显;花萼杯状,萼齿 4,狭三角形,急尖头,与萼管等长;花冠淡黄色,裂片线状披针形,先端钝圆;雄花具雄蕊 2 枚,稍长于花冠裂片,花药长圆形,花丝细长;雌花未见。翅果倒披针状,长 1.5～2(～3.5) cm,宽 2.5～3(～5)mm,上中部最宽,先端急尖、钝圆或微凹,具小尖(宿存花柱),翅下延至坚果中部以上,坚果隆起。花期 5 月,果期 9 月。

【生境与分布】

白蜡树 生于海拔 850～2000 m 的山地杂

木林中,分布几乎遍及全国。

苦枥白蜡树 生于阳坡或阔叶林山坡。分布于吉林、辽宁、河北、陕西、河南等地。

宿柱白蜡树 生于海拔1300～2000 m的山地杂木林中。分布于河南、甘肃、陕西等地。

【采收加工】 春、秋剥下枝皮或干皮,晒干。

【药材性状】

枝皮 呈卷筒状或槽状,长10～60 cm,厚1.5～3 mm。外表面灰白色、灰棕色至黑棕色或相间呈斑状,平坦或稍粗糙,并有灰白色圆点状皮孔及细斜皱纹,有的具分枝痕。内表面呈黄白色或棕色,平滑。质硬而脆,断面纤维性,黄白色。气微,味苦。(图2-67)

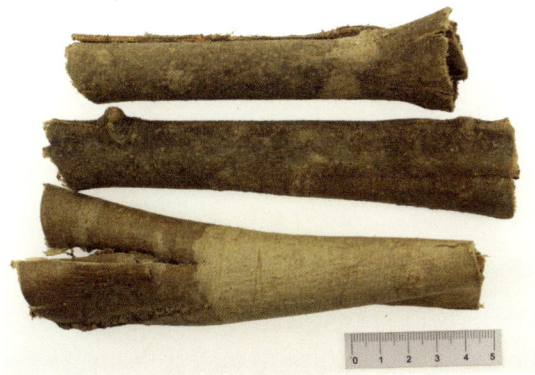

图2-67 秦皮药材图

干皮 为长条状块片,厚3～6 mm。外表面呈灰棕色,具龟裂状沟纹及红棕色圆形或横长的皮孔。质坚硬,断面纤维性较强。

【化学成分】 主要含秦皮素、秦皮苷、马栗树皮素、马栗树皮苷等多种香豆素类及鞣质。

【药理作用】

1. 消炎镇痛作用 马栗树皮苷对右旋糖酐性、5-羟色胺性及组胺性"关节炎"均有抑制作用。也有报道,马栗树皮苷对甲醛性"关节炎"亦有抑制作用,但对右旋糖酐性"关节炎"的抑制不明显。马栗树皮苷能抑制大鼠的肉芽肿形成(棉球法),对豚鼠紫外线照射背部引起的红

斑反应也有抑制作用,马栗树皮素较马栗树皮苷作用更显著,两者都对组胺引起的毛细血管通透性增加有抑制作用。马栗树皮苷还有微弱的镇痛作用(小鼠热板法)。

2. 对尿量及尿酸排泄的影响 秦皮苷有利尿作用,能促进家兔及风湿病患者尿酸的排泄。马栗树皮苷在大鼠及兔的试验中,各种给药途径均可增加尿酸的排泄。但其对正常大鼠并无利尿作用,而对小鼠却有较显著的利尿作用。

3. 其他作用 马栗树皮苷对其他器官的作用一般皆不显著。对兔的血压、呼吸、肠管皆无作用。对豚鼠离体小肠、子宫、膀胱、胆囊,离体蛙心,以及兔在位子宫、兔耳血管、蟾蜍下肢血管亦无作用,不影响兔颈动脉、股动脉的血流量。马栗树皮素对兔有轻度升压作用,还能抑制离体蟾蜍心脏及离体兔肠,轻度收缩蟾蜍下肢血管,离体蟾蜍腓肠肌的兴奋性亦略有降低。秦皮煎剂还有某些抗菌、治疗慢性支气管炎的作用。马栗树皮苷的化学结构与双香豆素相似,故有某些抗血凝作用,其4%溶液能吸收紫外线,故能保护皮肤免受日光照射之损伤。

【常用饮片】

秦皮条 本品为长短不一的丝条状。外表面灰白色、灰棕色或黑棕色。内表面黄白色或棕色,平滑。切面纤维性。质硬。气微,味苦。(图2-68)

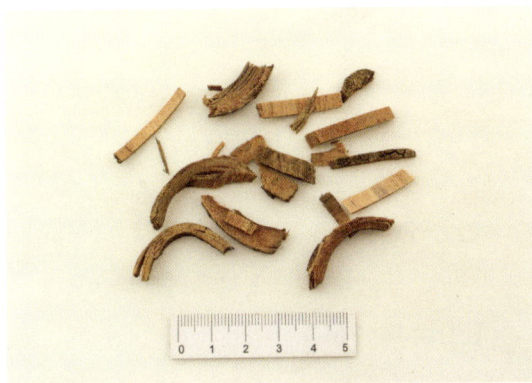

图2-68 秦皮饮片图

【性味归经】 苦、涩，寒。归肝、胆、大肠经。

【功能主治】 清热燥湿，收涩止痢，止带，明目。用于湿热泻痢，赤白带下，目赤肿痛，目生翳膜。

【用法用量】 内服：煎汤，6～12 g。外用：适量，煎水洗。

【注意事项】 脾胃虚寒者忌用。

白鲜皮

【别名】 白藓皮、八股牛、山牡丹。

【来源】 芸香科植物白鲜 *Dictamnus dasycarpus* Turcz. 的干燥根皮。

【原植物形态】 多年生宿根草本，高40～100 cm。根斜生，肉质粗长，淡黄白色。茎直立，幼嫩部分密被长毛及水泡状突起的油点。叶有小叶9～13片，小叶对生，无柄，位于顶端的一片则具长柄，椭圆至长圆形，长3～12 cm，宽1～5 cm，生于叶轴上部的较大，叶缘有细锯齿，叶脉不甚明显，中脉被毛；叶轴有甚狭窄的翼叶。总状花序长可达30 cm；花梗长1～1.5 cm；苞片狭披针形；萼片长6～8 mm，宽2～3 mm；花瓣白带淡紫红色或粉红带深紫红色脉纹，倒披针形，长2～2.5 cm，宽5～8 mm；雄蕊伸出于花瓣外；萼片及花瓣均密生透明油点。蓇葖果成熟后沿腹缝线开裂为5个分果瓣，每分果瓣又深裂为2小瓣，瓣的顶角短尖，内果皮蜡黄色，有光泽；每分果瓣有种子2～3，种子阔卵形或近圆球形，长3～4 mm，厚约3 mm，光滑。花期5月，果期8—9月。(图2-69)

【生境与分布】 生于丘陵土坡、平地灌丛、草地、疏林下，石灰岩山地亦常见。产于黑龙江、吉林、辽宁、内蒙古、河北、山东、河南、山西、宁夏、甘肃、陕西、新疆、安徽、江苏、四川及江西北部等地。

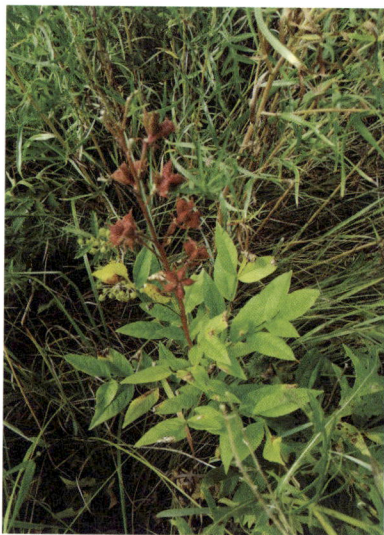

图2-69 白鲜原植物图

【采收加工】 春、秋二季采挖根部，除去泥沙和粗皮，剥取根皮，干燥。

【药材性状】 本品呈卷筒状，长5～15 cm，直径1～2 cm，厚0.2～0.5 cm。外表面灰白色或淡灰黄色，具细纵皱纹和细根痕，常有突起的颗粒状小点；内表面类白色，有细纵纹。质脆，折断时有粉尘飞扬，断面不平坦，略呈层片状，剥去外层，迎光可见闪烁的小亮点。有羊膻气，味微苦。(图2-70)

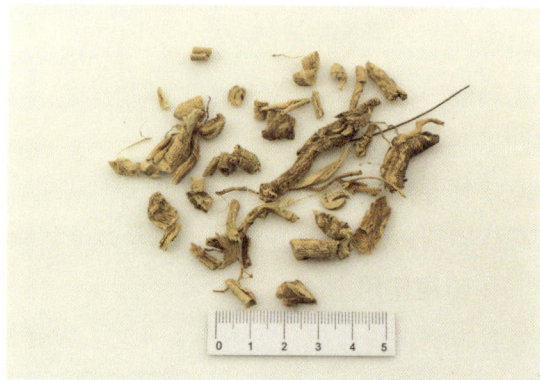

图2-70 白鲜皮药材图

【化学成分】 主要含三萜类、生物碱、黄酮类、香豆素类、倍半萜及其苷类等。三萜类有黄柏酮、柠檬苦素、梣酮等；生物碱有白鲜碱、菌芋碱等;黄酮类有槲皮素、汉黄芩素等;香豆素类有伞形花内酯、东莨菪亭、7-甲氧基香豆素等。

【药理作用】

1. 抗癌作用 伊红染色法试验表明,白鲜皮非极性溶剂提取物及挥发油有体外抗癌活性,从白鲜皮乙醚提取物中分离得到梣酮、白鲜碱及得自挥发油的一种无色透明液体为其体外抗癌的有效成分,其 45% 浓度能杀死艾氏腹水癌、S180 细胞及 U14 细胞。

2. 抗菌作用 白鲜皮 1∶4 的水浸液体外试验对多种致病真菌,如堇色毛癣菌、同心性毛癣菌、许兰毛癣菌等均有不同程度的抑制作用。白鲜皮的乙醚、乙醇和水提取物对金黄色葡萄球菌、大肠埃希菌、铜绿假单胞菌和草分枝杆菌均有效果。

【常用饮片】

白鲜皮片 本品呈不规则的厚片。外表皮灰白色或淡灰黄色,具细纵皱纹及细根痕,常有突起的颗粒状小点;内表面类白色,有细纵纹。切面类白色,略呈层片状。有羊膻气,味微苦。

【性味归经】 苦,寒。归脾、胃、膀胱经。

【功能主治】 清热解毒,祛风燥湿。主湿热疮毒,湿疹,风疹,疥癣,湿痹,黄疸,尿赤。

【用法用量】 内服:煎汤,5∼10 g。外用:适量,煎水洗或研粉敷。

【注意事项】 体质虚寒者忌用。

功劳木

【别名】 土黄柏、刺黄连、黄杨木。

【来源】 小檗科植物阔叶十大功劳 *Mahonia bealei* (Fort.) Carr. 的干燥茎。

【原植物形态】 常绿灌木,高 1∼4 m。茎表面土黄色或褐色,粗糙,断面黄色。叶互生,厚革质,具柄,基部扩大抱茎;奇数羽状复叶,长 25∼40 cm,小叶 7∼15,侧生小叶无柄,阔卵形,大小不等,长 4∼12 cm,宽 2.5∼4.5 cm,顶生小叶较大,有柄,先端渐尖,基部阔楔形或近圆形,边缘反卷,每边有 2∼8 枚大的刺状锯齿,上面深绿色,有光泽,下面黄绿色。总状花序生于茎顶,直立,长 5∼10 cm,6∼9 个簇生,小苞片 1;萼片 9,排成三层;花瓣 6,长圆形,先端 2 浅裂,基部有 2 蜜腺;雄厚蕊 6;雌蕊 1。浆果卵圆形,直径约 5 mm,成熟时蓝黑色,被白粉。花期 8—10 月,果期 10—12 月。(图 2 - 71)

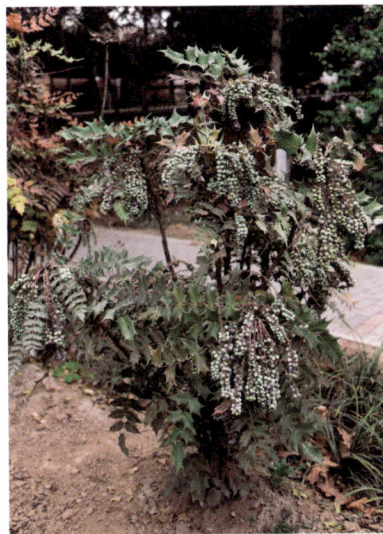

图 2 - 71 阔叶十大功劳原植物图

【生境与分布】 生于向阳山坡的灌丛中,也有栽培。分布于陕西、安徽、浙江、江西、福建、河南、湖北、湖南、四川等地。

【采收加工】 全年可采,切块或片,干燥。

【药材性状】 本品为不规则的块片,大小不等。外表面灰黄色至棕褐色,有明显的纵沟纹和横向细裂纹,有的外皮较光滑,有光泽,或有叶柄残基。质硬,切面皮部薄,棕褐色,木部黄色,可见数个同心性环纹及排列紧密的放射状纹理,

髓部色较深。气微,味苦。(图 2 - 72)

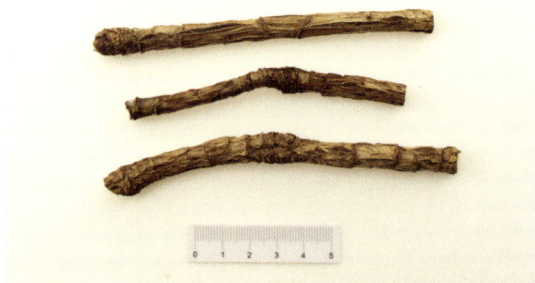

图 2 - 72 功劳木药材图

【化学成分】 主要含有小檗碱、巴马汀、氧化小檗碱、尖刺碱、阿莫灵等生物碱类成分,尚含有绿原酸等。

【药理作用】 功劳木提取物中生物碱类具有逆转白血病细胞株 K562/ADM 对阿霉素的耐药活性;其总提取物及生物碱均具有良好的 HMG - CoA 还原酶抑制活性。

【性味归经】 苦,寒。归大肠、肾、肺经。

【功能主治】 清热燥湿,泻火解毒。用于湿热泻痢,黄疸尿赤,目赤肿痛,胃火牙痛,疮疖痈肿。

【用法用量】 内服:煎汤,9～15 g。外用:适量,煎水洗或研末调敷。

【注意事项】 体质虚寒者忌用。

【附注】《中国药典》(2020 年版)亦收载小檗科植物细叶十大功劳 Mahonia fortunei (Lindl.)Fedde 的干燥茎作为功劳木药用。

太白黄连

【别名】 土黄连、黄三七、猴儿七、白细辛。

【来源】 毛茛科植物黄三七 Actaea vaginata (Maxim.) J. Compton 的根茎或全草。

【原植物形态】 多年生草本,高 25～75 cm。根状茎粗壮,横走,直径 4～9 mm,有分枝,疏生纤维状根。茎直立,无毛或近无毛,近基部有 2～4 片膜质鞘,在鞘之上通常生 2 叶;叶柄长 5～34 cm;叶为二至三回三出复叶;叶片三角形,长达 24 cm,一回裂片具长柄,卵形至卵圆形,中央二回裂片具较长的柄,比侧生的二回裂片稍大,轮廓卵状三角形,长 4～7.5 cm,宽 3.5～6.5 cm;三回裂片菱形,再一至二回近羽状分裂,边缘具不等的锯齿,无毛。总状花序具 4～6 花;苞片卵形,膜质;花两性,先叶开放,直径 1.2～2.4 cm,花梗与花等长;萼片 5,花瓣状,倒卵形,长 8～11 mm,宽 4～7 mm,具 3 脉,先端圆,呈不规则浅波状,白色;花瓣 5,宽倒卵形或扇形,长为萼片一半或更短,具多条脉,先端稍平或略圆,有时具小齿;雄蕊多数,长 4～7 mm,花丝狭线形,花药近椭圆形;心皮 1～2,狭长圆形,长 7～9 mm,花柱短,柱头面中央微凹。蓇葖果 1～2,长 3.5～7 cm,具明显的网脉,基部具细柄。种子 12～16 粒,长 3～4 mm,黑色。花期 5—6 月,果期 7—9 月。(图 2 - 73)

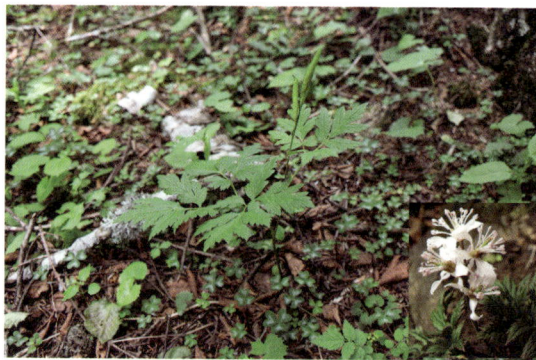

图 2 - 73 黄三七原植物图

【生境与分布】 生于海拔 2800～4000 m 的山地林中、林缘或草地。分布于陕西南部、甘肃南部、青海东部、四川西部、云南西北部、西藏东南部等地。

【采收加工】 夏季采挖,根茎带土晒干,去净泥土用;全草阴干用。

【药材性状】 干燥根茎多具短分枝,略呈鸡爪状,长3～5 cm,直径0.2～0.5 cm。表面黄棕色至黑棕色,有明显的环节及细纵纹,腹面疏生纤维状根,并可见脱落的根迹。根茎质坚硬而脆,断面不平坦,有裂隙,地上茎痕中心常凹陷。断面黄白色至灰棕色。根茎上着生多数弯曲的棕黑色须根,多已断落。气微、味苦。以干燥、无杂质泥沙者为佳。(图2-74)

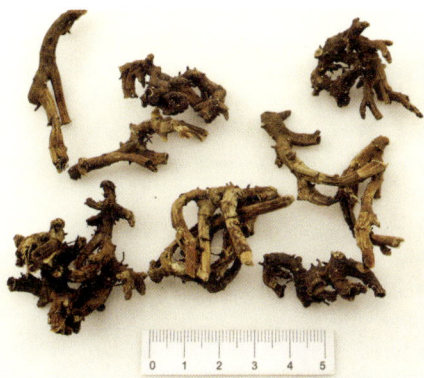

图2-74 太白黄连药材图

【化学成分】 主要含有甾体类、萜类及有机酸类等化合物。甾体类有胡萝卜苷、β-谷甾醇、表木栓醇等。萜类有新黄三七皂苷A、新升麻苷B、积雪草苷A、黄三七皂苷L、北升麻醇、黄三七皂苷J、黄三七皂苷、铁破锣皂苷Ⅲ、铁破锣皂苷Ⅵ、27-脱氧升麻烃、黄肉楠碱、25-O-乙酰升麻醇糖苷、25-甲基升麻醇木糖苷、升麻醇木糖苷、24-O-乙酰升麻醇糖苷等。有机酸类包括阿魏酸、香草酸、24-表升麻醇、3-羰基-1,2-烯升麻醇、7β-羟基升麻醇、26(S)-阿特素、26(R)-阿特素等。

【药理作用】

1.抗炎作用 体外抗炎实验证明,黄三七中的多种环菠萝烷型三萜化合物表现出良好的抗炎活性。

2.保肝作用 较大剂量的升麻醇木糖苷能有效抑制四氯化碳诱导的小鼠肝损伤。

3.其他作用 黄三七还有解热、镇痛、消炎、抗风湿、抗肿瘤、抑制核苷转运、抗骨质疏松作用,对心血管和免疫系统也有影响。

【性味归经】 苦,凉。归心、肺、胃、大肠经。

【功能主治】 清热除烦,解毒消肿。主治热病烦躁,心悸怔忡,骨蒸潮热,咽炎,口腔炎,结膜炎,湿热泄泻,痢疾,痈疮肿毒及热病心烦。

【用法用量】 内服:煎汤,6～9 g。外用:适量,研末撒或调敷。

第三节 清热泻火药

知母

【别名】 羊胡子根、穿地龙、虾草。

【来源】 百合科植物知母 *Anemarrhena asphodeloides* Bge. 的干燥根茎。

【原植物形态】 多年生草本。全株无毛。根茎横生,粗壮,密被许多黄褐色纤维状残叶基,下面生有多数肉质须根。叶基生,丛出,线形,长20～70 cm,宽3～7 mm,上面绿色,下面深绿色,无毛,质稍硬,叶基部扩大包着根茎。花葶直立,不分枝,高50～120 cm,下部具披针形退化叶,上部疏生鳞片状小苞片;花2～6朵成一簇,散生在花葶上部呈总状花序,长20～40 cm;花黄白色,干后略带黄色,多于夜间开放,具短梗;花被片6,基部稍连合,2轮排列,长圆形,长5～8 mm,宽1～1.5 mm,先端稍内折,边缘较薄,具3条淡绿色纵脉纹;能育雄蕊3,着生于内轮花被片近中部,花药黄色,退化雄蕊3,着生于外轮花被片近基部,不具花药;雌蕊1,子房长卵形,3室,花柱短,柱头1。蒴果卵圆形,长10～15 mm,直径5～7 mm,成熟时沿腹缝线上方开裂为3裂片,每裂片内能常具1颗种子。种子长卵形,具3棱,一端尖,长8～12 mm,黑色。花期5—8月,果期7—9月。(图2-75)

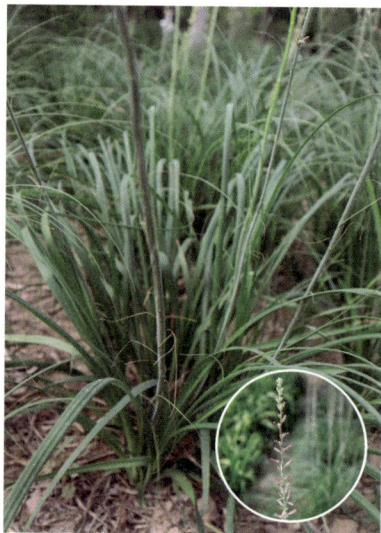

图2-75 知母原植物图

【生境与分布】 生于向阳干燥的山坡、丘陵草丛或草原地带,常成群生长。分布于东北、华北及陕西、宁夏、甘肃、山东、江苏等地,在新疆、安徽、江西、河南等地有引种栽培。

【采收加工】 春、秋二季采挖,除去须根和泥沙,晒干,习称"毛知母";或除去外皮,晒干。

【药材性状】 本品呈长条状,微弯曲,略扁,偶有分枝,长3～15 cm,直径0.8～1.5 cm,一端有浅黄色的茎叶残痕。表面黄棕色至棕色,上面有一凹沟,具紧密排列的环状节,节上密生黄棕色的残存叶基,由两侧向根茎上方生长;下面隆起而略皱缩,并有凹陷或突起的点状根痕。质硬,易折断,断面黄白色。气微,味微

甜、略苦,嚼之带黏性。(图2-76)

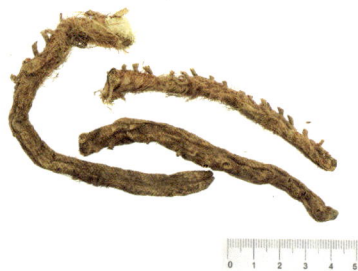

图2-76 知母药材图

【化学成分】 主要含皂苷类和其他成分。皂苷类成分有知母皂苷A-Ⅰ、知母皂苷A-Ⅱ、知母皂苷A-Ⅲ、知母皂苷A-Ⅳ、知母皂苷B-Ⅰ、知母皂苷B-Ⅱ、知母皂苷A2、去半乳糖替告皂苷、F-芰脱皂苷、伪原知母皂苷A-Ⅲ、异菝葜皂苷等。还有β-谷甾醇、芒果苷、烟酸、烟酰胺及泛酸等。

【药理作用】

1. 抗菌作用 知母在体外对痢疾志贺菌、伤寒沙门菌、副伤寒沙门菌、霍乱弧菌、大肠埃希菌、变形杆菌、铜绿假单胞菌等革兰氏阴性菌及葡萄球菌、溶血性链球菌、肺炎球菌、百日咳鲍特菌等革兰氏阳性菌均有较强的抗菌作用。知母对某些常见的致病性皮肤癣菌如许兰毛癣菌及其蒙古变种、同心性毛癣菌、堇色毛癣菌、红色毛癣菌、絮状表皮癣菌、铁锈色毛癣菌、足跖毛癣菌、趾间毛癣菌和犬小芽孢菌等在沙氏培养基上表现较强的抗菌作用。从知母中提得的一种水溶性皂苷对结核分枝杆菌,尤其对白色念珠菌有较强的抑制作用;其所含的另一种黄酮结晶亦有抑制结核分枝杆菌的作用。

2. 抑制 Na^+-K^+-ATP 酶活性 知母皂苷元可抑制因同时灌胃甲状腺素引起的肝、肾和小肠黏膜中 Na^+-K^+-ATP 酶活性升高。知母皂苷具有明显降低由甲状腺素造成的耗氧率增

加及抑制 Na^+-K^+-ATP 酶活性的作用。

3. 对交感-肾上腺功能的影响　知母水煎剂可使大鼠肾上腺内多巴胺-β-羟化酶活性明显降低,提示儿茶酚胺合成减少。此外,按人体常用剂量 5 倍给家兔灌胃后,可拮抗外源性皮质激素制剂地塞米松引起的反馈性血浆皮质酮水平降低。

4. 降血糖作用　知母有明显的降血糖作用,并可延缓胰岛萎缩。知母可促进大鼠横膈和脂肪组织摄取葡萄糖,并使横膈内糖原含量增加,但肝内糖原量减少,尿中酮体含量减少。从知母中分离出的知母聚糖 A、知母聚糖 B、知母聚糖 C、知母聚糖 D 有降血糖作用,其中知母聚糖 B 的活性最强。

5. 解热作用　知母对大肠埃希菌引起的发热家兔有解热作用。

6. 抗肿瘤作用　知母皂苷对人肝癌移植裸大鼠有抑制肿瘤生长作用,使生存期延长;另对治疗皮肤鳞癌、宫颈癌等有较好疗效且无副作用。

7. 其他作用　知母皂苷有明显的利胆和抑制血小板聚集作用。知母中的烟酸有维持皮肤与神经健康及促进消化道功能的作用。知母提取物对逆转录酶和各种脱氧核糖核酸聚合酶活性有抑制作用。

【常用饮片】

知母片　本品呈不规则的类圆形厚片。外表皮黄棕色或棕色,可见少量残存的黄棕色叶基纤维和凹陷或突起的点状根痕。切面黄白色至黄色。气微,味微甜、略苦,嚼之带黏性。(图 2-77)

盐知母片　本品形如知母片,色黄或微带焦斑。味微咸。

【性味归经】　苦、甘,寒。归肺、胃、肾经。

【功能主治】　清热泻火,滋阴润燥。用于外感热病,高热烦渴,肺热燥咳,骨蒸潮热,内热消渴,肠燥便秘。

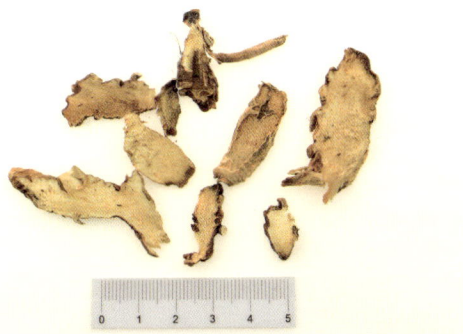

图 2-77　知母饮片图

【用法用量】　内服:煎汤,6～12 g;或入丸、散。清热泻火,滋阴润燥宜生用;入肾降火滋阴宜盐水炒。

【注意事项】　脾胃虚寒、大便溏泄者忌用。

夏枯草

【别名】　夏枯头、大头花、灯笼草。

【来源】　唇形科植物夏枯草 *Prunella vulgaris* L. 的干燥果穗。

【原植物形态】　多年生草本,茎高 15～30 cm。有匍匐地上的根状茎,在节上生须根。茎上升,下部伏地,自基部多分枝,钝四棱形,具浅槽,紫红色,被稀疏的糙毛或近无毛。叶对生,具柄;叶柄长 0.7～2.5 cm,自下部向上渐变短;叶片卵状长圆形或圆形,大小不等,长 1.5～6 cm,宽 0.7～2.5 cm,先端钝,基部圆形、截形至宽楔形,下延至叶柄成狭隘翅,边缘不明显的波状齿或几近全缘。轮伞花序密集排列成顶生长 2～4 cm 的假穗状花序,花期时较短,随后逐渐伸长;苞片肾形或横椭圆形,具骤尖头;花萼钟状,长达 10 mm,二唇形,上唇扁平,先端截平,有 3 个不明显的短齿,中齿宽大,下唇 2 裂,裂片披针形;花冠紫、蓝紫或红紫色,长约 13 mm,略超出萼,长不超过萼长的 2 倍,下唇中裂片宽大,边缘具流苏状小裂片;雄蕊 4,二强,花丝先端 2 裂,1 裂片能育具花药,花药 2 室,室极叉开;子房无毛。小坚果黄褐色,长圆状卵形,长 1.8 mm,微具沟纹。花期 4—6 月,果期 6—8 月。(图 2 - 78)

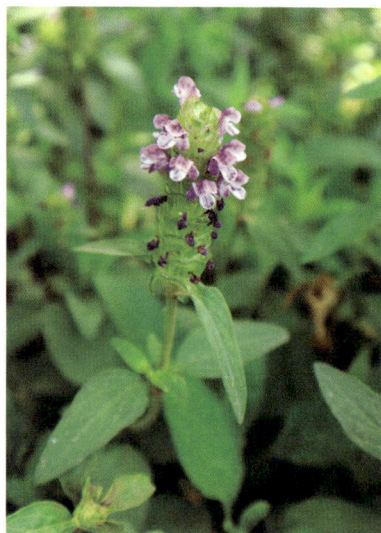

图 2 - 78　夏枯草原植物图

【生境与分布】　生于荒地、路旁及山坡草丛中。产于陕西、甘肃、新疆、河南、湖北、湖南、江西、浙江、福建、台湾、广东、广西、贵州、四川及云南等地。

【采收加工】　夏季果穗呈棕红色时采收,除去杂质,晒干。

【药材性状】　本品呈圆柱形,略扁,长 1.5～8 cm,直径 0.8～1.5 cm,淡棕色至棕红色。全穗由数轮至数十轮宿萼与苞片组成,每轮有对生苞片 2 片,呈扇形,先端尖尾状,脉纹明显,外表面有白毛。每一苞片内有花 3 朵,花冠多已脱落,宿萼二唇形,内有小坚果 4 枚,卵圆形,棕色,尖端有白色突起。体轻。气微,味淡。(图 2 - 79)

【化学成分】　主要含有皂苷类、黄酮类、香豆素类和脂肪酸类化合物。皂苷类有熊果酸、齐墩果酸。黄酮类有芸香苷、金丝桃苷、木

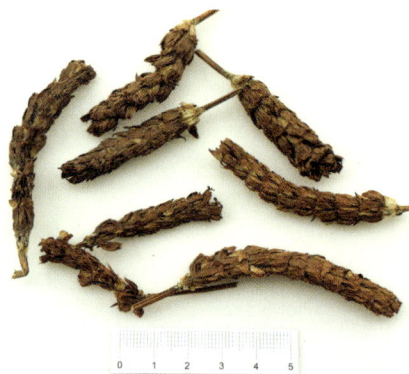

图 2 - 79　夏枯草药材图

樨草素、合模荠草素、木樨草素-7-O-葡萄糖苷等;香豆素类有伞形花内酯、马栗树皮素等;脂肪酸类有油酸、亚麻酸、肉豆蔻酸、棕榈酸、硬脂酸及月桂酸等。

【药理作用】

1. 降血压作用　夏枯草水浸出液及 30％乙醇浸液对麻醉动物有降血压作用。犬静脉注射夏枯草煎剂有明显降血压作用,但易产生快速耐受现象。

2. 免疫抑制作用　用夏枯草注射剂皮下注射可使动物胸腺、脾脏明显萎缩,肾上腺明显增大;腹腔注射可使血浆皮质醇水平明显升高。病理检查可见胸腺皮质明显变薄,淋巴细胞变稀疏,脾脏可以见白髓较小,淋巴细胞较稀疏且与红髓分界模糊,还能使肾上腺皮质束状带细胞增大,血窦扩张,表明本品可能是一种免疫抑制剂,因而对某些由于免疫过程引起的病理损伤可能具有潜在的治疗意义。

3. 降血糖作用　夏枯草可明显抑制由四氧嘧啶损害所致的小鼠血糖升高。

4. 抗菌、抗病毒作用　体外试验表明,夏枯草煎剂对痢疾志贺菌、伤寒沙门菌、霍乱弧菌、大肠埃希菌、变形杆菌、葡萄球菌及人型结核分枝杆菌均有不同程度的抑制作用。其醇浸液在琼脂培养基上对铜绿假单胞菌有抑制作用。水浸液在试管内对某些常见皮肤病致病真菌有不同程度的抑制作用。夏枯草提取物体外有抗 1

型单纯疱疹病毒的作用。

【性味归经】 辛、苦,寒。归肝、胆经。

【功能主治】 清肝泻火,明目,散结消肿。用于目赤肿痛,目珠夜痛,头痛眩晕,瘰疬,瘿瘤,乳痈,乳癖,乳房胀痛。

【用法用量】 内服:煎汤,9～15 g;或熬膏或入丸、散。外用:适量,煎水洗或捣敷。

【注意事项】 脾胃虚弱者慎用。

芦根

【别名】 芦茅根、苇根、芦通。

【来源】 禾本科植物芦苇 *Phragmites communis* Trin. 的新鲜或干燥根茎。

【原植物形态】 多年生高大草本,高 1～3 m。地下茎粗壮,横走,节间中空,节上有芽。茎直立,中空。叶 2 列,互生;叶鞘圆筒状,叶舌有毛;叶片扁平,长 15～45 cm,宽 1～3.5cm,边缘粗糙。穗状花序排列成大型圆锥花序,顶生,长 20～40 cm,微下垂,下部梗腋间具白色柔毛;小穗通常有 4～7 花,长 10～16 cm;第 1 花通常为雄花,颖片披针形,不等长,第 1 颖片长为第 2 颖片的一半或更短;外稃长于内稃,光滑开展;两性花,雄蕊 3,雌蕊 1,花柱 2,柱头羽状。颖果椭圆形,与内稃分离。花、果期 7—10 月。(图 2-80)

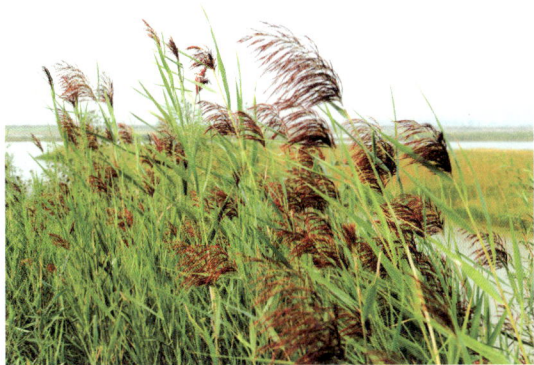

图 2-80 芦苇原植物图

【生境与分布】 生于河流、池沼岸边浅水中。全国大部分地区都有分布。

【采收加工】 全年均可采挖,除去芽、须根及膜状叶,鲜用或晒干。

【药材性状】

鲜芦根 呈长圆柱形,有的略扁,长短不一,直径 1～2 cm。表面黄白色,有光泽,外皮疏松可剥离,节呈环状,有残根和芽痕。体轻,质韧,不易折断。切断面黄白色,中空,壁厚 1～2 mm,有小孔排列成环。气微,味甘。

芦根 呈扁圆柱形。节处较硬,节间有纵皱纹。(图 2-81)

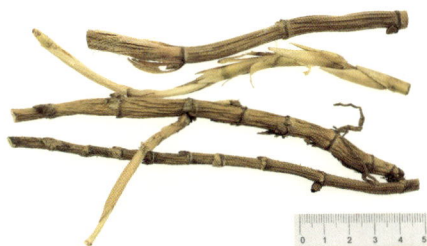

图 2-81 芦根药材图

【化学成分】 含有大量的维生素 B_1、维生素 B_2、维生素 C、蛋白质、脂肪、碳水化合物、天冬酰胺等。又含有氨基酸、脂肪酸、甾醇、生育酚、多元酚,如咖啡酸和龙胆酸;还含有 2,5-二甲氧基-对-苯醌、对-羟基苯甲醛、丁香醛、松柏醛、香草酸、阿魏酸、对-香豆酸及二氧杂环己烷木质素等。

【药理作用】

1. 对中枢神经系统的作用 芦根能抑制蛙神经肌肉标本的电刺激所引起的收缩反应及大鼠膈肌的氧摄取和无氧糖酵解,并能抑制肌动蛋白-三磷酸腺苷系统的反应,还有比较弱的中枢抑制作用,表现为对大鼠及小鼠均有镇静作用,并能与咖啡因相拮抗;对家兔中枢神经系统功能有抑制作用。对多突触反射(猫腓神经-腓肠肌标本)有短暂的抑制作用。

2. 解热作用 芦根对干酵母致热小鼠具有显著的解热效果,其作用机制可能与降低发热小鼠血清中 IL-1β、TNF-α、cAMP 含量以及抑制下丘脑组织中 PGE2 的释放有关。

3. 其他作用 芦根有轻度抗氧化作用,可防止肾上腺素的氧化;在大鼠尾部电刺激试验中表现出镇痛作用,强度与氨基比林相似;此外还有轻度雌激素样作用及抗癌作用。

【常用饮片】

鲜芦根段 本品呈圆柱形段。表面黄白色,有光泽,节呈环状。切面黄白色,中空,有小孔排列成环。气微,味甘。

芦根段 本品呈扁圆柱形段。表面黄白色,节间有纵皱纹。切面中空,有小孔排列成环。(图 2 - 82)

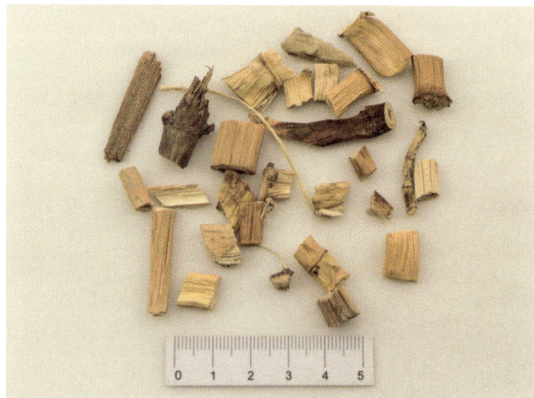

图 2 - 82 芦根饮片图

【性味归经】 甘,寒。归肺、胃经。

【功能主治】 清热泻火,生津止渴,除烦,止呕,利尿。用于热病烦渴,肺热咳嗽,肺痈吐脓,胃热呕哕,热淋涩痛。

【用法用量】 内用:煎汤,15～30 g,鲜品用量加倍,或捣汁服用。

【注意事项】 脾胃虚寒者慎用。

天花粉

【别名】 栝楼根、白药。

【来源】 葫芦科植物栝楼 *Trichosanthes kirilowii* Maxim. 或双边栝楼 *Trichosanthes rosthornii* Harms 的干燥根。

【原植物形态】

栝楼 攀缘藤本,长可达 10 m。块根圆柱状,肥厚,富含淀粉。茎较粗,多分枝,具纵棱及槽,被白色伸展柔毛。叶互生;叶柄长 3～10 cm,具纵条纹,被条柔毛;卷须 3～7 分歧,被柔毛;叶片纸质,轮廓近圆形或近心形,长、宽均 5～20 cm,常 3～5(～7)浅裂至中裂,稀深裂或不分裂而仅有不等大粗齿,裂片菱状倒卵形、长圆形,先端钝,急尖,边缘常再浅裂,基部心形,弯缺深 3～4 cm,表面深绿色,粗糙,背面淡绿色,两面沿脉被长柔毛状硬毛,基出掌状脉 5 条,细脉网状。雌雄异株;雄总状花序单生或与一单花并生,或在枝条上部者单生,总状花序长 10～20 cm,粗壮,具纵棱及槽,被微柔毛,顶端有 5～8 花,单花花梗长约 15 cm,小花梗长约 3 mm,小苞片倒卵形或阔卵形,中上部具粗齿,基部具柄,被短柔毛;花萼筒状,先端扩大,径约 10 mm,中下部径约 5 mm,被短柔毛,裂片披针形,全缘;花冠白色,裂片倒卵形,先端中央具 1 绿色尖头,两侧具丝状流苏,被柔毛;花药靠合,花丝分离,粗壮,被长柔毛;雌花单生,花梗长 7.5 cm,被柔毛;花萼筒圆形,裂片和花冠同雄花;子房椭圆形,绿色,柱头 3。果实椭圆形,淡黄褐色,近边缘处具棱线。花期 5—8 月,果期 8—10 月。(图 2 - 83)

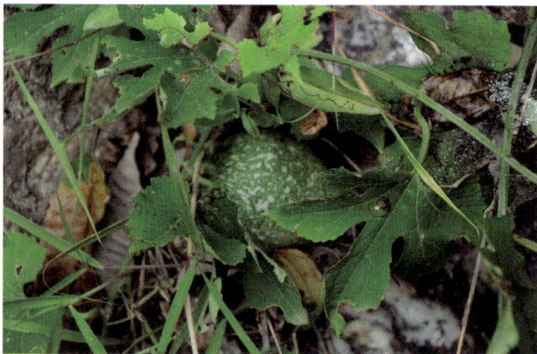

图 2 - 83 栝楼原植物图

双边栝楼 又称中华栝楼。多年生草质藤本。根粗壮。茎细长,缠绕或攀缘,具棱,幼时被褐色短柔毛。卷须腋生,先端分叉。叶互生,宽卵形,长 8～16 cm,宽、长近相等,基部浅心形,通常 3～9 深裂几达基部,裂片披针形或狭倒卵形,锐尖,边缘具疏齿,两面无毛,有颗粒状突起,叶柄长 4～6 cm。

【生境与分布】

栝楼 生于海拔 200～1800 m 的山坡林下、灌丛、草地和村旁田边。主产于河南、广西、山东、江苏、贵州、安徽等地。

双边栝楼 生于海拔 400～1850 m 的山谷、沟边或路边林缘。产于甘肃东南部、陕西南部、湖北西南部、四川东部、云南东北部及贵州、江西等地。

【采收加工】 秋、冬二季采挖,洗净,除去外皮,切段或纵剖成瓣,干燥。

【药材性状】 本品呈不规则圆柱形、纺锤形或瓣块状,长 8～16 cm,直径 1.5～5.5 cm。表面黄白色或淡棕黄色,有纵皱纹、细根痕及略凹陷的横长皮孔,有的有黄棕色外皮残留。质坚实,断面白色或淡黄色,富粉性,横切面可见黄色木质部,略呈放射状排列,纵切面可见黄色条纹状木质部。气微,味微苦。(图 2-84)

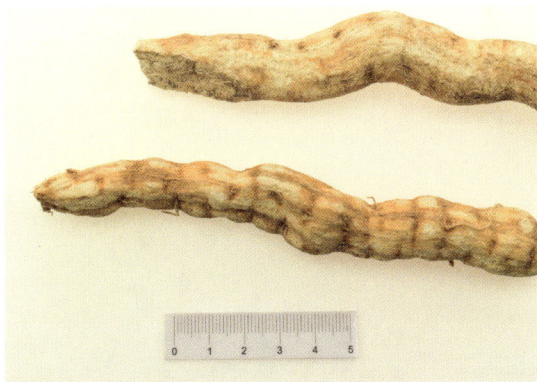

图 2-84 天花粉药材图

【化学成分】 主要含天花粉蛋白和多种氨基酸。氨基酸有 α-羟甲基丝氨酸、天冬氨酸、瓜氨酸、丝氨酸、谷氨酸、苏氨酸等;还含有栝楼根多糖 A、栝楼根多糖 B、栝楼根多糖 C、栝楼根多糖 D、栝楼根多糖 E、肽类、其他多糖等。

鲜根还含 7-豆甾烯-3β-醇、泻根醇酸、葫芦苦素 B 及葫芦苦素 D、23,24-二氢葫芦苦素 B 等。

【药理作用】

1. 增强免疫作用 天花粉蛋白具有免疫原性,能促进免疫球蛋白产生,有较强的抗原性,能引起动物过敏反应。天花粉蛋白是一种非特异性免疫增强剂。

2. 抗菌作用 天花粉煎剂在体外对溶血性链球菌、肺炎球菌、白喉棒状杆菌有一定的抑制作用,对伤寒沙门菌、铜绿假单胞菌、痢疾志贺菌、变形杆菌及金黄色葡萄球菌的作用较弱。

3. 抗癌作用 天花粉蛋白对绒毛膜上皮癌有独特的疗效,能选择性地损伤绒毛膜上皮癌细胞和黑色素瘤细胞,临床治疗恶性葡萄胎和绒毛膜上皮癌有效。天花粉蛋白在瘤组织局部注射和腹腔注射,能明显抑制大鼠 WK256、小鼠网织红细胞肉瘤腹水型、U14 腹水型以及小鼠乳腺癌的生长。对小鼠肝癌实体瘤和腹水型均有明显的抑制功效,可减少腹水量,延长存活期。此外,天花粉多糖也有抗癌活性。

4. 抗艾滋病病毒 体外实验表明,天花粉蛋白可抑制艾滋病病毒在感染的免疫细胞内复制,减少免疫细胞中受病毒感染的活细胞数。

5. 致流产和抗早孕作用 天花粉蛋白对孕期小鼠、兔均有致流产作用,并有抗早孕作用,可使胚胎坏死、液化,终至完全吸收。

【常用饮片】

天花粉片 本品呈类圆形、半圆形或不规则形的厚片。外表皮黄白色或淡棕黄色。切面可见黄色木质部小孔,略呈放射状排列。气微,味微苦。(图 2-85)

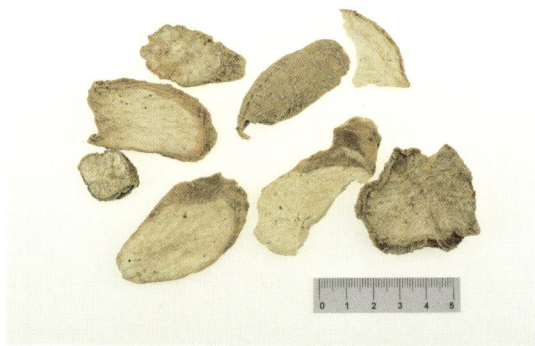

图 2-85 天花粉饮片图

【性味归经】 甘、微苦,微寒。归肺、胃经。

【功能主治】 清热泻火,生津止渴,消肿排脓。用于热病烦渴,肺热燥咳,内热消渴,疮疡肿毒。

【用法用量】 内服:煎汤,10~15 g;或入丸、散。外用:适量,研末撒布或调敷。

【注意事项】 孕妇慎用;脾胃虚寒、大便滑泄者忌用。

决明子

【别名】 马蹄决明、假绿豆、草决明。

【来源】 豆科植物决明 Cassia tora (L.) 的干燥成熟种子。

【原植物形态】 一年生亚灌木状草本,高 0.5~2 m,上部分枝多。叶互生,羽状复叶;叶柄长 2~5 cm;小叶 3 对,叶片倒卵形或倒卵状长圆形,长 2~6 cm,宽 1.5~3.5 cm,先端圆形,基部楔形,稍偏斜,下面及边缘有柔毛,最下 1 对小叶间有 1 条形腺体,或下面 2 对小叶间各有一腺体。花成对腋生,最上部聚生;总花梗极短;小花梗长 1~2 cm;萼片 5,倒卵形;花冠黄色,花瓣 5,倒卵形,长 12~15 mm,基部有爪;雄蕊 10,发育雄蕊 7,3 个较大的花药先端急狭呈瓶颈状;子房细长,花柱弯曲。荚果细

长,近四棱形,长 15~20 cm,宽 3~4 mm,果柄长 2~4 cm。种子多数,菱柱形或菱形略扁,淡褐色,光亮,两侧各有 1 条线形斜凹纹。花期 6—8 月,果期 8—10 月。(图 2-86)

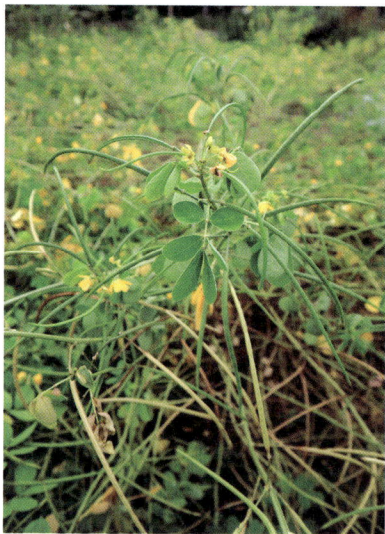

图 2-86 决明原植物图

【生境与分布】 生于丘陵、路边、荒山、山坡疏林下。我国南北各省均有栽培或野生。

【采收加工】 秋季采收成熟果实,晒干,打下种子,除去杂质。

【药材性状】 本品呈短圆柱形,较小,长 3~5 mm,宽 2~3 mm。表面绿棕色或暗棕色,平滑有光泽。一端较平坦,另一端斜尖,背、腹面各有 1 条突起的棱线,棱线两侧各有 1 片宽广的浅黄棕色带。质坚硬,不易破碎。种皮薄,子叶 2,黄色,呈"S"形折曲并重叠。气微,味微苦。(图 2-87)

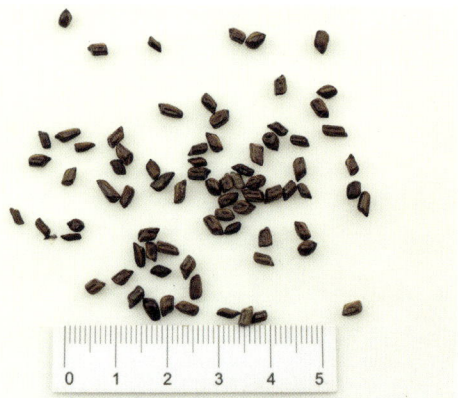

图 2-87 决明药材图

【化学成分】 主要含蒽醌类、挥发油等化合物。蒽醌类有大黄酚、大黄素甲醚、美决明子素、黄决明素、决明素、橙黄决明素、葡萄糖基美决明子素、葡萄糖基黄决明素、葡萄糖基橙黄决明素、红镰霉素、决明子苷、决明蒽酮、异决明种内酯、决明子内酯、2,5-二甲氧基苯醌、决明种内酯、大黄素、芦荟大黄素、大黄酚-9-蒽酮等;挥发油有棕榈酸、硬脂酸、油酸、亚油酸等。

【药理作用】

1. 抗菌作用 决明子醇提取物对葡萄球菌、白喉棒状杆菌、伤寒沙门菌、副伤寒沙门菌、大肠埃希菌均有抑制作用,而水提取物则无效。从决明子中分得的2,5-二甲氧基苯醌对葡萄球菌、大肠埃希菌均呈强抗菌活性。从根及种子获得的化合物通过纸片法观察发现,对金黄色葡萄球菌209P及大肠埃希菌NiHJ具有抗菌活性。有资料表明天然蒽醌中以1,8-二羟基蒽醌类衍生物的抗菌活性最强,如大黄酸、大黄素等,这是由于该类化合物可抑制细菌中核酸的生物合成和呼吸过程而产生抗菌活性。

2. 抗真菌作用 决明子水浸剂对石膏样毛癣菌、许兰毛癣菌、奥杜盎小芽孢癣菌等皮肤真菌有不同程度抑制作用。决明子中的大黄酚-9-蒽酮在体外对红色毛癣菌、须毛癣菌、犬小孢子菌、石膏样小孢子菌、地丝菌均有较强抑制作用。

3. 降血压作用 决明子水浸液、醇-水浸液、醇浸液对麻醉犬、猫、兔等皆有降血压作用。

4. 降血脂作用 决明子能明显改善体内胆固醇的分布状况,而有利于预防动脉粥样硬化。决明子中蒽醌类化合物具有降血脂作用。

5. 抗血小板聚集作用 决明子具有抗二磷酸腺苷、花生四烯酸、胶原诱导的血小板聚集作用。决明子中的橙黄决明素、黄决明素、大黄素有微弱的抗血小板聚集作用。

6. 对免疫功能的影响 决明子水煎醇沉剂可使小鼠腹腔巨噬细胞吞噬鸡红细胞百分率和吞噬指数明显升高。决明子对细胞免疫功能有抑制作用,但对体液免疫功能无明显影响,对巨噬细胞的吞噬功能有增强作用。

7. 保肝作用 决明子热水提取物对四氯化碳中毒小鼠肝脏有弱的解毒作用。深入的药理及植化研究还表明决明子苷、红镰霉素-6-O-龙胆二糖苷和红镰霉素-6-O-芹糖葡萄糖苷是决明子保肝的主要活性成分。

8. 泻下作用 决明子具有缓泻作用。其泻下成分可能与番泻苷A在小鼠内的作用方式相同,即在肠内细菌作用下,生成对肠管作用的物质而发挥作用。决明子含有的泻下物质之一,系相当于番泻苷A的大黄酚二蒽酮苷。

【常用饮片】

炒决明子 本品形如决明子,微鼓起,表面绿褐色或暗棕色,偶见焦斑。微有香气。

【性味归经】 甘、苦、咸,微寒。归肝、大肠经。

【功能主治】 清热明目,润肠通便。用于目赤涩痛,羞明多泪,头痛眩晕,目暗不明,大便秘结。

【用法用量】 内服:煎汤,9~15 g。

【注意事项】 泄泻和低血压者慎用。

【附注】《中国药典》(2020年版)亦收载豆科植物钝叶决明 *Cassia obtusifolia* L. 的干燥成熟种子作为决明子药用。

青葙子

【别名】 野鸡冠花、狗尾花、狗尾苋。

【来源】 苋科植物青葙 *Celosia argentea* L. 的干燥成熟种子。

【原植物形态】 一年生草本,高30~

90 cm。全株无毛。茎直立，通常上部分枝，绿色或红紫色，具条纹。单叶互生；叶柄长 2～15 mm，或无柄；叶片纸质，披针形或长圆状披针形，长 5～9 cm，宽 1～3 cm，先端尖或长尖，基部渐狭且稍下延，全缘。花着生甚密，初为淡红色，后变为银白色，穗状花序单生于茎顶或分枝顶，呈圆柱形或圆锥形，长 3～10 cm，苞片、小苞片和花被片膜质，白色光亮；花被片 5，白色或粉红色，披针形；雄蕊 5，下部合生呈杯状，花药紫色。胞果卵状椭圆形，盖裂，上部呈帽状脱落，顶端有宿存花柱，包在宿存花被片内。种子扁圆形，黑色，光亮。花期 5—8 月，果期 6—10 月。(图 2-88)

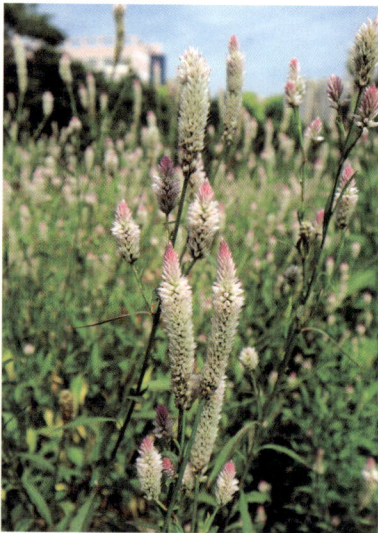

图 2-88　青葙原植物图

【生境与分布】　生于坡地、路边、平原较干燥的向阳处。全国大部分地区均有野生或栽培。

【采收加工】　秋季果实成熟时采割植株或摘取果穗，晒干，收集种子，除去杂质。

【药材性状】　本品呈扁圆形，少数呈圆肾形，直径 1～1.5 mm。表面黑色或红黑色，光亮，中间微隆起，侧边微凹处有种脐。种皮薄而脆。气微，味淡。(图 2-89)

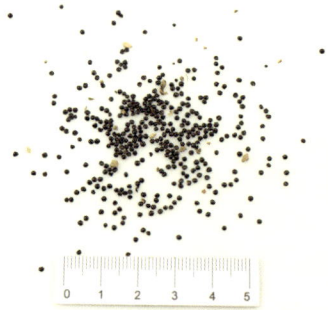

图 2-89　青葙子药材图

【化学成分】　青葙子含有脂肪、淀粉、烟酸及丰富的硝酸钾等。

【药理作用】

1. 抗菌作用　青葙子煎剂对铜绿假单胞菌有较强抑制作用，且对伤口无明显刺激。

2. 降眼压作用　青葙子煎剂对正常家兔眼压无明显影响，连续用药 6 天后，眼压可有轻度下降，和对照组比较差异显著，但不能阻止水负荷后的眼压升高。

【性味归经】　苦，微寒。归肝经。

【功能主治】　清肝泻火，明目退翳。用于肝热目赤，目生翳膜，视物昏花，肝火眩晕。

【用法用量】　内服：煎汤，9～15 g。

【注意事项】　本品有扩瞳作用，青光眼患者禁用。

第四节　清热凉血药

地黄

【别名】 野地黄、山烟根。

【来源】 玄参科植物地黄 *Rehmannia glutinosa* Libosch. 的新鲜或干燥块根。

【原植物形态】 多年生草本。高 10～30 cm，密被灰白色多细胞长柔毛和腺毛。根茎肉质，鲜时黄色，在栽培条件下，直径可达 5.5 cm，茎紫红色。叶通常在茎基部集成莲座状，向上则强烈缩小成苞片，或逐渐缩小而在茎上互生；叶片卵形至长椭圆形，上面绿色，下面略带紫色或紫红色，长 2～13 cm，宽 1～6 cm，边缘具不规则圆齿或钝锯齿；基部渐狭成柄，叶脉在上面凹陷，下面隆起。花具长 0.5～3 cm 之梗，梗细弱，弯曲而后上升，在茎顶部略排列成总状花序，或几全部单生叶腋而分散在茎上；萼长 1～1.5 cm，密被多细胞长柔毛和白色长毛，具 10 条隆起的脉；萼齿 5 枚，矩圆状披针形或卵状披针形抑或多少三角形，长 0.5～0.6 cm，宽 0.2～0.3 cm，稀前方 2 枚各又开裂而使萼齿总数达 7 枚之多；花冠长 3～4.5 cm；花冠筒多少弓曲，外面紫红色，被多细胞长柔毛；花冠裂片 5，先端钝或微凹，内面黄紫色，外面紫红色，两面均被多细胞长柔毛，长 5～7 mm，宽 4～10 mm；雄蕊 4 枚；药室矩圆形，长 2.5 mm，宽 1.5 mm，基部又开，而使两药室常排成一直线，子房幼时 2 室，老时因隔膜撕裂而成一室，无毛；花柱顶部扩大成 2 枚片状柱头。蒴果卵形至长卵形，长 1～1.5 cm。花、果期 4—7 月。(图 2 - 90)

【生境与分布】 生于海拔 50～1100 m 的砂质壤土、荒山坡、山脚、墙边、路旁等处。分布于辽宁、河北、河南、山东、山西、陕西、甘肃、内蒙古、江苏、湖北等地。

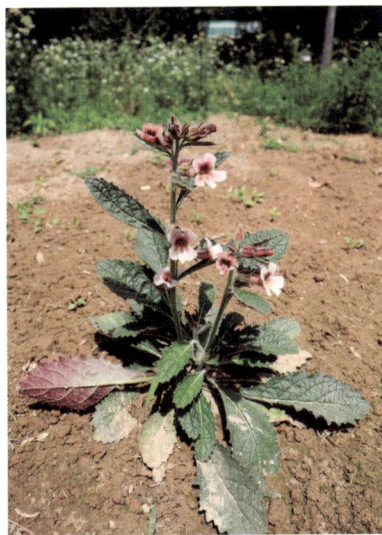

图 2 - 90　地黄原植物图

【采收加工】 秋季采挖，除去芦头、须根及泥沙，鲜用；或将地黄缓缓烘焙至约八成干。前者习称"鲜地黄"，后者习称"生地黄"。

【药材性状】

鲜地黄 呈纺锤形或条状，长 8～24 cm，直径 2～9 cm。外皮薄，表面浅红黄色，具弯曲的纵皱纹、芽痕、横长皮孔样突起及不规则疤痕。肉质，易断，断面皮部淡黄白色，可见橘红色油点，木部黄白色，导管呈放射状排列。气微，味微甜、微苦。

生地黄 多呈不规则的团块状或长圆形，中间膨大，两端稍细，有的细小，长条状，稍扁而扭曲，长 6～12 cm，直径 2～6 cm。表面棕黑色或棕灰色，极皱缩，具不规则的横曲纹。体重，质较软而韧，不易折断，断面棕黄色至黑色或乌黑色，有光泽，具黏性。气微，味微甜。(图 2 - 91)

【化学成分】 主要含环烯醚萜类、苯乙醇苷类、糖类等化合物。环烯醚萜类成分有梓

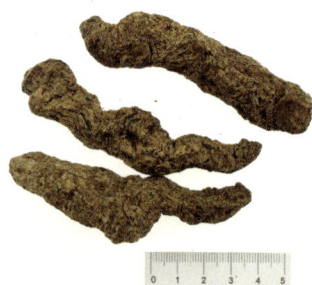

图 2-91　生地黄药材图

醇、益母草苷、地黄苷 A 等；苯乙醇苷类有毛蕊花糖苷、2′-乙酰毛蕊花糖苷、松果菊苷、肉苁蓉苷、异类叶升麻苷等；糖类有 D-葡萄糖、蔗糖、毛蕊花糖、地黄多糖 SRP Ⅰ、SRP Ⅱ 等。此外，还包括三萜类、黄酮类、木脂素类、酚酸类等其他类成分。

【药理作用】

1. 对血液系统的作用

（1）止血作用。生地黄炒炭前后均具有止血作用，且生地黄制炭（炒炭、煅炭）后止血作用增强。实验证明运用单味生地黄煎剂后，脓毒症患者的血小板及凝血功能指标均较对照组显著改善，证实了生地黄具有改善凝血功能的作用。

（2）促进造血功能。地黄多糖有促进血虚模型小鼠骨髓粒系前体细胞分化和增加外周血白细胞计数的作用。地黄多糖可提高再生障碍性贫血小鼠血细胞水平。

2. 对中枢神经系统的影响

（1）抗抑郁。地黄中梓醇和毛蕊花糖苷具有较好的抗抑郁作用。毛蕊花糖苷可能是通过消炎、抗氧化和抗细胞凋亡反应等途径恢复受损神经细胞功能和形态，从而对中枢神经系统发挥有效的保护作用。

（2）神经保护。地黄中的梓醇对实验性急性局灶性缺血性脑卒中具有潜在的神经保护作用。此外梓醇对阿尔茨海默病、帕金森病具有多效性神经保护作用。

（3）抑制神经性头痛。梓醇对神经性疼痛有明显的抑制作用。

3. 免疫调节作用　地黄多糖主要参与免疫调节，地黄多糖对特异性免疫有很好的调节作用，从细胞水平和免疫因子等机制增强免疫力。

4. 抗氧化作用　生地黄多糖能够保护羟基所产生的氧化损伤，对羟基有显著的清除能力，具有显著的抗氧化能力。生地黄的石油醚、氯仿、乙酸乙酯、正丁醇 4 种提取物均具有不同程度的抗氧化活性。生地黄水煎液具有一定的抗衰老作用，可以有效地消除超氧自由基、羟自由基，缓解自由基对身体的损害。

5. 抗肿瘤作用　生地黄中抗肿瘤的活性成分主要为糖类和环烯醚萜类。水苏糖是地黄寡糖中含量较多的成分，在体外有抗肿瘤作用。研究证明梓醇具有抑制肝癌细胞增殖、侵袭及生长的能力，其机制可能与抑制肝癌的血管生成及肿瘤能量代谢密切相关。

6. 其他作用　地黄还具有降血糖、降血脂、降血压、保护肾脏等作用。另外，生地黄色素对大肠杆菌、枯草芽孢杆菌、金黄色葡萄球菌等具有良好的抑制作用。

【常用饮片】

地黄片　本品呈类圆形或不规则的厚片。外表皮棕黑色或棕灰色，极皱缩，具不规则的横曲纹。切面棕黄色至黑色或乌黑色，有光泽，具黏性。气微，味微甜。（图 2-92）

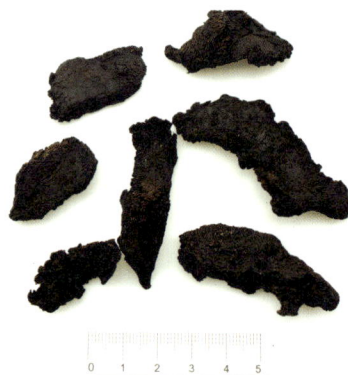

图 2-92　地黄饮片图

【性味归经】

鲜地黄　甘、苦,寒。归心、肝、肾经。

生地黄　甘,寒。归心、肝、肾经。

【功能主治】

鲜地黄　清热生津,凉血,止血。用于热病伤阴,舌绛烦渴,温毒发斑,吐血,衄血,咽喉肿痛。

生地黄　清热凉血,养阴,生津。用于热病舌绛烦渴,阴虚内热,骨蒸劳热,内热消渴,吐血,衄血,发斑发疹。

【用法用量】　内服:煎汤,9～15 g;或入丸剂。

【注意事项】　脾虚泄泻、胃虚食少、胸膈多痰者慎用。

附:熟地黄

【来源】　生地黄的炮制加工品。

【药材性状】　本品为不规则的块片、碎块,大小、厚薄不一。表面乌黑色,有光泽,黏性大。质柔软而带韧性,不易折断,断面乌黑色,有光泽。气微,味甜。

【性味归经】　甘,微温。归肝、肾经。

【功能主治】　补血滋阴,益精填髓。用于血虚萎黄,心悸怔忡,月经不调,崩漏下血,肝肾阴虚,腰膝酸软,骨蒸潮热,盗汗遗精,内热消渴,眩晕,耳鸣,须发早白。

【用法用量】　内服:煎汤,9～15 g;或入丸剂。

【注意事项】　脾胃虚弱、气滞痰多、腹满便溏者忌用。

牡丹皮

【别名】　牡丹根皮、丹皮、丹根。

【来源】　毛茛科植物牡丹 *Paeonia suf-* *fruticosa* Andr. 的干燥根皮。

【原植物形态】　落叶小灌木,高 1～2 m。根粗大。茎直立,枝粗壮,树皮黑灰色。叶互生,纸质;叶柄长 5～11 cm,无毛;叶通常为二回三出复叶,或二回羽状复叶,近枝顶的叶为三小叶,顶生小叶常深 3 裂,长 7～8 cm,宽 5.5～7 cm,裂片 2～3 浅裂或不裂,上面绿色,无毛,下面淡绿色,有时被白粉,沿叶脉疏被短柔毛或近无毛,小叶柄长 1.2～3 cm;侧生小叶狭卵形或长圆状卵形,长 4.5～6.5 cm,宽 2.5～4 cm,2～3 浅裂或不裂,近无柄。花两性,单生枝顶,直径 10～20 cm;花梗长 4～6 cm;苞片 5,长椭圆形,大小不等;萼片 5,宽卵形,大小不等,绿色,宿存;花瓣 5,或为重瓣,倒卵形,长 5～8 cm,宽 4.2～6 cm,先端呈不规则的波状,红紫色、玫瑰色、粉红色至白色,变异很大;雄蕊多数,长 1～1.7 cm,花丝亦具紫红等色,花药黄色;花盘杯状,草质,顶端有数个锐齿或裂片,完全包裹心皮,在心皮成熟时裂开;心皮 5,稀更多,离生,绿色,密被柔毛。蓇葖果长圆形,腹缝线开裂,密被黄褐色硬毛。花期 4—5 月,果期6—7 月。(图 2－93)

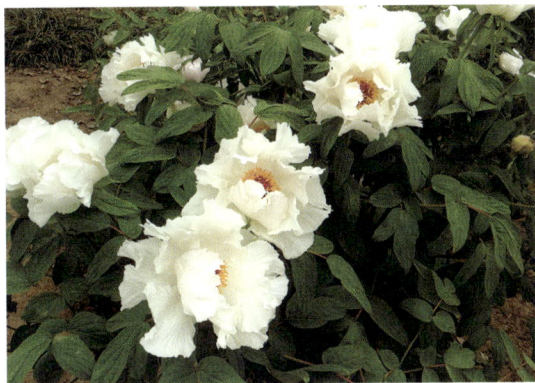

图 2－93　牡丹原植物图

【生境与分布】　在向阳及土壤肥沃的地方生长,常栽培于庭院。全国各地多有栽培供观赏。

【采收加工】　秋季采挖根部,除去细根和

泥沙,剥取根皮,晒干;或刮去粗皮,除去木心,晒干。前者习称"连丹皮",后者习称"刮丹皮"。

【药材性状】

连丹皮　呈筒状或半筒状,有纵剖开的裂缝,略向内卷曲或张开,长 5～20 cm,直径0.5～1.2 cm,厚 0.1～0.4 cm。外表面灰褐色或黄褐色,有多数横长皮孔样突起和细根痕,栓皮脱落处粉红色;内表面淡灰黄色或浅棕色,有明显的细纵纹,常见发亮的结晶。质硬而脆,易折断,断面较平坦,淡粉红色,粉性。气芳香,味微苦而涩。(图 2－94)

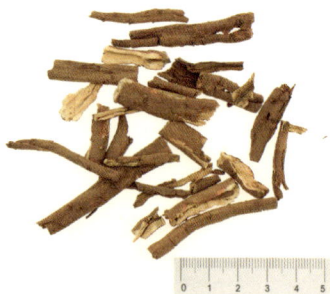

图 2－94　连丹皮药材图

刮丹皮　外表面有刮刀削痕,外表面红棕色或淡灰黄色,有时可见灰褐色斑点状残存外皮。

【化学成分】　主要含芍药苷、氧化芍药苷、苯甲酰芍药苷、牡丹酚、牡丹酚苷、牡丹酚原苷、牡丹酚新苷、苯甲酰基氧化芍药苷、2,3-二羟基-4-甲氧基苯乙酮、3-羟基-4-甲氧基苯乙酮、1,2,3,4,6-五没食子酰基葡萄糖、没食子酸等化合物。

【药理作用】

1. 对心血管系统的作用　牡丹皮对实验性心肌缺血有明显保护作用,并且持续时间较长,同时降低心肌耗氧量。牡丹皮煎剂,去牡丹酚后的煎剂或牡丹酚静脉注射,对麻醉犬和大鼠均有降血压作用。

2. 对中枢神经系统的作用　丹皮酚对口服伤寒、副伤寒菌苗引起的小鼠发热有解热作用,并降低正常小鼠体温。口服丹皮酚能抑制腹腔注射醋酸所致小鼠扭体反应及鼠尾压痛反应,并能对抗咖啡因所致小鼠的运动亢进,能明显延长环己巴比妥钠所致小鼠睡眠时间,大剂量时可使小鼠翻正反射消失,能明显对抗戊四氮、士的宁、烟碱和电休克所致的惊厥,作用部位在中脑网状结构和丘脑。

3. 消炎作用　实验证明牡丹皮水煎剂对角叉菜胶性浮肿、佐剂性关节炎及 Arthus 反应等所致多种炎症反应具有抑制作用,这与其抑制炎症组织的通透性和抑制前列腺素 2 的生物合成有关,牡丹皮不能抑制残存肾上腺的代偿性增生,对肾上腺维生素 C 的代谢也无明显影响,提示它既无类可的松样作用,也无类促肾上腺皮质激素样作用,即其消炎作用不依赖于垂体肾上腺系统。牡丹皮不抑制特异性抗体的产生,不影响补体旁路途径的溶血活性,提示牡丹皮在发挥消炎作用的同时,不能抑制正常体液免疫功能。

4. 抗菌、抗病毒作用　体外实验表明,牡丹皮煎剂对枯草杆菌、大肠埃希菌、伤寒沙门菌、副伤寒沙门菌、变形杆菌、铜绿假单胞菌、葡萄球菌、溶血性链球菌、肺炎球菌、霍乱弧菌等均有较强的抗菌作用。鸡胚实验表明,牡丹皮煎剂对流感病毒有抑制作用。

5. 抗凝血作用　牡丹皮水提取物及芍药酚均能抑制血小板花生四烯酸产生血栓素 A2,进而抑制血小板聚集。牡丹皮甲醇提取物有抑制内毒素所致实验性血栓的作用。用芍药苷给大鼠腹腔注射或在体外均能抑制二磷酸腺苷或胶原诱导的血小板聚集。

6. 对免疫系统的影响　给小鼠分别灌胃牡丹皮、丹皮酚、芍药苷、氧化芍药苷、苯甲酰芍药苷,均能促进静脉注射的碳粒在血中的廓清速率,即使单核巨噬细胞系统功能处于低下状态也有促进作用,显微镜检查见肝中肝巨噬细胞及脾中巨噬细胞吞噬力增强。芍药苷、氧化芍药苷在体外亦能增强小鼠腹腔巨噬细胞对乳液的吞噬功能。用丹皮酚给小鼠腹腔注射能使脾重量明显增加,且可对抗可的松、环磷酰胺所致胸腺重量的减轻。说明牡丹皮对体液及细胞免疫均有增强作用。

【常用饮片】

牡丹皮片 本品呈圆形或卷曲形的薄片。连丹皮外表面灰褐色或黄褐色,栓皮脱落处粉红色;刮丹皮外表面红棕色或淡灰黄色。内表面有时可见发亮的结晶。切面淡粉红色,粉性。气芳香,味微苦而涩。(图2-95)

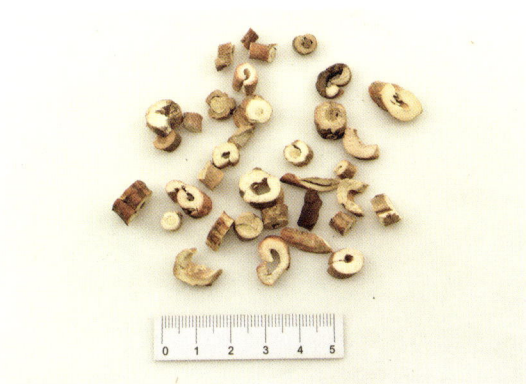

图2-95 牡丹皮饮片图

【性味归经】 苦、辛,微寒。归心、肝、肾经。

【功能主治】 清热凉血,活血化瘀。用于热入营血,温毒发斑,吐血衄血,夜热早凉,无汗骨蒸,经闭痛经,跌扑伤痛,痈肿疮毒。

【用法用量】 内服:煎汤,6～12 g;或入丸、散。

【注意事项】 孕妇慎用。

赤芍

【别名】 木芍药、赤芍药、红芍药。

【来源】 毛茛科植物芍药 *Paeonia lacti-* flora Pall. 或川赤芍 *Paeonia veitchii* Lynch 的干燥根。

【原植物形态】

芍药 多年生草本,高40～70 cm,无毛。根肥大,纺锤形或圆柱形,黑褐色。茎直立,上部分枝,基部有数枚鞘状膜质鳞片。叶互生;叶柄长达9 cm,位于茎顶部者叶柄较短;茎下部叶为二回三出复叶,上部叶为三出复叶;小叶狭卵形、椭圆形或披针形,长7.5～12 cm,宽2～4 cm,先端渐尖,基部楔形或偏斜,边缘具白色软骨质细齿,两面无毛,下面沿叶脉疏生短柔毛,近革质。花两性,数朵生茎顶和叶腋,直径7～12 cm;苞片4～5,披针形,大小不等;萼片4,宽卵形或近圆形,长1～1.5 cm,宽1～1.7 cm,绿色,宿存;花瓣9～13,倒卵形,长3.5～6 cm,宽1.5～4.5 cm,白色,有时基部具深紫色斑块或粉红色,栽培品花瓣各色并具重瓣;雄蕊多数,花丝长7～12 mm,花药黄色;花盘浅杯状,包裹心皮基部,先端裂片钝圆;心皮2～5,离生,无毛。蓇葖果卵形或卵圆形,长2.5～3 cm,直径1.2～1.5 cm,先端具缘,花期5—6月,果期6—8月。(图2-96)

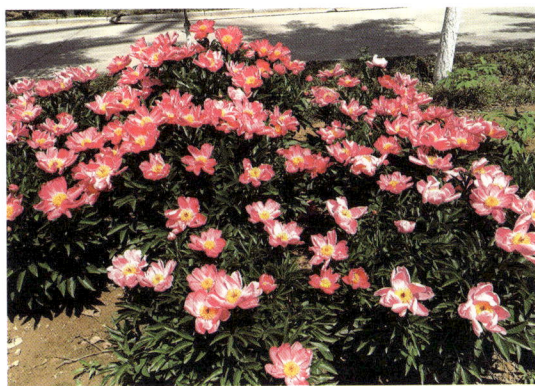

图2-96 芍药原植物图

川赤芍 多年生草本,高30～80 cm。根圆柱形,单一或分歧,直径1.5～2 cm。茎直立,有粗而钝的棱,无毛。叶互生;叶柄长3～9 cm;茎下部叶为二回三出复叶,叶片轮廓呈宽卵形,长 7.5~20 cm;小叶呈羽状分裂,裂片窄披针形或披针形,宽 4~16 mm,先端渐尖,全缘,上面深绿色,沿叶脉疏生短柔毛,下面淡绿色,无毛,叶脉明显。花两性,2~4 朵,生茎顶端和叶腋,有时仅 1 朵开放,直径 4.2~10 cm;苞片 2~3,披针形,长 3~7 cm,分裂或不裂;萼片 4,宽卵形,长 1.7 m,宽 1~1.4 cm,绿色,宿存;花瓣 6~9,倒卵形,长 2.3~4cm,宽 1.5~3 cm,紫红色或粉红色;雄蕊多数,花丝长 5~10 mm,花药黄色;花盘肉质,仅包裹心皮基部;心皮 2~5,离生,密被黄色绒毛,柱头宿存。蓇葖果长 1~2 cm,密被黄色绒毛,成熟果实开裂,常反卷。花期 5—6 月,果期 7—8 月。(图 2 - 97)

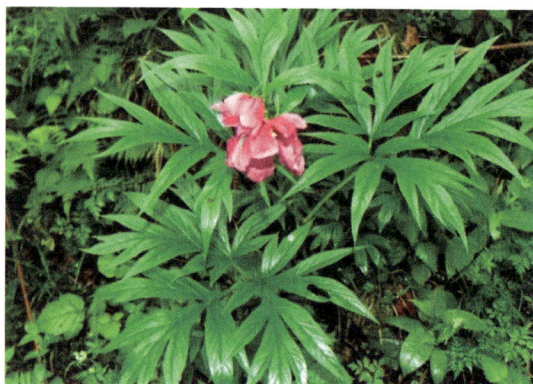

图 2 - 97　川赤芍原植物图

【生境与分布】

芍药　生于山坡草地和林下,多为栽培。分布于我国东北、华北地区及陕西、甘肃等地。

川赤芍　生于海拔 1800~3700 m 山坡疏林或林边路旁。分布于陕西、甘肃、青海、四川和西藏等地。

【采收加工】　春、秋二季采挖,除去根茎、须根及泥沙,晒干。

【药材性状】　本品呈圆柱形,稍弯曲,长 5~40 cm,直径 0.5~3 cm。表面棕褐色,粗糙,有纵沟和皱纹,并有须根痕和横长的皮孔样突起,有的外皮易脱落。质硬而脆,易折断,断面粉白色或粉红色,皮部窄,木部放射状纹理明显,有的有裂隙。气微香,味微苦、酸涩。(图 2 - 98)

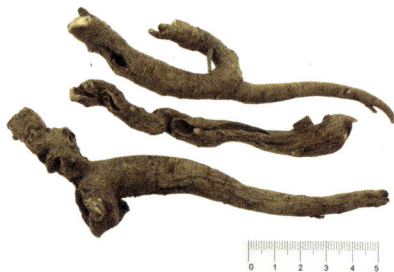

图 2 - 98　赤芍药材图

【化学成分】

芍药　根含芍药苷、氧化芍药苷、苯甲酰芍药苷、白芍苷、芍药苷元酮、没食子酰芍药苷、β-10-烯基-β-巢菜苷、芍药新苷、芍药内酯 A、芍药内酯 B、芍药内酯 C、β-谷甾醇、胡萝卜苷、1,2,3,6-四没食子酰基葡萄糖、1,2,,3,4,6-五没食子酰基葡萄糖及相应的六没食子酰基葡萄糖和七没食子酰基葡萄糖等。另含右旋儿茶素、苯甲酸、牡丹酚及其他醇类和酚类成分。

川赤芍　主要含芍药苷,四川产者还含微量的苯甲酰芍药苷。

【药理作用】

1. 抗凝血作用　赤芍煎剂灌胃使大鼠血栓形成时间明显延长,长度缩短,重量减轻,对血凝有显著抑制作用。赤芍提取物在体外对肾上腺素、二磷酸腺苷、烙铁头蛇毒和花生四烯酸诱导的血小板聚集均有显著抑制作用,并使血小板黏附与血小板第三因子活性降低,血小板内 cAMP 含量升高。

2. 降血脂和抗动脉硬化作用　赤芍浸膏片有显著的降血脂作用。此外赤芍可降低血浆过氧化脂质、动脉壁脂质、钙和磷脂及主动脉斑块面积,具有抗动脉硬化作用。

3. 对心血管系统的影响 赤芍注射液灌胃对大鼠烫伤后早期出现的心脏功能降低有一定缓解和改善作用。赤芍注射液肌内注射对实验性肺动脉高压兔有治疗和预防作用,使肺血管扩张、肺血流改善、肺动脉压降低、心输出量增加、心功能改善。赤芍注射液对肺源性心脏病患者也有扩张肺血管、降低肺动脉压和肺血管阻力、增加心输出量,改善右心功能和血液流变性等作用。赤芍注射液腹腔注射可明显延长小鼠常压缺氧的存活时间;静脉注射对垂体后叶素所致大鼠急性心肌缺血有明显保护作用;灌胃也能延长小鼠减压缺氧的存活时间。

4. 保肝作用 赤芍注射液对体外培养肝细胞的 DNA 合成有明显促进作用,对肝细胞再生和肝功能恢复有良好影响。赤芍注射液静脉注射对 D-半乳糖胺所致大鼠肝损伤有明显保护作用。

5. 其他作用 赤芍中没食子酸的衍生物没食子酸丙酯具有清除氧自由基的能力,能明显抑制硫酸亚铁和维生素 C 等诱导的线粒体肿胀和脂质过氧化反应,可保护线粒体结构和功能的正常。赤芍能解除乙酰胆碱所致肠痉挛。赤芍正丁醇提取物皮下注射可促进网状内皮系统的吞噬功能,增加肝脏重量,对溶血素生成与迟发型超敏反应无明显影响。川赤芍提取物对 β-羟基-β-甲基戊二酸辅酶 A 和钙离子通道阻滞剂受体有显著抑制作用。赤芍在体外对痢疾志贺菌、伤寒沙门菌和溶血性链球菌有较强抑制作用。

【常用饮片】

赤芍片 本品为类圆形切片,外表皮棕褐色。切面粉白色或粉红色,皮部窄,木部放射状纹理明显,有的有裂隙。(图 2-99)

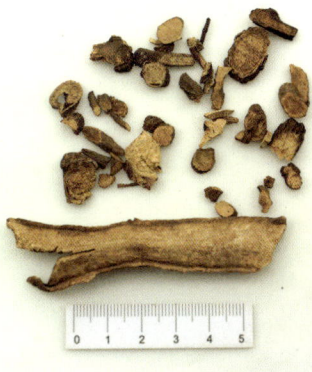

图 2-99 赤芍饮片图

【性味归经】 苦,微寒。归肝经。

【功能主治】 清热凉血,散瘀止痛。用于热入营血、温毒发斑,吐血衄血,目赤肿痛,肝郁胁痛,经闭痛经,癥瘕腹痛,跌扑损伤,痈肿疮疡。

【用法用量】 内服:煎汤,6~12 g;或入丸、散。

【注意事项】 不宜与藜芦同用。

玄参

【别名】 黑参、野脂麻、元参。

【来源】 玄参科植物玄参 *Scrophularia ningpoensis* Hemsl. 的干燥根。

【原植物形态】 多年生草本,高 60~120 cm。根肥大,近圆柱形,下部常分枝,皮灰黄或灰褐色。茎直立,四棱形,有沟纹,光滑或有腺状柔毛。下部叶对生,上部叶有时互生,均具柄;叶片卵形或卵状椭圆形,长 7~20 cm,宽 3.5~12 cm,先端渐尖,基部圆形成近截形,边缘具细锯齿,无毛,背面脉上有毛。聚伞花序疏散开展,呈圆锥形;花梗长 1~3 cm,花序轴和花梗均被腺毛;萼 5 裂,裂片卵圆形,先端钝,边缘膜质;花冠暗紫色,管部斜壶状,长约 8 mm,先端 5 裂,不等大;雄蕊 4,二强,另有一退化雄蕊,呈鳞片状,贴生于花冠管上;子房长约

第二章 清热药

8 mm,深绿色或暗绿色,萼宿存。花期 7—8 月,果期 8—9 月。(图 2-100)

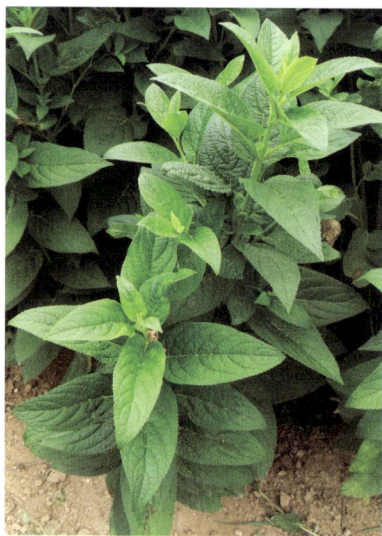

图 2-100 玄参原植物图

【生境与分布】 生于山坡林下。分布于河北、山西、陕西、江苏、安徽、浙江、江西、福建、河南、湖北、湖南、广东、四川、贵州。南方各地均有栽培。

【采收加工】 冬季茎叶枯萎时采挖,除去根茎、幼芽、须根及泥沙,晒或烘至半干,堆放 3~6 天,反复数次至干燥。

【药材性状】 本品呈类圆柱形,中间略粗或上粗下细,有的微弯曲,长 6~20 cm,直径 1~3 cm。表面灰黄色或灰褐色,有不规则的纵沟、横长皮孔样突起和稀疏的横裂纹和须根痕。质坚实,不易折断,断面黑色,微有光泽。气特异似焦糖,味甘、微苦。(图 2-101)

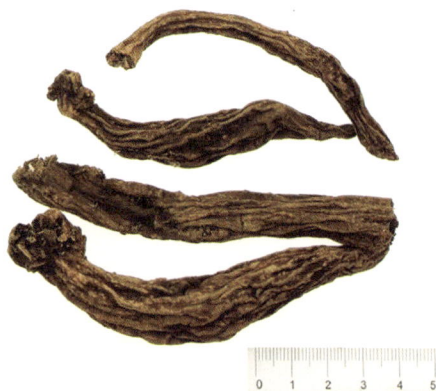

图 2-101 玄参药材图

【化学成分】 主要含环烯醚萜类化合物、有哈帕苷、玄参苷、桃叶珊瑚苷、6-O-甲基梓醇、2-(3-羟基-4-甲氧基苯基)乙基-1-O-[α-L-阿拉伯糖基(1→6)]-[阿魏酰基(1→4)]-α-L-鼠李糖基(1→3)-β-D-葡萄糖苷(1→6)-[阿魏酰基(1→4)]-α-L-鼠李糖基(1→3)-β-D-葡萄糖苷等。

【药理作用】

1. 对心血管系统的作用 玄参水浸液、醇浸液和煎剂对麻醉犬、猫、兔等多种动物可引起血压下降;对肾性高血压犬的降血压作用较健康犬更为明显。玄参乙醇提取物能明显增加离体兔心冠脉流量,增加小鼠心肌铷摄取量,对垂体后叶素所致家兔实验性心肌缺血有保护作用、还能增强小鼠耐缺氧能力,对麻醉猫有一定降血压作用。此外,玄参还能增加离体兔耳灌流量,对氯化钾和肾上腺素所致兔主动脉血管痉挛有一定的缓解作用。

2. 抗菌作用 玄参煎剂对金黄色葡萄球菌有抑制作用。

3. 其他作用 玄参对多种致病性及非致病性真菌具有抑制作用。玄参浸膏对家兔有轻微的降血糖作用。

【常用饮片】

玄参片 本品呈类圆形或椭圆形的薄片。外表皮灰黄色或灰褐色。切面黑色,微有光泽,有的具裂隙。气特异似焦糖,味甘、微苦。(图 2-102)

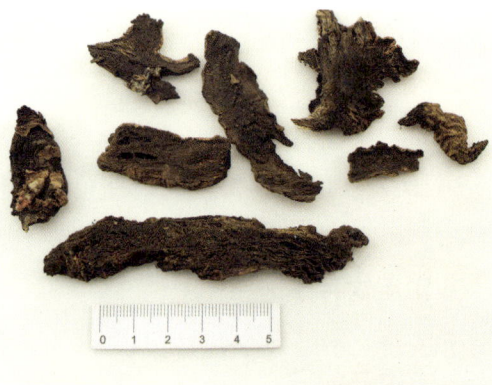

图 2-102 玄参饮片图

【性味归经】 甘、苦、咸，微寒。归肺、胃、肾经。

【功能主治】 清热凉血，滋阴降火，解毒散结。用于热入营血，温毒发斑，热病伤阴，舌绛烦渴，津伤便秘，骨蒸劳嗽，目赤，咽痛，白喉，瘰疬，痈肿疮毒。

【用法用量】 内服：煎汤，9～15 g。外用：适量。

【注意事项】 不宜与藜芦同用。

第五节　清虚热药

青蒿

【别名】 臭青蒿、香丝草、酒饼草。

【来源】 菊科植物黄花蒿 Artemisia annua L. 的干燥地上部分。

【原植物形态】 一年生草本，高 40～150 cm。全株具浓烈挥发性香气。茎直立，具纵条纹，多分枝，光滑无毛。基生叶平铺地面，开花时凋谢；茎生叶互生，幼时绿色，老时变为黄褐色，无毛，有短柄，向上渐无柄；叶片通常为三回羽状全裂，裂片短细，有极小粉末状短柔毛，上面深绿色，下面淡绿色，具细小的毛或粉末状腺状斑点；叶轴两侧具窄翅；茎上部的叶向下渐细小呈条形。头状花序球形，径约 2 mm，具细软短梗，多数组成开展、尖塔形的圆锥花序；总苞小；花全为管状花，黄色，外围为雌花，中央为两性花。瘦果椭圆形。花期 8—10 月，果期 10—11 月。（图 2-103）

【生境与分布】 生于旷野、山坡、路边、河岸等处。分布于我国南北各地。

【采收加工】 秋季花盛开时采割，除去老茎，阴干。

【药材性状】 本品茎呈圆柱形，上部多分枝，长 30～80 cm，直径 0.2～0.6 cm；表面黄绿色或棕黄色，具纵棱线；质略硬，易折断，断面中部有髓。叶互生，暗绿色或棕绿色，卷缩易

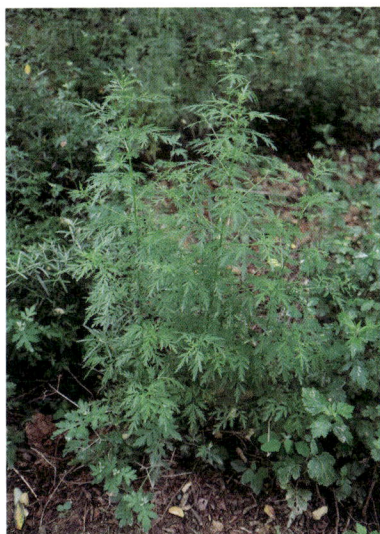

图 2-103　黄花蒿原植物图

碎，完整者展平后为三回羽状深裂，裂片和小裂片矩圆形或长椭圆形，两面被短毛。气香特异，味微苦。（图 2-104）

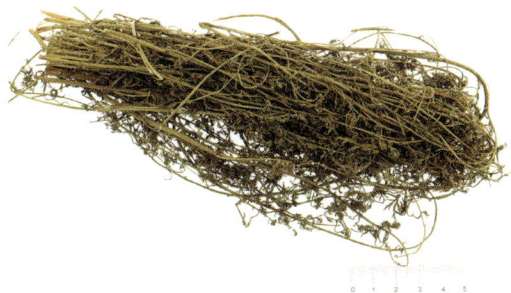

图 2-104　黄花蒿药材图

【化学成分】 主要含有萜类、黄酮类、香豆素类、挥发油等化合物。萜类有青蒿素、青蒿

素Ⅰ、青蒿素Ⅱ、青蒿素Ⅲ、青蒿素Ⅳ、青蒿素Ⅴ、青蒿素Ⅵ、脱氧青蒿素、去氧异青蒿素B、去氧异青蒿素C、青蒿蒿烯、青蒿酸等;黄酮类成分有猫眼草酚、蒿黄素、猫草黄素、紫花牡荆素、树柳黄素、鼠李素、滨蓟黄素、鼠李柠檬素、金圣草素等;香豆素类有东莨菪素、6,8-二甲氧基-7-羟基香豆素、5,6-二甲氧基-7-羟基香豆素等;挥发油类有β-丁香烯、α-蒎烯、β-蒎烯、乙酸乙烯酯、1,8-桉叶素、香苇醇、β-金合欢烯、α-松油醇、龙脑等。还含棕榈酸、豆甾醇、β-谷甾醇等其他成分。

【药理作用】

1.抗疟作用 青蒿乙醚提取中性部分和其稀醇浸膏对鼠、猴、人疟原虫均呈显著抗疟作用。体内试验表明,青蒿素对疟原虫红细胞内期有杀灭作用,而对红细胞外期和红细胞前期无效。青蒿素具有快速抑制疟原虫成熟的作用。蒿甲醚乳剂的抗疟效果优于还原青蒿素琥珀酸钠水剂,是治疗凶险型疟疾的理想剂型。

2.抗菌作用 青蒿水煎液对表皮葡萄球菌、卡他莫拉菌、炭疽杆菌、白喉棒状杆菌有较强的抑菌作用,对金黄色葡萄球菌、铜绿假单胞菌、痢疾志贺菌、结核分枝杆菌等也有一定的抑制作用。青蒿素有抗流感病毒的作用。青蒿琥酯钠对金黄色葡萄球菌、福氏志贺菌、大肠埃希菌、卡他莫拉菌,甲型和乙型副伤寒沙门菌均有一定的抗菌作用。青蒿中的谷甾醇和豆甾醇亦有抗病毒作用。

3.解热作用 用蒸馏法制备的青蒿注射液,对百白破三联疫苗致热的家兔有明显的解热作用。青蒿与金银花组方,利用蒸馏法制备的青银注射液,对伤寒、副伤寒甲乙三联菌苗致热的家兔,有比单味青蒿注射液更为显著的退热效果,其降温特点迅速而持久,优于柴胡和安痛定注射液对照组。金银花与青蒿有协同解热作用。

4.免疫作用 青蒿素对体液免疫有明显的抑制作用,对细胞免疫有促进作用,可能具有免疫调节作用。青蒿素还可提高淋巴细胞转化率,促进细胞免疫作用。青蒿琥酯可促进Ts细胞增殖,抑制Te细胞产生,阻止白介素及各种炎症介质的释放,从而起到免疫调节作用。

5.降血压作用 兔心灌注表明,青蒿素可降低心率,抑制心肌收缩,降低冠脉流量。静脉注射有降血压作用,但不影响去甲肾上腺素的升压反应,认为主要是对心脏的直接抑制所致。静脉注射青蒿素可抗乌头碱所致兔心律失常。

6.其他作用 青蒿琥酯能显著缩短小鼠戊巴比妥睡眠时间。青蒿素对实验性硅肺有明显疗效。蒿甲醚对小鼠有防辐射作用。青蒿尚有抗血吸虫及钩端螺旋体作用。

【常用饮片】

青蒿段 本品呈不规则的段,长0.5~1.5 cm。茎呈圆柱形,表面黄绿色或棕黄色,具纵棱线,质略硬,切面黄白色,髓白色。叶片多皱缩或破碎,暗绿色或棕绿色,完整者展平后为三回羽状深裂,裂片及小裂片矩圆形或长椭圆形,两面被短毛。花黄色,气香特异,味微苦。(图2-105)

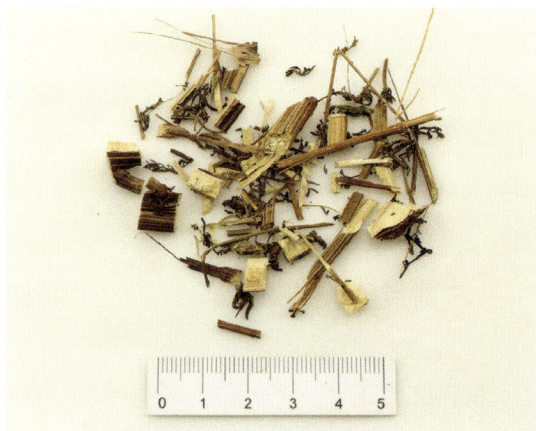

图2-105 青蒿饮片图

【性味归经】 苦、辛,寒。归肝、胆经。

【功能主治】 清虚热,除骨蒸,解暑热,截疟,退黄。用于温邪伤阴,夜热早凉,阴虚发热,骨蒸劳热,暑邪发热,疟疾寒热,湿热黄疸。

【用法用量】 内服:煎汤,后下,6～12 g,治疟疾可用 20～40 g,不宜久煎;鲜品用量加倍,水浸绞汁饮;或入丸、散。外用:适量,研末调敷,或鲜品捣敷,或煎水洗。

白薇

【别名】 薇草、老君须。

【来源】 萝藦科植物白薇 *Cynanchum atratum* Bge. 的干燥根和根茎。

【原植物形态】 又称直立白薇。多年生草本,高 40～70 cm。植物体具白色乳汁。根茎短,簇生多数细长的条状根,根长达 20 cm 以上,直径 2～3 mm,外皮土黄色。茎直立,绿色,圆柱形,通常不分枝,密被灰白色短柔毛。叶对生;具短柄;叶片卵形,或卵状长圆形,长 5～10 cm,宽 3～7 cm,先端短渐尖,基部圆形,全缘,两面均被白色绒毛,尤以叶背及脉上为密;侧脉 6～7 对。花多数,在茎梢叶腋密集成伞形聚伞花序;无总花梗,花深紫色,直径约 10 mm;花萼绿色,外面有绒毛,内面基部有小腺体 5 个。花冠幅状,5 深裂,外面有短柔毛,并具缘毛;副花冠 5 裂,裂片盾状圆形,与合蕊柱等长;花药先端具一圆形的膜片;花粉块每室 1 个,下垂,长圆状膨大;柱头扁平。蓇葖果单生,长 5～9 cm,直径 5～15 mm,先端渐尖,基部钝形,中间膨大。种子多数,卵圆形,有狭翼,长约 4 mm;种毛白色,长约 3 cm。花期 5—7 月,果期 8—10 月。(图 2 - 106)

【生境与分布】 生于山坡或树林边缘。分布于我国东北、中南、西南地区及河北、山西、陕西、山东、江苏、安徽、江西、福建、湖北等地。

【采收加工】 春、秋二季采挖,洗净,干燥。

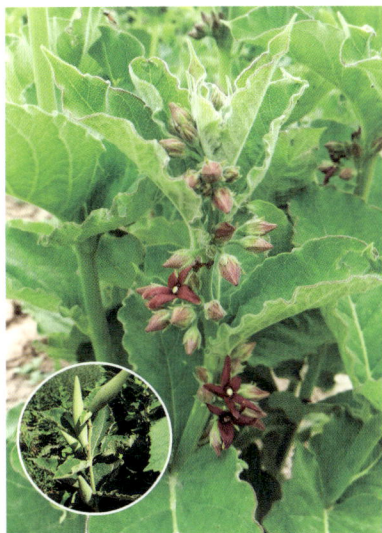

图 2 - 106　白薇原植物图

【药材性状】 本品根茎粗短,有结节,多弯曲。上面有圆形的茎痕,下面及两侧簇生多数细长的根,根长 10～25 cm,直径 0.1～0.2 cm。表面棕黄色。质脆,易折断,断面皮部黄白色。木部黄色。气微,味微苦。

【化学成分】 含直立白薇苷 A、白薇苷 B、白薇苷 C、白薇苷 D、白薇苷 E、白薇苷 F、白前苷 C、白前苷 H、还含白前苷 A 和直立白薇新苷 A、白薇新苷 B、白薇新苷 C、白薇新苷 D 等。

【药理作用】

1. 对心脏的作用　白薇油、白薇苷均能使心肌收缩作用增强,心率变慢,可用于治疗充血性心力衰竭。同时白薇油有解毒、利尿作用。

2. 抗菌作用　白薇对肺炎球菌有抑制作用。

【常用饮片】

白薇段　本品呈不规则的段。根茎不规则形,可见圆形凹陷的茎痕,结节处残存多数簇生的根。根细,直径小于 0.2 cm,表面棕黄色。切面皮部类白色或黄白色,木部较皮部窄小,黄色。质脆。气微,味微苦。(图 2 - 107)

第二章

清热药

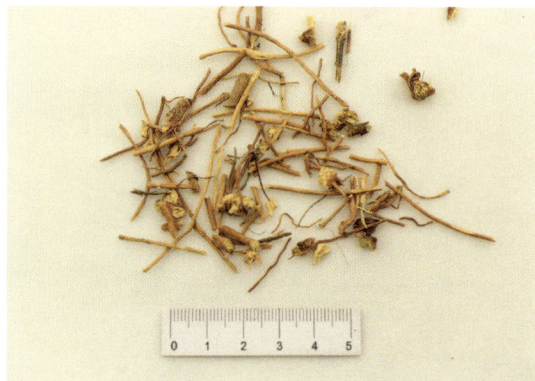

图 2-107　白薇饮片图

【性味归经】　苦、咸，寒。归胃、肝、肾经。

【功能主治】　清热凉血，利尿通淋，解毒疗疮。用于温邪伤营发热，阴虚发热，骨蒸劳热，产后血虚发热，热淋，血淋，痈疽肿毒。

【用法用量】　内服：煎汤，5～10 g。

【注意事项】　血分无热、中寒便滑、阳气外越者慎用。

【附注】　《中国药典》(2020 年版)亦收载萝藦科植物蔓生白薇 Cynanchum versicolor Bge. 的干燥根和根茎作为白薇药用。

地骨皮

【别名】　地骨、苟起根、枸杞根皮。

【来源】　茄科植物枸杞 Lycium chinense Mill. 的干燥根皮。

【原植物形态】　落叶灌木，植株较矮小，高 1 m 左右。蔓生，茎干较细，外皮灰色，具短棘，生于叶腋，长 0.5～2 cm。叶片稍小，卵形、卵状鞭形、长椭圆形或卵状披针形，长 2～6 cm，宽 0.5～2.5 cm，先端尖或钝，基部狭楔形，全缘，两面均无毛。花紫色，边缘具密缘毛；花萼钟状，3～5 裂；花冠管和裂片等长，管的下部急缩，然后向上扩大成漏斗状，管部和裂片均

较宽；雄蕊 5，着生花冠内，稍短于花冠，花药丁字形着生，花丝通常伸出。浆果卵形或长圆形，长 10～15 mm，直径 4～8 mm，种子黄色。花期 6—9 月，果期 7—10 月。(图 2-108)

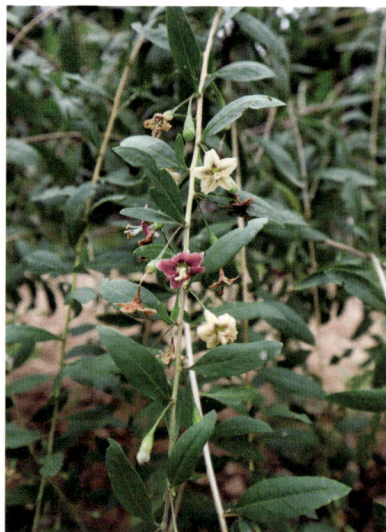

图 2-108　枸杞原植物图

【生境与分布】　生于山坡、田埂或丘陵地带。全国大部分地区均有分布。

【采收加工】　春初或秋后采挖根部，洗净，剥取根皮，晒干。

【药材性状】　本品呈筒状或槽状，长 3～10 cm，宽 0.5～1.5 cm，厚 0.1～0.3 cm。外表面灰黄色至棕黄色，粗糙，有不规则纵裂纹，易成鳞片状剥落。内表面黄白色至灰黄色，较平坦，有细纵纹。体轻，质脆，易折断，断面不平坦，外层黄棕色，内层灰白色。气微，味微甘而后苦。(图 2-109)

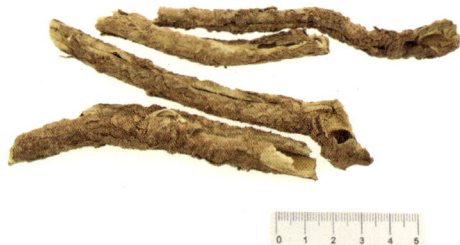

图 2-109　地骨皮药材图

【化学成分】 含有生物碱、苯丙素类、蒽醌类、有机酸及其酯类、氨基酸、微量元素等化合物。生物碱包括酚酰胺类、环肽类、哌啶类、莨菪烷型、去甲基莨菪烷型、环戊烷并吡咯烷型等;苯丙素类有沉香木脂素、莨菪亭、东莨菪苷、滨蒿内酯等;黄酮类有芹菜素、木樨草素、槲皮素、山柰酚;蒽醌类有大黄素、大黄素甲醚等。

【药理作用】

1. 降血压作用 地骨皮煎剂对实验猫、犬均有降血压作用,并伴有心率减慢和呼吸加快现象。

2. 解热作用 地骨皮的乙醇提取物、水提取物及乙醚残渣水取提物对热原发热家兔有显著解热作用。地骨皮煎剂对大肠埃希菌细胞壁提得的糖酯类所致家兔发热具较强的退热作用。

3. 降血糖作用 地骨皮煎剂可使正常兔血糖降低。

4. 其他作用 地骨皮煎剂对伤寒沙门菌等有抑制作用。地骨皮水煎剂对正常小鼠脾细胞产生白介素-2(IL-2)有抑制作用;对环磷酰胺所致小鼠脾细胞 IL-2 产生降低有显著提高作用;对硫唑嘌呤所致 IL-2 异常增高呈抑制作用。地骨皮注射对未孕大鼠与小鼠的离体子宫有显著兴奋作用。

【常用饮片】 本品呈筒状或槽状,长短不一。外表面灰黄色至棕黄色,粗糙,有不规则纵裂纹,易呈鳞片状剥落。内表面黄白色至灰黄色,较平坦,有细纵纹。体轻,质脆,易折断,断面不平坦,外层黄棕色,内层灰白色。气微,味微甘而后苦。(图 2-110)

【性味归经】 甘,寒。归肺、肝、肾经。

【功能主治】 凉血除蒸,清肺降火。用于阴虚潮热,骨蒸盗汗,肺热咳嗽,咯血,衄血,内热消渴。

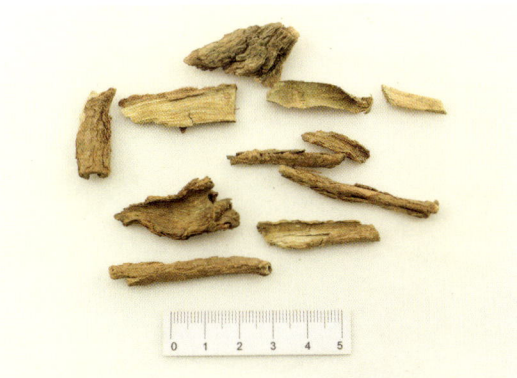

图 2-110 地骨皮饮片图

【用法用量】 内服:煎汤,9~15 g;大剂量可用 15~30 g。

【注意】 脾胃虚寒者忌用。

【附注】 《中国药典》(2020 年版)亦收载茄科植物宁夏枸杞 Lycium barbarum L. 的干燥根皮作为枸杞药用。

银柴胡

【别名】 银夏柴胡、银胡、牛肚根。

【来源】 石竹科植物银柴胡 Stellaria dichotoma L. var. lanceolata Bge. 的干燥根。

【原植物形态】 多年生草本,高 20~40 cm。主根圆柱形,直径 1~3 cm,外皮淡黄色,根头处有许多疣状的茎部残基。茎直立而纤细,上部二叉状分枝,密被短毛或腺毛;节略膨大。单叶对生;无柄;叶片披针形,长 4~30 mm,宽 1.5~4 mm,先端锐尖,基部圆形,全缘,上面疏被短毛或几无毛,下面被短毛。花单生于叶腋,直径约 3 mm;花梗长约 2 cm;萼片 5,披针形,长约 4mm,绿色,边缘白色膜质;花瓣 5,较萼片为短,白色,先端 2 深裂;雄蕊 10,2 轮,花丝基部合生,黄色;子房上位,花柱 3,细长。蒴果近球形,外被宿萼,成熟时先端 6 齿裂。种子通常 1 粒,椭圆形,深棕色,种皮有多数小突起。花

期6—7月,果期8—9月。(图2-111)

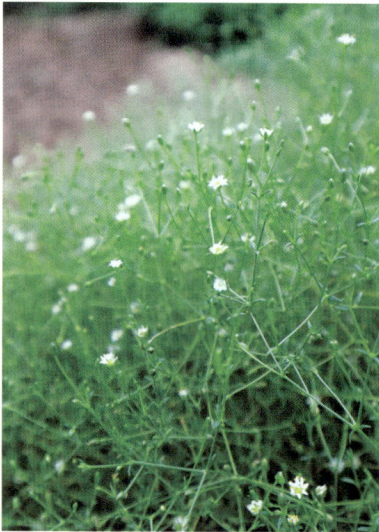

图2-111　银柴胡原植物图

【生境与分布】　生于海拔1250~3100 m的干燥草原及山坡石缝中。分布于我国东北地区及内蒙古、河北、陕西、甘肃、宁夏等地。

【采收加工】　春、夏间植株萌发或秋后茎叶枯萎时采挖。栽培品于种植后第三年9月中旬或第四年4月中旬采挖,除去残茎、须根及泥沙,晒干。

【药材性状】　本品呈类圆柱形,偶有分枝,长15~40 cm,直径0.5~2.5 cm。表面浅棕黄色至浅棕色,有扭曲的纵皱纹和支根痕,多具孔穴状或盘状凹陷,习称"砂眼",从砂眼处折断可见棕色裂隙中有细砂散出。根头部略膨大,有密集的呈疣状突起的芽苞、茎或根茎的残基,习称"珍珠盘"。质硬而脆,易折断,断面不平坦,较疏松,有裂隙,皮部甚薄,木部有黄、白色相间的放射状纹理。气微,味甘。

栽培品有分枝,下部多扭曲,直径0.6~1.2 cm。表面浅棕黄色或浅黄棕色,纵皱纹细腻明显,细支根痕多呈点状凹陷。几无砂眼。根头部有多数疣状突起。折断面质地较紧密,几无裂隙,略显粉性,木部放射状纹理不甚明显。味微甜。(图2-112)

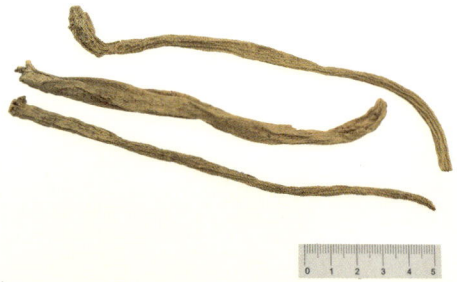

图2-112　银柴胡药材图

【化学成分】　主要成分为甾醇类、环肽类、黄酮类、生物碱和挥发性油等化合物。其中甾醇类有α-菠甾醇、豆甾-7-烯醇、α-菠甾醇葡萄糖苷、β-谷甾醇、豆甾醇、豆甾-7-烯醇葡萄糖苷等。环肽类有环五肽、环六肽、环八肽、环九肽化合物。生物碱有β-咔啉类生物碱、β-咔啉类生物碱苷等。

【药理作用】

1. 解热作用　对于伤寒、副伤寒甲乙三联菌苗致热的家兔,银柴胡水煎醇沉液腹腔注射具有解热作用,且作用随生长年限增加而增强,生长年限在2年或2年以下的银柴胡无明显解热作用。引种与野生银柴胡的乙醚粗提物有明显的解热作用。

2. 消炎作用　引种与野生银柴胡的乙醚粗提物均有明显抑制角叉菜胶诱发小鼠的踝关节肿胀的作用,表明其有明显的消炎作用。

3. 抗癌作用　自银柴胡中分离得到的多肽对P-388细胞的生长显示了中度抑制作用,表现出体外抗肿瘤的活性。从银柴胡中分离得到的环肽H、环肽I、环肽J、环肽K对P-388细胞均具有中度抑制作用。

【性味归经】　甘,微寒。归肝、胃经。

【功能主治】　清虚热,除疳热。用于阴虚发热,骨蒸劳热,小儿疳热。

【用法用量】　内服:煎汤,3~10 g;或入丸、散。

【注意事项】 外感风寒及血虚无热者忌用。

罗布麻叶

【别名】 吉吉麻、盐柳、野柳树。

【来源】 夹竹桃科植物罗布麻 *Apocynum venetum* L. 的干燥叶。

【原植物形态】 直立亚灌木,高 1.5～3 m。全株具乳汁;枝条圆筒形,光滑无毛,紫红色或淡红色。叶对生;叶柄长 3～6 mm;叶片椭圆状披针形至卵圆状长圆形,长 1～5 cm,宽 0.5～1.5 cm,先端急尖至钝,具短尖头,基部急尖至钝,叶缘具细牙齿,两面无毛。圆锥状聚伞花序一至多歧,通常顶生,有时腋生;苞片膜质,披针形,长约 4 mm,宽约 1 mm;花 5 朵;花萼裂片披针形或卵圆状披针形,两面被柔毛;花冠筒钟形,紫红色或粉红色,花冠筒长 6～8 mm,直径 2～3 mm,花冠裂片卵圆状长圆形,与花冠筒几等长;雄蕊着生于花冠筒基部,花药箭头状,隐藏在花冠喉内,背部隆起,腹部黏生在柱头基部,花丝短;雌蕊长 2～2.5 mm,花柱短,上部膨大,下部缩小,柱头基部盘状,先端 2 裂;子房由 2 枚离生心皮组成;花盘环状,肉质,着生在花托上。蓇葖果 2 枚,平行或叉生,下垂,长 8～20 cm,直径 2～3 mm。种子多数,卵圆状长圆形,黄褐色,长 2～3 mm,直径 0.5～0.7 mm,先端有一簇白色绢质种毛,长 1.5～2.5 cm。花期 4—9 月,果期 7—12 月。(图 2-113)

【生境与分布】 生于盐碱荒地、沙漠边缘、河流两岸、冲积平原、湖泊周围及戈壁荒滩上。分布于我国华北、西北地区及吉林、辽宁、山东、陕西、江苏、安徽、河南等地。

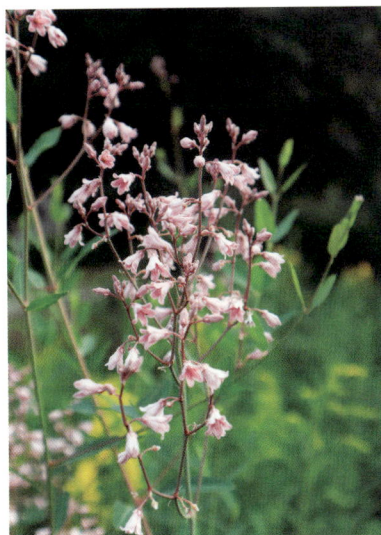

图 2-113 罗布麻原植物图

【采收加工】 夏季采收,除去杂质,干燥。

【药材性状】 本品多皱缩卷曲,有的破碎,完整叶片展平后呈椭圆状披针形或卵圆状披针形,长 2～5 cm,宽 0.5～2 cm。淡绿色或灰绿色,先端钝,有小芒尖,基部钝圆或楔形,边缘具细齿,常反卷,两面无毛,叶脉于下表面突起;叶柄细,长约 4 mm。质脆,气微,味淡。(图 2-114)

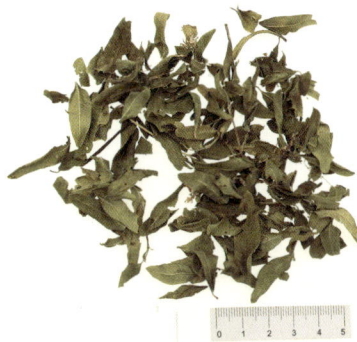

图 2-114 罗布麻叶药材图

【化学成分】 主要含有黄酮类、氨基酸等化合物。黄酮类化合物有槲皮素、异槲皮苷、金丝桃苷、芸香苷、右旋儿茶素等;氨基酸类化合物有谷氨酸、丙氨酸、缬氨酸等。还含有羽扇豆醇、东莨菪素等。

【药理作用】

1.降血压作用 罗布麻叶煎剂对肾型高血压狗灌胃后呈现明显降血压作用。

2.抗血管硬化作用 罗布麻叶能增加心脏糖原再合成。而对高脂饲料喂饲的小鼠高脂血症无效,说明罗布麻叶对内源性血脂升高有降低作用。

3.抗辐射作用 罗布麻叶浸膏可延长^{60}Co γ射线照射小鼠的生存天数,增加存活率,使血液白细胞数增加,证明罗布麻叶有抗辐射作用。

4.扩血管作用 罗布麻浸膏10%水滤液给麻醉狗静脉恒速注射后,血压降低同时心输出量、心脏指数、心搏指数降低,冠状动脉左回旋支血流量减少,对心脏前后负荷无影响。罗布麻叶所含黄酮苷具有明显的扩血管作用。

5.利尿作用 罗布麻叶浸膏灼烧残渣对家兔有快速而强烈的利尿作用,但作用持续时间较浸膏剂短。

6.降血脂作用 罗布麻叶水浸膏能显著降低高脂血症大鼠的血清总胆固醇值、甘油三酯水平,但未能降低小鼠因高脂饲料形成高胆固醇血症的胆固醇值。

7.抗衰老作用 罗布麻叶提取物对果蝇、家蚕、小鼠有抗衰老或延长寿命作用。罗布麻叶浸膏对小鼠内脏脂褐质含量有不同程度的降低作用,并可使不同年龄组小鼠的肝脏和心脏的超氧化物歧化酶活力普遍上升。

8.其他作用 腹腔注射罗布麻叶浸膏有镇静催眠作用,还有一定抗惊厥作用。

【性味归经】 甘、苦,凉。归肝经。

【功能主治】 平肝安神,清热利水。用于肝阳眩晕,心悸失眠,浮肿尿少。

【用法用量】 内服:煎汤,6～12 g;或泡茶。

第三章

化痰止咳平喘药

第一节 温化寒痰药

半夏

【别名】 麻芋果、三步跳、狗芋头。

【来源】 天南星科植物半夏 *Pineilia ternata*（Thunb.）Breit. 的干燥块茎。

【原植物形态】 多年生草本，高 15～30 cm。块茎球形，直径 0.5～1.5 cm。叶 2～5，幼时单叶，2～3 年后为三出复叶；叶柄长达 20 cm，近基部内侧和复叶基部生有珠芽；叶片卵圆形至窄披针形，中间小叶较大，长 5～8 cm，两侧小叶较小，两面光滑，全缘。花序轴与叶轴近等长或更长；佛焰苞卷合成弧曲形管状，绿色，上部内面常为深紫红色；肉穗花序顶生；其雌花序轴与佛焰苞贴上，绿色，长 6～7 cm；雄花序长 2～6 cm；附属器长鞭状。浆果卵圆形，绿白色。花期 5—7 月，果期 8 月。（图 3-1）

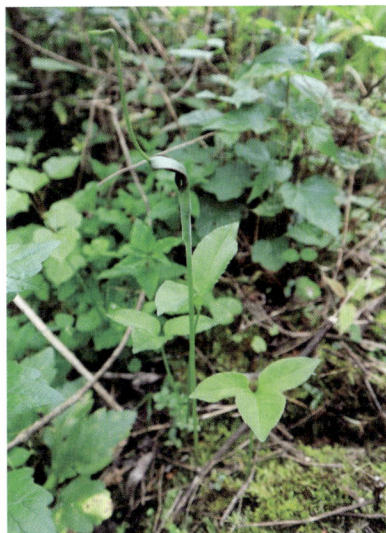

图 3-1 半夏原植物图

【生境与分布】 野生于山坡、溪边阴湿的草丛中或林下。我国大部分地区均有分布。

【采收加工】 夏、秋二季采挖，洗净，除去外皮和须根，晒干。

【药材性状】 本品呈类球形，有的稍偏斜，直径 0.7～1.6 cm。表面白色或浅黄色，顶端有凹陷的茎痕，周围密布麻点状根痕；下面钝圆，较光滑。质坚实，断面洁白，富粉性。气微，味辛辣、麻舌而刺喉。（图 3-2）

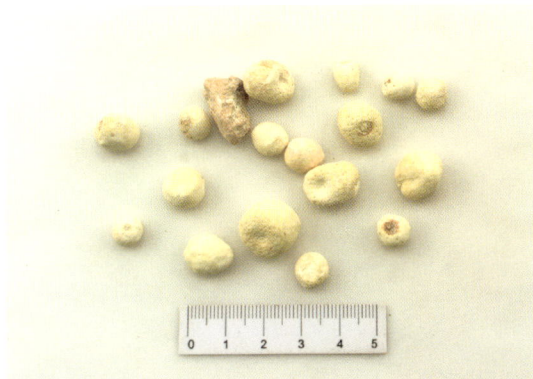

图 3-2 半夏药材图

【化学成分】 主要含挥发油和其他成分。挥发油主要有 3-乙酰氨基-5-甲基异唑、丁基乙烯基醚、3-甲基二十烷、十六碳烯二酸、2-氯丙烯酸甲酯、茴香脑、苯甲醛、1,5-戊二醇、2-甲基吡嗪、柠檬醛、1-辛烯、β-榄香烯、2-十一烷酮、9-十七烷醇、棕榈酸乙酯、戊醛肟等 60 多种成分。其他成分有左旋麻黄碱、胆碱、β-谷甾醇、胡萝卜苷、尿黑酸、原儿茶醛、黄芩苷、黄芩苷元、1,2,3,4,6-五-O-没食子酰葡萄糖、12,13-环氧-9-羟基十九碳-7,10-二烯酸及其衍生物等。

【药理作用】

1.镇咳作用 生半夏、姜半夏、姜浸半夏和明矾半夏的煎剂均有明显的镇咳作用。

2. 抑制腺体分泌的作用 半夏制剂对毛果芸香碱引起的唾液分泌有显著的抑制作用。

3. 镇吐和催吐作用 半夏加明矾、姜汁炮制的各种制剂,对去水吗啡、洋地黄、硫酸铜引起的呕吐均有一定的镇吐作用。

4. 抗肿瘤作用 半夏对治疗食道癌、胃癌、舌癌、上颌窦癌、皮肤癌、恶性淋巴癌具有较好的疗效。

【性味归经】 辛,温;有毒。归脾、胃、肺经。

【功能主治】 燥湿化痰,降逆止呕,消痞散结。用于湿痰寒痰,咳喘痰多,痰饮眩悸,风痰眩晕,痰厥头痛,呕吐反胃,胸脘痞闷,梅核气;外治痈肿痰核。

【用法用量】 内服:一般炮制后使用,3～9 g。外用:适量,磨汁涂或研末以酒调敷患处。

【注意事项】 不宜与川乌、制川乌、草乌、制草乌、附子同用;生品内服宜慎用。

附:法半夏

【来源】 半夏的炮制加工品。

【药材性状】 本品呈类球形或破碎成不规则颗粒状。表面淡黄白色、黄色或棕黄色。质较松脆或硬脆,断面黄色或淡黄色,颗粒者质稍硬脆。气微,味淡略甘、微有麻舌感。

【性味归经】 辛,温。归脾、胃、肺经。

【功能主治】 燥湿化痰。用于痰多咳喘,痰饮眩悸,风痰眩晕,痰厥头痛。

【用法用量】 内服:煎汤,3～9 g。

【注意事项】 不宜与川乌、制川乌、草乌、制草乌、附子同用。

姜半夏

【来源】 半夏的炮制加工品。

【药材性状】 本品呈片状、不规则颗粒状或类球形。表面棕色至棕褐色。质硬脆,断面淡黄棕色,常具角质样光泽。气微香,味淡、微有麻舌感,嚼之略黏牙。

【性味归经】 辛,温。归脾、胃、肺经。

【功能主治】 温中化痰,降逆止呕。用于痰饮呕吐,胃脘痞满。

【用法用量】 内服:煎汤,3～9 g。

【注意事项】 不宜与川乌、制川乌、草乌、制草乌、附子同用。

清半夏

【来源】 半夏的炮制加工品。

【药材性状】 本品呈椭圆形、类圆形或不规则的片。切面淡灰色至灰白色或黄白色至黄棕色,可见灰白色点状或短线状维管束迹,有的残留栓皮处下方显淡紫红色斑纹。质脆,易折断,断面略呈粉性或角质样。气微,味微涩、微有麻舌感。

【性味归经】 辛,温。归脾、胃、肺经。

【功能主治】 燥湿化痰。用于湿痰咳嗽,胃脘痞满,痰涎凝聚,咯吐不出。

【用法用量】 内服:煎汤,3～9g。

【注意事项】 不宜与川乌、制川乌、草乌、制草乌、附子同用。

华山参

【别名】 秦参、二月旺、大紫参。

【来源】 茄科植物漏斗泡囊草 *Physochlaina infundibularis* Kuang 的干燥根。

【原植物形态】 多年生草本,高20～60 cm。除叶片外全体被腺质短柔毛。根粗壮,肉质,锥状圆柱形。茎直立,常数茎丛生。叶互生;叶片草质,卵形、宽卵形或三角状宽卵形,长4～9 cm,宽4～8 cm,先端常急尖,基部心形或截形,骤然狭缩成2～7 cm的叶柄;边缘有少数三角形大牙齿,侧脉4～5对。伞房花序顶生或腋生;花梗长达7 cm;花萼漏斗状钟形,裂片5,长椭圆形或长三角形,在果期膨大为球状的囊;花冠漏斗状钟形,黄绿色,或边缘呈黄绿色,边缘以下呈紫褐色,裂片5,广卵形至三角形;雄蕊5,着生于花冠管内下方;子房2室,花柱丝状。蒴果盖裂,包于囊状突萼内。种子肾形。花期3—5月,果期5—6月。(图3-3)

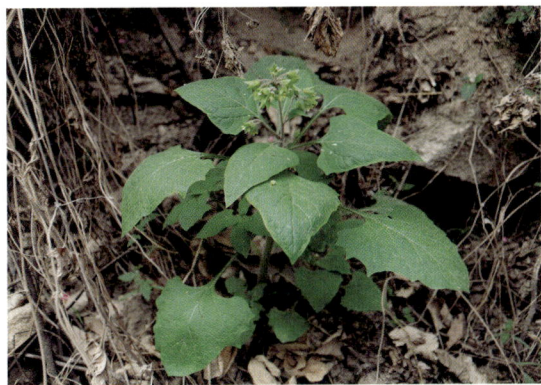

图3-3 华山参原植物图

【生境与分布】 生于山谷或林下。分布于山西、陕西、河南。

【采收加工】 春季采挖,除去须根,洗净,晒干。

【药材性状】 本品呈长圆锥形或圆柱形,略弯曲,有的有分枝,长10～20 cm,直径1～2.5 cm。表面棕褐色,有黄白色横长皮孔样突起、须根痕及纵皱纹,上部有环纹。顶端常有1至数个根茎,其上有茎痕和疣状突起。质硬,断面类白色或黄白色,皮部狭窄,木部宽广,可见细密的放射状纹理。具烟草气,味微苦,稍麻舌。(图3-4)

【化学成分】 主要有效成分为生物碱,其中脂溶性生物碱主要有东莨菪素(莨菪亭、东莨菪内酯)、莨菪碱、东莨菪碱、天仙子碱及山莨菪碱等;水溶性生物碱以胆碱为主。此外,还有氨基酸、多糖类、还原糖、甾醇类及淀粉等化合物。

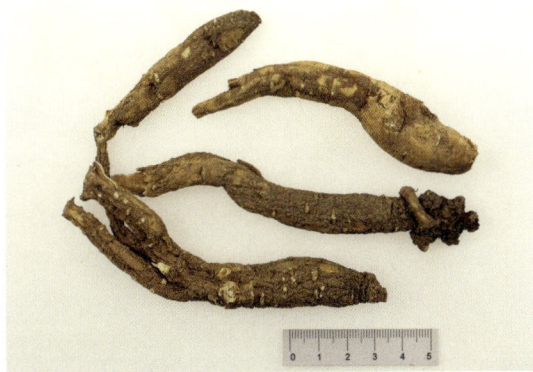

图3-4 华山参药材图

【药理作用】

1.对中枢神经系统的作用 华山参煎剂可抑制实验动物大脑皮质,使大、小鼠及犬的活动明显降低,但对外界刺激仍能产生反应。煎剂能对抗咖啡因、苯丙胺引起的小鼠兴奋活动。

2.平喘作用 华山参水煎剂有明显的平喘作用。

【性味归经】 甘、微苦,温;有毒。归肺、心经。

【功能主治】 温肺祛痰,平喘止咳,安神镇惊。用于寒痰喘咳,惊悸失眠。

【用法用量】 内服:煎汤,0.3～0.9 g。

【注意事项】 不宜多服,以免中毒。青光眼患者禁用;孕妇及前列腺重度肥大者慎用。忌铁器、五灵脂、皂荚、黑豆、卤水、藜芦等。

天南星

【别名】 蛇芋、野芋头。

【来源】 天南星科植物天南星 *Arisaema erubescens* (Wall.) Schott 或异叶天南星 *Arisaema heterophyllum* Bl. 的干燥块茎。

【原植物形态】

天南星 《中国植物志》中称其为一把伞南

星。多年生草本。块茎近圆球形,直径达6 cm。鳞叶紫红色或绿白色,间有褐色斑块。叶单一;柄长达70 cm,中部以下具叶鞘;叶片放射状分裂,裂片7～20,披针形或长圆形,长7～24 cm,宽1～4 cm,长渐尖或延长为线尾状。花序柄自叶柄中部分出,短于叶柄;佛焰苞颜色多样,绿色间有白色条纹或淡紫色至深紫色中夹杂着绿色、白色条纹;喉部扩展,边缘外卷,檐部宽大,三角状卵形至长圆卵形,前端延伸为长达15 cm的线尾;肉穗花序;雌花序轴在下部,中性花序轴位于中段,紧接雄花序轴,其上为长约5 cm的圆柱形附属器。果序成熟时裸露,浆果红色。种子1～2,球形,淡褐色。花期4—6月,果期8—9月。(图3-5)

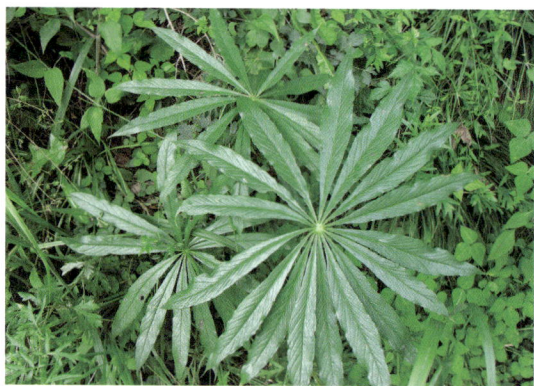

图3-5 天南星原植物图

异叶天南星 《中国植物志》中称其为天南星。多年生草本。块茎近圆球形,直径2～5 cm。叶常单一;叶柄基部鞘状,下部具膜质鳞叶2～3;叶片鸟足状分裂,裂片11～19,线状长圆形或倒披针形,中裂片比两侧短小。花序柄从叶柄中部分出;佛焰苞管部长3～6 cm,绿白色,喉部截形,外缘反卷,檐部卵状披针形,有时下弯呈盔状,淡绿色全淡黄色;向穗花序袖与佛焰苞完全分离;肉穗花序两性或雄花序单性;两性花序下部雌花序长约2 cm,花密,上部雄花序长约3 cm,花疏;附属器伸出佛焰苞喉部后呈"之"字形上升。果序近圆锥形,浆果熟时红色,

佛焰苞枯萎而小果序裸露。种子黄红色。花期4—5月,果期6—9月。(图3-6)

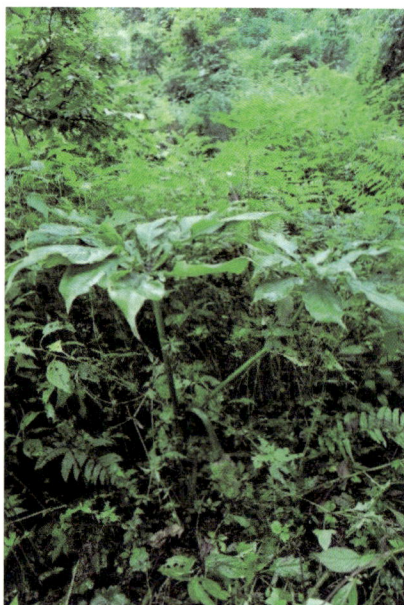

图3-6 异叶天南星原植物图

【生境与分布】

天南星 生于荒地、灌丛、草坡及林下;分布于全国大部分地区(东北和内蒙古、新疆除外)。

异叶天南星 生于草地、灌丛及林下。分布于除我国西北地区、西藏以外的大部分地区。

【采收加工】 10月挖出块茎,去掉泥土及茎叶、须根,装入撞兜内,撞去表皮,倒出用水清洗,对未撞净的表皮再用竹刀刮净,最后用硫黄熏制,使其表皮颜色变白,晒干。

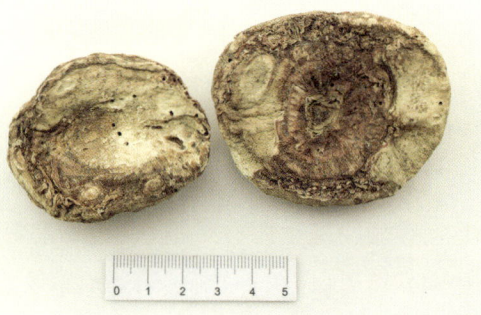

图3-7 天南星药材图

【药材性状】 本品呈扁球形,高 1～2 cm,直径 1.5～6.5 cm。表面类白色或淡棕色,较光滑,顶端有凹陷的茎痕,周围有麻点状根痕,有的块茎周边有小扁球状侧芽。质坚硬,不易破碎,断面不平坦,白色,粉性。气微辛,味麻辣(图 3-7)。

【化学成分】 主要含有生物碱、肽类、氨基酸、微量元素等化合物。环肽类有 3-异丙基吡咯并[1,2a]哌嗪-2,5-二酮、3,6-二异丙基-2,5-哌嗪二酮、3-异丙基-6-叔丁基-2,5-哌嗪二酮、3-异丙基-6-甲基-2,5-哌嗪二酮、β-卡啉、1-乙酰基-β-卡啉、掌叶半夏碱 A、掌叶半夏碱 B、掌叶半夏碱 C、掌叶半夏碱 D、掌叶半夏碱 E 等;氨基酸有丝氨酸、缬氨酸、赖氨酸、脯氨酸等 30 多种;微量元素有镁、铝、锌、铜、硒、钒、钴等。

【药理作用】

1. 抗惊厥作用 腹腔注射天南星水煎剂可明显对抗士的宁、戊四氮唑及咖啡因引起的惊厥,但不能对抗电休克的发作,且品种不同其抗惊强度有所差异。但也有报告指出,天南星不能对抗士的宁所致的惊厥死亡,但能对抗烟碱所致的惊厥死亡,尚能消除其肌肉震颤症状;天南星对小鼠肌肉注射破伤风毒素所致的惊厥可产生抑制,也可推迟动物死亡时间。

2. 镇静、镇痛作用 兔及大鼠腹腔注射天南星煎剂后,均呈活动减少、安静、翻正反射迟钝,并能与戊巴比妥钠起协同作用,延长小鼠睡眠时间,且有明显的镇痛作用。

3. 祛痰作用 采用小鼠酚红排泄法试验,表明天南星水煎剂有祛痰作用。

4. 抗氧化作用 天南星所含两种生物碱有不同程度的清除超氧阴离子自由基、抑制肝脏线粒体脂质过氧化反应等作用。

5. 其他作用 天南星中两种生物碱 S201 和 S202 对离体犬的心房和乳头肌收缩力及窦房节频率均有抑制作用,并能拮抗异丙肾上腺素对心脏的作用。鲜天南星的水提醇沉制剂,体外对 HeLa 细胞有抑制作用。对小鼠实验性肿瘤有效,对 S180、HCA 实体型、U14 等均有一定抑制作用。

【性味归经】 苦、辛,温;有毒。归肺、肝、脾经。

【功能主治】 散结消肿。外用治痈肿,蛇虫咬伤。

【用法用量】 内服:煎汤,3～9 g。外用:生品适量,研末以醋或酒调敷患处。

【注意事项】 孕妇慎用。生品内服用。

附:制天南星

【来源】 天南星的炮制加工品。

【药材性状】 本品呈类圆形或不规则形的薄片。黄色或淡棕色,质脆易碎,断面角质状。气微,味涩,微麻。

【性味归经】 苦、辛,温;有毒。归肺、肝、脾经。

【功能主治】 燥湿化痰,祛风止痉,散结消肿。用于顽痰咳嗽,风痰眩晕,中风痰壅,口眼㖞斜,半身不遂,癫痫,惊风,破伤风;外用治痈肿,蛇虫咬伤。

【用法用量】 内服:煎汤,3～9 g。

【注意事项】 孕妇慎用。

【附注】 《中国药典》(2020 年版)亦收载天南星科植物东北天南星 *Arisaema amurense* Maxim. 的干燥块茎作为天南星药用。

旋覆花

【别名】 金沸花、伏花、全福花。

【来源】 菊科植物旋覆花 *Inula japonica*

Thunb. 的干燥头状花序。

【原植物形态】 多年生草本,高 30～80 cm。根状茎短,横走或斜升,具须根。茎单生或簇生,绿色或紫色,有细纵沟,被长伏毛。基部叶花期枯萎,中部叶长圆形或长圆状披针形,长 4～13 cm,宽 1.5～4.5 cm,先端尖,基部渐狭,常有圆形半抱茎的小耳,无柄,全缘或有疏齿,上面具疏毛或近无毛,下面具疏伏毛和腺点,中脉和侧脉有较密的长毛;上部叶渐小,线状披针形。头状花序,直径 3～4 cm,多数或少数排列成疏散的伞房花序;花序梗细长;总苞半球形,径 1.3～1.7 cm,总苞片约 5 层,线状披针形,最外层带叶质而较长;外层基部革质,上部叶质,内层干膜质;舌状花黄色,较总苞长 2～2.5 倍;舌片线形,长 10～13mm;管状花花冠长约 5 mm,有三角披针形裂片;冠毛白色,1 轮,有 20 余个粗糙毛。瘦果圆柱形,长 1～1.2 mm,有 10 条纵沟,被疏短毛。花期 6—10月,果期 9—11 月。(图 3-8)

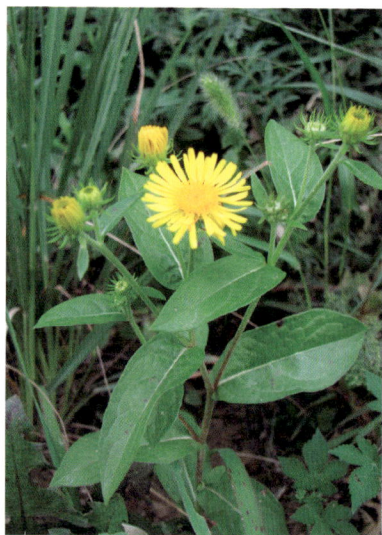

图 3-8 旋覆花原植物图

【生境与分布】 生于海拔 150～2400 m 的山坡路旁、湿润草地、河岸和田埂上。广布于我国东北、华北、华东、华中地区及广西等地。

【采收加工】 夏、秋二季花开放时采收,除去杂质,阴干或晒干。

【药材性状】 本品呈扁球形或类球形,直径 1～2 cm。总苞由多数苞片组成,呈覆瓦状排列,苞片披针形或条形,灰黄色,长 4～11 mm;总苞基部有时残留花梗,苞片及花梗表面被白色绒毛,舌状花 1 列,黄色,长约 1 cm,多卷曲,常脱落,先端 3 齿裂;管状花多数,棕黄色,长约 5 mm,先端 5 齿裂;子房顶端有多数白色冠毛,长 5～6 mm。有的可见椭圆形小瘦果。体轻,易散碎。气微,味微苦。(图 3-9)

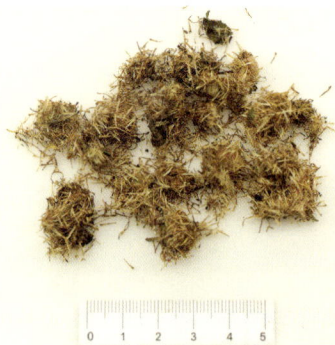

图 3-9 旋覆花药材图

【化学成分】 主要含黄酮类、萜类、甾体类和酚类等化合物。黄酮类有万寿菊素、木犀草素、万寿菊苷、万寿菊素 7-O-(6′-异戊酰)糖苷、万寿菊素 7-O-(6′-异丁酰)葡糖苷等;萜类有 1-O-乙酰基大花旋覆花内酯、1,6-二-O-乙酰基大花旋覆花内酯、麦角内酯、乙酸蒲公英甾醇酯、β-香树脂醇、羽扇豆醇等;甾体类有豆甾醇、φ-蒲公英甾醇等。

【药理作用】

1. 平喘、镇咳作用 旋覆花黄酮对组胺引起的豚鼠支气管痉挛性哮喘有明显保护作用,对组胺引起的豚鼠离体气管痉挛亦有对抗作用,但较氨茶碱的作用慢而弱。

2. 抗菌作用 平板纸片法或挖沟法试验证明,旋覆花煎剂对金黄色葡萄球菌、炭疽杆菌和痢疾志贺菌有明显的抑制作用。

3. 杀虫作用　体外试验证明旋覆花内酯对阴道滴虫有强大的杀原虫作用。

【常用饮片】

蜜旋覆花　本品形如旋覆花,深黄色。稍黏手。具蜜香气,味甜。

【性味归经】　苦、辛、咸,温。归肺、脾、胃、大肠经。

【功能主治】　降气,消痰,行水,止呕。用于风寒咳嗽,痰饮蓄结,胸膈痞满,喘咳痰多,呕吐噫气,心下痞硬。

【用法用量】　内服:煎汤,3～9 g,包煎。

【附注】　《中国药典》(2020 年版)亦收载菊科植物欧亚旋覆花 *Inula britannica* L. 的干燥头状花序作为旋覆花药用。

白附子

【别名】　禹白附、野半夏、野慈菇。

【来源】　天南星科植物独角莲 *Typhonium giganteum* Engl. 的干燥块茎。

【原植物形态】　多年生草本,植株常较高大。地下块茎似芋艿状,卵形至卵状椭圆形,外被暗褐色小鳞片。叶 1～7(与年限有关);叶柄肥大肉质,下部常具淡粉红色或紫色条斑,长达 40 cm;叶片三角状卵形、戟状箭形或卵状宽椭圆形,长 10～40 cm,宽 7～30 cm,初发时向内卷曲如角状,后即开展,先端渐尖。花梗自块茎抽出,绿色间有紫红色斑块;佛焰苞紫红色,管部圆筒形或长圆状卵形,顶端渐尖而弯曲,檐部卵形,长达 15 cm;肉穗花序位于佛焰苞内,长约 14 cm;雌花序和中性花序各长 3 cm 左右;雄花序长约 2 cm;附属器圆柱形,直立,长约 6 cm,紫色,不伸出佛焰苞外;雄花金黄色,雄蕊有 2 花药,药室顶孔开裂;中性花线形,下

垂,淡黄色;雌花棕红色。浆果熟时红色。花期 6—8 月,果期 7—10 月。(图 3 - 10)

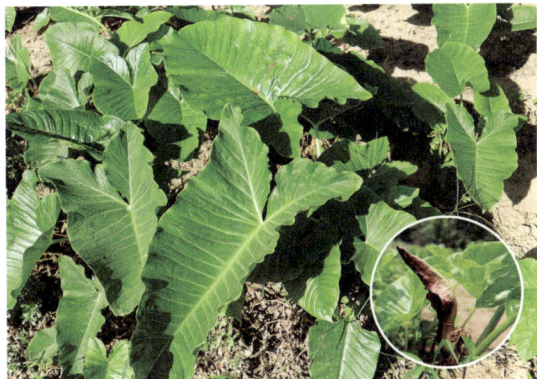

图 3 - 10　独角莲原植物图

【生境与分布】　生于海拔 1500 m 以下的山地阴湿处。分布于吉林、辽宁、河北、陕西、山西、甘肃、山东、四川、江苏、湖北等地。

【采收加工】　秋季采挖,除去须根和外皮,晒干。

【药材性状】　本品呈椭圆形或卵圆形,长 2～5 cm,直径 1～3 cm。表面白色至黄白色,略粗糙,有环纹及须根痕,顶端有茎痕或芽痕。质坚硬,断面白色,粉性。气微,味淡、麻辣刺舌。(图 3 - 11)

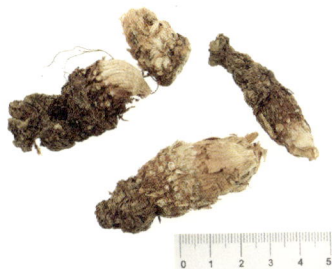

图 3 - 11　白附子药材图

【化学成分】　主要含有萜类及其衍生物、含氮有机化合物、有机酸类、脂肪酸类及酯类、氨基酸类、脂肪酸类及酯类等化合物。萜类及其衍生物有 β- 谷甾醇;糖和苷类有 β- 谷甾醇 -D- 葡萄糖苷;醇类有内消旋肌醇;含氮有机

化合物有胆碱、尿嘧啶；有机酸类有琥珀酸；氨基酸类有酪氨酸、缬氨酸；脂肪酸类及酯类有棕榈酸、亚油酸、油酸、三亚油酸甘油酯、二棕榈酸甘油酯。此外，还有白附子凝集素等蛋白质类化合物。

【药理作用】

1. 抗肿瘤作用 研究表明，白附子具有显著抗肿瘤活性，能够降低肿瘤细胞增殖率，降低肿瘤细胞的侵袭性，恢复机体免疫功能，对肿瘤细胞有细胞毒作用。日本学者发现白附子水提取物能在体外刺激人体淋巴细胞增生，增强细胞毒 T 淋巴细胞、免疫球蛋白和白介素的活性，而不增强 N 细胞杀伤活性，可用于治疗癌症。

2. 消炎作用 研究表明白附子对大鼠蛋清性酵母性关节肿及甲醛性关节肿具有明显或不同程度的抑制作用，且对棉球肉芽肿增生和渗出亦有明显的抑制作用，其消炎作用与免疫器官关系不大。

3. 镇静作用 用白附子水浸液治疗戊四氮、硝酸士的宁导致的小鼠强直性惊厥，可推迟小鼠的惊厥出现时间和死亡时间，但未能减少惊厥和死亡小鼠数量。

【常用饮片】

制白附子片 本品为类圆形或椭圆形厚片，外表皮淡棕色，切面黄色，角质。味淡，微有麻舌感。(图 3 - 12)

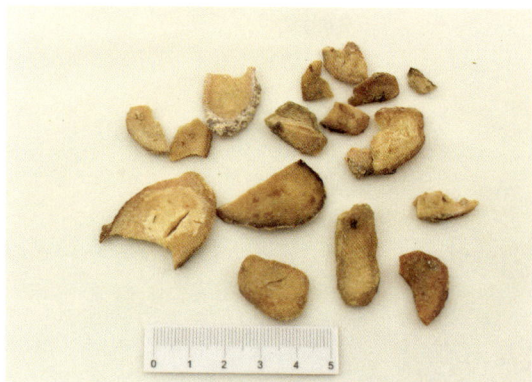

图 3 - 12 白附子饮片图

【性味归经】 辛，温；有毒。归胃、肝经。

【功能主治】 祛风痰，定惊搐，解毒散结，止痛。用于中风痰壅，口眼㖞斜，语言謇涩，惊风癫痫，破伤风，痰厥头痛，偏正头痛，瘰疬痰核，毒蛇咬伤。

【用法用量】 内服：煎汤，3～6 g；研末服 0.5～1 g。一般炮制后用。外用：生品适量，捣烂，熬膏或研末以酒调敷患处。

【注意事项】 孕妇慎用；生品内服宜慎用。

芥子

【别名】 芥菜子、青菜子、黄芥子。

【来源】 十字花科植物白芥 *Sinapis alba* L. 或芥菜 *Brassica juncea* (L.) Czern. 的干燥成熟种子。前者习称"白芥子"，后者习称"黄芥子"。

【原植物形态】

白芥 一年生草本，高达 75(～100) cm；茎直立，有分枝，具稍外折硬单毛。下部叶大头羽裂，长 5～15 cm，宽 2～6 cm，有 2－3 对裂片，顶裂片宽卵形，长 3.5～6 cm，宽 3.5～4.5 cm，常 3 裂，侧裂片长 1.5～2.5 cm 米，宽 5～15 mm，二者顶端皆圆钝或急尖，基部和叶轴会合，边缘有不规则粗锯齿，两面粗糙，有柔毛或近无毛；叶柄长 1～1.5 cm；上部叶卵形或长圆卵形，长 2～4.5 cm，边缘有缺刻状裂齿；叶柄长 3～10 mm。总状花序有多数花，果期长达 30 cm，无苞片；花淡黄色，直径约 1 cm；花梗开展或稍外折，长 5～14 mm；萼片长圆形或长圆状卵形，长 4～5 mm，无毛或稍有毛，具白色膜质边缘；花瓣倒卵形，长 8～10 mm，具短爪。长角果近圆柱形，长 2～4 cm，宽 3～4 mm，直立或弯曲，具糙硬毛，果瓣有 3～7 条平行脉。

喙稍扁压，剑状，长 6～15 mm，常弯曲，向顶端渐细，有 0～1 种子；种子每室 1～4 个，球形，直径约 2 mm，黄棕色，有细窝穴。花果期 6—8 月。

芥菜 一年生草本，高 30～150 cm，常无毛，有时幼茎及叶具刺毛，带粉霜，有辣味；茎直立，有分枝。基生叶宽卵形至倒卵形，长 15～35 cm，顶端圆钝，基部楔形，大头羽裂，具 2～3 对裂片，或不裂，边缘均有缺刻或牙齿，叶柄长 3～9 cm，具小裂片；茎下部叶较小，边缘有缺刻或牙齿，有时具圆钝锯齿，不抱茎；茎上部叶窄披针形，长 2.5～5 cm，宽 4～9 mm，边缘具不明显疏齿或全缘。总状花序顶生，花后延长；花黄色，直径 7～10 mm；花梗长 4～9 mm；萼片淡黄色，长圆状椭圆形，长 4～5 mm，直立开展；花瓣倒卵形，长 8～10 mm，长 4～5 mm。长角果线形，长 3～5.5 cm，宽 2～3.5 mm，果瓣具 1 突出中脉；喙长 6～12 mm；果梗长 5～15 mm。种子球形，直径约 1 mm，紫褐色。花期 3—5 月，果期 5—6 月。(图 3-13)

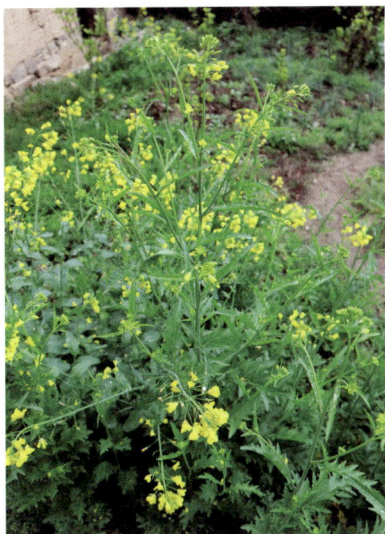

图 3-13 芥菜原植物图

【生境与分布】 全国各地栽培。

【采收加工】 夏末秋初果实成熟时采割植株，晒干，打下种子，除去杂质。

【药材性状】

白芥子 呈球形，直径 1.5～2.5 mm。表面灰白色至淡黄色，具细微的网纹，有明显的点状种脐。种皮薄而脆，破开后内有白色折叠的子叶，有油性。气微，味辛辣。

黄芥子 较小，直径 1～2 mm。表面黄色至棕黄色，少数呈暗红棕色。研碎后加水浸湿，则产生辛烈的特异臭气。(图 3-14)

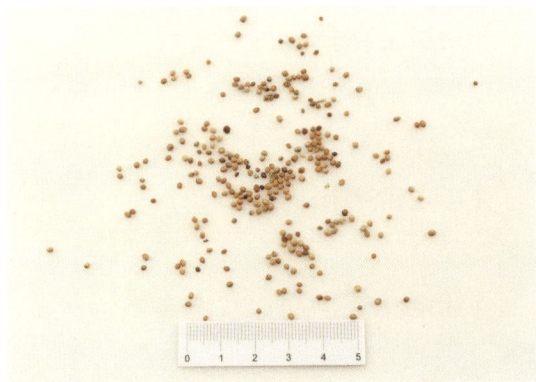

图 3-14 芥子药材图

【化学成分】 主要含芥子油苷类成分，其中黑芥子苷占 90%，还有葡萄糖荠菜素、4-羟基-3-吲哚甲基芥子油苷、葡萄糖芸薹素、新葡萄糖芸薹素、前告伊春等。还含有少量芥子酶、芥子酸、芥子碱、芥子酸及花生酸的甘油酯，并有少量亚麻酸的甘油酯。

【药理作用】

1. 刺激作用 芥子应用于皮肤，有温暖的感觉并使之发红，甚至引起水疱、脓疱。通常将芥子粉除去脂肪油后做成芥子硬膏使用，用作抗刺激剂，治疗神经痛、风湿痛、胸膜炎及扭伤等。使用前先用微温的水湿润，以加强芥子酶的作用。芥子粉小量可刺激胃黏膜增加胃液及胰液的分泌，有时可缓解顽固性呃逆。大量内服可迅速引起呕吐，用于麻醉性药物中毒的治疗。

2. 抗炎镇痛作用 白芥子醇提物能明显抑制二甲苯所致的小鼠耳肿胀和醋酸所致的小鼠

毛细血管通透性增加;并能延长小鼠痛反应时间,减少扭体次数,证实白芥子具有较强的抗炎镇痛作用。

【常用饮片】

炒芥子 本品形如芥子,表面淡黄色至深黄色(炒白芥子)或深黄色至棕褐色(炒黄芥子),偶有焦斑。有香辣气。

【性味归经】 辛,温;有毒。归肺经。

【功能主治】 温肺豁痰利气,散结通络止痛。用于寒痰咳嗽,胸胁胀痛,痰滞经络,关节麻木、疼痛,痰湿流注,阴疽肿毒。

【用法用量】 内服:煎汤,3～9 g。外用:适量。

【注意事项】 肺虚咳嗽及阴虚火旺者忌用。

大皂角

【别名】 皂角、大皂荚、长皂荚、皂荚。

【来源】 豆科植物皂荚 *Gleditsia sinensis* Lam. 的干燥成熟果实。

【原植物形态】 落叶乔木,高达 15 m。棘刺粗壮,红褐色,常分枝。双数羽状复叶;小叶 4～7 对,小叶片卵形、卵状披针形或长椭圆状卵形,长 3～8 cm,宽 1～3.5 cm,先端钝,有时稍凸,基部斜圆形或斜楔形,边缘有细锯齿。花杂性,腋生及顶生总状花序,花部均有细柔毛;花萼钟形,裂片 4,卵状披针形;花瓣 4,淡黄白色,卵形或长椭圆形;雄蕊 8,4 长 4 短;子房条形,扁平。荚果直而扁平,有光泽,紫黑色,被白色粉霜,长 12～30 cm,直径 2～4 cm。种子多数,扁平,长椭圆形,长约 10 mm,红褐色,有光泽。花期 5 月,果期 10 月。(图 3-15)

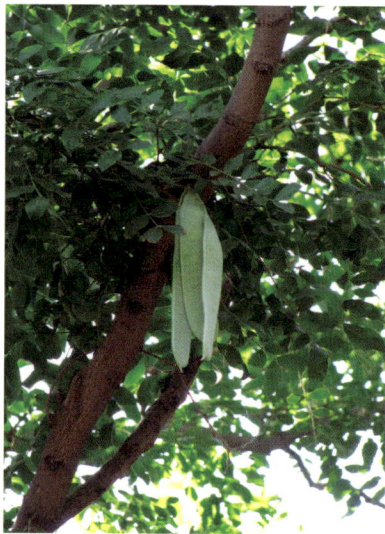

图 3-15 皂荚原植物图

【生境与分布】 生长于村边、路旁、向阳温暖的地方。全国大部分地区有分布。主产于东北地区及河北、陕西、山西、河南、山东、江苏、浙江、湖北、广西、四川等地。

【采收加工】 秋季果实成熟时采摘,晒干。

【药材性状】 果实呈扁长的剑鞘状,有的略弯曲,长 15～40 cm,宽 2～5 cm,厚 0.2～1.5 cm,表面棕褐色或紫褐色,被灰色粉霜,擦去后有光泽,种子所在处隆起,基部渐窄而略弯曲,有短果柄或果柄痕。两侧有明显的纵棱线。质硬,摇之有响声,易折断,断面黄色,纤维性。种子多数,扁椭圆形,黄棕色至棕褐色,光滑。气特异,有刺激性,味辛辣。以肉质肥厚、色紫褐者为佳。(图 3-16)

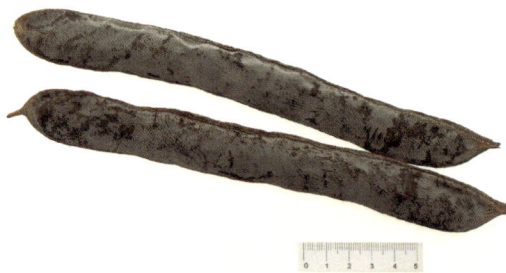

图 3-16 大皂角药材图

【化学成分】 主要含皂荚苷、皂荚皂苷等三萜皂苷；尚含蜡酸、二十九烷、正二十七烷、豆甾醇、谷甾醇、鞣质等。

【药理作用】

1. 溶血作用 皂荚中所含的皂苷有很强的溶血作用，胆甾醇可对抗其溶血作用。

2. 祛痰作用 含皂苷类的药物，能刺激胃黏膜而反射性地促进呼吸道黏液的分泌，产生祛痰作用(恶心性祛痰药)。

3. 抗菌作用 皂荚对某些革兰氏阴性肠内致病菌有抑制作用。皂荚煎剂能增加呼吸道黏液分泌，有祛痰作用，对离体大鼠子宫有兴奋作用。皂荚水浸剂对堇色毛癣菌、星形诺卡菌有抑制作用。

【性味归经】 辛、咸，温；有小毒。归肺、大肠经。

【功能主治】 祛痰开窍，散结消肿。用于中风口噤，昏迷不醒，癫痫痰盛，关窍不通，喉痹痰阻，顽痰喘咳，咳痰不爽，大便燥结；外治痈肿。

【用法用量】 内服：1～1.5 g，多入丸散用。外用：适量，研末吹鼻取嚏或研末调敷患处。

【注意事项】 孕妇及咯血、吐血患者忌用。

第二节 清化热痰药

太白贝母

【别名】 尖贝、太贝。

【来源】 百合科植物太白贝母 *Fritillaria taipaiensis* P. Y. Li 的鳞茎。

【原植物形态】 多年生草本，高 40～50 cm。鳞茎扁球形，直径达 2.5 cm。茎光滑，中部以上生叶。叶最下面 2 枚对生，其上为互生、对生或轮生，在花下方为轮生；叶片线形或线状披针形，长 7～13 cm。花单一，顶生，下垂；花被钟状，裂片 6，分离，黄绿色，上部有紫色斑点，长 3～4 cm；雄蕊 6，花药基部着生；子房上位，通常 3 室。蒴果，室裂，膜质，长圆形，每室有扁平种子 2 列。(图 3-17)

【生境与分布】 生于海拔 2400～3150 m 的山坡草丛中或水边，主产于陕西、甘肃、四川、湖北。

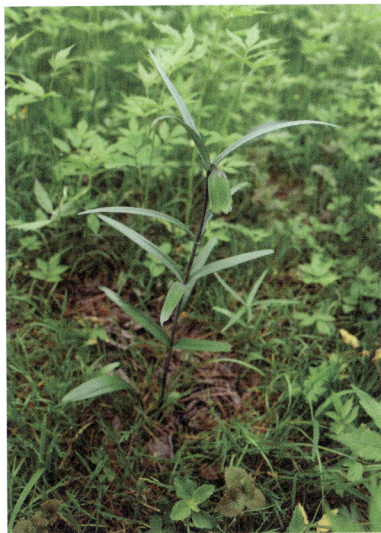

图 3-17 太白贝母原植物图

【采收加工】 夏、秋二季或积雪融化后采挖，除去须根、粗皮及泥沙，晒干或低温干燥。

【药材性状】 鳞茎扁卵圆形或圆锥形，直径 0.6～1.2 cm，高 4～8 mm。表面白色，较光滑。外层 2 枚鳞叶近等大，顶端开裂，底部平整。味苦。(图 3-18)

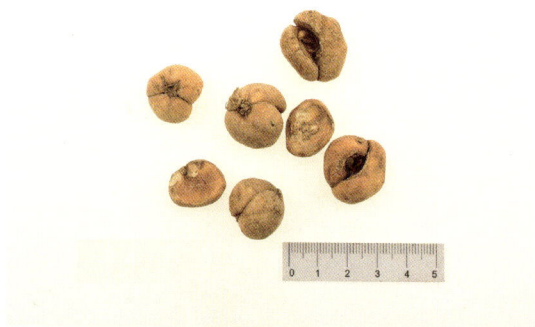

图 3-18　太白贝母药材图

【化学成分】　含生物碱和微量元素等化合物。生物碱有贝母辛、西贝母碱、贝母素甲和贝母素乙;微量元素有砷、汞、镉、铅等。

【药理作用】

1.镇咳作用　小鼠实验发现,太白贝母醇提物和太白贝母粉均具有突出的止咳作用。太白贝母总生物碱对小鼠氨水引咳有显著的镇咳作用,实验证明太白贝母低剂量组对小鼠咳嗽反应潜伏期有延长趋势,并能显著减少小鼠的咳嗽反应。

2.祛痰作用　太白贝母可增加小鼠呼吸道酚红排泌量,具有较好的祛痰作用。

3.平喘作用　太白贝母中所含的贝母素甲、贝母素乙、西贝素和贝母辛能够松弛平滑肌而发挥平喘作用。

4.抗肿瘤作用　太白贝母含有的总生物碱、三萜类和多糖类成分等具有抗肿瘤活性,对肺癌细胞、结肠癌细胞、肝癌细胞、子宫内膜癌细胞和卵巢癌细胞等均具有良好的抗肿瘤作用和活性。

【性味归经】　苦、甘,微寒。归肺、心经。

【功能主治】　清热润肺,化痰止咳,散结消痈。用于肺热燥咳,干咳少痰,阴虚劳嗽,痰中带血,瘰疬,乳痈,肺痈。

【用法用量】　3~10 g;研粉冲服,每次1~2 g。

【注意事项】　不宜与川乌、制川乌、草乌、制草乌、附子同用。

【附注】　《中国药典》(2020年版)中川贝母作为川贝的一个来源。

前胡

【别名】　白花前胡、鸡脚前胡、官前胡、山独活。

【来源】　伞形科植物前胡 *Peucedanum praeruptorum* Dunn 的干燥根。

【原植物形态】　多年生草本,高 60~100 cm。根圆锥形,有少数侧根,表面黄褐色至棕黑色,根头处残留多数棕褐色叶鞘纤维。茎直立,圆柱形,上部分枝,被短柔毛,下部无毛。基生叶有长柄,基部扩大成鞘状,抱茎;叶片宽三角状卵形,三出或二至三回羽状分裂,长15~20 cm,宽约 12 cm,第一回羽片 2~3 对,最下方的 1 对有长柄,柄长 3.5~6 cm,其他有短柄或无柄;末回裂片菱状倒卵形,先端渐尖,基部楔形至截形,边缘具不整齐的 3~4 个粗或圆锯齿,有时下部锯齿呈浅裂或深裂状,长 1.5~6 cm,宽 1.2~4 cm,下表面叶脉明显突起,两面无毛,或有时在下表面叶脉上及边缘有稀疏短毛;茎生叶和基生叶相似,较小;茎上部叶无柄,叶片三出分裂,裂片狭窄,基部楔形,中间 1 枚基部下延。复伞形花序顶生或侧生,伞辐6~18,不等长,长 1.5~4.5 cm,有柔毛;总苞片一至数片,花后脱落,线状披针形,长 0.7~1 cm,边缘膜质,有柔毛;小伞形花序有花 15~20,花梗不等长,有柔毛;小总苞片 7~12,卵状披针形,先端长渐尖,长 3~5 mm,宽 0.6~1 mm,与花梗等长或超过,有柔毛;萼齿不显著;花瓣 5,白色,广卵形至近圆形;雄蕊 5;花柱短,弯曲,花柱基圆锥形。果实卵圆形,背部扁压,长约4 mm,宽约3 mm,棕色,被稀疏短毛,背棱线形稍突起,侧棱呈翅状,比果体狭,稍厚,棱槽内有油管3～5,合生面有油管6～10,胚乳腹面平直。花期7—9月,果期10—11月。(图3-19)

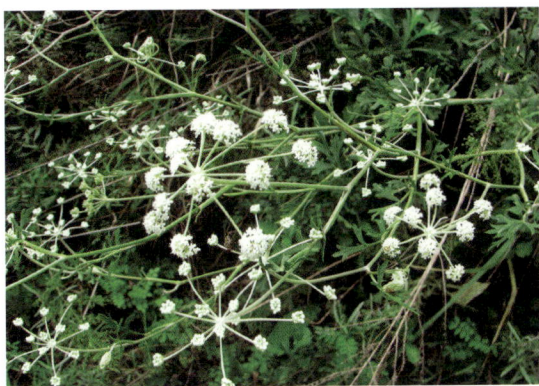

图3-19 前胡原植物图

【生境与分布】 生于海拔250～2000 m的山坡林缘、路旁的山坡草丛中。产于甘肃、河南、陕西、贵州、广西、四川、湖北、湖南、江西、安徽、江苏、浙江、福建等地。

【采收加工】 冬季至次春茎叶枯萎或未抽花薹时采挖,除去须根,洗净,晒干或低温干燥。

【药材性状】 本品呈不规则的圆柱形、圆锥形或纺锤形,稍扭曲,下部常有分枝,长3～15 cm,直径1～2 cm。表面黑褐色或灰黄色,根头部多有茎痕和纤维状叶鞘残基,上端有密集的细环纹,下部有纵沟、纵皱纹及横向皮孔样突起。质较柔软,干者质硬,可折断,断面不整齐,淡黄白色,皮部散有多数棕黄色油点,形成层环纹棕色,射线放射状。气芳香,味微苦、辛。(图3-20)

【化学成分】 主要含香豆素β其苷类、木脂素类、黄酮苷类、香豆素苷类等化合物。香豆素及其苷类有白花前胡甲素、白花前胡乙素、白花前胡丙素、白花前胡丁素、白花前胡戊素、补骨脂素、5-甲氧基补骨脂素、8-甲氧基补骨脂素;木脂素类有左旋白花前胡醇;黄酮苷类有紫花前胡苷;香豆素苷类有印度榅桲苷、茴芋苷、芸香呋喃香豆醇葡萄糖苷、异芸香呋喃香豆醇葡萄糖苷。此外,还含有东莨菪苷等。

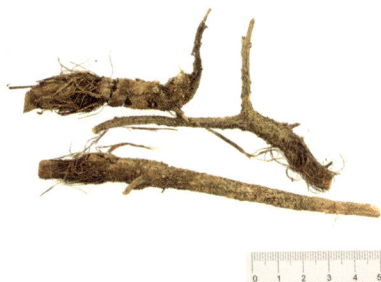

图3-20 前胡药材图

【药理作用】

1. 钙拮抗作用 白花前胡乙醇提取物对抗由乙酰胆碱和组胺引起的离体豚鼠回肠收缩,较水提液或丁醇提取液强,这种作用是非竞争性的。白花前胡甲素可非竞争性缓解由乙酰胆碱引起的回肠收缩,还能抑制由于细胞外Ca^{2+}的流入引起的豚鼠结肠带K去极化的收缩作用,抑制Ca^{2+}进入平滑肌。白花前胡甲素可抑制由ConA和磷脂酰丝氨酸引起的大鼠肥大细胞释放过敏性介质。

2. 祛痰作用 前胡煎剂能增加呼吸道分泌液,说明有祛痰作用,且作用时间较长。

3. 扩张冠脉作用 白花前胡丙素能增加心脏冠血脉流量,但不影响心肌收缩力。白花前胡戊素对小鼠具有耐缺氧作用。

【常用饮片】

前胡片 本品呈类圆形或不规则形的薄片。外表皮黑褐色或灰黄色,有时可见残留的纤维状叶鞘残基。切面黄白色至淡黄色,皮部散有多数棕黄色油点,可见一棕色环纹及放射状纹理。气芳香,味微苦、辛。(图3-21)

蜜前胡片 本品形如前胡片,表面黄褐色,略具光泽,滋润。味微甜。

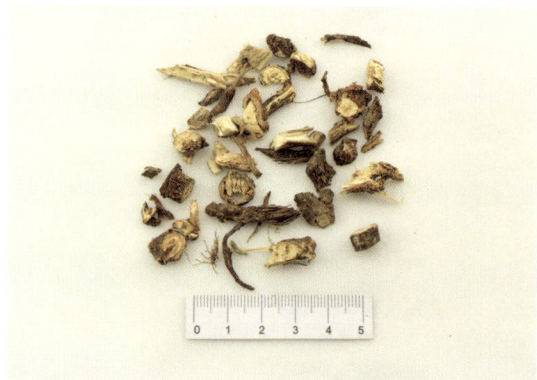
图 3-21 前胡饮片图

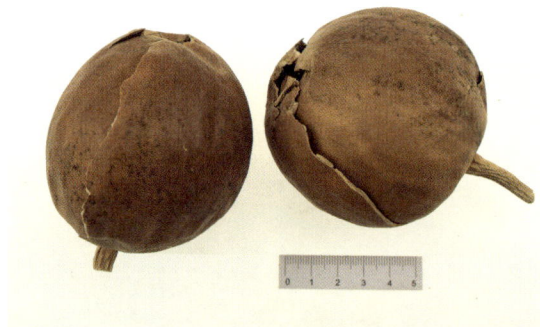
图 3-22 瓜蒌药材图

及甾醇类化合物。

【性味归经】 苦、辛,微寒。归肺经。

【功能主治】 散风清热,降气化痰。用于痰热喘满,咯痰黄稠,风热咳嗽痰多。

【用法用量】 内服:煎汤,3～10 g;或入丸、散。

瓜蒌

【别名】 栝楼、药瓜。

【来源】 葫芦科植物栝楼 *Trichosanthes kirilowii* Maxim. 或双边栝楼 *Trichosanthes rosthornii* Harms. 的干燥成熟果实。

【原植物形态】 与【生境与分布】 见"天花粉"项下。

【采收加工】 秋季果实成熟时,连果梗剪下,置通风处阴干。

【药材性状】 本品呈类球形或宽椭圆形,长 7～15 cm,直径 6～10 cm。表面橙红色或橙黄色,皱缩或较光滑,顶端有圆形的花柱残基,基部略尖,具残存的果梗。轻重不一。质脆,易破开,内表面黄白色,有红黄色丝络,果瓤橙黄色,黏稠,与多数种子黏结成团。具焦糖气,味微酸、甜。(图 3-22)

【化学成分】 果实含三萜皂苷类、氨基酸、糖类、有机酸等化合物;种子含油酸、亚油酸

【常用饮片】

瓜蒌丝(块) 本品呈不规则的丝或块状。外表面橙红色或橙黄色,皱缩或较光滑;内表面黄白色,有红黄色丝络,果瓤橙黄色,与多数种子黏结成团。具焦糖气,味微酸、甜。

【性味归经】 甘、微苦,寒。归肺、胃、大肠经。

【功能主治】 清热涤痰,宽胸散结,润燥滑肠。用于肺热咳嗽,痰浊黄稠,胸痹心痛,结胸痞满,乳痈,肺痈,肠痈肿痛,大便秘结。

【用法用量】 内服:煎汤,9～20 g。

【注意事项】 不宜与乌头类药材同用。

桔梗

【别名】 包袱花、铃当花。

【来源】 桔梗科植物桔梗 *Platycodon grandiflorum* (Jacq.) A. DC. 的干燥根。

【原植物形态】 多年生草本,高 30～120 cm。全株有白色乳汁。主根呈长纺锤形,少分枝。茎无毛,通常不分枝或上部稍分枝。叶 3～4 片轮生、对生或互生;无柄或有极短的柄;叶片卵形至披针形,长 2～7 cm,宽 0.5～3 cm,先端尖,基部楔形,边缘有尖锯齿,下面被

白粉。花一朵至数朵单生茎顶或集成疏总状花序;花萼钟状,裂片5;花冠阔钟状,直径4～6 cm,蓝色或蓝紫色,裂片5,三角形;雄蕊5,花丝基部变宽,密被细毛;子房下位,花柱5裂。蒴果倒卵圆形,熟时顶部5瓣裂。种子多数,褐色。花期7—9月,果期8—10月。(图3-23)

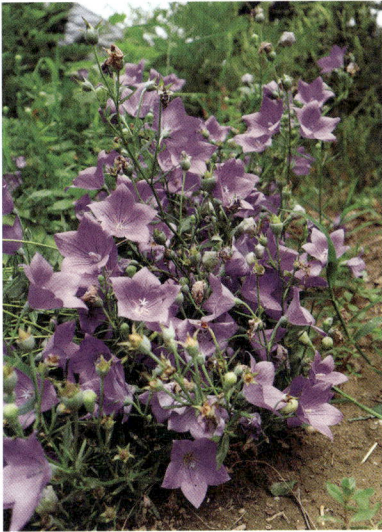

图 3-23　桔梗原植物图

【生境与分布】　野生于山坡草丛中。我国大部分地区均有分布。

【采收加工】　春、秋二季采挖,洗净,除去须根,趁鲜剥去外皮或不去外皮,干燥。

【药材性状】　本品呈圆柱形或略呈纺锤形,下部渐细,有的有分枝,略扭曲,长7～20 cm,直径0.7～2 cm。表面淡黄白色至黄色,不去外皮者表面黄棕色至灰棕色,具纵扭皱沟,并有横长的皮孔样斑痕及支根痕。上部有横纹。有的顶端有较短的根茎或不明显,其上有数个半月形茎痕。质脆,断面不平坦,形成层环棕色,皮部黄白色,有裂隙,木部淡黄白色。气微,味微甜后苦。(图3-24)

【化学成分】　主要含皂苷类、甾醇类、脂肪酸等化合物。皂苷类有桔梗皂苷A、桔梗皂苷C、桔梗皂苷D、桔梗皂苷D_2、桔梗皂苷D_3、远志酸等;甾醇类有菠菜甾醇、α-菠菜甾醇-β-D-葡萄糖苷、Δ_7-豆甾烯醇、白桦脂醇等。另含菊糖、桔梗聚糖等。

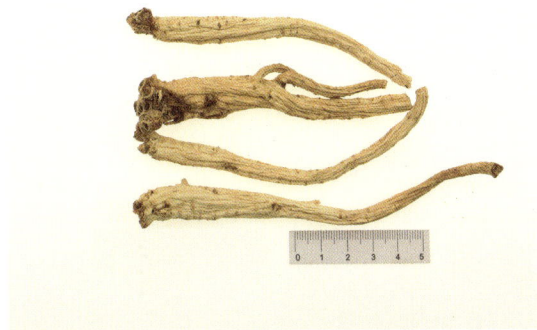

图 3-24　桔梗药材图

【药理作用】

1. 祛痰与镇咳作用　麻醉犬口服桔梗煎剂能显著增加呼吸道黏液的分泌量,其强度可与氯化铵相比。对麻醉猫亦有明显的祛痰作用。桔梗皂苷的祛痰作用强于远志,次于美远志。而小鼠酚红法试验结果则弱于远志,桔梗所含皂苷口服时对咽喉黏膜及胃黏膜造成某种程度的刺激,反射地引起呼吸道黏膜分泌亢进,使痰液稀释,促使其排出,粗制桔梗皂苷有镇咳作用。

2. 降血糖作用　兔灌胃桔梗水或醇提取物200 mg/kg可使血糖下降。水和醇提取物对实验性四氧嘧啶糖尿病兔亦有降血糖作用,降低的肝糖原在用药后也有所恢复,且能抑制食物性血糖上升,醇提取物的作用较水提取物强。

3. 抑制胃液分泌和抗溃疡作用　粗制桔梗皂苷在低于1/5半数致死量的剂量时,有抑制大鼠胃液分泌和抗消化性溃疡作用。

4. 消炎作用　粗桔梗皂苷有消炎作用,对大鼠后肢角叉菜胶性脚肿与醋酸性肿胀均有消炎效果。本品对大鼠棉球肉芽肿也有显著抑制作用,且对大鼠佐剂性关节炎也有效。腹腔注射桔梗皂苷引起的小鼠扭体反应与腹腔渗出,灌胃同一皂苷可产生抑制。桔梗无直接抗菌作用,但其水提取物可增强巨噬细胞吞噬功能,增强中性粒细胞的杀菌力,提高溶菌酶的活性。

5.促进血液循环作用 大鼠以粗制桔梗皂苷静脉注射,可见暂时性血压下降,心率减慢和呼吸抑制。高浓度时对离体豚鼠心耳呈负性肌力作用。

6.其他作用 粗桔梗皂苷有镇静、镇痛和解热作用。能抑制小鼠自发性活动,延长环己巴比妥钠的睡眠时间。但对电击和戊四氮所致的惊厥无保护作用。桔梗皂苷可降低大鼠肝内胆固醇的含量,增加胆固醇和胆酸的排泄,还有抗乙酰胆碱和抗组胺作用,能抑制乙酰胆碱与组胺引起的离体豚鼠回肠收缩。大鼠灌胃桔梗对双侧颈静脉结扎造成的充血性水肿有抑制和利尿作用。体外试验表明,桔梗煎剂1∶10稀释后对絮状表皮癣菌有抑制作用。

【常用饮片】

桔梗片 本品呈椭圆形或不规则厚片。外皮多已除去或偶有残留。切面皮部黄白色,较窄;形成层环纹明显,棕色;木部宽,有较多裂隙。气微,味微甜后苦。(图3-25)

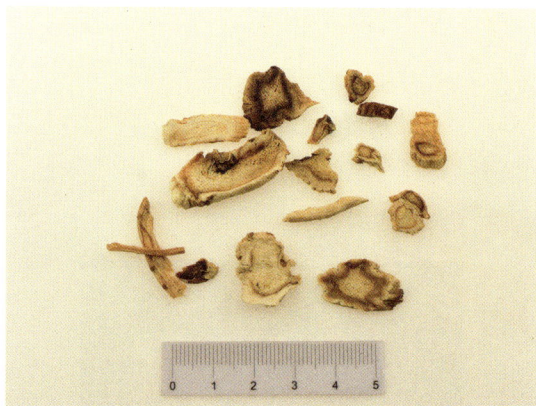

图3-25 桔梗饮片图

【性味归经】 苦、辛,平。归肺经。

【功能主治】 宣肺,利咽,祛痰,排脓。用于咳嗽痰多,胸闷不畅,咽痛音哑,肺痈吐脓。

【用法用量】 内服:煎汤,3～10 g;或入丸、散。外用:适量,烧灰研末敷。

【注意事项】 阴虚久嗽、气逆及咳血者忌用。

第三节 止咳平喘药

款冬花

【别名】 冬花。

【来源】 菊科植物款冬 *Tussilago farfara* L.的干燥花蕾。

【原植物形态】 多年生草本,高10～25 cm。基生叶广心脏形或卵形,长7～15 cm,宽8～10 cm,先端钝,边缘呈波状疏锯齿,锯齿先端往往带红色。基部心形或圆形,质较厚,上面平滑,暗绿色,下面密生白色毛;掌状网脉,主脉5～9条;叶柄长8～20 cm,半圆形;近基部的叶脉和叶柄带红色,并有毛绒。花茎长5～10 cm,具毛绒,小叶10余片,互生,叶片长椭圆形至三角形。头状花序顶生;总苞片1～2,苞片20～30,质薄,呈椭圆形,具毛绒;舌状花在周围一轮,鲜黄色,单性,花冠先端凹,雌蕊1,子房下位,花柱长,柱头2裂;筒状花两性,先端5裂,裂片披针状,雄蕊5,花药连合,雌蕊1,花柱细长,柱头球状。瘦果长椭圆形,具纵棱,冠毛淡黄色。花期2—3月,果期4月。(图3-26)

【生境与分布】 栽培或野生于河边、沙地。分布于河北、河南、湖北、四川、山西、陕西、甘肃、内蒙古、新疆、青海、西藏等地。

【采收加工】 12月或地冻前当花尚未出土时采挖,除去花梗和泥沙,阴干。

【药材性状】 本品呈长圆柱形。单生或2～3个基部连生,长1～2.5 cm,直径0.5～

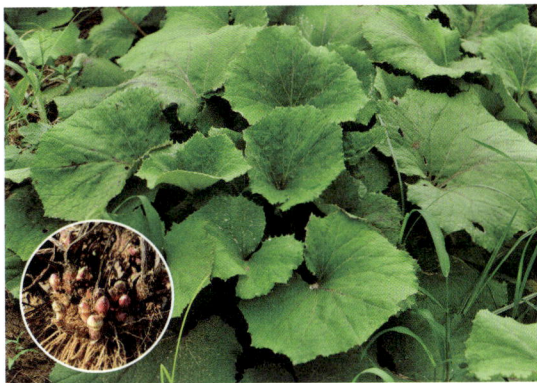

图 3-26 款冬原植物图

1 cm。上端较粗,下端渐细或带有短梗,外面被有多数鱼鳞状苞片。苞片外表面紫红色或淡红色,内表面密被白色絮状绒毛。体轻,撕开后可见白色绒毛。气香,味微苦而辛。(图 3-27)

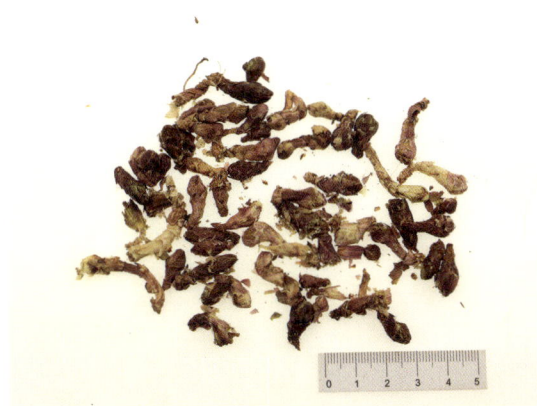

图 3-27 款冬花药材图

【化学成分】 花含款冬二醇、芸香苷、金丝桃苷、三萜皂苷、鞣质、蜡、挥发油和蒲公英黄质等化合物。

【药理作用】

1. 镇咳、祛痰和平喘作用 款冬花煎剂灌胃对犬有显著镇咳作用。其乙酸乙酯提取物亦有祛痰作用,乙醇提取物有镇咳作用。兔和豚鼠离体气管。肺灌流试验证明,款冬花醚提取液小量时略有支气管舒张作用;较大剂量时,反见支气管收缩。对组胺所致豚鼠气管痉挛,无肯定的解痉作用。

2. 呼吸兴奋作用 款冬花醇提取物和醚提物静脉注射,对麻醉猫和兔有呼吸兴奋作用,但有时在呼吸兴奋前或后出现呼吸暂停,此作用可被六烃季铵所减弱。其呼吸兴奋作用类似尼可刹米,并可对抗吗啡引起的呼吸抑制作用。

3. 对心血管系统的作用 款冬花醇提液和煎剂静脉注射,对猫的血压先呈短暂微降,继之急剧上升,并维持较长时间。醚提物用于猫、兔、犬和大鼠,一般无先期降血压现象,而升压作用更为明显。醚提物的升压作用对于失血性休克猫极为显著,其特点为用量小、作用快而强、持续时间久,反复给药无快速耐受现象。

4. 对动物血流动力学的影响 款冬酮能显著增加大血管外周阻力,且收缩血管作用强于多巴胺。

5. 其他作用 款冬素、甲基丁酸款冬素酯和甲基丁酸 3,14-去氢款冬素酯对血小板活化因子引起的血小板聚集有抑制作用。款冬素对钙通道阻滞剂受体结合实验显示有阻断活性。

【常用饮片】

蜜款冬花 本品形如款冬花,表面棕黄色或棕褐色,稍带黏性。具蜜香气,味微甜。

【性味归经】 辛、微苦,温。归肺经。

【功能主治】 润肺下气,止咳化痰。用于新久咳嗽,喘咳痰多,劳嗽咳血。

【用法用量】 内服:煎汤,3~10 g;或熬膏,或入丸、散。外用:适量,研末调敷。

苦杏仁

【别名】 杏仁。

【来源】 蔷薇科植物山杏 *Prunus sibirica* L. 或杏 *Prunus armeniaca* L. 的干燥成熟种子。

【原植物形态】

山杏 灌木或小乔木,高2～5 m。叶片卵形或近圆形,先端长渐尖至尾尖;花单生,先于叶开放;花萼紫红色,花后反折;花瓣近白色或粉红色;果实扁球形,黄色或橘红色,果肉较薄而干燥,成熟时开裂,味酸涩不可食。花期3—4月,果期6—7月。

杏 落叶乔木,高达15 m;树冠开阔,圆球形或扁球形。小枝红褐色。叶广卵形,长5～10 cm,宽4～8 cm,先端短尖或尾状尖,锯齿圆钝,两面无毛或仅背面有簇毛。花芽2～3,集生于枝侧每个花芽内一花;花先叶开放,白色至淡粉红色,直径约2.5 cm,花梗极短,花萼鲜绛红色。果实近球形,黄色或带红晕,直径2.5～3 cm,有细柔毛;果核平滑。花期3—4月,果期6—7月。(图3-28)

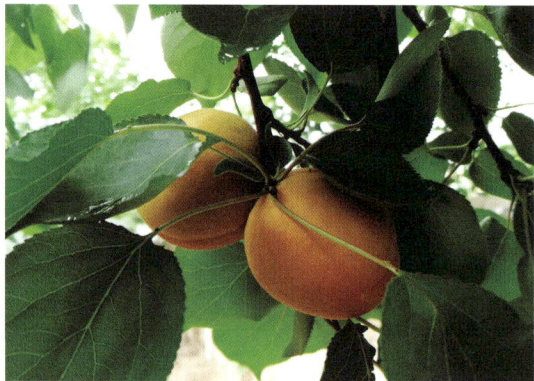

图3-28 杏原植物图

【生境与分布】

山杏 生于海拔700～2000 m的干燥向阳山坡上、丘陵草原或与落叶乔灌木混生。产于黑龙江、吉林、辽宁、内蒙古、甘肃、河北、山西等地。

杏 多栽培于低山地或丘陵山地。主产于内蒙古、吉林、辽宁、河北、山西、陕西。

【采收加工】 夏季采收成熟果实,除去果肉和核壳,取出种子,晒干。

【药材性状】 本品呈扁心形,长1～1.9 cm,宽0.8～1.5 cm,厚0.5～0.8 cm。表面黄棕色至深棕色,一端尖,另端钝圆,肥厚,左右不对称,尖端一侧有短线形种脐,圆端合点处向上具多数深棕色的脉纹。种皮薄,子叶2,乳白色,富油性。气微,味苦。(图3-29)

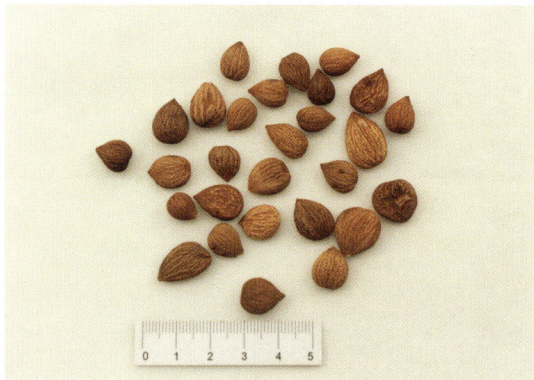

图3-29 苦杏仁药材图

【化学成分】 苦杏仁主要含有苦杏仁苷等氰苷类、脂肪酸类、挥发油类、氨基酸类、黄酮类及微量元素类等化合物。

【药理作用】

1. 镇咳平喘作用 苦杏仁苷在人体内分解,产生微量的氢氰酸,氢氰酸可对呼吸中枢产生抑制作用,使呼吸运动趋于平缓,从而起到镇咳平喘的作用。

2. 消炎镇痛作用 小鼠热板法和醋酸扭体法等研究证实,苦杏仁苷具有一定的镇痛作用,并且不会产生耐药性。

3. 抗肿瘤作用 苦杏仁苷进入血液能够对癌细胞进行靶向清除,而对健康细胞不产生副作用。

4. 抗氧化作用 杏仁具有不同强度的还原能力,均可参与靶位点的还原反应而有效清除位点自由基。

5. 消炎、抗溃疡作用 有实验证明苦杏仁苷对慢性胃炎、胃溃疡具有较好的抑制和治疗作用。

6. 其他作用 苦杏仁苷具有显著的抗肾纤维化作用,并能促使人肾纤维细胞凋亡。苦杏仁苷可提升巨噬细胞活性,调节免疫系统;也可通过直接抑制免疫细胞增殖，发挥免疫抑制作用。苦杏仁油中的杏仁蛋白及其水解产物有明显的降血脂作用。

【常用饮片】

燀苦杏仁 本品呈扁心形。表面乳白色或黄白色，一端尖，另端钝圆，肥厚，左右不对称，富油性。有特异的香气，味苦。

炒苦杏仁 本品形如苦杏仁，表面黄色至棕黄色，微带焦斑。有香气，味苦。

【性味归经】 苦，微温；有小毒。归肺、大肠经。

【功能主治】 降气止咳平喘，润肠通便。用于咳嗽气喘，胸满痰多，血虚津枯，肠燥便秘。

【用法用量】 内服：煎汤，5～10 g，生品入煎剂后下。

【注意事项】 内服不宜过量，以免中毒。

【附注】《中国药典》(2020 年版)亦收载蔷薇科植物西伯利亚杏 *Prunus sibirica* L.、东北杏 *Prunus mandshurica* (Maxim.) Koehne 的干燥成熟种子作为杏仁药用。

紫苏子

【别名】 苏子、黑苏子、赤苏、白苏。

【来源】 唇形科植物紫苏 *Perilla frutescens* (L.) Britt. 的干燥成熟果实。

【原植物形态】 一年生草本，高 30～200 cm，具有特殊芳香。茎直立，多分枝，紫色、绿紫色或绿色，钝四棱形，密被长柔毛。叶对生；叶柄长 3～5 cm，紫红色或绿色，被长节毛；叶片阔卵形、卵状圆形或卵状三角形，长 4～13 cm，宽 2.5～10 cm，先端渐尖或突尖，有时呈短尾状，基部圆形或阔楔形，边缘具粗锯齿，有时锯齿较深或浅裂，两面紫色或仅下面紫色，上下均疏生柔毛，沿叶脉处较密，叶下面有细油腺点；侧脉 7～8 对，位于下部者稍靠近，斜上升。轮伞花序，由 2 花组成偏向一侧的假总状花序，顶生和腋生，花序密被长柔毛；苞片卵形、卵状三角形或披针形，全缘，具缘毛，外面有腺点，边缘膜质；花梗长 1～1.5 mm，密被柔毛；花萼钟状，长约 3 mm，10 脉，外部密被长柔毛和有黄色腺点，顶端 5 齿，2 唇，上唇宽大，有 3 齿，下唇有 2 齿，结果时增大，基部呈囊状；花冠唇形，长 3～4 mm，白色或紫红色，花冠筒内有毛环，外面被柔毛，上唇微凹，下唇 3 裂，裂片近圆形，中裂片较大；雄蕊 4，二强，着生于花冠筒内中部，几不伸出花冠外，花药 2 室；花盘在前边膨大；雌蕊 1，子房 4 裂，花柱基底着生，柱头 2 裂；花盘在前边膨大；雌蕊 1，子房 4 裂。小坚果近球形，灰棕色或褐色，直径 1～1.3 mm，有网纹，果萼长约 10 mm。花期 6—8 月，果期 7—9 月。(图 3 - 30)

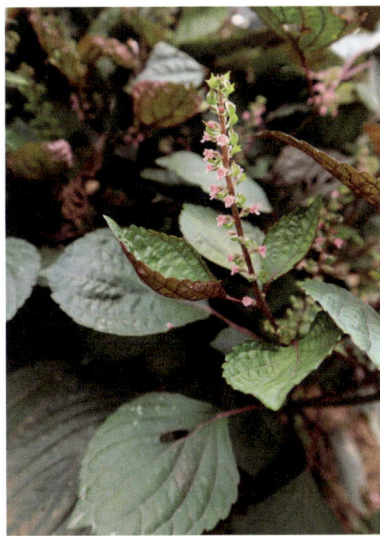

图 3 - 30 紫苏原植物图

【生境与分布】 生于山地、路旁、村边或荒地。全国各地广泛栽培。分布于我国华东、华南、西南地区及河北、山西、陕西、台湾等地。

【采收加工】 秋季果实成熟时采收，除去杂质，晒干。

【药材性状】 本品呈卵圆形或类球形，直径约 1.5 mm。表面灰棕色或灰褐色，有微隆起的暗紫色网纹，基部稍尖，有灰白色点状果梗痕。果皮薄而脆，易压碎。种子黄白色，种皮膜质，子叶 2，类白色，有油性。压碎有香气，味微辛。(图 3-31)

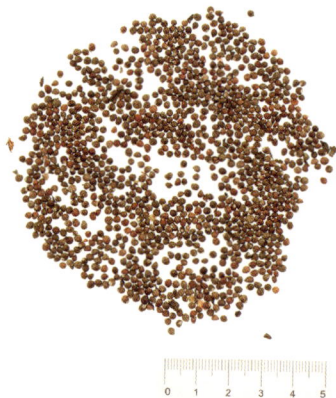

图 3-31 紫苏子药材图

【化学成分】 紫苏子含有脂肪油、黄酮类和氨基酸等化合物。脂肪酸类主要含不饱和脂肪酸，其中以多元不饱和脂肪酸 α-亚麻酸为主。黄酮类成分有芹菜素、木樨草素等。紫苏子约含 18 种氨基酸，其总氨基酸含量可达 18.67‰，必需氨基酸的含量为 8.04‰。

【药理作用】

1. 改善记忆作用 紫苏子油可减少小鼠跳台错误次数，明显提高小鼠水迷路测验的正确率，缩短到达终点时间，并能促进小鼠脑内核酸及蛋白质的合成，调节小鼠脑内单胺类神经递质水平。紫苏子油能缩短衰老小鼠水迷宫登台潜伏期，并随用药时间的延长作用逐渐增强。

2. 抗血栓作用 研究证实苏子油复方制剂可调节血栓素 A_2 与前列腺素 I_2 的平衡，从而减轻动脉粥样硬化及冠状动脉硬化性心脏病的发生和发展。

3. 降血压作用 紫苏油能够显著降低高血压模型大鼠尾动脉收缩压，且对其心率的影响较小。紫苏油能够降低原发性高血压的幼鼠的舒张压，降低幼鼠生长期脑溢血的发生率，延长其存活时间。

4. 抗过敏作用 炒紫苏子具有抗过敏作用，其醇提取物的作用优于色甘酸钠。紫苏油能抑制抗原诱发的过敏性休克，主要与抑制抗原抗体反应后的化学物质产生相关。

【常用饮片】

炒紫苏子 本品形如紫苏子，表面灰褐色，有细裂口，有焦香气。

【性味归经】 辛，温。归肺经。

【功能主治】 降气化痰，止咳平喘，润肠通便。用于痰壅气逆，咳嗽气喘，肠燥便秘。

【用法用量】 内服：煎汤，3～10 g。

附：紫苏叶

【来源】 唇形科植物紫苏的干燥叶（或带嫩枝）。

【药材性状】 本品叶片多皱缩卷曲、破碎，完整者展平后呈卵圆形，长 4～11 cm，宽 2.5～9 cm。先端长尖或急尖，基部圆形或宽楔形，边缘具圆锯齿。两面紫色或上表面绿色，下表面紫色，疏生灰白色毛，下表面有多数凹点状的腺鳞。叶柄长 2～7 cm，紫色或紫绿色。质脆。带嫩枝者，枝的直径 2～5 mm，紫绿色，断面中部有髓。气清香，味微辛。(图 3-32)

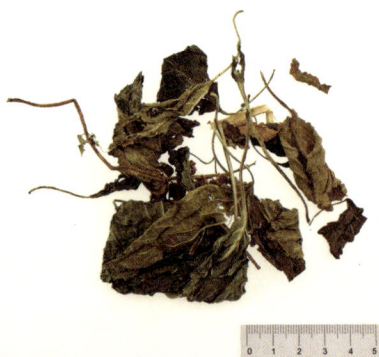

图 3-32 紫苏叶药材图

【性味归经】 辛，温。归肺、脾经。

【功能主治】 解表散寒,行气和胃。用于风寒感冒,咳嗽呕恶,妊娠呕吐,鱼蟹中毒。

【用法用量】 内服:煎汤,5~10 g。

紫苏梗

【来源】 唇形科植物紫苏的干燥茎。

【药材性状】 本品呈方柱形,四棱钝圆,长短不一,直径0.5~1.5 cm。表面紫棕色或暗紫色,四面有纵沟和细纵纹,节部稍膨大,有对生的枝痕和叶痕。体轻,质硬,断面裂片状。切片厚2~5 mm,常呈斜长方形,木部黄白色,射线细密,呈放射状,髓部白色,疏松或脱落。气微香,味淡。(图3-33)

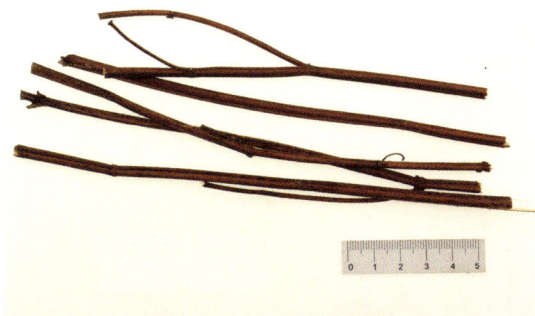

图3-33 紫苏梗药材图

【性味归经】 辛,温。归肺、脾经。

【功能主治】 理气宽中,止痛,安胎。用于胸膈痞闷,胃脘疼痛,嗳气呕吐,胎动不安。

【用法用量】 内服:煎汤,5~10 g。

紫菀

【别名】 青菀、紫蒨、返魂草根。

【来源】 菊科植物紫菀 *Aster tataricus* L. f. 的干燥根和根茎。

【原植物形态】 多年生草本,根状茎斜升。茎直立,粗壮,高40~50 cm,基部有纤维状枯叶残片且常有不定根,有棱及沟,被疏粗毛及疏生的叶。基部叶在花期枯落,长圆状或椭圆状匙形,下半部渐狭成长柄,连柄长20~50 cm,宽3~13 cm,顶端尖或渐尖,边缘有具小尖头的圆齿或浅齿。下部叶匙状长圆形,常较小,下部渐狭或急狭成具宽翅的柄,渐尖,边缘除顶部外有密锯齿;中部叶长圆形或长圆披针形,无柄,全缘或有浅齿,上部叶狭小;全部叶厚纸质,上面被短糙毛,下面被稍疏的但沿脉被较密的短粗毛;中脉粗壮,与5~10对侧脉在下面突起,网脉明显。头状花序多,直径2.5~4.5 cm,在茎和枝端排列成复伞房状;花序梗长,有线形苞叶。总苞半球形,总苞片3层,线形或线状披针形,顶端尖或圆形,全部或上部草质,被密短毛,边缘宽膜质且带紫红色,有草质中脉。舌状花约20余个;管部长3 mm,舌片蓝紫色,有4至多脉;管状花长6~7 mm且稍有毛,裂片长1.5 mm;花柱附片披针形。瘦果倒卵状长圆形,紫褐色,两面各有1或少有3脉,上部被疏粗毛。冠毛污白色或带红色,有多数不等长的糙毛。花期7—9月,果期8—10月。(图3-34)

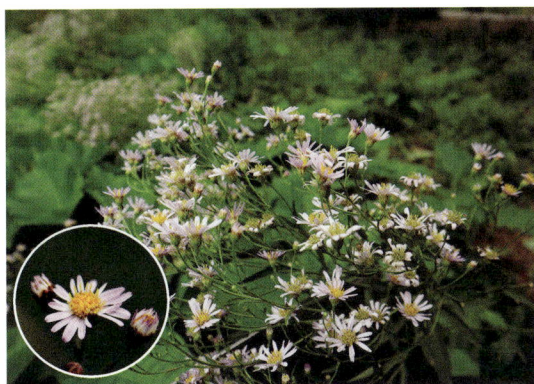

图3-34 紫菀原植物图

【生境与分布】 生于海拔400~2000 m的低山阴坡湿地、山顶和低山草地及沼泽地。分布于我国东北、华北地区、甘肃南部、安徽北部、河南西部及陕西。

【采收加工】 春、秋二季采挖,除去有节的根茎(习称"母根")和泥沙,编成辫状晒干,或直接晒干。

【药材性状】 本品根茎呈不规则块状,大小不一,顶端有茎、叶的残基;质稍硬。根茎簇生多数细根,长 3～15 cm,直径 0.1～0.3 cm,多编成辫状;表面紫红色或灰红色,有纵皱纹;质较柔韧。气微香,味甜、微苦。(图 3-35)

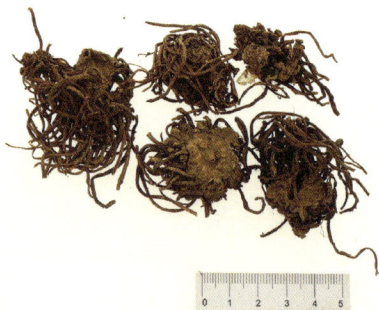

图 3-35 紫菀药材图

【化学成分】 紫菀根含无羁萜、表无羁萜醇、紫菀酮、紫菀苷 A、紫菀苷 B、紫菀苷 C、紫菀皂苷 A、紫菀皂苷 B、紫菀皂苷 C、紫菀皂苷 D、紫菀皂苷 E、紫菀皂苷 F、紫菀皂苷 G、紫菀五肽 A、紫菀五肽 B、紫菀氯环五肽 C;植物甾醇、葡萄糖苷等。挥发油有毛叶醇、乙酸毛叶酯、茴香脑、以及脂肪酸等。

【药理作用】

1. 祛痰作用 实验表明,紫菀水煎剂、苯及甲醇提取物均有祛痰作用而无镇咳及平喘作用。

2. 抗菌作用 紫菀在体外对大肠埃希菌、痢疾志贺菌、变形杆菌、伤寒沙门菌、副伤寒沙门菌、铜绿假单胞菌及霍乱弧菌等 7 种革兰氏阴性肠内致病菌有一定的抑制作用,并有对抗致病性真菌的作用。

3. 抗病毒作用 紫菀水煎剂在鸡胚尿囊中对流感病毒有明显的抑制作用。

4. 抑制肿瘤的作用 紫菀中分离出的表无羁萜醇对小鼠艾氏腹水癌有抑瘤作用。从紫菀根的正丁醇提取物中部分分离出的环肽类化合物对 S180 有抗肿瘤活性。

【常用饮片】

紫菀片(段) 本品呈不规则的厚片或段。根外表皮紫红色或灰红色,有纵皱纹。切面淡棕色,中心具棕黄色的木心。气微香,味甜,微苦。(图 3-36)

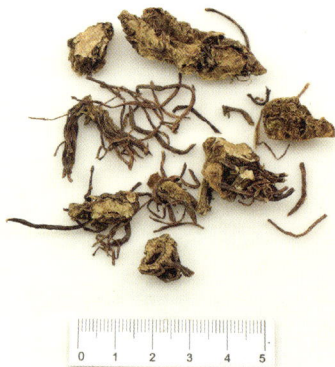

图 3-36 紫菀饮片图

蜜紫菀 本品形如紫菀片(段),表面棕褐色或紫棕色。有蜜香气,味甜。

【性味归经】 辛、苦,温。归肺经。

【功能主治】 润肺下气,消痰止咳。用于痰多喘咳,新久咳嗽,劳嗽咳血。

【用法用量】 内服:煎汤,5～10 g;或入丸、散。

【注意事项】 有实热者忌用。

马兜铃

【别名】 兜铃、葫芦罐、臭铃档。

【来源】 马兜铃科植物北马兜铃 Aristolochia contorta Bge. 或马兜铃 Aristolochia debilis Sieb. et Zucc. 的干燥果实。

【原植物形态】

北马兜铃 草质藤本。叶纸质;叶柄柔弱,长 2～7 cm;叶片卵状心形或三角状心形,长 3～13 cm,宽 3～10 cm,先端短尖或钝,基部心形,两侧裂片圆形,下垂或扩展,边全缘;基出脉 5～7。总状花序有花 2～8 朵生于叶腋;花序梗和花序轴极短或近无;花梗长 1～2 cm,小苞片卵形,具长柄;花被长 2～3 cm,基部膨大呈球形,向上收狭呈一长管,内面具腺体状毛,管口扩大呈漏斗状;檐部一侧极短,有时边缘下翻或稍 2 裂,另一侧渐扩大成舌片;舌片卵状披针形,先端长渐尖具延伸成长 1～3 cm 线形而弯扭的尾尖,黄绿色,常具紫色纵脉和网纹;花药贴生于合蕊柱近基部;子房圆柱形,6 棱;合蕊柱先端 6 裂,裂片向下延伸成波状圆环。蒴果宽倒卵形或椭圆状倒卵形,长 3～6.5 cm,先端圆形而微凹,6 棱,成熟时由基部向上 6 瓣开裂。种子三角状心形,扁平,有小疣点,具浅褐色膜质翅。花期 5—7 月,果期 8—10 月。(图 3 - 37)

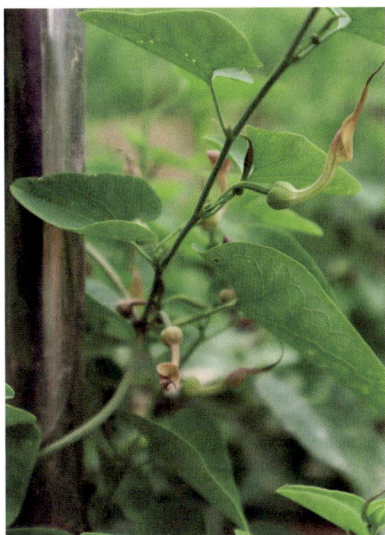

图 3 - 37 北马兜铃原植物图

马兜铃 草质藤本。根圆柱形。茎柔弱,无毛。叶互生;叶柄长 1～2 cm,柔弱;叶片卵状三角形、长圆状卵形或戟形,长 3～6 cm,基部宽 1.5～3.5 cm,先端钝圆或短渐尖,基部心形,两侧裂片圆形,下垂或稍扩展;基出脉 5～7,各级叶脉在两面均明显。花单生或 2 朵聚生于叶腋;花梗长 1～1.5 cm;小苞片三角形,易脱落;花被长 3～5.5 cm,基部膨大呈球形,向上收狭成一长管,管口扩大成漏斗状,黄绿色,口部有紫斑,内面有腺体状毛;檐部一侧极短,另一侧渐延伸成舌片;舌片卵状披针形,顶端钝;花药贴生于合蕊柱近基部;子房圆柱形,6 棱;合蕊柱先端 6 裂,稍具乳头状突起,裂片先端钝,向下延伸形成波状圆环。蒴果近球形,先端圆形而微凹,具 6 棱,成熟时由基部向上沿室间 6 瓣开裂;果梗长 2.5～5 cm,常撕裂成 6 条。种子扁平,钝三角形,边线具白色膜质宽翅。花期 7—8 月,果期 9—10 月。

【生境与分布】

北马兜铃 生于山野林缘、溪流两岸、路旁及山坡灌丛中。分布于我国东北、华北地区及陕西、甘肃、宁夏、山东、江西、湖北等地。

马兜铃 生于山谷、沟边阴湿处或山被灌丛中。分布于山东、河南及长江流域以南各地。

【采收加工】 9—10 月采摘,晒干。

【药材性状】

北马兜铃 蒴果长 3～5 cm,直径 2～4 cm,上端平截,中央微凹,有花柱痕;果柄细,长 2～6 cm;表面黄绿色、灰绿色或棕褐色,有纵棱线 12 条,由棱线分出多数横向平行的细脉纹。果实轻而脆,易裂为 6 瓣,果皮内表面平滑而带光泽,有密的横向脉纹;果实分 6 室,种子多数,平叠整齐排列。种子扁平而薄,钝三角形,长 6～10 mm,宽 6～12 mm,边缘有翅,淡棕色。气特殊,味微苦。(图 3 - 38)

马兜铃 蒴果球形或长圆形,基部钝圆,背缝线纵棱较平直。种子宽略大于长,心形。以个大、黄绿色、不破裂者为佳。(图 3 - 39)

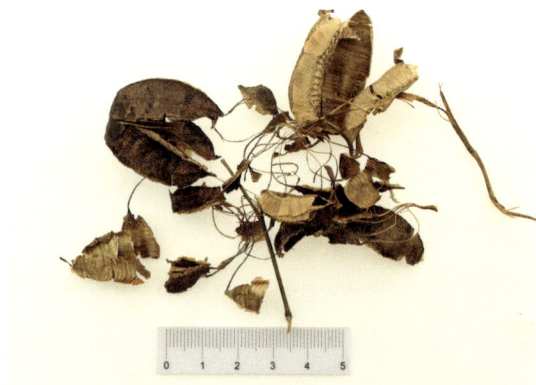

图 3-38　北马兜铃药材图

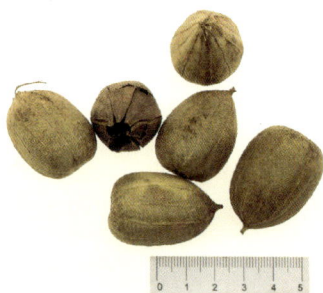

图 3-39　马兜铃药材图

【化学成分】　成熟干燥果实含马兜铃酸A、马兜铃酸C、马兜铃酸D、β-谷甾醇和木兰花碱等。

【药理作用】

1. 平喘作用　离体豚鼠支气管肺灌流试验证明,1%马兜铃浸剂可使其舒张,并能对抗毛果芸香碱、乙酰胆碱及组胺所致的支气管痉挛,但不能对抗氯化钡引起的痉挛。

2. 消炎作用　马兜铃对组胺所致的小鼠皮肤毛细血管通透性增高有明显的抑制作用;对大鼠棉球肉芽肿组织增生无明显抑制作用。

3. 抗菌作用　马兜铃水浸剂体外试验对常见皮肤真菌有一定的抑制作用。鲜北马兜铃果实及叶在试管内对金黄色葡萄球菌有抑制作用,果实的作用强于叶。除去鞣质后仍然有抑制作用,加热后抗菌作用减低或丧失,但对铜绿假单胞菌无作用。

【性味归经】　苦、辛,寒。归肺经。

【功能主治】　清肺降气,止咳平喘,清泄大肠。主肺热咳嗽,痰壅气促,肺虚久咳,肠热痔血,痔疮肿痛,水肿。

【用法用量】　内服:煎汤,3～9 g;或入丸、散。

【注意事项】　虚寒咳喘及脾弱便泄者慎用。

【附注】　因其含有毒性成分马兜铃酸,故《中国药典》2020 年版已取消收载。

枇杷叶

【来源】　蔷薇科植物枇杷 *Eriobotrya japonica* (Thunb.) Lindl. 的干燥叶。

【原植物形态】　常绿小乔木,高约 10 m。小枝粗壮,黄褐色,密生锈色或灰棕色绒毛。叶片革质;叶柄短或几无柄,长 6～10 mm,有灰棕色绒毛;托叶钻形,有毛;叶片披针形、倒披针形、倒卵形或长椭圆形,长 12～30 cm,宽 3～9 cm,先端急尖或渐尖,基部楔形或渐狭成叶柄,上部边缘有疏锯齿,上面光亮、多皱,下面及叶脉密生灰棕色绒毛,侧脉 11～21 对,圆锥花序顶生,总花梗和花梗密生锈色绒毛;花直径 1.2～2 cm;萼筒浅杯状,萼片三角卵形,外面有锈色绒毛;花瓣白色,长圆形或卵形,长 5～9 mm,宽 4～6 mm,基部具爪,有锈色绒毛;雄蕊 20,花柱 5,离生,柱头头状,无毛。果实球形或长圆形,直径 3～5 cm,黄色或橘黄色;种子 1～5,球形或扁球形,直径 1～1.5 cm,褐色,光亮,种皮纸质。花期 10—12 月,果期翌年 5—6 月。(图 3-40)

【生境与分布】　常栽种于村边、平地或坡地。分布于我国中南地区及陕西、甘肃、江苏、安徽、浙江、江西、福建、台湾、四川、贵州、云南等地。

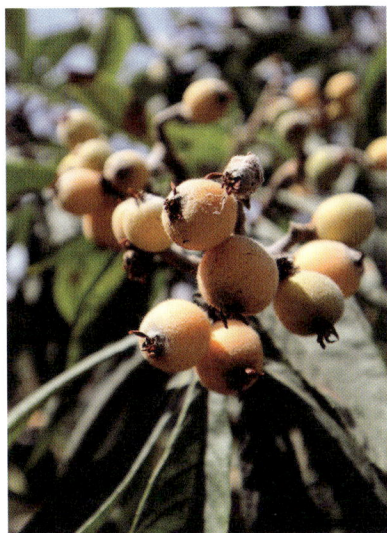

图 3-40 枇杷原植物图

【采收加工】 全年均可采收,晒至七、八成干时,扎成小把,再晒干。

【药材性状】 本品呈长圆形或倒卵形,长 12～30 cm,宽 4～9 cm。先端尖,基部楔形,边缘有疏锯齿,近基部全缘。上表面灰绿色、黄棕色或红棕色,较光滑;下表面密被黄色绒毛,主脉于下表面显著突起,侧脉羽状;叶柄极短,被棕黄色绒毛。革质而脆,易折断。气微,味微苦。(图 3-41)

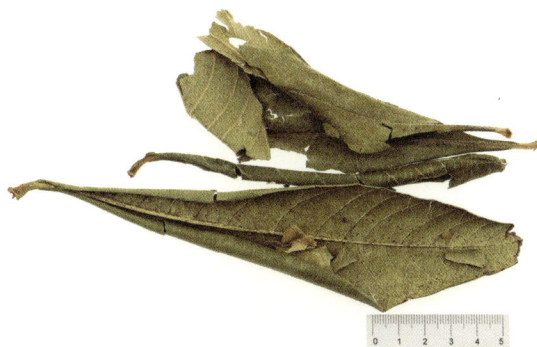

图 3-41 枇杷叶药材图

【化学成分】 枇杷叶主要含有黄酮及其苷类、三萜酸、有机酸、挥发油等化合物。黄酮类主要有山柰酚、槲皮素、高良姜素、橙皮苷、金丝桃苷、山柰酚-3,7-二葡萄糖苷、槲皮苷、芦丁等;三萜酸有熊果酸、齐墩果酸、科罗索酸、山楂酸、委陵菜酸、坡模酸、马斯里酸、2α-羟基齐墩果酸甲酯、2α-羟基熊果酸甲酯、白桦脂酸甲酯等;有机酸主要有蔷薇酸、枸橼酸、苹果酸、酒石酸、富马酸、草酰乙酸、α-酮戊二酸等;挥发油有β-倍半水芹烯、异桉叶油、环己酮等。

【药理作用】

1. 止咳平喘作用 枇杷叶水提取物不仅能显著减少炎症细胞的浸润和黏液的产生,还能抑制人气管平滑肌细胞的增殖,因此可有效预防过敏性气道炎症。枇杷叶水提取物可减少小鼠的咳嗽次数,延长咳嗽潜伏期,降低总支气管壁面积与支气管基底膜周长的比值,改善肺组织病理结构,缓解咳嗽变异性哮喘小鼠的气道重塑。

2. 降血糖作用 罗索酸是枇杷叶中的主要活性成分之一,其具有类似胰岛素生理作用的降血糖活性。枇杷叶中的科罗索酸能显著降低糖尿病小鼠空腹血糖,且降糖作用优于格列齐特,此外,科罗索酸对糖尿病小鼠血脂指标还有改善作用。此外,枇杷叶中的倍半萜苷也是降血糖降血脂的潜在先导化合物。

3. 消炎、抗氧化应激作用 枇杷叶中的总黄酮具有显著的消炎和抗氧化应激活性。枇杷叶中三萜酸同样可通过减少促炎细胞因子 IL-6、IL-2、IL-1β 和肿瘤坏死因子等抑制炎症反应和丙二醛水平,提高超氧化物歧化酶活性,产生抗氧化应激作用。

4. 保肝作用 枇杷叶中活性成分熊果酸能抑制体外培养的大鼠肝星状细胞的增殖,降低细胞外基质含量的分泌,从而发挥抗肝纤维化作用。枇杷叶中黄酮类化合物对 PM2.5 诱导的非乙醇性脂肪性肝病小鼠具有保肝作用。

5. 抗肿瘤作用 枇杷叶中的熊果酸和齐墩

果酸均具有抗肿瘤的作用。枇杷叶提取物中的三萜类和酚类是其抗肿瘤活性成分。枇杷叶中科罗索酸、熊果酸、山楂酸和齐墩果酸对人白血病细胞系均具有抗增殖活性及诱导细胞凋亡的作用,其中以科罗索酸的活性最强,它主要是通过线粒体功能障碍和半胱天冬酶激活来诱导细胞凋亡。

【常用饮片】

枇杷叶丝 本品呈丝条状。表面灰绿色、黄棕色或红棕色,较光滑。下表面可见绒毛,主脉突出。革质而脆。气微,味微苦。(图 3 - 42)

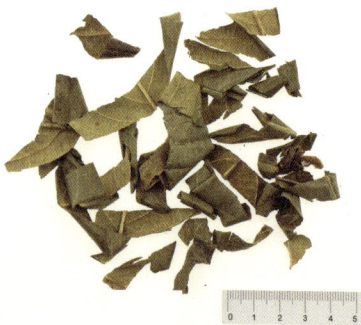

图 3 - 42 枇杷叶饮片图

蜜枇杷叶 本品形如枇杷叶丝,表面黄棕色或红棕色,微显光泽,略带黏性。具蜜香气,味微甜。

【性味归经】 苦,微寒。归肺、胃经。

【功能主治】 清肺止咳,降逆止呕。用于肺热咳嗽,气逆喘急,胃热呕逆,烦热口渴。

【用法用量】 内服:煎汤,6～10 g。

葶苈子

【别名】 丁历、大适、大室。

【来源】 十字花科植物播娘蒿 *Descurainia sophia* (L.) Webb. ex Prantl. 或独行菜 *Lepidium apetalum* Willd. 的干燥成熟种子。前者习称"南葶苈子",后者习称"北葶苈子"。

【原植物形态】

播娘蒿 一年生或二年生草本,高 20～80 cm。全株呈灰白色。茎直立,上部分枝,密被分枝状短柔毛。叶轮廓为长圆形,长 3～7 cm,宽 1～4 cm,二至三回羽状全裂或深裂,最终裂片条形或条状长圆形,长 2～5 mm,先端钝,全缘,两面被分枝短柔毛;茎下部叶有叶柄,向上叶柄逐渐缩短或近于无柄。总状花序顶生,具多数花;萼片 4,条状长圆形,先端钝,长约 2 mm,边缘膜质,背面有分枝细柔毛;花瓣黄色,匙形,与萼片近等长;雄蕊 6,几与花瓣等长,基部并有爪;雌蕊 1,子房圆柱形,花柱短,柱头呈扁压的头状。长角果圆筒状,长 2.5～3 cm,无毛,稍内曲,与果梗不呈直线。种子每室 1 行,形小,多数个圆形,稍扁,淡红褐色,表面有细网纹,潮湿后有黏胶物质。花、果期 4—7 月。(图 3 - 43)

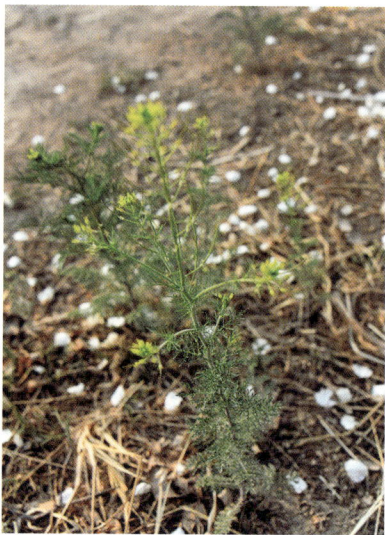

图 3 - 43 播娘蒿原植物图

独行菜 一年生或二年生草本,高 5～30 cm。有分枝,无毛或具微小头状毛。基生叶窄匙形,一回羽状浅裂或深裂,长 3～5 cm,宽 1～1.5 cm;叶柄长 1～2 cm;茎上部叶线形,有疏齿或全缘。总状花序在果期可延长至 5 cm;

萼片早落,卵形,长约 0.8 cm,外面有柔毛;花瓣不存或退化成丝状,比萼片短;雄蕊 2 或 4。短角果近圆形或宽椭圆形,扁平,长 2～3 cm,宽约 2 cm,顶端微缺,上部有短翅,隔膜宽不及 1 mm;果梗弧形,长约 3 cm。种子椭圆形,长约 1 cm,平滑,棕红色。花、果期 5—7 月。

【生境与分布】

播娘蒿 生于山坡、田野和农田。分布于我国东北、华北、西北、华东、西南地区。

独行菜 生于海拔 400～2000 m 的山坡、沟旁、路旁及村庄附近。分布于我国东北、华北、西北、华东、西南地区。

【采收加工】 夏季果实成熟时采割,晒干,搓出种子,除去杂质。

【药材性状】

南葶苈子 长圆形略扁,长 0.8～1.2 mm,宽约 0.5 mm。表面棕色或红棕色,微有光泽,具 2 条纵列的浅槽,其中一条较明显。一端钝圆,另一端微凹或较平截,中央凹入,种脐位于凹入端或平截处。气微,味微辛、苦,略带黏性。

北葶苈子 种子扁卵形,长 1～1.5 mm,宽 0.5～1 mm。一端钝圆,另端渐尖而凹,种脐位于凹下处,但不明显。味微辛辣,黏性较强。(图 3 - 44)

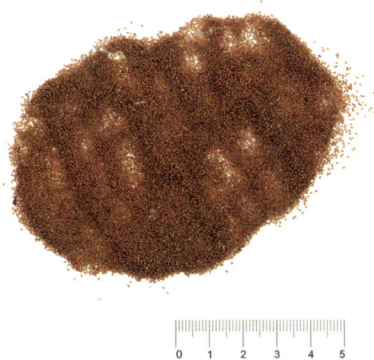

图 3 - 44 北葶苈子药材图

【化学成分】 主要含芥子酸、毒毛旋花苷、黄白糖芥苷、卫矛单糖苷、卫矛双糖苷、葡萄糖芥苷、芥子碱等;挥发油有芥子油苷、芥酸、异硫氰酸苯酯、异硫氰酸烯丙酯、二烯丙基二硫化物等;还含脂肪油,其中脂肪酸为亚油酸、亚麻酸、油酸、棕榈酸、硬脂酸及芥酸、非皂化部分含 β-谷甾醇。

【药理作用】

1. 强心作用 葶苈子醇提取物具有强心作用,对在位蛙心可使之停止于收缩期,对在位兔心、猫心、猫心肺装置、猫心电图等研究,均使心肌收缩力加强、心率减慢、心脏传导阻滞,对衰竭的心脏可增加输出量,降低静脉压。

2. 利尿作用 葶苈子有利尿作用。

【常用饮片】

炒葶苈子 本品形如葶苈子,微鼓起,表面棕黄色。有油香气,不带黏性。

【性味归经】 辛、苦,大寒。归肺、膀胱经。

【功能主治】 泻肺平喘,行水消肿。用于痰涎壅肺,喘咳痰多,胸胁胀满,不得平卧,胸腹水肿,小便不利。

【用法用量】 内服:煎汤,3～10 g,包煎。

【注意事项】 肺虚喘咳、脾虚肿满者忌用。

桑白皮

【别名】 桑根白皮、根皮。

【来源】 桑科植物桑 *Morus alba* L. 的干燥根皮。

【原植物形态】【生境与分布】 见"桑叶"项下。

【采收加工】 多在春、秋季挖取根部,南方各地冬季也可挖取,去净泥土及须根,趁鲜时刮去黄棕色粗皮,用刀纵向剖开皮部,以木槌轻敲,使皮部与木部分离,除去木心,晒干。

【药材性状】 本品呈扭曲的卷筒状、槽状或板片状,长短宽窄不一,厚 1~4 mm。外表面白色或淡黄白色,较平坦,有的残留橙黄色或棕黄色鳞片状粗皮;内表面黄白色或灰黄色,有细纵纹。体轻,质韧,纤维性强,难折断,易纵向撕裂,撕裂时有粉尘飞扬。气微,味微甘。(图 3-45)

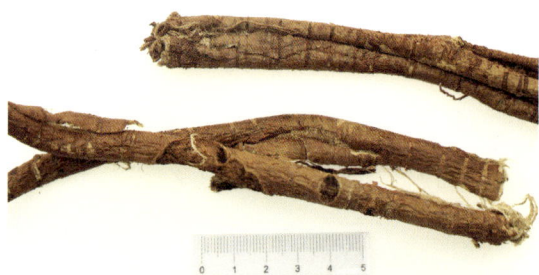

图 3-45 桑白皮药材图

【化学成分】 主要含黄酮类成分,有桑素、桑色烯、环桑素、环染色烯、桑根皮素、环桑根皮素、氧化二氢桑根皮素、桑黄酮 A、桑黄酮 B、桑黄酮 C、桑黄酮 D、桑黄酮 E、桑黄酮 F、桑黄酮 G、桑黄酮 H、桑黄酮 I、桑黄酮 K、桑黄酮 L、桑黄酮 Y、桑黄酮 Z、桑白皮素 C、桑白皮素 D、桑根酮 A、桑根酮 B、桑根酮 C、桑根酮 D、桑根酮 E、桑根酮 F、桑根酮 G、桑根酮 H、桑根酮 I、桑根酮 G、桑根酮 K、桑根酮 L、桑根酮 M、桑根酮 N、桑根酮 O、桑根酮 P 等。还含有桑色呋喃 A、桑色呋喃 B、桑色呋喃 C、桑色呋喃 K、桑色呋喃 N、桑色呋喃 O、桑色呋喃 M、桑色呋喃 P、桑色呋喃 Q、伞形花内酯、东莨菪碱、桑糖朊 A 及具降血压作用的乙酰胆碱类似物成分。

【药理作用】

1. 利尿与导泻作用 桑白皮煎剂、桑白皮水提取物或正丁醇提取物灌胃或腹腔注射均对实验动物有利尿作用,尿量及钠离子、钾离子和氯化物排出量均增加。水提取物灌胃小鼠,可排出液状粪便,表明有导泻作用。

2. 对心血管系统的作用 桑白皮煎剂和水、乙醇、正丁醇或乙醚等多种溶媒提取物,经静脉注射、十二指肠给药或口服,对正常犬、兔、大鼠或高血压动物均有不同程度的降血压作用,作用时间比较持久,同时伴有心动过缓。其降血压作用可被阿托品或切断两侧迷走神经所抑制,不受扑尔敏的影响。桑白皮提取物能抑制离体蛙心,此作用亦可被阿托品所阻断。提取物对蛙心下肢血管表现收缩作用;对离体兔耳血管有扩张作用,能增加血流量,此作用亦可被阿托品所阻断。

3. 对平滑肌的作用 桑白皮正丁醇提取物静脉注射能明显增加犬胃肠道活动,而水提取物则无此作用。正丁醇提取物能松弛离体豚鼠回肠,且能抑制其自动节律性活动;对大鼠胃贲门窦条片有轻度兴奋作用;对兔离体肠和子宫有兴奋作用。

4. 对神经系统的作用 给小鼠腹腔注射桑白皮水提取物或正丁醇提取物 50 mg/kg 以上可发生镇静和安定作用,动物自发性活动减少,触觉及痛觉反应降低,瞳孔扩大。

【常用饮片】

桑白皮条 本品呈丝条状,外表面白色或淡黄白色,有的残留橙黄色或棕黄色鳞片状粗皮;内表面黄白色或灰黄色,有细纵纹。体轻,质韧,纤维性强。气微,味微甘。

蜜桑白皮条 本品呈不规则的丝条状。表面深黄色或棕黄色,略具光泽,滋润,纤维性强,易纵向撕裂。气微,味甜。

【性味归经】 甘,寒。归肺经。

【功能主治】 泻肺平喘,利水消肿。用于肺热喘咳,水肿胀满尿少,面目肌肤浮肿。

【用法用量】 内服:煎汤,6~12 g;或入散剂。外用:适量,捣汁涂或煎水洗。

【注意事项】 肺虚无火、小便多及风寒咳嗽者忌用。

白果

【别名】 鸭脚子、佛指甲。

【来源】 银杏科植物银杏 *Ginkgo biloba* L. 的干燥成熟种子。

【原植物形态】 落叶乔木，高可达 40 m。枝有长枝与短枝，幼树树皮淡灰褐色，浅纵裂，老树树皮灰褐色，深纵裂。叶在长枝上螺旋状散生，在短枝上常 3～5 簇生；柄长 3～10 cm；叶片扇形，淡绿色，无毛，有多数 2 叉状并列的细脉，上缘宽 5～8 cm，浅波状，有时中央浅裂或深裂。雌雄异株，花单性，稀同株；球花生于短枝顶端的鳞片状叶的腋内；雄球花成柔荑花序状，下垂；雌球花有长梗，梗端常分 2 叉，每叉顶生一盘状珠座，每珠座生一胚珠，仅一个发育成种子。种子核果状，椭圆形至近球形，长 2.5～3.5 cm，直径约 2 cm；外种皮肉质，有白粉，熟时淡黄色或橙黄色；中种皮骨质，白色，具 2～3 棱；内种皮膜质，胚乳丰富。花期 3—4 月，种子成熟期 9—10 月。(图 3 - 46)

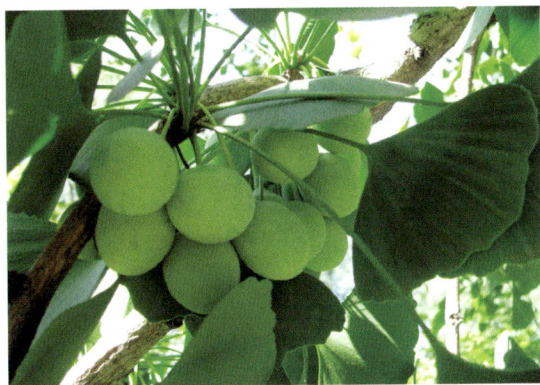

图 3 - 46　银杏原植物图

【生境与分布】 生于海拔 500～1000 m 的酸性黄壤、排水良好地带的天然林中。全国大部分地区均有栽培。

【采收加工】 秋季种子成熟时采收，除去肉质外种皮，洗净，稍蒸或略煮后，烘干。

【药材性状】 本品略呈椭圆形，一端稍尖，另一端钝，长 1.5～2.5 cm，宽 1～2 cm，厚约 1 cm。表面黄白色或淡棕黄色，平滑，具 2～3 条棱线。中种皮(壳)骨质，坚硬。内种皮膜质，种仁宽卵球形或椭圆形，一端淡棕色，另一端金黄色，横断面外层黄色，胶质样，内层淡黄色或淡绿色，粉性，中间有空隙。气微，味甘、微苦。(图 3 - 47)

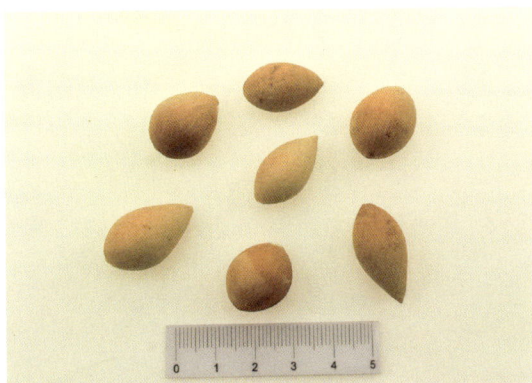

图 3 - 47　白果药材图

【化学成分】 主要含黄酮类成分、有山柰黄素、槲皮素、芦丁、白果素、银杏素、穗花双黄酮等；尚含奎宁酸、亚油酸等有机酸、银杏酸、银杏酚等酚类成分以及银杏醇、蛋白质等。

【药理作用】

1. 抗菌作用 白果肉对人型结核分枝杆菌和牛型结核分枝杆菌有抑制作用。白果提取物灌胃对感染人型结核分枝杆菌的豚鼠有明显治疗作用。油浸白果的果浆含有抗菌成分，对葡萄球菌、链球菌、白喉棒杆菌、炭疽杆菌、杆草杆菌、大肠埃希菌、伤寒沙门菌等均有作用，对结核分枝杆菌作用极为显著。白果的水浸液在体外对堇色毛癣菌、奥杜盎氏小芽孢癣菌、星形奴犬氏菌等 7 种皮肤真菌有抑制作用。白果果肉的抗菌作用强于果皮。

2. 对呼吸系统的作用 白果乙醇提取物给小鼠腹腔注射,可使呼吸道酚红排泌增加,似有祛痰作用。对离体豚鼠气管平滑肌表现有微弱的松弛作用。

3. 对循环系统的作用 白果二酚对兔有短暂的降血压作用。毛细血管的通透性增加,以豚鼠最为明显,其次是大鼠和兔。大鼠下肢灌注实验表明,白果二酚有促进组胺释放、引起毛细管通透性增加的作用,可导致水肿,此作用又为扑尔敏所对抗。

4. 对自由基的清除作用 银杏外种皮水溶性成分能清除在有氧存在下黄嘌呤氧化酶系统产生的超氧自由基,抑制化学发光;口服能阻止脾脏的老年色素颗粒形成,并使已形成的色素颗粒变得分散,数量减少。

5. 其他作用 新鲜白果中提出的白果酚甲,对离体兔肠有麻痹作用,使离体子宫收缩,对蛙心无影响。白果种仁含无氮的中性成分,给小鼠皮下注射后可致惊厥,延髓麻痹,随即呼吸、心跳停止而致死。白果肉尚有收敛作用。

【常用饮片】

白果仁 本品种仁宽卵球形或椭圆形,有残留膜质内种皮,一端淡棕色,另一端金黄色。质地较硬。横断面胶质样,外层黄色,内层淡黄色,粉性,中间有空隙。气微,味甘、微苦。

炒白果仁 本品形如白果仁,色泽加深,略有焦斑,横断面呈胶质样,外层黄色,内层淡黄色,粉性,中间有空隙。有香气,味甘、微苦。

【性味归经】 甘、苦、涩,平;有毒。归肺、肾经。

【功能主治】 敛肺定喘,止带缩尿。用于痰多喘咳,带下白浊,遗尿尿频。

【用法用量】 内服:煎汤,3～9 g;或捣汁。外用:适量,捣敷;或切片涂。

【注意事项】 生食有毒。

瓜子金

【别名】 远志草、小远志。

【来源】 远志科植物瓜子金 *Polygala japonica* Houtt. 的干燥全草。

【原植物形态】 多年生草本,高 15～20 cm。茎直立或斜生,绿褐色或绿色。枝圆柱形,具纵棱,被卷曲短柔毛。单叶互生;叶柄长约 1 mm,黄褐色,被短柔毛;叶纸质至近草质,卵形至卵状披针形,长 1～2.3 cm,宽 5～9 mm,绿色,先端钝,基部圆形至阔楔形,全缘,反卷,两面近无毛或被短柔毛;主脉在上表面凹陷,并被卷曲短柔毛,侧脉 3～5 对。花两性,总状花序与叶对生,叶腋外生;花少,长约 7 mm,具早落披针形小苞片;萼片 5,外面 3 枚小,披针形,长 4 mm,外被短柔毛,里面 2 枚大,花瓣状,卵形至长圆形,长约 6.5 mm,基部具爪;花瓣 3,白色至紫色,基部合生,侧生花瓣长圆形,长约 6 mm,基部内侧被短柔毛,龙骨瓣呈舟状,顶端背部具条裂鸡冠状附属物;雄蕊 8,长达 6 mm,花丝几乎全部合生成鞘,1/2 以下与花瓣贴生,鞘之两侧具缘毛,花药卵形,顶孔开裂;子房倒卵形,直径约 2 mm,具翅,花柱肥厚,弯曲,长约 5 mm,柱头 2,间隔位于花柱先端。蒴果圆形,绿色,直径约 6 mm,具阔翅,无毛。种子卵形,长约 3 mm,直径约 1.5 mm,黑色,密被白色短柔毛。花期 4—5 月,果期 5—8 月。(图 3 - 48)

【生境与分布】 生于海拔 800～2100 m 的山坡或田埂上。分布于东北、华北、西北、华东、中南、西南地区和台湾等地。

【采收加工】 春末花开时采挖,除去泥沙,晒干。

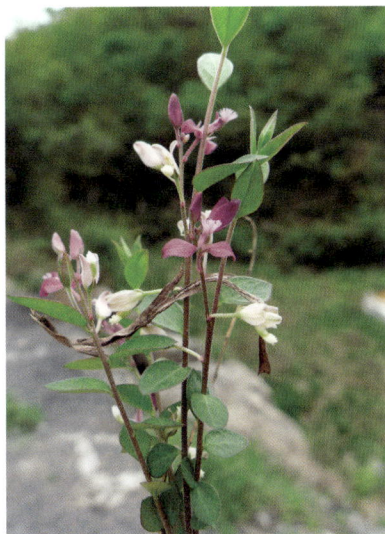

图 3 - 48　瓜子金原植物图

【药材性状】　本品根呈圆柱形,稍弯曲,直径可达 4 mm;表面黄褐色,有纵皱纹;质硬,断面黄白色。气微,味微辛、苦。(图 3 - 49)

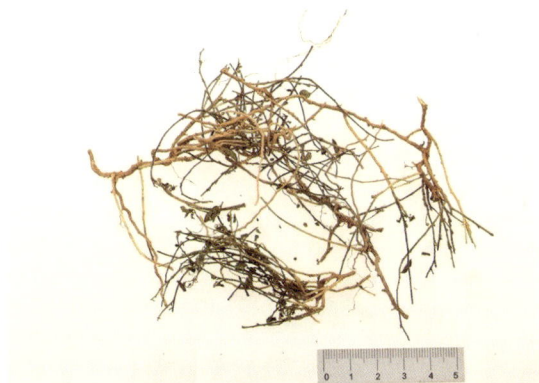

图 3 - 49　瓜子金药材图

【化学成分】　根主要含三萜皂苷、树脂、脂肪油、远志醇及四乙酸酯等。地上部分含瓜子金皂苷甲、瓜子金皂苷乙、瓜子金皂苷丙、瓜子金皂苷丁与瓜子金皂苷 I、瓜子金皂苷 X、瓜子金皂苷 IX 等。叶含山柰酚-3-O-6″-O-(3-羟基-3-甲基-戊二酰基)葡萄糖苷、紫云英苷、山柰酚-3-(6″-乙酰基)-葡萄糖苷、山柰酚-3,7-二葡萄糖苷等。

【药理作用】　已开花植株的根及地上部分的 5% 浸液均有溶血作用。根的溶血作用与远志根(全远志)的溶血作用相当。

【常用饮片】

瓜子金段　本品为不规则的段,根、茎、叶混合,花、果偶见。根切段呈圆柱形,直径可达 4 mm,表面黄褐色,有纵皱纹;质硬,切面黄白色。气微,味微辛、苦。(图 3 - 50)

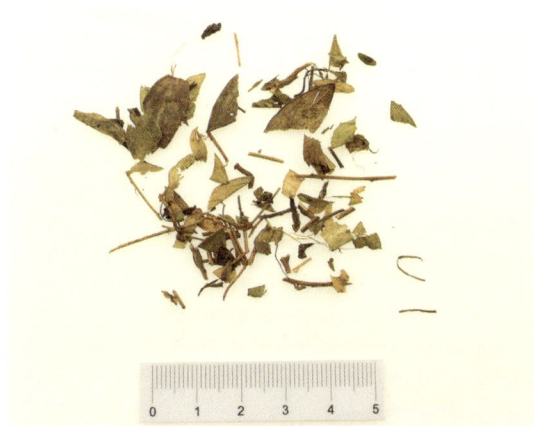

图 3 - 50　瓜子金饮片图

【性味归经】　辛、苦,平。归肺经。

【功能主治】　祛痰止咳,活血消肿,解毒止痛。用于咳嗽痰多,咽喉肿痛;外治跌扑损伤,疔疮痈肿,蛇虫咬伤。

【用法用量】　内服:煎汤,15～30 g,鲜品 30～60 g;或研末,或浸酒。外用:适量,捣敷或研末调敷。

長安醫學

第四章

温里药

附子

【别名】 附片、盐附子、黑顺片、白附片。

【来源】 毛茛科植物乌头 *Aconiitum carmichaelii* Debx. 子根的加工品。

【原植物形态】 多年生草本，高 60～120 cm。块根通常 2 个连生，纺锤形至倒卵形，外皮黑褐色；栽培品的侧根（子根）甚肥大，直径达 5 cm。茎直立或稍倾斜，下部光滑无毛，上部散生贴伏柔毛。叶互生，革质，有柄；叶片卵圆形，宽 5～12 cm，3 裂几达基部，两侧裂片再 2 裂，中央裂片菱状楔形，先端再 3 浅裂，裂片边缘有粗齿或缺刻。总状圆锥花序，花序轴有贴伏的柔毛；萼片 5，蓝紫色，外被微柔毛，上萼片盔形，长 15～18 mm，宽约 20 mm，侧萼片近圆形；花瓣 2，无毛；雄蕊多数，花丝下半部扩张成宽线形的翅；心皮 3～5 个，离生，密被灰黄色的短绒毛。蓇葖果长圆形，具横脉，花柱宿存，芒尖状。花期 9—10 月，果期 11—12 月。（图 4-1）

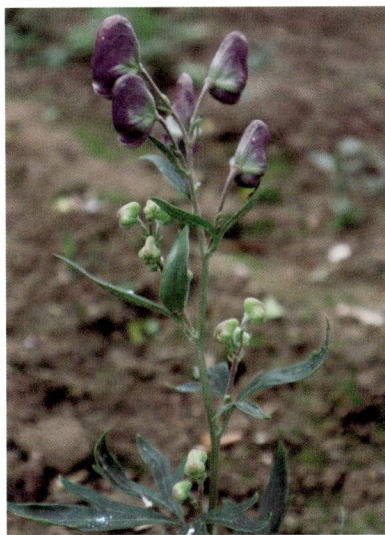

图 4-1 乌头原植物图

【生境与分布】 生于山地草坡或灌丛中。分布于辽宁南部、广东北部及陕西、甘肃、山东、江苏、安徽、浙江、江西、河南、湖北、湖南、广西、四川、贵州、云南。栽培于四川、陕西、湖北、湖南、云南等地。

【采收加工】 6 月下旬至 8 月上旬采挖，除去母根、须根及泥沙，习称"泥附子"，加工成以下规格。

盐附子 选择个大、均匀的泥附子，洗净，浸入食用胆巴水溶液中过夜，再加食盐，继续浸泡，每日取出晒晾，并逐渐延长晒晾时间，直至附子表面出现大量结晶盐粒（盐霜）、体质变硬为止。

黑顺片 取泥附子，按大小分别洗净，浸入食用胆巴水溶液中数日，连同浸液煮至透心，捞出，水漂，纵切成厚约 0.5 cm 的片，再用水浸漂，用调色液使附片染成浓茶色，取出，蒸至出现油面、光泽后，烘至半干，再晒干或继续烘干。

白附片 选择大小均匀的泥附子，洗净，浸入食用胆巴的水溶液中数日，连同浸液煮至透心，捞出，剥去外皮，纵切成厚约 0.3 cm 的片，用水浸漂，取出，蒸透，晒干。

【药材性状】

盐附子 呈圆锥形，长 4～7 cm，直径 3～5 cm。表面灰黑色，被盐霜，顶端有凹陷的芽痕，周围有瘤状突起的支根或支根痕。体重，横切面灰褐色，可见充满盐霜的小空隙和多角形形成层环纹，环纹内侧导管束排列不整齐。气微，味咸而麻，刺舌。

黑顺片 为纵切片，上宽下窄，长 1.7～5 cm，宽 0.9～3 cm，厚 0.2～0.5 cm。外皮黑褐色，切面暗黄色，油润具光泽，半透明状，并有纵向导管束。质硬而脆，断面角质样。气微，味淡。

白附片 无外皮，黄白色，半透明，厚约 0.3 cm。

【化学成分】 附子主要含生物碱，有乌头碱、中乌头碱、次乌头碱、塔拉乌头胺、和乌胺、氯化棍掌碱、异飞燕草碱、苯甲酰中乌头碱、新乌宁碱、附子宁碱、北乌头碱、多根乌头碱、去氧乌头碱、附子亭碱、准噶尔乌头碱、尿嘧啶、江油乌头碱、新江油乌头碱、去甲猪毛菜碱等，还含有乌头多糖、蛋白质及油脂类成分。

【药理作用】

1. 消炎作用和对内分泌的影响 大鼠口服附子煎剂对甲醛或蛋清引起的大鼠踝关节肿胀有非常显著的抑制作用。熟附片煎剂亦能显著抑制大鼠蛋清性足肿。生附子甲醇提取物能抑制蛋清引起的小鼠腹腔血管渗透性增加和角叉菜胶引起的踝关节肿。有人认为附子本身具有糖皮质激素样作用。

2. 镇痛、镇静和对体温的影响 小鼠口服生附子冷浸液能延长环己巴比妥钠的睡眠时间，减少自主运动，并能降低体温达 2 小时之久，而炮制附子在相同剂量下则无上述作用。但在寒冷情况下，附子冷浸液和水煎剂均能抑制寒冷引起的鸡和大鼠的体温下降，甚至使降低的体温恢复，延长生存时间，降低死亡率。附子水煎剂能显著对抗小鼠水浸应激和大鼠盐酸损伤性溃疡；还能显著对抗蓖麻油和番泻叶引起的小鼠药物性腹泻。在热板法等实验中的镇痛作用，被认为是附子温中止痛的药理学基础。

3. 对心血管系统作用 附子水溶物对内毒素引起的休克有治疗作用。川附子提取物可显著延长烫伤休克大鼠的存活时间。

4. 免疫功能影响作用 观察附子注射液对小鼠血清溶菌酶活性、血液抗体及脾脏抗体细胞和对豚鼠血清补体含量的影响发现，可提高小鼠体液免疫功能及豚鼠血清补体含量，但对小鼠血清溶菌酶活性无明显影响。

5. 其他作用 附子粗提取物或总甾醇对大、小鼠的体重、提肛肌或肾脏重量等无明显影响，表明无同化和雄性激素样作用。

【常用饮片】

淡附片 本品呈纵切片，上宽下窄，长 1.7～5 cm，宽 0.9～3 cm，厚 0.2～0.5 cm。外皮褐色。切面褐色，半透明，有纵向导管束。质硬，断面呈角质样。气微，味淡，口尝无麻舌感。（图 4-2）

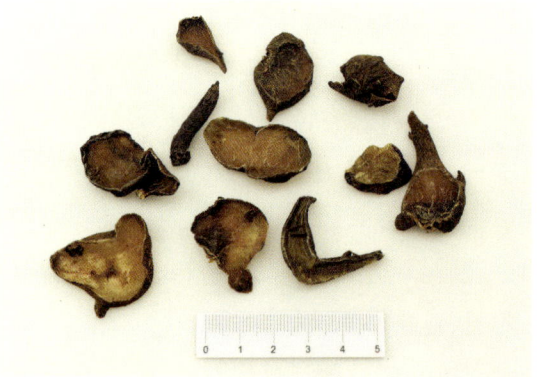

图 4-2 淡附片饮片图

炮附片 本品形如黑顺片或白附片，表面鼓起黄棕色，质松脆。气微，味淡。

【性味归经】 辛、甘，大热；有毒。归心、肾、脾经。

【功能主治】 回阳救逆，补火助阳，散寒止痛。用于亡阳虚脱，肢冷脉微，心阳不足，胸痹心痛，虚寒吐泻，脘腹冷痛，肾阳虚衰，阳痿宫冷，阴寒水肿，阳虚外感，寒湿痹痛。

【用法用量】 内服：煎汤，3～15 g，先煎、久煎。

【注意事项】 孕妇慎用；不宜与半夏、瓜蒌、天花粉、贝母、白蔹、白及同用。

干姜

【别名】 白姜、均姜。

【来源】 姜科植物姜 *Zingiber officinale* Rosc. 的干燥根茎。

【原植物形态】 多年生草本，高 50～

80cm。根茎肥厚，断面黄白色，有浓厚的辛辣气味。叶互生，排成2列，无柄，几抱茎；叶舌长2~4 mm；叶片披针形至线状披针形，长15~30 cm，宽1.5~2.2 cm，先端渐尖，基部狭，叶基鞘状抱茎，无毛。花葶自根茎中抽出，长15~25 cm；穗状花序椭圆形，长4~5 cm；苞片卵形，长约2.5 cm，淡绿色，边缘淡黄色，先端有小尖头；花萼管长约1 cm，具3短尖齿；花冠黄绿色，管长2~2.5 cm，裂片3，披针形，长不及2 cm，唇瓣的中间裂片长圆状倒卵形，较花冠裂片短，有紫色条纹和淡黄色斑点，两侧裂片卵形，黄绿色，具紫色边缘；雄蕊1，暗紫色，花药长约9 cm，药隔附属体包裹住花柱；子房3室，无毛，花柱1，柱头近球形。蒴果。种子多数，黑色。花期8月，果期12月至翌年1月。(图4-3)

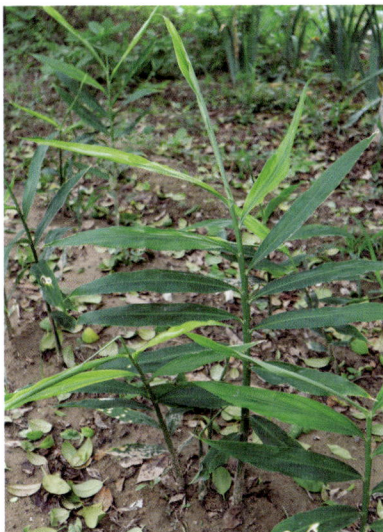

图4-3 姜原植物图

【生境与分布】 我国中部、东南部至西南部各省广为栽培。

【采收加工】 冬季采挖，除去须根及泥沙，晒干或低温干燥。趁鲜切片晒干，或低温干燥，后者称为"干姜片"。

【药材性状】 呈扁平块状，具指状分枝，长3~7 cm，厚1~2 cm。表面灰黄色或浅灰棕色，粗糙，具纵皱纹及明显的环节。分枝处常有鳞叶残存，分枝顶端有茎痕或芽。质坚实，断面黄白色或灰白色，纤维性，内皮层环纹明显，维管束及黄色油点散在。气香、特异，味辛辣。(图4-4)

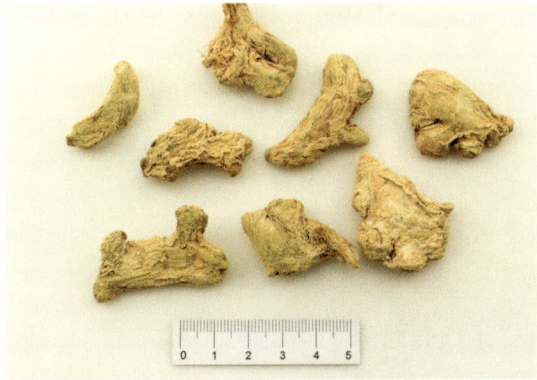

图4-4 干姜药材图

【化学成分】 主要含挥发油、甾醇类等化合物。有α-姜烯、牻牛儿醇、β-甜没药烯、橙花醇、辛辣成分有6-姜辣醇、6-姜辣酮、8-姜辣烯酮、姜烯酮A、姜烯酮B、姜烯酮C、异姜烯酮B、六氢姜黄素等。另外，还含有β-谷甾醇、棕榈酸等。

【药理作用】

1. 对消化系统的作用 生姜是治疗盐酸-乙醇性溃疡的有效药物，其有效成分为姜烯，具有胃黏膜保护作用。

2. 对循环系统的作用 姜烯酚对刺激传导系统的传导有阻滞作用，这种作用可能与姜烯酚的降血压作用部分相关。

3. 对中枢神经作用 生姜精油能显著延长戊巴比妥钠的睡眠时间。

4. 对肾上腺皮质功能作用的影响 干姜和干姜提取物对幼年大鼠肾肾上腺中维生素C含量有明显降低的作用。

5. 抗菌、抗原虫作用 生姜的水浸出物对伤寒沙门菌、霍乱弧菌、堇色癣菌及阴道滴虫均有不同程度的抑制作用。生姜有防止血吸虫卵孵化的作用，特别是提取物中含有酮性成分时作用更强，用姜粉、姜水提取物的片剂或含姜酮类成分的片剂给予血吸虫病患儿,可使虫卵计数下降,表明其对血吸虫有一定的杀灭作用。

【常用饮片】

干姜片 为不规则纵切或斜切片,具指状分枝,长1~6 cm,宽1~2 cm,厚0.2~0.4 cm。外表皮灰黄色或浅黄棕色,粗糙,具纵皱纹及明显的环节,切面灰黄色或灰白色,略显粉性,可见较多的纵向纤维,有的呈毛状。质坚实,断面纤维性。气香、特异,味辛辣。

【性味归经】 辛,热。归脾、胃、肾、心、肺经。

【功能主治】 温中散寒,回阳通脉,燥湿消痰。用于脘腹冷痛,呕吐泄泻,肢冷脉微,痰饮喘咳。

【用法用量】 内服:煎汤,3~10 g;或入丸散。外用:适量,煎汤洗;或研末调敷。

【注意事项】 阴虚内热、血热妄行者禁用。

小茴香

【别名】 茴香子、土茴香、小香。

【来源】 伞形科植物茴香 *Foeniculum vulgare* Mill. 的干燥成熟果实。

【原植物形态】 多年生草本,高0.6~2 m,全株有粉霜,有强烈香气,茎直立,上部分枝,有棱。叶互生,2~4回羽状细裂,最终裂片丝状,长0.4~4 cm,宽约0.5 mm;下部叶具长柄,基部鞘状抱茎,上部叶的柄一部或全部成鞘。复伞形花序顶生,无总苞和小总苞;伞幅8~30,不等长;花梗5~30;花小,金黄色。双悬果矩圆形,果棱尖锐,具有特异芳香气。花期6—7月,果期10月。(图4-5)

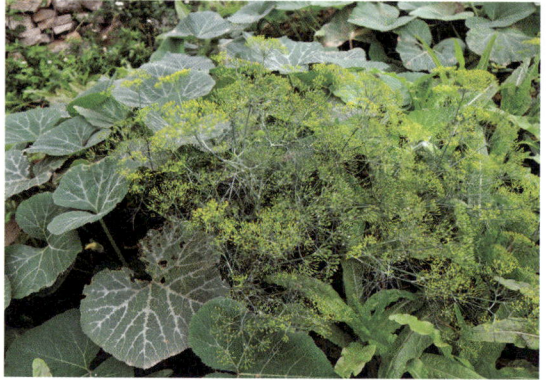

图4-5 茴香原植物图

【生境与分布】 原产于地中海地区,我国各地均有栽培。

【采收加工】 秋季果实初熟时采割植株,晒干,打下果实,除去杂质。

【药材性状】 本品为双悬果,呈圆柱形,有的稍弯曲,长4~8 mm,直径1.5~2.5 mm。表面黄绿色或淡黄色,两端略尖,顶端残留有黄棕色突起的柱基,基部有时有细小的果梗。分果呈长椭圆形,背面有纵棱5条,接合面平坦而较宽。横切面略呈五边形,背面的四边约等长。有特异香气,味微甜、辛。(图4-6)

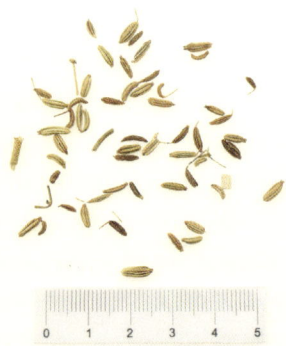

图4-6 小茴香药材图

【化学成分】 主要含挥发油、脂肪酸及甾醇类等化合物。挥发油主要有反式-茴香脑、柠檬烯、小茴香酮等;脂肪酸主要有10-十八碳烯酸、花生酸、棕榈酸等;甾醇类主要有谷甾醇、豆甾醇等。

【药理作用】

1. 抗炎镇痛作用　小茴香油具有抗炎和缓解疼痛的作用。小茴香能减少细胞分泌 TNF-α，从而发挥抗炎作用；小茴香挥发油与水煎液对小鼠扭体致痛有镇痛效果。

2. 松弛平滑肌　小茴香挥发油对豚鼠气管平滑肌有松弛作用。

3. 性激素样作用　实验证明小茴香有雌激素样作用。另有报道，认为有效成分为茴香脑及其聚合物如二聚茴香脑。

4. 其他作用　小茴香挥发油、茴香脑对青蛙都有中枢麻痹作用，对蛙心肌开始稍有兴奋，接着引起麻痹。对神经肌肉呈箭毒样麻痹，肌肉自身的兴奋性减弱，由小茴香提取的植物聚多糖有抗肿瘤作用。挥发油对真菌孢子、鸟型结核分枝杆菌、金黄色葡萄球菌等有杀灭作用。

【常用饮片】

盐小茴香　本品形如小茴香，微鼓起，色泽加深，偶有焦斑。味微咸。

【性味归经】　辛，温。归肝、肾、脾、胃经。

【功能主治】　散寒止痛，理气和胃。用于寒疝腹痛，睾丸偏坠，痛经，少腹冷痛，脘腹胀痛，食少吐泻，睾丸鞘膜积液。盐小茴香暖肾散寒止痛。用于寒疝腹痛，睾丸偏坠，经寒腹痛。

【用法用量】　内服：煎汤，3～6 g；或入丸、散。外用：适量，研末调敷；或炒热温熨。

【注意事项】　阴虚火旺者禁服。

第五章

健脾化湿药

苍术

【别名】 赤术、青术、仙术。

【来源】 菊科植物苍术 *Atractylodes lancea* (Thunb.) DC. 的干燥根茎。

【原植物形态】 多年生草本。根状茎横走，节状。茎多纵棱，高 30～100 m，不分枝或上部稍分枝。叶互生，革质；叶片卵状披针形至椭圆形，长 3～8 cm，宽 1～3 cm，先端渐尖，基部渐狭，中央裂片较大，卵形，边缘有刺状锯齿或重刺齿，上面深绿色，有光泽，下面淡绿色，叶脉隆起，无柄，不裂，或下部叶常 2 裂，裂片先端尖，先端裂片极大，卵形，两侧的较小，基部楔形，无柄或有柄。头状花序生于茎枝先端，叶状苞片 1 列，羽状深裂，裂片刺状；总苞圆柱形，总苞片 5～8 层，卵形至披针形，有纤毛；花多数，两性花或单性花多异株；花冠筒状，白色或稍带红色，长约 1 cm，上部略膨大，先端 5 裂，裂片条形；两性花有多数羽状分裂的冠毛；单性花一般为雌花，具 5 枚线状退化雄蕊，先端略卷曲。瘦果倒卵圆形，被稠密的黄白色柔毛。花期 8—10 月，果期 9—12 月。（图 5－1）

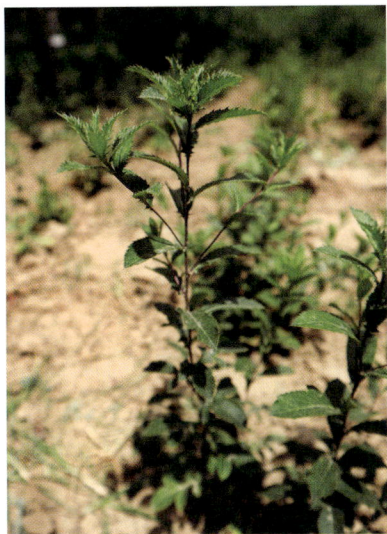

图 5－1　苍术原植物图

【生境与分布】 生于山坡灌丛、草丛、林下及较干燥处。分布于山东、江苏、安徽、浙江、江西、河南、湖北、四川、陕西、宁夏、甘肃、山东、黑龙江、吉林、辽宁、内蒙古、河北等地。

【采收加工】 春、秋二季采挖，除去泥沙，晒干，撞去须根。

【药材性状】 根茎多呈疙瘩块状，有的呈结节状圆柱形，常弯曲并具短分枝，长 4～10cm，直径 0.7～4 cm。表面黑棕色，除去外皮者黄棕色。质较疏松，断面散有黄棕色油室。香气较淡，味辛、苦。（图 5－2）

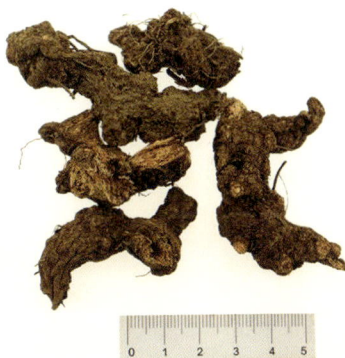

图 5－2　苍术药材图

【化学成分】 主要含挥发油等化合物，有 2-莰烯、1,3,4,5,6,7-六氢-2,5,5-三甲基-二氢-2,4α 桥亚乙基萘、β-橄榄烯、花柏烯、丁香烯、榄香烯、葎草烯、芹子烯、广藿香烯、1,9-马兜铃二烯、愈创薁醇、榄香醇、苍术酮、芹子二烯酮、苍术呋喃烃、茅术醇、β-桉叶醇等。根茎还含糠醛、乙酰氧基苍术酮、3β-羟基苍术酮、白术内酯 B 等。又含色氨酸、3,5-二甲氧基-4-葡萄糖氧基苯基烯丙醇等。

【药理作用】

1. 抗缺氧作用 用氰化钾所致小鼠缺氧模型证明，苍术丙酮提取物灌胃能明显提高小鼠存活时间，降低相对死亡率。苍术主要抗缺氧活性成分为 β-桉叶醇。

2. 对消化道的作用 实验证明，苍术有显著抗副交感神经介质乙酰胆碱引起的肠痉挛作用。苍术可使正常家兔离体小肠的自发运动，小肠张力降低。对交感神经介质肾上腺素引起的兔肠肌松弛,苍术制剂能促进肾上腺素抑制作用的振幅恢复。此外,苍术也可通过对抗胆碱作用而对抗盐酸所致大鼠急性胃炎及幽门结扎所致大鼠胃溃疡;苍术醇有促进胃肠运动作用,对胃平滑肌也有轻微收缩作用。

3. 对心血管系统的作用 苍术对蟾蜍心脏有轻度抑制作用,对蟾蜍后肢血管有轻微扩张作用。苍术浸膏小剂量静脉注射,可使家兔血压轻度上升,大剂量则使血压下降。

4. 对中枢神经系统的抑制作用 苍术挥发油少量对蛙有镇静作用,同时使脊髓反射亢进;较大量则呈抑制作用,终致呼吸麻痹而死。其抑制成分主要是 β-桉叶醇和茅苍术醇。

5. 对肝脏的影响 苍术水煎剂小鼠灌胃能促进肝球蛋白的合成。生药及其所含苍术醇、苍术酮、β-桉叶醇对四氯化碳诱发的一级培养鼠肝细胞损害均有显著的预防作用。

6. 对血糖的影响 将苍术煎剂或醇浸剂口服或皮下注射,可使正常家兔血糖略有上升。苍术苷对小鼠、大鼠、兔和犬有降血糖作用,同时降低肌糖原和肝糖原含量,抑制糖原生成,使氧耗量降低,血乳酸含量增加。

7. 其他作用 除以上所述药理作用外,苍术挥发油对缺氧/复氧损伤心肌细胞具有抗氧化应激、抗凋亡的作用。苍术酮还可以通过抑制慢性间歇性缺氧诱导的小胶质细胞激活来预防睡眠呼吸障碍引起的认知功能障碍。

【常用饮片】

苍术片 本品呈不规则类圆形或条形厚片。外表皮灰棕色至黄棕色,有皱纹,有时可见根痕。切面黄白色或灰白色,散有多数橙黄色或棕红色油室,有的可析出白色细针状结晶。气香特异,味微甘、辛、苦。(图 5-3)

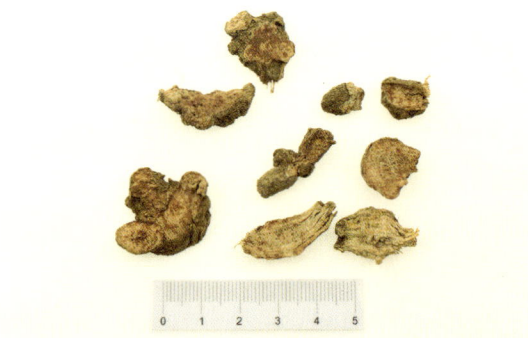

图 5-3 苍术饮片图

麸炒苍术 本品形如苍术片,表面深黄色,散有多数棕褐色油室。有焦香气。

【性味归经】 辛、苦,温。归脾、胃、肝经。

【功能主治】 燥湿健脾,祛风散寒,明目。用于湿阻中焦,脘腹胀满,泄泻,水肿,脚气痿躄,风湿痹痛,风寒感冒,夜盲,眼目昏涩。

【用法用量】 内服:煎汤,3~9 g;或入丸、散。

【注意事项】 阴虚内热、气虚多汗者忌用。

【附注】 《中国药典》(2020 年版)中苍术的两个来源在《中国植物志》上实际为一个种——苍术 *Atractylodes lancea* (Thunb.)DC.,因其种内存在多型变异,南方产者常称为"南苍术"或"茅苍术",产于北方者常称为"北苍术"。

厚朴

【别名】 厚皮、重皮、赤朴、烈朴。

【来源】 木兰科植物厚朴 *Magnolia of-ficinalis* Rehd. et Wils. 或凹叶厚朴 *Magnolia officinalis* Rehd. et Wils. var. *biloba* Rehd. et Wils. 的干燥干皮、根皮及枝皮。

【原植物形态】

厚朴 落叶乔木,高 5~15 m。树皮紫褐色。小枝幼时有细毛,老时无毛,冬芽粗大,圆锥状,芽鳞密被淡黄褐色绒毛。叶互生,椭圆状倒卵形,长35～45 cm,宽12～20 cm,先端圆而有短急尖头,稀钝,基部渐狭成楔形,有时圆形,全缘,上面淡黄绿色,无毛,幼叶下面有密生灰色毛,老叶有白粉,侧脉上密生长毛;叶柄长3～4 cm。花与叶同时开放,单生枝顶,杯状,白色,芳香,直径15 cm;花梗粗短,长2～3.5 cm,密生丝状白毛;萼片与花瓣共9～12,或更多,肉质,几等长;萼片长圆状倒卵形,淡绿白色,常带紫红色;花瓣匙形,白色;雄蕊多数,螺旋状排列;雌蕊心皮多数,分离,子房长圆形。聚合果长椭圆状卵形,长9～12 cm,直径5～6.5 cm,心皮排列紧密,成熟时木质,顶端有弯尖头。种子三角状倒卵形,外种皮红色。花期4—5月,果期9—10月。(图5-4)

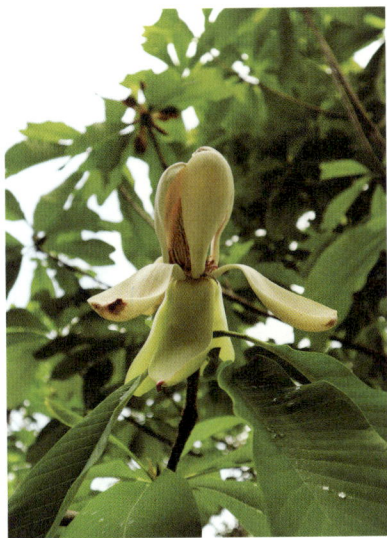

图5-4 厚朴原植物图

凹叶厚朴 又称庐山厚朴。与上种的主要不同点,在叶片先端凹陷成2钝圆浅裂片,裂深2～3.5 cm。

【**生境与分布**】 生于温凉湿润气候和排水良好的酸性土壤、山坡山麓及路旁溪边的杂木林中。分布于陕西、甘肃、浙江、江西、湖北、湖南、四川、贵州、安徽、福建。

【**采收加工**】 4—6月剥取,根皮及枝皮直接阴干;干皮置沸水中微煮后,堆置阴湿处,"发汗"至内表面变紫褐色或棕褐色时,蒸软,取出,卷成筒状,干燥。

【**药材性状**】

干皮 呈卷筒状或双卷筒状,长30～35 cm,厚0.2～0.7 cm,习称"筒朴";近根部的干皮一端展开如喇叭口,长13～25 cm,厚0.3～0.8 cm,习称"靴筒朴"。外表面灰棕色或灰褐色,粗糙,有时呈鳞片状,较易剥落,有明显椭圆形皮孔和纵皱纹,刮去粗皮者显黄棕色。内表面紫棕色或深紫褐色,较平滑,具细密纵纹,划之显油痕。质坚硬,不易折断,断面颗粒性,外层灰棕色,内层紫褐色或棕色,有油性,有的可见多数小亮星。气香,味辛辣、微苦。(图5-5)

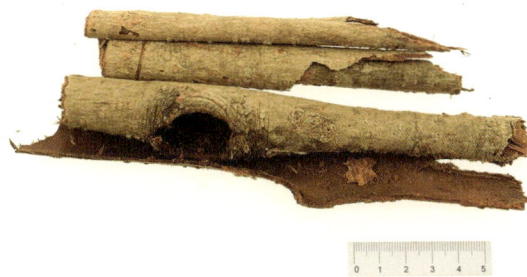

图5-5 厚朴药材图

根皮(根朴) 呈单筒状或不规则块片,有的弯曲似鸡肠,习称"鸡肠朴"。质硬,较易折断,断面纤维性。

枝皮(枝朴) 呈单筒状,长10～20 cm,厚0.1～0.2 cm。质脆,易折断,断面纤维性。

【**化学成分**】 含木脂素类、生物碱、挥发油等化合物。木脂素有厚朴酚、和厚朴酚、和厚朴新酚、6′-O-甲基和厚朴酚、厚朴醛B、厚朴醛C、厚朴木脂素A、厚朴木脂素B、厚朴木脂素C、厚朴木脂素D、厚朴木脂素E及台湾檫木醛;单萜木脂素类有辣薄荷基厚朴酚、双辣薄荷基厚朴酚、辣薄荷基和厚朴酚及龙脑基厚朴酚;降木脂素类有台湾檫木酚、厚朴三酚B、厚朴醛D、厚朴醛E;双木脂素类化合物有厚朴木脂素

F、厚朴木脂素 G、厚朴木脂素 H 及厚朴木脂素 I。生物碱主要有木兰箭毒碱和柳叶木兰碱。另外,含 30 多种挥发油,主要有 β-桉叶醇、荜澄茄醇、愈创醇、对-聚伞花素、1,4-桉叶素、丁香烯、芳樟醇、α-松油烯、α-荜草烯、4-松油烯醇、蓝桉醇及 α-柠檬烯等。还含芥子醛、丁香树脂酚、丁香树脂酚-4′-O-β-D-吡喃葡萄糖苷及 1-(4-羟基-3-甲氧基苯基)-2-[4-(ω-羟丙基)-2-甲氧基苯氧基]-1,3-丙二醇等。

【药理作用】

1. 抗菌作用 厚朴的乙醚和甲醇提取物对致龋菌变形链球菌有强抗菌作用,其抗菌活性成分确定为厚朴酚与和厚朴酚。厚朴的初提成分厚朴碱与厚朴挥发油饱和水溶液对金黄色葡萄球菌、八叠球菌和枯草杆菌有一定的抑菌作用。厚朴对肺炎球菌和痢疾杆菌也有抗菌活性。

2. 对消化道作用 厚朴碱在 10 mg/mL 范围内使离体兔十二指肠张力逐渐升高。厚朴醇提物对胃黏膜溃疡呈显著抑制作用,其活性成分为和厚朴酚与厚朴酚。采用水浸刺激法造成大鼠的应激性急性胃溃疡,用胃内灌流法测定大鼠胃液分泌,测定在人工胃液灌流条件下应激负荷大鼠的胃出血,结果表明厚朴酚具有防止应激性胃功能障碍的作用。

3. 抑制血小板聚集 厚朴酚与和厚朴酚能明显抑制胶原、花生四烯酸所诱导的家兔富血小板血浆的聚集,并抑制 ATP 释放。其抑制作用与抑制血栓烷素 A_2 的合成及细胞内的 Ca^{2+} 流动有关。

4. 对中枢神经系统的作用 厚朴碱对横纹肌有松弛作用,同剂量反复给予家兔静脉注射,其肌松作用并不减弱,提示无快速耐受现象。本品所含的厚朴酚和异厚朴酚均具有中枢性肌肉松弛作用。

5. 抗肿瘤作用 厚朴甲醇提取物和厚朴酚对体内二期致癌试验引起的小鼠皮肤肿瘤有明显的抑制作用。

【常用饮片】

厚朴丝 本品呈弯曲的丝条状或单、双卷筒状。外表面灰褐色,有时可见椭圆形皮孔或纵皱纹。内表面紫棕色或深紫褐色,较平滑,具细密纵纹,划之显油痕。切面颗粒性,有油性,有的可见小亮星。气香,味辛辣、微苦。(图 5 - 6)

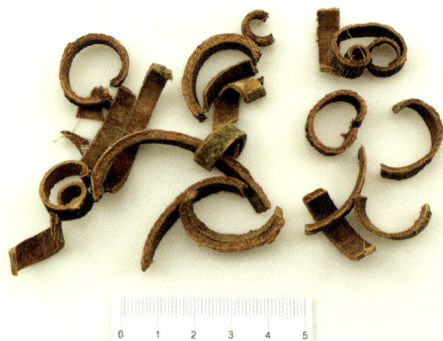

图 5 - 6 厚朴饮片图

姜厚朴 本品形如厚朴丝,表面灰褐色,偶见焦斑。略有姜辣气。

【性味归经】 苦、辛,温。归脾、胃、肺、大肠经。

【功能主治】 燥湿消痰,下气除满。用于湿滞伤中,脘痞吐泻,食积气滞,腹胀便秘,痰饮喘咳。

【用法用量】 内服:煎汤,3～10 g;或入丸、散。

【注意事项】 孕妇慎用。

【附注】《中国药典》(2020 年版)中收载厚朴变种凹叶厚朴作为来源。

佩兰

【别名】 兰草、醒头草。

【来源】 菊科植物佩兰 *Eupatorium fortunei* Turcz. 的干燥地上部分。

【原植物形态】 多年生草本。根茎横走,稍长。茎直立,高70～120 cm,下部光滑无毛。叶对生;在下部的叶常枯萎;中部的叶有短柄,通常3深裂,裂片长圆形或长圆状披针形,长5～9 cm,宽1～2 cm,先端渐尖,边缘有锯齿,上面绿色,下面淡绿色,无腺点,沿脉疏被柔毛,揉之有香气;上部叶较小,通常不分裂。头状花序排列呈聚伞花序状;总苞长6～8 mm,总苞片10,2～3列,外列的甚短,内列者较长,膜质,长圆形至倒披针形,常带紫红色;每个头状花序具花4～6朵;花两性,全部为管状花;花有冠毛,冠毛均比花冠短;花冠白色,长5～6 mm,先端5齿裂,裂片长不及1 mm;雄蕊5,聚药,不露于管外;子房下位,柱头2裂,伸出花冠外。瘦果圆柱形,长约3 mm,有5棱,熟时黑褐色。花期8—11月,果期9—12月。(图5-7)

色;完整叶片3裂或不分裂,分裂者中间裂片较大,展平后呈披针形或长圆状披针形,基部狭窄,边缘有锯齿;不分裂者展平后呈卵圆形、卵状披针形或椭圆形。气芳香,味微苦。

【化学成分】 主要含挥发油等化合物,有对-聚伞花素、乙酸橙醇酯、百里香酚甲醚等。花及叶中含蒲公英甾醇、蒲公英甾醇乙酸酯、蒲公英甾醇棕榈酸酯、β-香树脂醇乙醇、β-香树脂醇棕榈酸酯、豆甾醇、β-谷甾醇、二十八烷醇、棕榈酸等,另含宁德洛菲碱、茎叶含延胡索酸、琥珀酸、甘露醇等。

【药理作用】

1. 抗病毒作用 佩兰挥发油对流行性感冒有抑制作用。

2. 抗菌作用 佩兰水煎剂对白喉棒状杆菌、金黄色葡萄球菌、八叠球菌、变形杆菌、伤寒杆菌、沙门菌等有抑制作用。

【常用饮片】

佩兰段 本品呈不规则段。茎圆柱形,表面黄棕色或黄绿色,有的带紫色,有明显的节和纵棱线。切面髓部白色或中空。叶对生,叶片多皱缩、破碎,绿褐色。气芳香,味微苦。(图5-8)

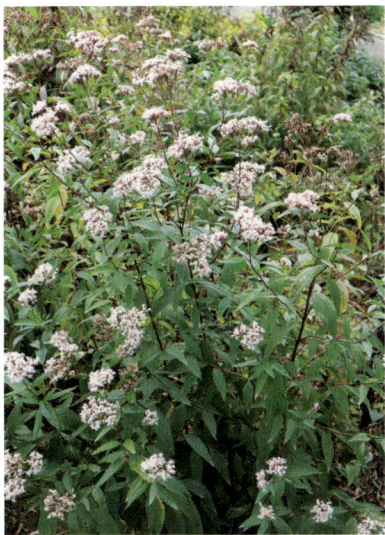

图5-7 佩兰原植物图

【生境与分布】 生于路边灌丛或溪边。野生或栽培。分布于河北、陕西、山东、江苏、安徽、浙江、江西、湖北、湖南、广东、广西、四川、贵州、云南等地。

【采收加工】 夏、秋二季分两次采割,除去杂质,晒干。

【药材性状】 本品茎呈圆柱形,长30～100 cm,直径0.2～0.5 cm;表面黄棕色或黄绿色,有的带紫色,有明显的节及纵棱线;质脆,断面髓部白色或中空。叶片多皱缩、破碎,绿褐

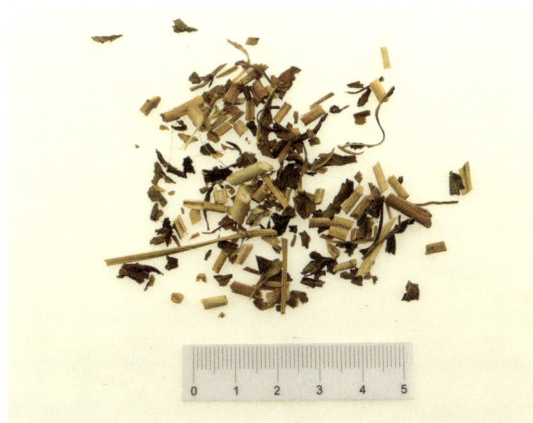

图5-8 佩兰饮片图

【性味归经】 辛,平。归脾、胃、肺经。

【功能主治】 芳香化湿,醒脾开胃,发表解暑。用于湿浊中阻,脘痞呕恶,口中甜腻,口臭,多涎,暑湿表证,湿温初起,发热倦怠,胸闷不舒。

【用法用量】 内服:煎汤,3～10 g;鲜品可用15～20 g。

【注意事项】 阴虚、气虚者忌用。

木瓜

【别名】 贴梗海棠、宣木瓜。

【来源】 蔷薇科植物贴梗海棠 *Chaenomeles speciosa* (Sweet) Nakai 的干燥近成熟果实。

【原植物形态】 落叶灌木,高约 2 m。枝条直立开展,有刺;小枝圆柱形,微屈曲,无毛,紫褐色或黑褐色,有疏生浅褐色皮孔。叶卵形至椭圆形,稀长椭圆形,长 3~9 cm,宽 1.5~5 cm,基部楔形至宽楔形,边缘有尖锐锯齿,齿尖开展,无毛或下面沿叶脉有短柔毛;叶柄长约 1 cm;托叶大形,草质,肾形或半圆形,边缘有尖锐重锯齿,无毛。花先叶开放,3~5 朵簇生于二年生老枝上;花梗短粗,长约 3 mm 或近于无柄;花直径 3~5 cm;萼筒钟状,外面无毛;萼片直立,先端圆钝,全缘或有波状齿;花瓣倒卵形或近圆形,基部延伸成短爪,长 10~15 mm,宽 8~13 mm,猩红色,稀淡红色或白色;雄蕊 45~50,长约花瓣之半;花柱 5,基部合生,无毛或稍有毛,柱头头状,有不明显分裂,约与雄蕊等长。果实球形或卵球形,直径 4~6 cm,黄色或带黄绿色,有稀疏不明显斑点,味芳香;萼片脱落,果梗短或近于无梗。花期 3—5 月,果期 9—10 月。(图 5-9)

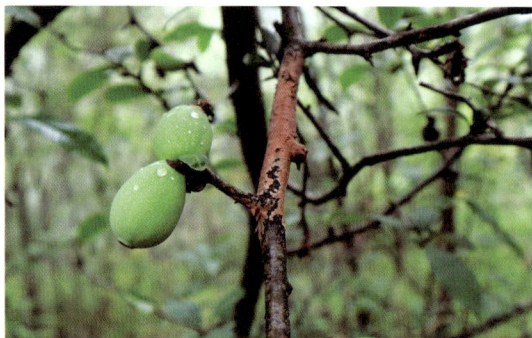

图 5-9　贴梗海棠原植物图

【生境与分布】 栽培或野生。分布于华东、华中及西南各地。

【采收加工】 夏、秋二季果实绿黄时采收,置沸水中烫至外皮灰白色,对半纵剖,晒干。

【药材性状】 本品长圆形,多纵剖成两半,长 4~9 cm,宽 2~5 cm,厚 1~2.5 cm。外表面紫红色或红棕色,有不规则的深皱纹;剖面边缘向内卷曲,果肉红棕色,中心部分凹陷,棕黄色;种子扁长三角形,多脱落。质坚硬。气微清香,味酸。(图 5-10)

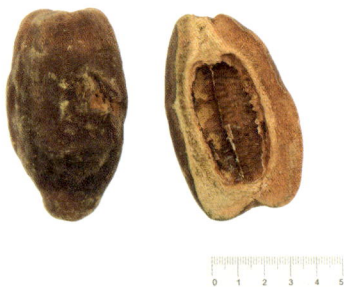

图 5-10　木瓜药材图

【化学成分】 主要含苹果酸、酒石酸、枸橼酸等有机酸,还含齐墩果酸等皂苷类成分。

【药理作用】

1. 保肝作用 木瓜可防止肝细胞肿胀及气球样变,并促进肝细胞修复,显著降低血清丙氨酸转氨酶水平。木瓜乙醇提取物可使慢性肝损伤的大鼠得到改善,对于急性肝损伤和免疫性肝损伤均有保护作用。木瓜多糖灌胃给药能降低四氯化碳所致急性肝损伤小鼠血清丙氨酸转氨酶活性,抑制肝组织谷胱甘肽、谷胱甘肽过氧化物酶、超氧化物歧化酶的降低和丙二醛、一氧化氮的升高,从而减轻肝组织的病理损伤。

2. 抗炎作用 木瓜三萜灌胃给药能显著抑制佐剂性关节炎、大鼠足爪肿胀、降低多发性关节炎评分及改善关节滑膜组织病理变化,降低滑膜组织病理评分,降低关节滑膜组织中肿瘤坏死因子-α 等而发挥抗炎作用。

3. 抗肿瘤作用 实验发现木瓜提取物对小

鼠艾腹水癌有抑制作用,木瓜中的甾醇类化合物对胃癌细胞具有显著的抑制作用,齐墩果酸和熊果酸对肝癌细胞的生长也有抑制作用。

4. 其他作用　木瓜所含的多种成分都具有显著的抗氧化作用,木瓜多酚、木瓜多糖等成分、乙醇提取物、甲醇提取物和水提取物抗氧化活性被广泛研究。木瓜总三萜灌胃给药对非甾体抗炎药诱导大鼠小肠损伤具有较好的保护作用。木瓜中的挥发油成分具有抗菌作用,特别是对革兰阳性菌较革兰阴性菌更加敏感。

【常用饮片】

木瓜片　本品呈类月牙形薄片。外表紫红色或棕红色,有不规则的深皱纹。切面棕红色。气微清香,味酸。(图5-11)

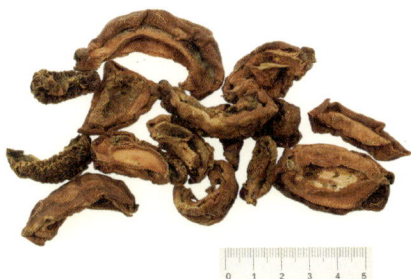

图5-11　木瓜饮片图

【性味归经】　酸,温。归肝、脾经。

【功能主治】　舒筋活络,和胃化湿。用于湿痹拘挛,腰膝关节酸重疼痛,暑湿吐泻,转筋挛痛,脚气水肿。

【用法用量】　内服:煎汤,6～9g;或入丸、散。外用:煎水熏洗。

盘龙七

【别名】　石白菜、地白菜、岩壁菜、红岩七。

【来源】　虎耳草科植物秦岭岩白菜 *Bergenia scopulosa* T. P. Wang 的根茎。

【原植物形态】　多年生草本,高5～50 cm,全体平滑无毛。根茎粗壮,直径2.5～4 cm,匍匐,圆柱形,密被褐色鳞片和残叶鞘。叶基生,革质,具柄,近肉质,有光泽,圆形或宽卵状圆形,长5～35 cm,宽3～30 cm,先端钝圆,基部近圆形或偶呈楔形,两面具小腺窝,无毛,边缘具钝齿或不明显牙齿,几全缘叶脉明显。叶柄长1.5～13 cm,托叶鞘无毛。花葶无毛,中部以上具1披针形苞叶。圆锥状聚伞花序顶生,具多数花;花瓣5,淡红色,先端钝,基部渐狭成长约1 mm的爪;雄蕊10;子房基部2室,顶部1室,胚珠多数,蒴果2瓣裂,花柱2,长约5 mm,柱头大,盾状。花果期5—9月。(图5-12)

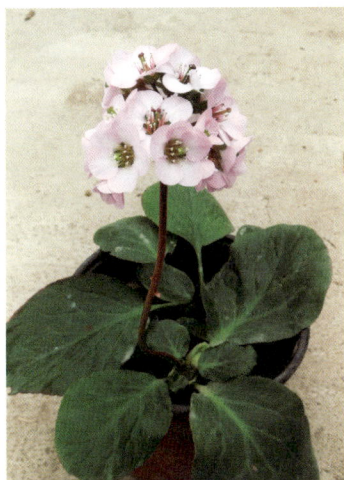

图5-12　秦岭岩白菜原植物图

【生境与分布】　生于海拔2500～3600 m的林下阴湿处或峭壁石隙。分布于陕西(秦岭)和祁连山地区。

【采收加工】　全年均可采挖,洗净,除去杂质,切片晒干。

【药材性状】　本品呈近圆柱形,一端稍细,直径2.5～4 cm。表面褐色,密被褐色鳞片及残存叶鞘,并可见棕红色细根痕。质坚硬,难折断,断面棕红色,显粉性。气微,味涩、微苦。(图5-13)

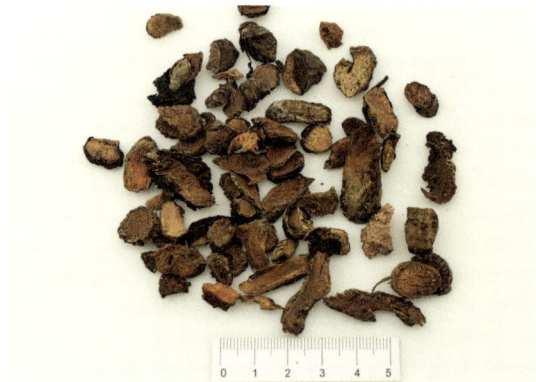

图 5-13 秦岭岩白菜原植物图

【化学成分】 主要含有多酚类、黄酮类、有机酸类和其他成分。酚类有岩白菜素、熊果酚苷、6'-O-没食子酰基熊果苷、11-O-没食子酰岩白菜素、没食子酸甲酯、琥珀酸、4-O-没食子酰岩白菜素、丁香酸等;黄酮类主要为山柰酚、槲皮素及其单、双糖苷、(+)-儿茶素-7-O-β-D-吡喃葡萄糖苷、原儿茶酸、7-O-没食子酰基-(+)-儿茶素、(+)-儿茶素、金丝桃苷、芦丁、大黄素甲醚、山柰酚、大黄酚-8-O-β-D-吡喃葡萄糖苷等。另含有茴香异丁酯、9-十六碳烯酸、β-谷甾醇、胡萝卜苷、豆甾醇、阿福豆苷、邻苯二酚、苯丙氨酸等其他类成分。

【药理作用】

1. 止咳作用 岩白菜素对电刺激猫喉上神经所引起的咳嗽及氨水喷雾引起的小鼠咳嗽都有明显的抑制作用。

2. 对慢性气管炎的作用 内服岩白菜素对每日吸入二氧化硫所产生的慢性气管炎大鼠有一定的预防和治疗作用。

3. 消炎作用 岩白菜素对蛋清所致的小鼠皮肤毛细血管通透性增高有显著的拮抗作用。

对小鼠耳郭由巴豆油混合致炎液诱发的炎症有抑制作用,并可以抑制肉芽肿增生。

4. 护肝作用 岩白菜素可以降低由四氯化碳所致的小鼠肝损伤模型小鼠肝的谷氨酸丙酮转移酶和山梨醇脱氢酶的释放;同时岩白菜素还可以降低谷胱甘肽还原酶及提高谷胱甘肽含量,证明其是通过调节谷胱甘肽和减少谷丙转氨酶的释放来护肝的。

5. 抗 HIV 作用 岩白菜素和异岩白菜素有良好的抗 HIV 作用,其中异岩白菜素的效果更为显著。研究发现,在三羟基苯甲酰的 C_3、三羟基苯甲酰的 C_5、三羟基苯甲酰的 C_1 有取代基时能增强抗 HIV 效果。

6. 抗糖尿病作用 岩白菜素高剂量时可显著降低其血糖、总胆固醇、三酰甘油、高密度脂蛋白胆固醇、硫代巴比妥酸反应物的含量,升高高密度脂蛋白胆固醇、超氧化物歧化酶、过氧化氢酶的含量,起到降血糖、降血脂、抗氧化的作用。

7. 肿瘤抑制作用 岩白菜素能显著抑制肝癌 HepG2 细胞的增殖、克隆形成、迁移和侵袭能力,并呈剂量依赖性。

8. 其他作用 盘龙七中的岩白菜素还具有抗大鼠实验性溃疡、增强免疫、治疗肺结核等作用;其含有的矮地茶物质对气管-肺组织呼吸也有影响作用。

【性味归经】 涩、微苦,平。归肺、脾、肝、膀胱经。

【功能主治】 补益脾胃,收涩固肠,利水活血。用于急、慢性胃肠炎,浮肿,崩漏,白带,淋证,痢疾,黄水疮,秃疮,疥癣。

【用法用量】 内服:煎汤,6～9 g。外用:适量,研末调敷。

第六章

消导药

山楂

【别名】 山里红果、酸枣、山梨。

【来源】 蔷薇科植物山里红 *Crataegus pinnatifida* Bge. var. *major* N. E. Br. 或山楂 *Crataegus pinnatifida* Bge. 的干燥成熟果实。

【原植物形态】

山里红 落叶乔木,高达 6 m。枝刺长 1～2 cm,或无刺。单叶互生;叶柄长 2～6 cm;叶片阔卵形或三角卵形,稀菱状卵形,长 6～12 cm,宽 5～8 cm,有 2～4 对羽状裂片,先端渐尖,基部宽楔形,上面有光泽,下面沿叶脉被短柔毛,边缘有不规则重锯齿。伞房花序,直径 4～6 cm;萼筒钟状,5 齿裂;花冠白色,直径约 1.5 cm,花瓣 5,倒卵形或近圆形;雄蕊约 20,花药粉红色;雌蕊 1,子房下位,5 室,花柱 5。梨果近球形,直径可达 2.5 cm,深红色,有黄白色小斑点,萼片脱落很迟,先端留下一圆形深洼;小核 3～5,向外的一面稍具棱,向内面侧面平滑。花期 5—6 月,果期 8—10 月。(图 6-1)

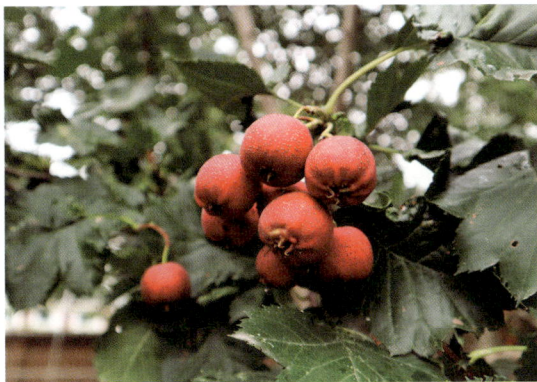

图 6-1 山里红原植物图

山楂 本种与山里红极为相似,仅果形较小,直径 1.5 cm;叶片亦较小,且分裂较深。(图 6-2)

【生境与分布】 生于海拔 100～1500 m 的溪边、山谷、林缘或灌丛中。分布于华北、东北地区及山东、江苏、安徽、河南、内蒙古、河北、山西、陕西、山东、江苏、浙江等地。

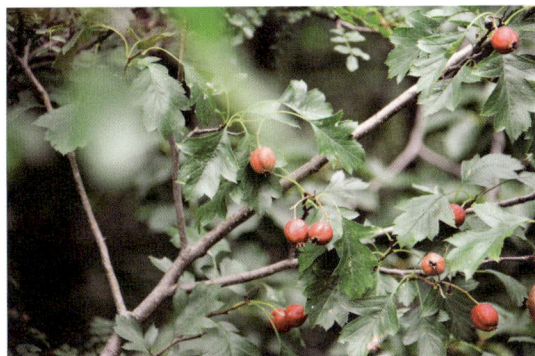

图 6-2 山楂原植物图

【采收加工】 秋季果实成熟时采收,切片,干燥。

【药材性状】

山里红 本品为圆形片,皱缩不平,直径 1～2.5 cm,厚 0.2～0.4 cm。外皮红色,具皱纹,有灰白色小斑点。果肉深黄色至浅棕色。中部横切片具 5 粒浅黄色果核,但核多脱落而中空。有的可见短而细的果梗或花萼残迹。气微清香,味酸、微甜。(图 6-3)

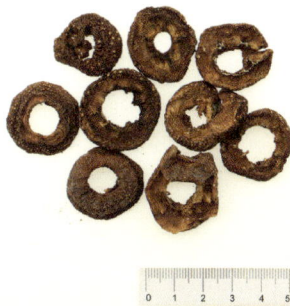

图 6-3 山里红药材图

山楂果 实类球形,直径 1～1.5 cm。表面深红色,有小斑点,顶端有宿存花萼,基部有细长果柄。质坚硬。气微清香,味酸微涩。以个匀、色棕红、肉质者为佳。(图 6-4)

【化学成分】

山里红 果实中含黄酮类、有机酸类、酚

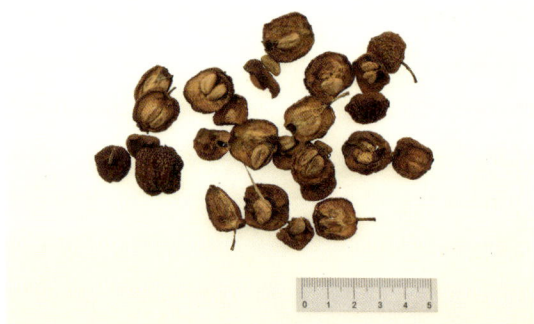

类、三萜类等化合物。黄酮类有槲皮素、黄烷聚合物、金丝桃苷等;有机酸类有枸橼酸、绿原酸等;酚类化合物有单甲酯、二甲酯和三甲酯等;三萜类化合物有熊果酸等。

图6-4 山楂药材图

山楂 果实中含花色素类、有机酸类、可溶性糖类,主要有左旋表儿茶素、槲皮素、金丝桃苷、绿原酸、枸橼酸、枸橼酸单甲酯、枸橼酸二甲酯、枸橼酸三甲酯、黄烷聚合物等。

【药理作用】

1.促进消化作用 山楂含有脂肪酶,能促进脂肪消化,增加胃消化酶的分泌,促进消化。对胃肠功能具有一定调节作用,对活动亢进的兔十二指肠平滑肌呈抑制作用,面对松弛的大鼠胃平滑肌有轻度的增强收缩作用。

2.对心血管系统的作用 山楂提取物使在体、离体蟾蜍心收缩力增强,且持续时间长。山楂酸对疲劳衰弱的蟾蜍心脏停搏有恢复跳动的作用。山楂内所含的三萜酸能改善冠脉循环而使冠状动脉性衰竭得以代偿,达到强心作用。山楂制剂对豚鼠的心脏能引起显著持久的扩张冠脉作用,并增强心搏能力。

3.降血脂作用 山楂提取物和醇浸膏口服能使动脉粥样硬化兔血中卵磷脂比例提高,胆固醇和脂质在器官上的沉积降低。

4.抗氧化作用 山楂水提取液有清除氧自由基、抑制小鼠肝脏脂质过氧化反应,减低经

O^{2-}诱导的透明质酸解聚作用。

5.调节免疫作用 山楂的水煎醇沉提取物制成的注射液皮下注射给药可使家兔血清溶菌酶活性、血清血凝抑制抗体滴度、T细胞E玫瑰花环形成率及T细胞转化率均显著增强,提示有免疫增强作用。

6.抗菌作用 山楂对痢疾志贺菌、福氏志贺菌、宋内志贺菌等有较强的抗菌作用;对金黄色葡萄球菌、乙型溶血性链球菌、大肠埃希菌、变形杆菌、炭疽杆菌、白喉棒状杆菌、伤寒沙门菌、铜绿假单胞菌等也有抗菌作用,一般对革兰氏阳性菌作用强于革兰氏阴性菌。

7.防癌作用 山楂提取液对大鼠、小鼠体内合成甲基苄基亚硝胺诱导癌有显著阻断作用。山楂对黄曲霉毒素B_1的致突变作用有显著抑制效果。说明山楂可能对预防肝癌有意义。

【常用饮片】

炒山楂 本品形如山楂片,果肉黄褐色,偶见焦斑。气清香,味酸、微甜。

焦山楂 本品形如山楂片,表面焦褐色,内部黄褐色。有焦香气。

【性味归经】 酸、甘,微温。归脾、胃、肝经。

【功能主治】 消食健胃,行气散瘀,化浊降脂。用于肉食积滞,胃脘胀满,泻痢腹痛,瘀血经闭,产后瘀阻,心腹刺痛,胸痹心痛,疝气疼痛,高脂血症。焦山楂消食导滞作用强,用于肉食积滞,泻痢不爽。

【用法用量】 内服:煎汤,3～10 g;或入丸、散。外用:适量,煎水洗或捣敷。

【注意事项】 脾胃虚弱者慎用。

附:山楂叶

【来源】 山里红或山楂的干燥叶。

【采收加工】 夏、秋二季采收,晾干。

【药材性状】 本品多已破碎,完整者展开后呈宽卵形,长 6～12 cm,宽 5～8 cm,绿色至棕黄色,先端渐尖,基部宽楔形,具 2～6 羽状裂片,边缘具尖锐重锯齿;叶柄长 2～6 cm,托叶卵圆形至卵状披针形。气微,味涩、微苦。

【性味归经】 酸,平。归肝经。

【功能主治】 活血化瘀,理气通脉,化浊降脂。用于气滞血瘀,胸痹心痛,胸闷憋气,心悸健忘,眩晕耳鸣,高脂血症。

【用法与用量】 内服:煎汤,3～10 g;或泡茶饮。

麦芽

【别名】 大麦毛、大麦芽。

【来源】 禾本科植物大麦 *Hordeum vulgare* L. 的成熟果实经发芽干燥的炮制加工品。

【原植物形态】 一年或两年生草本。秆粗壮,光滑无毛,直立,高 50～100 cm。叶鞘松弛抱茎;两侧有较大的叶耳;叶舌膜质,长 1～2 mm;叶片扁平,长 9～20 cm,宽 6～20 mm。穗状花序长 3～8 cm(芒除外),直径约 1.5 cm,小穗稠密,每节着生 3 枚发育的小穗,小穗通常无柄,长 1～1.5 cm(除芒外);颖线状披针形,微具短柔毛,先端延伸成长 8～14 mm 的芒;外稃背部无毛,有 5 脉,顶端延伸成芒,芒长 8～15 cm,边棱具细刺,内稃与外稃等长。颖果腹面有纵沟或内陷,先端有短柔毛,成熟时与外稃粘着,不易分离,但某些栽培品种容易分离。花期 3—4 月,果期 4—5 月。(图 6-5)

【生境与分布】 我国各地普遍栽培。

【采收加工】 将麦粒用水浸泡后,保持适宜温、湿度,待幼芽长至约 5 mm 时,晒干或低温干燥。

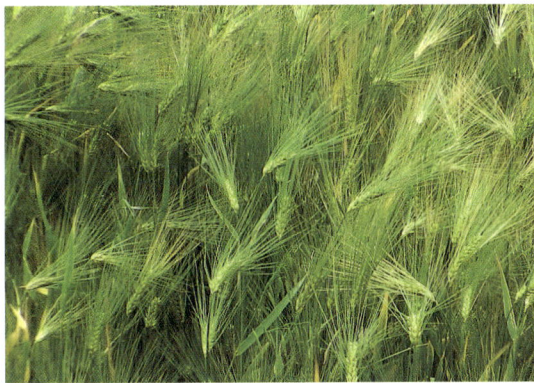

图 6-5 大麦原植物图

【药材性状】 本品呈梭形,长 8～12 mm,直径 3～4 mm。表面淡黄色,背面为外稃包围,具 5 脉;腹面为内稃包围。除去内外稃后,腹面有 1 条纵沟;基部胚根处生出幼芽及须根,幼芽呈长披针状条形,长约 5 mm,须根数条,纤细而弯曲。质硬,断面白色,粉性。气微,味微甘。(图 6-6)

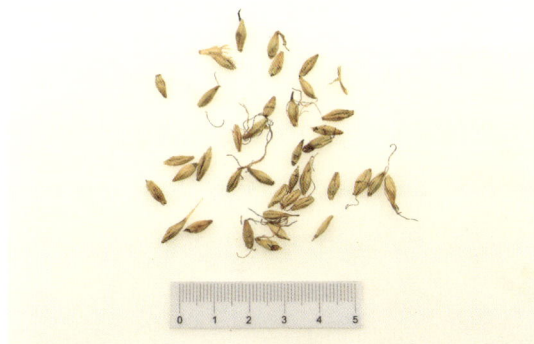

图 6-6 麦芽药材图

【化学成分】 主要含 α-淀粉酶、β-淀粉酶、催化酶、过氧化异构酶等。另含大麦芽碱、大麦芽胍碱 A、大麦芽胍碱 B、腺嘌呤胆碱、蛋白质、氨基酸、维生素 D、维生素 E、细胞色素 C。

【药理作用】

1. 助消化作用 本品含 α 淀粉酶和 β 淀粉酶,可将淀粉水解成麦芽糖与糊精,起到消化作用。麦芽煎剂对胃酸与胃蛋白酶的分泌似有轻度促进作用。

2. 降血糖作用 麦芽浸剂口服可使家兔与正常人血糖降低。

3. 抗真菌作用 本品所含的大麦碱A和大麦碱B有抗真菌活性。

4. 抑制催乳素释放 口服生麦芽煎剂可使健康人睡眠或灭吐灵试验时催乳素释放高峰受到抑制,这可能与妇女服用生麦芽汤回乳作用有关。对于单纯乳溢症患者,可使乳溢消失或缓解。

5. 其他作用 麦芽所含的大麦碱其药理作用类似麻黄碱,能增强豚鼠子宫的紧张和运动,且随剂量的增加而增加。对新斯的明引起的猫支气管痉挛,可使之扩张,但对正常猫的作用很小。此外,本品还有一定防辐射作用。

【常用饮片】

炒麦芽 本品形如麦芽,表面棕黄色,偶有焦斑。有香气,味微苦。

焦麦芽 本品形如麦芽,表面焦褐色,有焦斑。有焦香气,味微苦。

【性味归经】 甘,平。归脾、胃经。

【功能主治】 行气消食,健脾开胃,回乳消胀;用于食积不消,脘腹胀痛,脾虚食少,乳汁郁积,乳房胀痛,妇女断乳,肝郁胁痛,肝胃气痛。生麦芽健脾和胃,疏肝行气;用于脾虚食少,乳汁郁积。炒麦芽行气消食回乳。用于食积不消,妇女断乳;焦麦芽消食化滞;用于食积不消,脘腹胀痛。

【用法用量】 内服:煎汤,10～15 g;回乳炒用60 g。

莱菔子

【别名】 萝卜子、芦菔子。

【来源】 十字花科植物萝卜 *Raphanus sativus* L. 的干燥成熟种子。

【原植物形态】 一年或二年生直立草本,高30～100 cm。直根,肉质,长圆形、球形或圆锥形,外皮绿色、白色或红色。茎分枝,无毛,稍具粉霜。基生叶和下部茎生叶大头羽状半裂,长8～30 cm,宽3～5 cm,顶裂片卵形,侧裂片4～6对,长圆形,有钝齿,疏生粗毛;上部叶长圆形,有锯齿或近全缘。总状花序顶生或腋生;萼片长圆形;花瓣4,白色、紫色或粉红色,直径1.5～2 cm,倒卵形,长1～1.5 mm,具紫纹,下部有长5 mm的爪;雄蕊6,4长2短;雌蕊1,子房钻状,柱头柱状。长角果圆柱形,长3～6 cm,在种子间处缢缩,形成海绵质横膈,先端有喙长1～1.5 mm;种子1～6,卵形,微扁,长约3 mm,红棕色,并有细网纹。花期4—5月,果期5—6月。(图6-7)

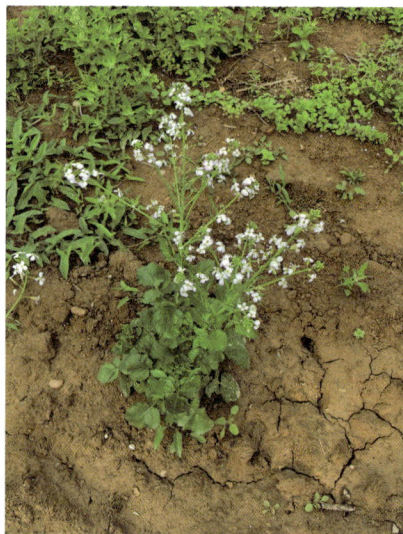

图6-7 萝卜原植物图

【生境与分布】 全国各地普遍栽培。

【采收加工】 夏季果实成熟时采割植株,晒干,搓出种子,除去杂质,再晒干。

【药材性状】 本品呈类卵圆形或椭圆形,稍扁,长2.5～4 mm,宽2～3 mm。表面黄棕色、红棕色或灰棕色。一端有深棕色圆形种脐,一侧有数条纵沟。种皮薄而脆,子叶2,黄白色,

有油性。气微,味淡、微苦,辛。(图6-8)

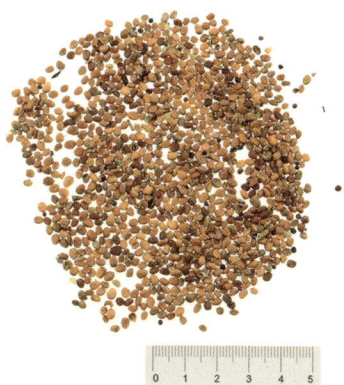

图6-8 莱菔子药材图

【化学成分】 主要含芥子碱和脂肪油。脂肪油中含大量的芥酸及亚油酸,亚麻酸;还含菜籽甾醇和22-去氢菜油甾醇;另含莱菔素等。

【药理作用】

1. 抗病原微生物作用 莱菔子水提取物对葡萄球菌和大肠埃希菌等有显著的抑制作用,水浸剂对同心性毛癣菌、许兰毛癣菌、奥杜盎氏小孢子菌、铁锈色小芽孢癣菌、羊毛状小芽孢癣菌及星形诺卡菌也有不同程度的抑制作用。莱菔素在体外对多种细菌有明显的抑制作用。

2. 解毒作用 莱菔素于体外与细菌外毒素混合后有明显的解毒作用,稀释至1∶200时能中和5个致死量的破伤风毒素,稀释至1∶500可中和4个致死量的白喉毒素,稀释至1∶1600时尚能降低白喉毒素的皮肤坏死作用。

3. 降血压作用 莱菔子水提取物具有明显的降血压作用,对于麻醉兔、猫及犬静脉注射时均可引起动物血压下降。莱菔子注射液能明显降低实验性肺动脉高压,又明显降低体动脉压。莱菔子降肺动脉压、体动脉压强度与酚妥拉明基本相等,增大莱菔子剂量未能使其降肺动脉压、体动脉压强度加大,只延长降血压时间,比酚妥拉明的延长时间更为明显。采用持续微量静脉注射能抑制急性缺氧导致的肺动脉高压,同时减少降低体动脉压的副作用。

【常用饮片】

炒莱菔子 本品形如莱菔子,表面微鼓起,色泽加深,质酥脆,气微香。

【性味归经】 辛、甘,平。归肺、脾、胃经。

【功能主治】 消食除胀,降气化痰。用于饮食停滞,脘腹胀痛,大便秘结,积滞泻痢,痰壅喘咳。

【用法用量】 内服:煎汤,5~10 g;或入丸、散,宜炒用。外用:适量,研末调敷。

【注意事项】 气虚者慎用。

沙棘

【别名】 醋柳果、酸刺、沙枣。

【来源】 胡颓子科植物中国沙棘 *Hippophae rhamnoides* L.的干燥成熟果实。

【原植物形态】 落叶灌木或乔木,高1~5 m,在高山沟谷可达18 m。棘刺较多,粗壮,顶生或侧生;嫩枝褐绿色,密被银白色而带褐色鳞片,或有时具白色星状毛,老枝灰黑色,粗糙;芽大,金黄色或锈色。单叶通常近对生;叶柄极短;叶片纸质,狭披针形或长圆状披针形,长3~8 cm,宽约1 cm,两端钝形或基部近圆形,上面绿色,初被白色盾形毛或星状毛,下面银白色或淡白色,被鳞片。果实圆球形,直径4~6 mm,橙黄色或橘红色;果梗长1~2.5 mm。种子小,黑色或紫黑色,有光泽。花期4—5月,果期9—10月。(图6-9)

【生境与分布】 生于海拔800~3600 m的砾石质山坡、干涸河谷沙地、石砾地或山坡密林中至高山草地等地。分布于华北、西北地区及四川、云南、西藏等地。

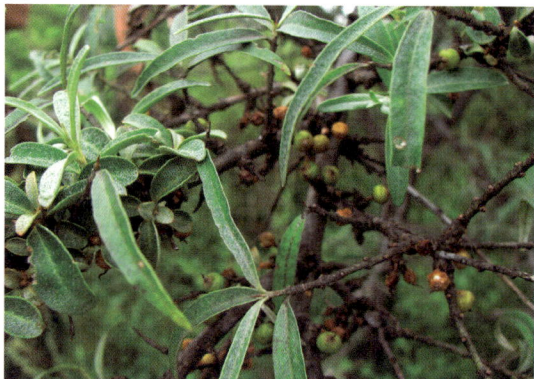

图 6-9 沙棘原植物图

【采收加工】 秋、冬二季果实成熟或冻硬时采收，除去杂质，干燥或蒸后干燥。

【药材性状】 本品呈类球形或扁球形，有的数个粘连，单个直径 5～8 mm。表面橙黄色或棕红色，皱缩，顶端有残存花柱，基部具短小果梗或果梗痕。果肉油润，质柔软。种子斜卵形，长约 4 mm，宽约 2 mm；表面褐色，有光泽，中间有一纵沟；种皮较硬，种仁乳白色，有油性。气微，味酸、涩。(图 6-10)

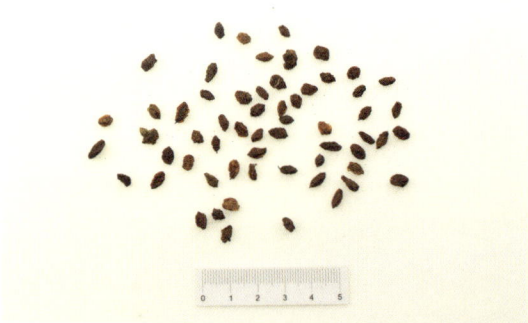

图 6-10 沙棘药材图

【化学成分】 主要含黄酮类成分，包括异鼠李素、异鼠李素-3-O-β-D-葡萄糖苷、异鼠李素-3-O-β-芸香糖苷、芸香苷、紫云英苷及槲皮素和山柰酚为苷元的低糖苷等。还含维生素 A、维生素 B_1、维生素 B_2、维生素 C、维生素 E、去氢抗坏血酸、叶酸、胡萝卜素、类胡萝卜素、儿茶精、花色素等。

【药理作用】

1. 对呼吸系统的作用 沙棘黄酮具有抗炎和免疫调节活性。沙棘黄酮也可以通过调节辅助 T 细胞 1/辅助 T 细胞 2 平衡，发挥抗炎和修复皮肤屏障的作用。

2. 对免疫系统的作用 沙棘黄酮能够促进树突状细胞促成熟分子和共刺激分子表达上调，且对免疫基因的表达具有显著调节作用。沙棘多糖能够提升巨噬细胞的增殖活力，对环磷酰胺所致的免疫功能低下小鼠的免疫机能具有显著的增强作用。沙棘多糖提取物能够作为佐剂分子，在对抗病毒感染中发挥增强免疫功能的作用。

3. 对皮肤的作用 有研究发现，沙棘制剂对中短波紫外线造成的皮肤氧化损伤、光老化及细胞凋亡均有抑制作用。沙棘油能够促进烧伤伤口周围组织的生长，减少脓性渗出物，加快创面愈合。

4. 抗肿瘤作用 沙棘的多种活性成分具有抗氧化及免疫调节功能，且沙棘中含有丰富的抗肿瘤活性物质，且疗效显著。

【性味归经】 酸、涩，温。归脾、胃、肺、心经。

【功能主治】 健脾消食，止咳祛痰，活血散瘀。用于脾虚食少，食积腹痛，咳嗽痰多，胸痹心痛，瘀血经闭，跌扑瘀肿。

【用法用量】 内服：煎汤，3～10 g；或入丸、散。外用：适量，捣敷或研末撒。

老龙七

【别名】 老龙皮、石龙衣、石龙皮。

【来源】 牛皮叶科真菌光肺衣 *Lobaria kurokawae* Yoshim、肺衣 *Lobaria pulmonaria* Hoffm、网肺衣 *Lobaria retigera* Trev 等同属多种肺衣的地衣体。

【原形态】

光肺衣 地衣体中型至大型,直径 18 cm,叶状,薄而有韧性;裂片反复分叉,边缘浅裂,末端近截形,裂腋圆形;上表面灰绿色或橄榄色,凹凸不平,似蜂窝状,稍具光泽,无粉芽及裂芽;下表面色浅,突出部分裸露,凹沟中密生黑色毛笔状短绒毛。(图 6-11)

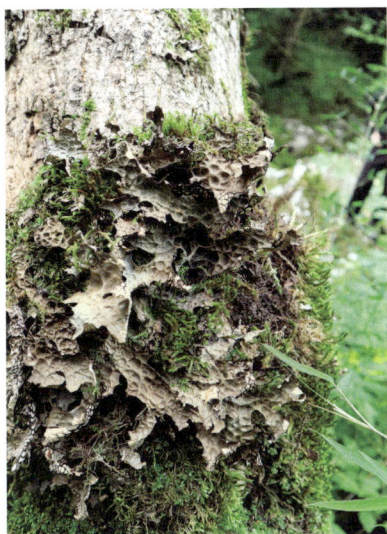

图 6-11 光肺衣原形态图

肺衣 又名兜衣。地衣叶状体大型,直径 10～25 cm。中央叶状体完整,周围呈掌状开裂,背面灰绿色,网目凸凹极明显,近中外缘有白色突起的粉芽,圆形,直径 1～1.5 mm。腹面呈深褐色,密生绒毛。子囊圆柱形,孢子 8,具三横隔。

网肺衣 叶状体中型至大型,直径 8～15 cm,较薄,周围不规则延伸,叶状体边缘多呈波状,裂瓣不明显,近缘处有时呈虫蚀状孔洞。背面灰褐色、橄榄绿色。网目较小,共生藻为蓝藻。腹面淡黄褐色,有密毛绒。粉芽呈颗粒状,突起于裂片的末端,白色,上仰。

【生境与分布】

光肺衣 生于山区的树干基部、树皮表面、岩石表面或土表,成片结成群落。分布于陕西、四川、云南、西藏、内蒙古等地。

肺衣 生于针叶树的树桩基部或树干上,也见于岩石表面的苔藓丛中,或生于树干或林下岩石上。分布于陕西、四川、江苏、浙江、安徽、江西、云南等地。

网肺衣 生于树干基部的干上或藓类丛中,习见于较干燥的松林地。分布于陕西、安徽、浙江、台湾、福建、四川等地。

【采收加工】 四季可采,洗净,晒干。

【药材性状】 本品呈不规则片状,大小不等,边缘不整齐。厚 0.5～1 mm。上表面凹凸不平,呈浅蓝黑色或淡黄褐色,略具光泽;下表面凹凸不平,呈网状,凸起部分白色或浅黄褐色,凹陷部分呈黑褐色,密生黑黄褐色茸毛。体轻,质薄,略韧。断面白色。气微,味淡、微苦。(图 6-12)

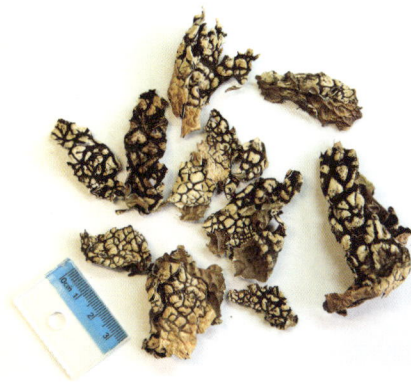

图 6-12 老龙七药材图

【化学成分】 从光肺衣分离到麦角甾醇、苔黑酚羧酸乙酯、3-O-甲基-1,2,5,6-二-O-异亚丙基-*D*-肌醇、网脊衣酸 A 和网脊衣酸 B、光肺衣多糖,另外还有棕榈酸、齐墩果酸、水杨嗪酸、麦角甾醇-5,8-过氧化物、去甲环萝酸、三苔色酸等。肺衣中含有 2,6-二(1,1-二甲基乙基)4-甲基苯酚、9,12-亚油酸、麦角甾醇等。

【药理作用】

1. 抑菌作用 网脊衣酸 B 具有明显的抑菌活性。

2. 消炎作用 老龙七乙醇提取物具有明显的消炎作用。

3. 抗氧化作用 老龙七有较强的抗氧化活性,且水提取物的抗氧化活性较乙醇提取物活性强。

4. 抗肿瘤作用 肺衣多糖对人肝癌细胞 HepG-2、人乳腺癌细胞 MCF-7 以及人非小细胞肺癌细胞 HCC827 均有较强的抑制作用,且与浓度呈正相关性。

5. 免疫调节作用 肺衣多糖具有良好的体外免疫调节活性。

6. 收缩平滑肌作用 老龙七水提液可增强乙酰胆碱诱导的兔离体肠平滑肌的收缩,可对抗阿托品诱导的兔离体肠平滑肌舒张。

【药性归经】 淡、微苦,平。归脾、肾经。

【功能主治】 消食健脾,利水消肿,祛风止痒。主治消化不良,小儿疳积,蛔虫症,腹胀,肾炎水肿,烫火伤,皮肤瘙痒,无名肿毒。

【用法用量】 内服:煎汤,5～15 g。外用:适量,研细粉或烧存性研粉调敷。

第七章

泻下药

商陆

【别名】 大苋菜、山萝卜、猪母耳、白母鸡。

【来源】 商陆科植物商陆 *Phytolacca acinosa* Roxb. 或垂序商陆 *Phytolacca americana* L. 的干燥根。

【原植物形态】

商陆 多年生草本,高 0.5～1.5 m,全株无毛。根肥大,肉质,倒圆锥形,外皮淡黄色或灰褐色,内面黄白色。茎直立,圆柱形,有纵沟,肉质,绿色或红紫色,多分枝。叶片薄纸质,椭圆形、长椭圆形或披针状椭圆形,长 10～30 cm,宽 4.5～15 cm,顶端急尖或渐尖,基部楔形,渐狭,两面散生细小白色斑点(针晶体),背面中脉突起;叶柄长 1.5～3 cm,粗壮,上面有槽,下面半圆形,基部稍扁宽。总状花序顶生或与叶对生,圆柱状,直立,通常比叶短,密生多花;花序梗长 1～4 cm;花梗基部的苞片线形,长约 1.5 mm,上部 2 枚小苞片线状披针形,均膜质;花梗细,长 6～10 mm,基部变粗;花两性,直径约 8 mm;花被片 5,白色、黄绿色,椭圆形、卵形或长圆形,顶端圆钝,长 3～4 mm,宽约 2 mm,大小相等,花后常反折;雄蕊 8～10,与花被片近等长,花丝白色,钻形,基部呈片状,宿存,花药椭圆形,粉红色;心皮通常为 8,有时少至 5 或多至 10,分离;花柱短,直立,顶端下弯,柱头不明显。果序直立;浆果扁球形,直径约 7 mm,熟时黑色;种子肾形,黑色,长约 3 mm,具 3 棱。花期 5—8 月,果期 6—10 月。(图 7-1)

垂序商陆 形态与上种相似,区别在于本种茎紫红色,棱角较为明显,叶片通常较上种略窄,总状果序下垂,雄蕊及心皮通常 10 枚。花期 7—8 月,果期 8—10 月。(图 7-2)

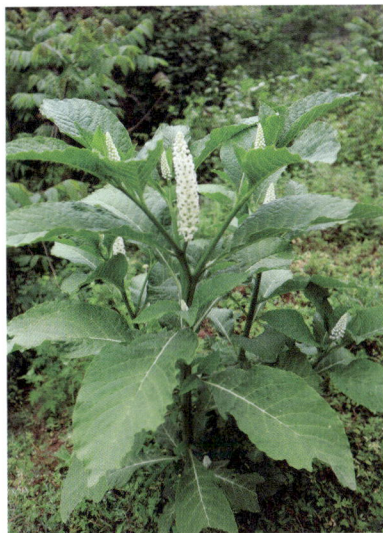

图 7-1 商陆原植物图

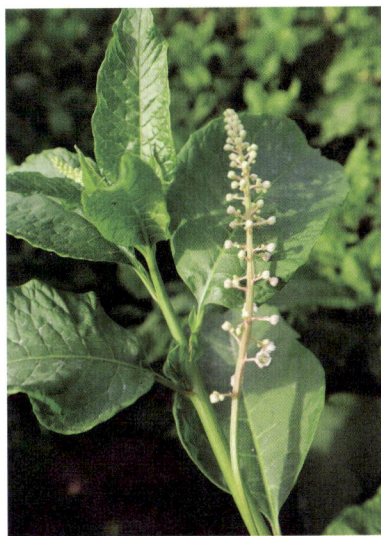

图 7-2 垂序商陆原植物图

【生境与分布】

商陆 生于海拔 500～3400 m 的沟谷、山坡林下、林缘路旁,也栽植于房前屋后及园地中,多生于湿润肥沃地,或垃圾堆上。除东北地区及内蒙古、青海、新疆外普遍野生。

垂序商陆 生于林下、路边及宅旁阴湿处。分布于陕西、河北、江苏、山东、浙江、江西、湖北、广西、四川等地。

【采收加工】 秋季至次春采挖,除去须根和泥沙,切成块或片,晒干或阴干。

【药材性状】 本品为横切或纵切的不规

则块片，厚薄不等。外皮灰黄色或灰棕色。横切片弯曲不平，边缘皱缩，直径 2～8 cm；切面浅黄棕色或黄白色，木部隆起，形成数个突起的同心性环轮。纵切片弯曲或卷曲，长 5～8 cm，宽 1～2 cm，木部呈平行条状突起。质硬。气微，味稍甜，久嚼麻舌。（图 7-3）

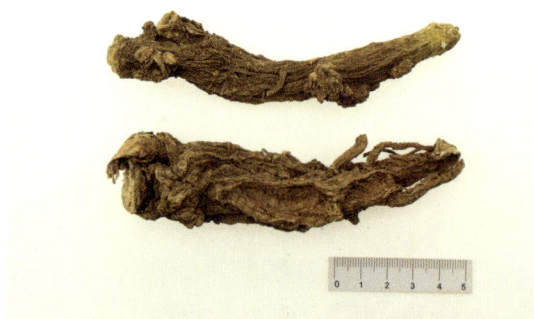

图 7-3　商陆药材图

【化学成分】　主要含有三萜皂苷类、黄酮类、酚酸类、甾醇类及多糖类等化合物。三萜皂苷类化合物有商陆酸、商陆酸-30-甲酯、美商陆皂苷元、加利果酸、商陆酸 G 等；黄酮类成分有山柰酚 3-O-β-D-吡喃葡萄糖苷、山柰酚 3-O-α-L-吡喃鼠李糖（1→2）-β-D-吡喃葡萄糖苷、山柰酚-3-O-二葡萄糖苷、槲皮素-3-O-葡萄糖苷等；酚酸类成分有对羟基苯甲酸、香草酸、芥子酸、香豆酸、咖啡酸、齐墩果酸、阿魏酸；甾醇类成分有 β-谷甾醇、β-胡萝卜素、α-菠菜甾醇、麦角甾醇等。

【药理作用】

1. 对泌尿系统的作用　作为峻下逐水类中药，商陆具有显著的利尿作用。研究表明，商陆根水提液可使离体蟾蜍肾尿流量增加，毛细血管扩张，血流量增加；但是对狗未见显著的利尿作用，对其血压也无明显影响。

2. 对免疫系统的作用　商陆中三萜皂苷、多糖均具有显著的免疫活性。商陆皂苷能诱生干扰素，采用商陆总皂苷和商陆皂苷辛能诱导

人正常脾细胞和扁桃体细胞产生 γ-干扰素、IL-2 及淋巴毒素。

3. 抗肿瘤作用　目前对于商陆抗肿瘤活性的研究主要集中在商陆多糖上。商陆本身无细胞毒活性，但可以通过增强机体的活性细胞及刺激免疫系统产生细胞因子而发挥强大、间接的细胞毒活性。商陆能增强脾细胞杀伤 P815 和 L929 肿瘤细胞活性及 IL-2 诱导的 LAK 细胞活性，提高 Mφ 对 MethA 的细胞毒活性，延长腹水型小鼠的存活期，显著抑制移植型肿瘤 S180；由商陆诱生的含多种淋巴因子的制品对人肺癌细胞株、HeLa 细胞、人肝癌细胞株、Jurkat 及 Malt-4 细胞等均有不同的细胞毒作用，而对人的正常细胞（WISH 细胞株）无毒性作用。

4. 消炎作用　对于商陆的消炎作用，目前的研究主要集中在消炎活性极强的 EsA 上。研究发现 EsA 对乙酸提高小鼠腹腔毛细血管通透性，二甲苯引起的小鼠耳郭肿胀、小鼠足跖肿胀和棉球肉芽肿均具有显著地抑制作用且对摘除肾上腺的大鼠仍有明显的效果。

5. 抗菌作用　不同极性、不同部位的商陆提取物对大肠埃希菌、金黄色葡萄球菌、巨大芽孢杆菌、副溶血弧菌的抑菌活性各有差异。使用商陆浸液对许兰毛癣菌、奥杜盎氏小芽孢癣菌有抑制作用；而商陆煎剂及酊剂对流感嗜血杆菌、肺炎球菌（部分菌株）和奈瑟菌有一定抑制作用，且煎剂效果优于酊剂。此外，商陆对木霉、立枯丝核菌、棉枯萎镰刀菌、圆锥羊肚菌等多种真菌的生长也有抑制作用。

6. 对胃肠功能的作用　商陆总皂苷对大鼠幽门结扎型、醋酸型和小鼠利血平型溃疡具有一定的防治作用，推测其抗溃疡作用可能与促进病灶血液循环、组织修复、抑制胃液分泌等有关，但是其确切机制有待进一步研究。

7. 其他作用 大鼠灌胃商陆醇提取物可产生明显的降血压作用,将提取物通过离子交换色谱柱后,这种作用并不减少,证明了 γ-氨基丁酸和组胺为商陆的降血压活性成分。

【常用饮片】

醋商陆片 本品形如商陆片(块)。表面黄棕色,微有醋香气,味稍甜,久嚼麻舌。

【性味归经】 苦,寒;有毒。归肺、脾、肾、大肠经。

【功能主治】 逐水消肿,通利二便;外用解毒散结。用于水肿胀满,二便不通;外治痈肿疮毒。

【用法用量】 内服:煎汤,3～9 g。外用:适量,煎汤熏洗。

【注意事项】 孕妇禁用。

大黄

【别名】 将军、锦纹、生军、川军。

【来源】 蓼科植物掌叶大黄 *Rheum palmatum* L. 或药用大黄 *Rheum officinale* Baill. 的干燥根及根茎。

【原植物形态】

掌叶大黄 又名葵叶大黄、北大黄、天水大黄。多年生高大草本。根粗壮。茎直立,高2 m左右,光滑无毛,中空。根生叶大,有肉质粗壮的长柄,约与叶片等长;叶片宽心形或近圆形,直径达 40 cm 以上,3～7 掌状深裂,裂片全缘或有齿,或浅裂,基部略呈心形,有 3～7 条主脉,上面无毛或稀具小乳突,下面被白毛,多分布于叶脉及叶缘;茎生叶较小,互生;叶鞘大,淡褐色,膜质。圆锥花序大形,分枝弯曲,开展,被短毛;花小,数朵成簇,互生于枝上,幼时呈紫红色;花梗细,长 3～4 mm,中部以下具 1 关节;花

被 6,2 轮,内轮稍大,椭圆形,长约 1.6 mm;雄蕊 9,花药稍外露;子房上位,三角形,花柱 3,向下弯曲,柱头头状,稍凹,呈"V"字形。瘦果呈三角形,有翅,长 9～10 mm,宽 7～8 mm,顶端微凹,基部略呈心形,棕色。花期 6—7 月,果期 7—8 月。(图 7-4)

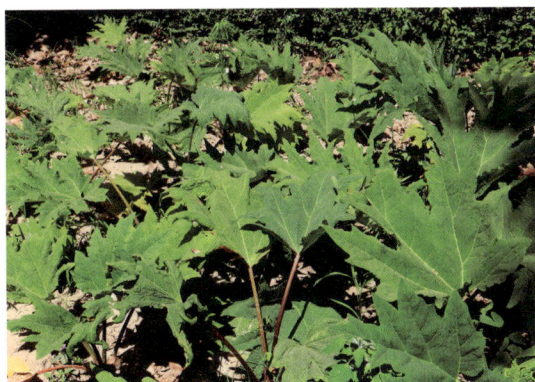

图 7-4 掌叶大黄原植物图

药用大黄 又名南大黄。多年生高大草本,高 1.5 m 左右。茎直立,疏被短柔毛,节处较密。根生叶有长柄,叶片圆形至卵圆形,直径 40～70 cm,掌状浅裂,或仅有缺刻及粗锯齿,先端锐尖,基部心形,主脉通常 5 条,基出,上面无毛,或近脉处具稀疏的小乳突,下面被毛,多分布于叶脉及叶缘;茎生叶较小,柄亦短;叶鞘筒状,疏被短毛,分裂至基部。圆锥花序,大形,分枝开展,花小,直径 3～4 mm,4～10 朵成簇;花被 6,淡绿色或黄白色,2 轮,内轮者长圆形,长约 2 mm,先端圆,边缘不甚整齐,外轮者稍短小;雄蕊 9,不外露;子房三角形,花柱 3。瘦果呈三角形,有翅,长 8～10 mm,宽 6～9 mm,顶端下凹,红色。花果期 6—7 月。(图 7-5)

【生境与分布】

掌叶大黄 生于山地林缘半阴湿的地方。分布于四川、甘肃、青海、西藏等地,甘肃和陕西栽培较多。

药用大黄 多生长于排水良好的山地。分布于陕西、湖北、四川、云南、贵州等地。

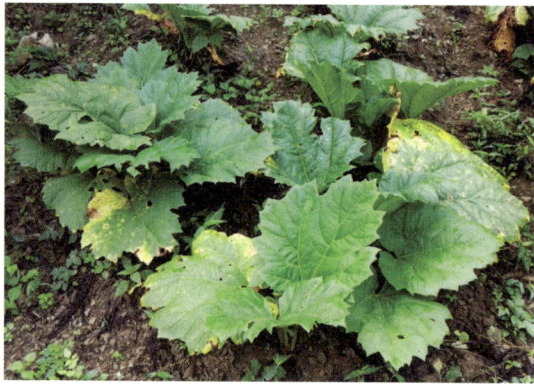

图 7-5　药用大黄原植物图

【采收加工】　秋末茎叶枯萎或次春发芽前采挖,除去细根,刮去外皮,切瓣或段,绳穿成串干燥或直接干燥。

【药材性状】　本品呈类圆柱形、圆锥形、卵圆形或不规则块状,长 3～17cm,直径 3～10cm。除尽外皮者表面黄棕色至红棕色,有的可见类白色网状纹理及星点(异型维管束)散在,残留的外皮棕褐色,多具绳孔及粗皱纹。质坚实,有的中心稍松软,断面淡红棕色或黄棕色,显颗粒性;根茎髓部宽广,有星点环列或散在;根木部发达,具放射状纹理,形成层环明显,无星点。气清香,味苦而微涩,嚼之黏牙,有砂粒感。(图 7-6)

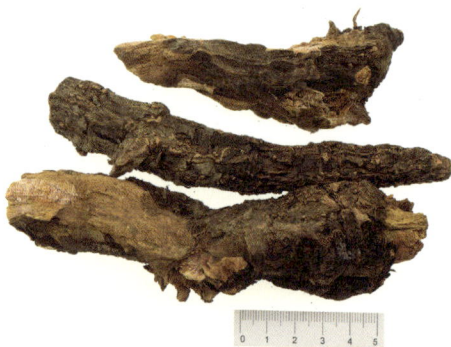

图 7-6　大黄药材图

【化学成分】　含有蒽醌类化合物约 3%,包括游离和结合状态的大黄酚、大黄酸、芦荟大黄素、大黄素、大黄素甲醚等,其主要的泻下成分为结合性大黄酸蒽酮,如番泻苷 A、番泻苷

B、番泻苷 C。此外,尚含鞣质约 5% 以及游离没食子酸、桂皮酸及其酯类等。

【药理作用】

1. 收敛作用　大剂量使用大黄时具有先泻后便秘的作用。若煎药时间过长,则蒽醌类化合物及结核性大黄酸和其类似物破坏较多,鞣酸等化合物大量煎出,故仅有致便秘作用,而无泻下作用。

2. 止血作用　大黄有增加血小板、促进血液凝固等止血作用。

3. 促消化作用　大黄可促进胆汁等消化液分泌,有利胆、排石和促进消化作用。

4. 降血压作用　大黄酊剂、浸剂经家兔试验有降血压作用,其中以酊剂效果较好。

5. 解痉作用　大黄素对抗乙酰胆碱引起的小鼠离体肠痉挛作用强于对抗豚鼠气管痉挛的作用。

6. 降血脂作用　大黄有降低血清胆固醇的作用。

7. 利尿作用　大黄所含的大黄酸和大黄素均有利尿作用,以大黄酸作用最强。

8. 抗菌作用　大黄的抗菌谱广,其有效成分已证明为蒽醌衍生物,其中以大黄酸、大黄素和芦荟大黄素的抗菌作用最好。大黄酸和大黄素对金黄色葡萄球菌、痢疾志贺菌、伤寒沙门菌、霍乱弧菌、大肠埃希菌、铜绿假单胞菌、葡萄球菌、链球菌、肺炎球菌、白喉棒状杆菌、炭疽杆菌及皮肤真菌等均有抑制作用。

【常用饮片】

大黄片　本品呈不规则类圆形厚片或块,大小不等。外表皮黄棕色或棕褐色,有纵皱纹及疙瘩状隆起。切面黄棕色至淡红棕色,较平坦,有明显散在或排列成环的星点,有空隙。(图 7-7)

酒大黄　本品形如大黄片,表面深棕黄色,有的可见焦斑。微有酒香气。

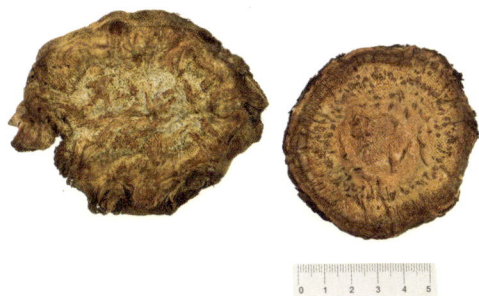

图 7-7 大黄饮片图

大黄炭 本品形如大黄片,表面焦黑色,内部深棕色或焦褐色,具焦香气。

熟大黄 本品呈不规则的块片,表面黑色,断面中间隐约可见放射状纹理,质坚硬,气微香。

【性味归经】 苦,寒。归脾、胃、大肠、肝、心包经。

【功能主治】 泻下攻积,清热泻火,凉血解毒,逐瘀通经,利湿退黄。用于实热积滞便秘,血热吐衄,目赤咽肿,痈肿疔疮,肠痈腹痛,瘀血经闭,产后瘀阻,跌扑损伤,湿热痢疾,黄疸尿赤,淋证,水肿;外治烧烫伤。酒大黄善清上焦血分热毒,用于目赤咽肿、齿龈肿痛。熟大黄泻下力缓,泻火解毒,用于火毒疮疡。大黄炭凉血化瘀止血,用于血热有瘀的出血证。

【用法用量】 内服:煎汤,3～15 g,用于泻下不宜久煎。外用:适量,研末敷于患处。

【注意事项】 孕妇及月经期、哺乳期妇女慎用。

【附注】 《中国药典》(2020 年版)亦收载蓼科植物唐古特大黄 *Rheum tanguticum* Maxim. ex Regel 作为大黄的基源植物。

火麻仁

【别名】 大麻仁、火麻、线麻子。

【来源】 桑科植物大麻 *Cannabis sativa* L. 的干燥成熟果实。

【原植物形态】 一年生草本,高 1～3 m。茎直立,表面有纵沟,密被短柔毛,皮层富纤维,基部木质化。掌状叶互生或下部对生,全裂,裂片 3～11 枚,披针形至条状披针形,先端长尖,基部楔形,边缘具粗锯齿,上面深绿色,有粗毛,下面密被灰白色毡毛;叶柄长 4～15 cm,被短绵毛;托叶小,离生,披针形。花单性,雌雄异株;雄花序为疏散的圆锥花序,顶生或腋生;雄花具花被片 5,雄蕊 5,花丝细长,花药长圆形;雌花簇生于叶腋,绿黄色,每朵花外面有一卵形苞片,花被小膜质,雌蕊 1;子房圆球形,花柱呈二歧。瘦果卵圆形,长 4～5 mm,质硬,灰褐色,有细网状纹,为宿存的黄褐色苞片所包裹。花期 5—6 月,果期 7—8 月。(图 7-8)

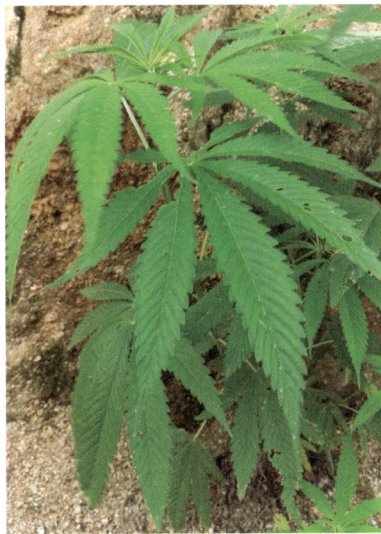

图 7-8 大麻原植物图

【生境与分布】 我国各地均有栽培,也有半野生。

【采收加工】 秋季果实成熟时采收,除去杂质,晒干。

【药材性状】 本品呈卵圆形,长 4～5.5 mm,直径 2.5～4 mm。表面灰绿色或灰黄色,有微细的白色或棕色网纹,两边有棱,顶端

略尖,基部有 1 圆形果梗痕。果皮薄而脆,易破碎。种皮绿色,子叶 2,乳白色,富油性。气微,味淡。(图 7-9)

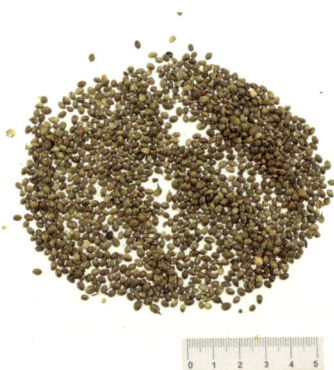

图 7-9　火麻仁药材图

【化学成分】　含生物碱、氨基酸等化合物。生物碱主要为葫芦巴碱;氨基酸有 *L*-右旋异亮氨酸三甲铵乙内酯等。此外,还含有亚油酸、亚麻酸、油酸、玉蜀黍嘌呤等。

【药理作用】

1. 对心血管系统的作用　火麻仁酊剂去乙醇作成乳剂应用,对血压有一定的降低作用。

2. 致泻作用　火麻仁能刺激肠黏膜,使肠液分泌增加,蠕动加快,并减少大肠对水分的吸收,而产生泻下作用。

3. 降脂作用　实验证明,火麻仁有明显阻止大鼠血清胆固醇升高的作用。

【性味归经】　甘,平。归脾、胃、大肠经。

【功能主治】　润肠通便。用于血虚津亏,肠燥便秘。

【用法用量】　内服:煎汤,10～15 g;或入丸、散。外用:适量,捣敷,或煎水洗。

【注意事项】　脾胃虚弱者慎用。

郁李仁

【别名】　小李仁。

【来源】　蔷薇科植物欧李 *Prunus humilis* Bge.、郁李 *Prunus japonica* Thunb. 的干燥成熟种子,习称"小李仁"。

【原植物形态】

欧李　落叶灌木,高 0.4～1.5 m。小枝灰褐色或棕色,被短柔毛。叶互生;叶柄长 2～4 mm,无毛或被稀疏柔毛;托叶线形,长 5～6 mm,边缘有腺体;叶片倒卵状长椭圆形或倒卵状披针形,长 2.5～5 cm,宽 1～2 cm,中部以上最宽,先端急尖或短渐尖,基部楔形,边缘有单细锯齿或重锯齿,上面深绿色,下面淡绿色,无毛或被稀疏柔毛。花与叶同开,单生或 2～3 朵簇生;花梗长 5～10 mm,被稀疏短柔毛;萼筒长宽相等,外面被稀疏柔毛,萼片三角卵圆形,先端急尖或圆钝;花瓣白色或粉红色,长圆形或倒卵形;雄蕊 30～50;花柱与雄蕊近等长,无毛。核果成熟后近球形,红色或紫红色,直径 1.5～1.8 cm;核表面除背部两侧外无棱纹。花期 4—5 月,果期 6—10 月。(图 7-10)

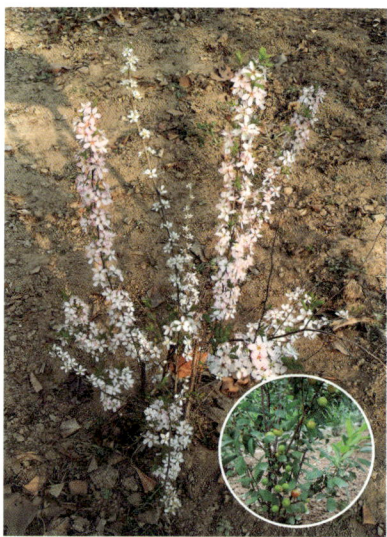

图 7-10　欧李原植物图

郁李　落叶灌木,高 1～1.5 m。树皮灰褐色,有不规则的纵条纹;幼枝黄棕色,光滑。叶互生;叶柄长 2～3 mm,被短柔毛;托叶 2,线形,早落;叶片通常为长卵形或卵圆形,稀为卵状披针形,长 3～7cm,宽 1.5～2.5 cm,先端渐尖,基部圆形,边缘缺刻状尖锐重锯齿,上面深绿色,无毛,下面淡绿色,脉上无毛或有稀疏柔毛。花先叶开放或花叶同开,1～3 朵簇生,花梗长 5～10 mm,有棱;萼筒陀螺形,长宽近相等,无毛,萼片椭圆形;雄蕊约 1 cm;核表面光滑。花期 5 月,果期 7—8 月。

【生境与分布】

欧李 生于海拔 100～1800 m 的向阳山坡沙地,山地灌丛中或庭院栽培。分布于东北地区及内蒙古、河北、山东、河南、陕西等地。

郁李 生长在向阳山坡、路旁或小灌丛中。分布于东北地区及河北、山东、浙江等地。

【采收加工】 夏、秋二季采收成熟果实,除去果肉及核壳,取出种子,干燥。

【药材性状】 本品呈卵形,长 5～8 mm,直径 3～5 mm。表面黄白色或浅棕色,一端尖,另端钝圆。尖端一侧有线形种脐,圆端中央有深色合点,自合点处向上具多条纵向维管束脉纹。种皮薄,子叶 2,乳白色,富油性。气微,味微苦。(图 7－11)

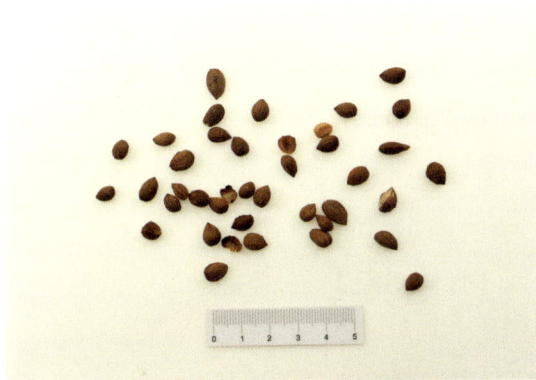

图 7－11　郁李仁药材图

【化学成分】

欧李 主要含苦杏仁苷,郁李仁苷 A 和郁李仁 B 等。

郁李 主要含苦杏仁苷、郁李仁苷 A、郁李仁苷 B、阿福豆苷、棕榈酸、棕榈烯酸、硬脂酸等。

【药理作用】

1. 泻下作用 郁李仁所含的郁李仁苷有强烈泻下作用,其泻下作用机制类似番泻苷,均属大肠性泻剂。但亦有研究证明,郁李仁水提取物及其脂肪油给小鼠灌胃有极显著的促进小肠运动作用。郁李仁水煎剂能明显缩短燥结型便秘模型小鼠排便时间,使排便次数明显增加。

2. 消炎、镇痛作用 郁李仁中的蛋白成分 IR－A 和 IR－B 静脉给药有消炎和镇痛作用,可以抑制角叉菜胶型足跖肿胀。此外,小鼠扭体法表明其静脉注射时具有明显镇痛作用。

【性味归经】 辛、苦、甘,平。归脾、大肠、小肠经。

【功能主治】 润肠通便,下气利水。用于津枯肠燥,食积气滞,腹胀便秘,水肿,脚气,小便不利。

【用法用量】 内服:煎汤,6～10 g;或入丸、散。

【注意事项】 孕妇慎用。

【附注】《中国药典》(2020 年版)亦收载蔷薇科植物长柄扁桃 *Prunus pedunculata* Maxim. 的干燥成熟种子作为郁李仁使用。

甘遂

【别名】 肿手花、头痛花、猫儿眼。

【来源】 大戟科植物甘遂 *Euphorbia kansui* T. N. Liou ex T. P. Wang 的干燥块根。

【原植物形态】 多年生草本,高 25～40 cm。全株含白色乳汁。根细长,弯曲,中段及末端常有串珠状、指状或长椭圆状块根,外表棕褐色。茎常从基部分枝,下部带紫红色,上部淡绿色。叶互生;无柄;叶片线状披针形及狭披针形,长2～9 cm,宽4～10 mm,先端钝,基部楔形,全缘。杯状聚伞花序顶生,伞梗5～9,基部轮生叶长圆形或狭卵形,长1.5～2 cm,宽8～9 mm;每伞梗常再次分叉,细弱,长2～4 cm;苞叶1对,三角状卵形,长5～9 mm,全缘。总苞陀螺形,长约2 mm,先端4裂,裂片卵状三角形,边缘具白毛,腺体4,新月形,黄色,两端有角,生于裂片之间的外缘;雄花8～13,每花具雄蕊1;雌花1,位于雄花中央,花柱3,分离,柱头2裂。蒴果近球形,无毛,灰褐色,长约2 mm。花期4—6月,果期6—8月。(图7-12)

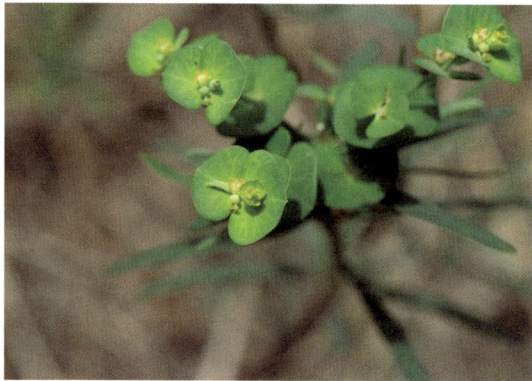

图7-12 甘遂原植物图

【生境与分布】 多生于草坡、农田地埂、路旁等处。分布于河北、山西、陕西、甘肃、河南、四川等地。

【采收加工】 春季开花前或秋末茎叶枯萎后采挖,撞去外皮,晒干。

【药材性状】 本品呈椭圆形、长圆柱形或连珠形,长1～5 cm,直径0.5～2.5 cm。表面类白色或黄白色,凹陷处有棕色外皮残留。质脆,易折断,断面粉性,白色,木部微显放射状纹理;长圆柱状者纤维性较强。气微,味微甘而辣。(图7-13)

【化学成分】 主要含三萜类成分,有大戟酮、大戟二烯醇、α-大戟醇、表大戟二烯醇等;尚含棕榈酸、柠檬酸、草酸、鞣质、树脂、葡萄糖、蔗糖、淀粉、维生素B$_1$等。

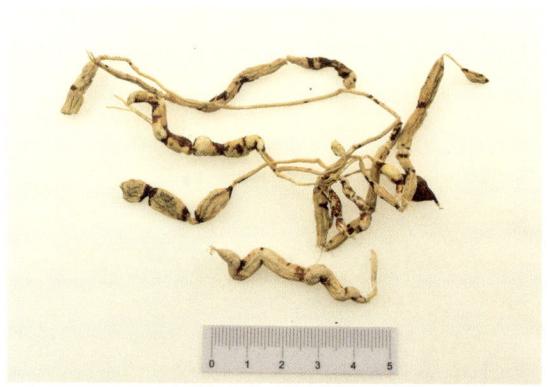

图7-13 甘遂药材图

【药理作用】

1. 泻下作用 甘遂能刺激肠管,增加肠蠕动,产生泻下作用。生甘遂乙醇浸膏对小鼠有较强的泻下作用,毒性亦较大,经醋炙后其泻下作用和毒性均有减低。

2. 利尿作用 甘遂有利尿作用,但可能对正常人无明显作用。

3. 引产作用 用甘遂乙醇浸出物给妊娠豚鼠进行引产实验,发现无论是腹腔或是肌肉注射甘遂浸出物,均呈现出一定的抗生育作用。并认为甘遂引产效果与给药剂量有密切关系,当剂量为10 mg/kg时即可发生引产效果。

4. 镇痛作用 甘遂萜酯A、甘遂萜酯B对小鼠扭体法有镇痛作用,并有毒性。

【常用饮片】

醋甘遂 本品形如甘遂,表面黄色至棕黄色,有的可见焦斑。微有醋香气,味微酸而辣。

【性味归经】 苦,寒;有毒。归肺、肾、大肠经。

【功能主治】 泻水逐饮,消肿散结。用于水肿胀满,胸腹积水,痰饮积聚,气逆喘咳,二便不利,风痰癫痫,痈肿疮毒。

【用法用量】 内服:入丸、散,0.5～1 g。外用:适量,研末调敷。内服宜用炮制品。

【注意事项】 气虚、阴伤、脾胃虚弱者及孕妇忌用;不宜与甘草同用。

芫花

【别名】 头痛花、闷头花、老鼠花。

【来源】 瑞香科植物芫花 *Daphne genkwa* Sieb. et Zucc. 的干燥花蕾。

【原植物形态】 落叶灌木，高可达 1m。茎细长而直立，幼时有绢状短柔毛。叶通常对生，偶为互生，椭圆形至长椭圆形，长 3～5.5 cm，宽 5～20 cm，略为革质，全绿，先端尖，幼时两面疏生绢状细柔毛，脉上较密，老时上面渐脱落；叶柄短，密布短柔毛。花先叶开放，淡紫色，通常出于枝顶叶腋，3～7 朵簇生；花梗短，具灰黄色柔毛；萼圆筒状而细，长约 1cm，密被绢状短柔毛，先端 4 裂，裂片卵形；雄蕊 8，2 轮，着生于萼筒上，不具花丝；雌蕊 1，子房上位，1 室，花柱极短或缺乏，柱头头状。核果革质，白色。种子 1 粒，黑色。花期 3—4 月，果期 6—7 月。(图 7 - 14)

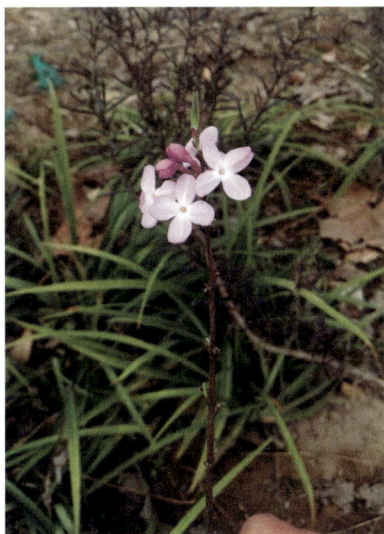

图 7 - 14　芫花原植物图

【生境与分布】 生于路旁、山坡，或栽培于庭院。分布于福建、浙江、江苏、安徽、湖北、湖南、四川、山东、河南、河北、陕西等地。

【采收加工】 春季花未开放时采收，除去杂质，干燥。

【药材性状】 本品常 3～7 朵簇生于短花轴上，基部有苞片 1～2 片，多脱落为单朵。单朵呈棒槌状，多弯曲，长 1～1.7 cm，直径约 1.5 mm；花被筒表面淡紫色或灰绿色，密被短柔毛，先端 4 裂，裂片淡紫色或黄棕色。质软。气微，味甘、微辛。(图 7 - 15)

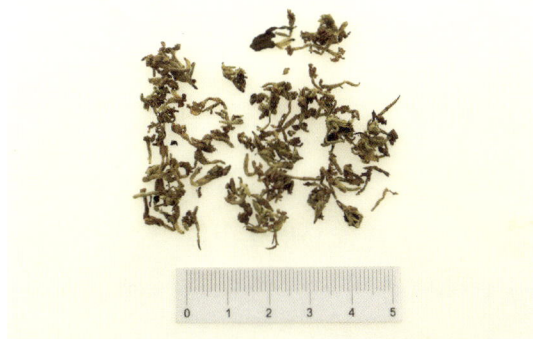

图 7 - 15　芫花药材图

【化学成分】 含萜类、黄酮类和挥发油类成分。萜类有在花中有芫花萜、芫花酯乙、芫花酯丙、芫花瑞香宁；花蕾含芫花酯丁、芫花酯戊；黄酮类成分有芫花素、3-羟基芫花素、芫根苷、芹菜素、木樨草素、绒毛椴苷等；脂肪油中含大量脂肪酸、包括棕榈酸、油酸和亚油酸等。

【药理作用】

1. 利尿作用 有报道，大鼠灌胃芫花煎剂后排尿与排钠率明显增加，排钾量相近，证明芫花有利尿作用。

2. 镇咳、祛痰作用 氨水喷雾法引咳实验结果表明，小鼠灌胃醋制芫花与苯制芫花的醇水提取液或羟基芫花素均有止咳作用。酚红排泄实验表明，小鼠灌胃醋制芫花与苯制芫花醇水提取液或羟基芫花素，均有一定祛痰作用，其祛痰机制可能与治疗后炎症减轻、痰液黏滞度降低有关。

3. 对中枢神经系统的作用 研究表明，小白鼠口服单味甘草或炙芫花煎剂后有一定镇痛作用,且炙芫花优于甘草。合用后与同剂量之单味煎剂比较,镇痛作用优于甘草、次于炙芫花。芫花乙醇提取物显示明显镇静作用,在抗士的宁或苯甲酸钠咖啡因惊厥实验中,芫花有明显抗惊厥作用,抗士的宁惊厥作用较强;此外,芫花还能明显增强异戊巴比妥钠对犬的麻醉作用。

4. 对消化系统的作用　研究发现,生芫花与醋制芫花的水煎剂、水浸剂及醇浸剂均有兴奋离体兔回肠的作用,能使肠蠕动增加,张力提高,加大剂量则呈现抑制作用。生芫花与醋制芫花醇浸剂对兔能轻度致泻,对犬除轻度致泻外,尚有致吐作用,对小鼠则无此作用。

5. 抗生育作用　芫花萜与雌二醇合用,对大鼠离体子宫有协同作用,对子宫颈的作用弱于子宫体,且与雌二醇无协同作用。

6. 对黄嘌呤氧化酶的抑制作用　研究发现,芫花的花和芽对黄嘌呤氧化酶(XO)具有较强抑制作用,并从中分离出芫花素、芹菜素、3-羟基芫花素和木樨草素4种活性成分。芹菜素和木樨草素是XO的最强抑制剂。

7. 抗白血病作用　芫花的甲醇提取物含有两种强力抗P-388淋巴细胞性白血病的二萜化合物——芫花瑞香宁和芫花萜。

8. 抗菌作用　醋制芫花及苯制芫花醇水提取液对肺炎球菌、溶血链球菌、流行性感冒杆菌均有抑制作用。芫花水浸液在试管内对许兰氏杆菌、奥杜盎氏小孢子菌、星形诺卡菌等皮肤真菌均有不同程度的抑制作用。

【常用饮片】

醋芫花片　本品形如芫花,表面微黄色。微有醋香气。

【性味归经】　苦、辛,温;有毒。归肺、脾、肾经。

【功能主治】　泻水逐饮;外用杀虫疗疮。用于水肿胀满,胸腹积水,痰饮积聚,气逆咳喘,二便不利;外治疥癣秃疮,痈肿,冻疮。

【用法用量】　内服:煎服,1.5～3 g。醋芫花研末吞服,一次0.6～0.9 g,一日1次。外用适量。

【注意事项】　孕妇禁用;不宜与甘草同用。

牵牛子

【别名】　牵牛、黑丑、白丑、二丑、喇叭花子。

【来源】　旋花科植物牵牛 *Pharbitis nil* (L.) Choisy 或圆叶牵牛 *Pharbitis purpurea* (L.) Voigt 的干燥成熟种子。

【原植物形态】

牵牛　一年生攀缘草本。茎缠绕,多分枝。叶互生,心脏形,3裂至中部,中间裂片卵圆形,先端短渐尖,两侧裂片斜卵形,全缘,两面均被毛;叶柄较花梗为长。花2～3朵腋生,具总梗;小花梗长约1 cm,具2细长苞片;萼5深裂,裂片狭披针形,长2～3 cm,先端长尖,基部被硬毛;花冠漏斗状,先端5浅裂,紫色或淡红色,上部色较深,下部色浅或为白色;雄蕊5,生于花冠近基部,花药长圆形;子房圆形,3室,花柱长于雄蕊,柱头头状。蒴果球形,种子5～6,黑褐色或白色、浅黄色,无毛。花期6—9月,果期7—9月。

圆叶牵牛　一年生攀缘草本,全体具白色长毛。叶阔心脏形,长7～12 cm,宽7～13 cm,先端短尖,基部心形,全缘。花1～5朵成簇腋生,花梗多与叶柄等长;花萼裂片卵状披针形,长约1.5 cm,基部皆被伏刺毛;花冠漏斗状,通

常为蓝紫色、粉红或白色。蒴果球形,种子黑色或黄白色,无毛。花期7—8月,果期9—10月。(图7-16)

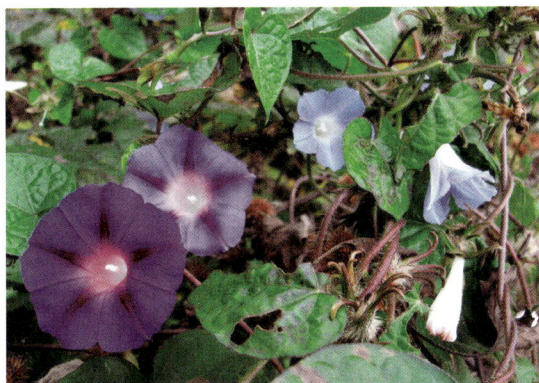

图 7 - 16　圆叶牵牛原植物图

【生境与分布】

牵牛　生于平地以至海拔 2800 m 的田边、路旁、宅旁或山谷林内,栽培或野生。我国大部分地区有分布。

圆叶牵牛　同牵牛。

【采收加工】　秋末果实成熟、果壳未开裂时采割植株,晒干,打下种子,除去杂质。

【药材性状】　本品似橘瓣状,长 4～8 mm,宽 3～5 mm。表面灰黑色或淡黄白色,背面有一条浅纵沟,腹面棱线的下端有一点状种脐,微凹。质硬,横切面可见淡黄色或黄绿色皱缩折叠的子叶,微显油性。气微,味辛、苦,有麻感。(图7-17)

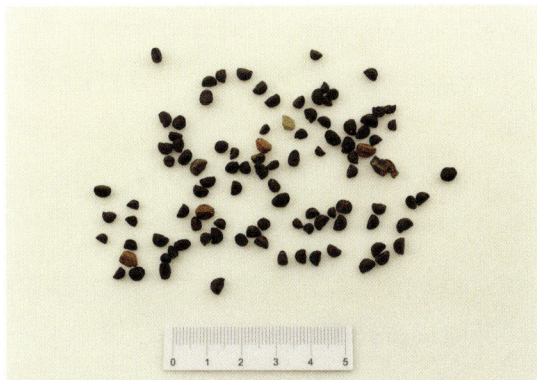

图 7 - 17　牵牛子药材图

【化学成分】　**牵牛**　含牵牛子苷、牵牛子酸甲、没食子酸、麦角醇、裸麦角碱、喷尼棒麦角碱、异喷尼棒麦角碱和野麦碱等生物碱。

圆叶牵牛　含赤霉素 A3、赤霉素 A5、赤霉素 A8、赤霉素 A17、赤霉素 A19、赤霉素 A20、赤霉素 A26、赤霉素 A27、赤霉素 A29、赤霉素 A33、赤霉素 A44、赤霉素 A55;又含圣苯素-7-O-β-D-吡喃木糖基-O-β-D-吡喃阿拉伯糖苷、2-羟基-1,4-戊二酮、2,3,22,23-四羟基胆甾-6-酮、栗木甾酮和麦角生物碱等。

【药理作用】

1. 泻下作用　牵牛子苷的化学性质与泻根素相似,有强烈的泻下作用。牵牛子苷在肠内遇胆汁及肠液分解出牵牛子素,刺激肠道,增进蠕动,导致泻下。它与硫酸镁、大黄不同,在泻下时,不引起血糖的剧烈变化,但能加速菊糖在肾脏中的排出,可能有利尿作用。

2. 驱虫作用　体外试验表明,牵牛子对猪蛔虫尚有某些驱除效果。

【常用饮片】

炒牵牛子　本品形如牵牛子,表面黑褐色或黄棕色,稍鼓起。微具香气。

【性味归经】　苦、寒;有毒。归肺、肾、大肠经。

【功能主治】　泻水通便,消痰涤饮,杀虫攻积。用于水肿胀满,二便不通,痰饮积聚,气逆喘咳,虫积腹痛,蛔虫病,绦虫病。

【用法用量】　内服:煎汤,3～6 g。

【注意事项】　孕妇禁用,不宜与巴豆、巴豆霜同用。

京大戟

【别名】　大戟、将军草、震天雷。

【来源】　大戟科植物大戟 *Euphorbia pe-*

kinensis Rupr. 的干燥根。

【原植物形态】 多年生草本。根圆柱状，长 20～30 cm，直径 6～14 mm。茎直立，被白色短柔毛，上部分枝。叶互生，长圆状披针形至披针形，长 3～8 cm，宽 5～13 mm，全缘。总苞叶 4～7，长椭圆形，先端尖，基部近平截；伞幅 4～7，长 2～5 cm；苞叶 2，近圆形，先端具短尖头，基部平截或近平截。花序单生于二歧分枝顶端，无柄；总苞杯状，顶端 4 裂，腺体椭圆形；雄花多数，雄蕊 1；雌花 1，子房球形，3 室，花柱 3，顶端 2 浅裂。蒴果三棱状球形，表面有疣状突起。花期 5—8 月，果期 6—9 月。(图 7-18)

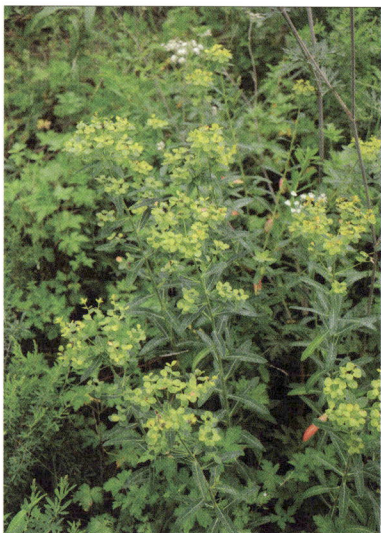

图 7-18　大戟原植物图

【生境与分布】 生于山坡、灌丛、林下或路旁。广布于全国（除台湾、云南、西藏和新疆），北方尤为普遍。

【采收加工】 秋、冬二季采挖，洗净，晒干。

【药材性状】 本品呈不整齐的长圆锥形，略弯曲，常有分枝，长 10～20 cm，直径 1.5～4 cm。表面灰棕色或棕褐色，粗糙，有纵皱纹、横向皮孔样突起及支根痕。顶端略膨大，有多数茎基及芽痕。质坚硬，不易折断，断面类白色或淡黄色，纤维性。气微，味微苦涩。(图 7-19)

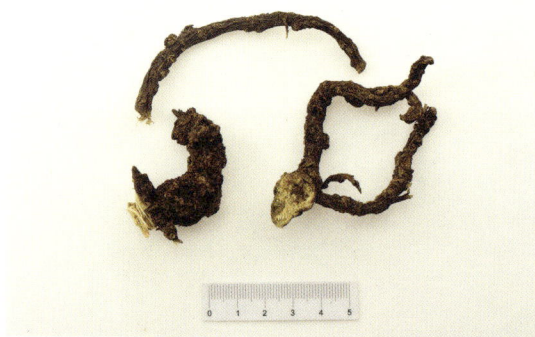

图 7-19　京大戟药材图

【化学成分】 主要含二萜类、三萜类、黄酮类、鞣质类等化合物。二萜类主要有京大戟素、异大戟素等；三萜类主要有大戟醇、甘遂甾醇、24-亚甲基-环阿尔廷醇、地榆皂苷等；黄酮类成分主要有槲皮素、山柰酚-3-O-（2″-O-没食子酰）-β-D-葡萄糖苷等；鞣质类主要有没食子酸、鞣花酸、3,3′-二甲氧基鞣花酸等。

【药理作用】

1. 泻下作用　京大戟致泻作用的机制是通过对肠胃产生较强的刺激作用，有效增加肠管蠕动，促进肠内容物的排泄而产生泻下作用，缩短内容物在肠道内的停滞时间，同时加强水分的吸收，从而消除腹水和胸腔积液。

2. 抗白血病作用　大戟注射液具有抗癌作用，对于正常人骨髓粒单细胞集落的抑制作用明显低于高三尖杉酯碱的抑制作用，即大戟注射液的毒副作用较低。大戟注射液明显阻断了 S 期细胞，证明其具有抑制癌细胞 DNA 合成作用。

3. 其他作用　通过离体蛙心灌注法实验表明制京大戟提取液可以扩张末梢血管，拮抗肾上腺素的升压作用。

【常用饮片】

京大戟片　本品为不规则长圆形或圆形厚片。外表皮灰棕色或棕褐色，粗糙，有皱纹。切面类白色或棕黄色，纤维性。质坚硬。气微，味微苦涩。

醋京大戟片 本品为不规则长圆形或圆形厚片。外表皮棕褐色,粗糙,有皱纹。切面棕黄色或棕褐色,纤维性。质坚硬。微有醋气,味微苦涩。

【性味归经】 苦,寒;有毒。归肺、脾、肾经。

【功能主治】 泻水逐饮,消肿散结。用于水肿胀满,胸腹积水,痰饮积聚,气逆喘咳,二便不利,痈肿疮毒,瘰疬痰核。

【用法用量】 内服:醋制用,1.5~3 g;或入丸、散,每次 1 g。外用:适量,生用。

【注意事项】 孕妇禁用;不宜与甘草同用。

千金子

【别名】 续随子、千两金。

【来源】 大戟科植物续随子 *Euphorbia lathyris* L. 的干燥成熟种子。

【原植物形态】 二年生草本,高可达 1 m。全株含白汁。茎粗壮,分枝多。单叶交互对生,无柄;茎下部叶较密,由下而上叶渐增大,线状披针形至阔披针形,长 5~12 cm,宽 0.8~2.5 cm,先端锐尖,基部"V"形而多少抱茎,全缘。杯状聚伞花序顶生,伞梗 2~4,基部轮生叶状苞片 2~4,每伞梗再叉状分枝;苞叶 2,三角状卵形;花单性,无花被;雄花多数和雌花 1 枚同生于萼状总苞内,总苞顶端 4~5 裂,腺体新月形,两端具短而钝的角;雄花仅具雄蕊 1;雌花生于花序中央,雌蕊 1,子房三室,花柱 3,先端 2 裂,近于扩展而扁平。蒴果近球形。种子长圆状球形,表面有黑褐色相间的斑点。花期 4—7 月,果期 6—9 月。(图 7-20)

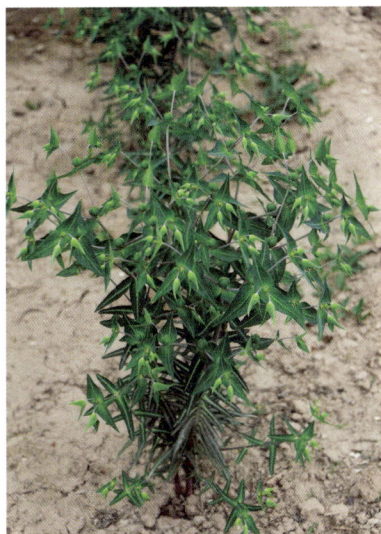

图 7-20 续随子原植物图

【生境与分布】 栽培或野生。分布于辽宁、吉林、黑龙江、河北、陕西、山西、河南、江苏、浙江、福建、台湾、湖南、四川、云南、贵州、广西等地。

【采收加工】 夏、秋二季果实成熟时采收,除去杂质,干燥。

【药材性状】 本品呈椭圆形或倒卵形,长约 5 mm,直径约 4 mm。表面灰棕色或灰褐色,具不规则网状皱纹,网孔凹陷处灰黑色,形成细斑点。一侧有纵沟状种脊,顶端为突起的合点,下端为线形种脐,基部有类白色突起的种阜或具脱落后的疤痕。种皮薄脆,种仁白色或黄白色,富油质。气微,味辛。(图 7-21)

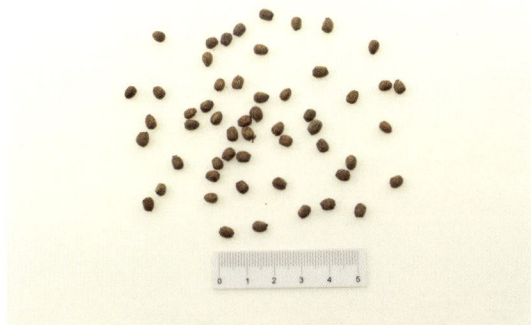

图 7-21 千金子药材图

【化学成分】 主要含脂肪酸、植物甾醇类成分。脂肪酸主要有油酸、棕榈酸、亚油酸、亚麻酸等;植物甾醇主要有菜油甾醇、豆甾醇、β-谷甾醇、6,20-环氧千金藤醇-5,15-二乙酸-3-苯乙酸酯等。

【药理作用】

1. 致泻作用 千金子所含的环氧千金二萜醇苯乙酸酯二乙酸酯,对胃肠刺激可产生峻泻,作用强度为蓖麻油的 3 倍。

2. 抗菌作用 千金子所含的瑞香素对金黄色葡萄球菌、大肠埃希菌、福氏志贺菌及铜绿假单胞菌的生长有抑制作用。

3. 消炎、镇痛作用 瑞香素具有镇痛作用,其治疗指数为 20.9。临床用于外科手术麻醉,效果与哌替啶对照无明显差异。其镇静作用表现在与巴比妥类药物有非常显著的协同作用,促进注射阈下催眠剂量的小鼠入睡快而持久。瑞香素有消炎作用,强度比相同剂量的水杨酸钠稍强。

【性味归经】 辛,温;有毒。归肝、肾、大肠经。

【功能主治】 泻下逐水,破血消癥;外用疗癣蚀疣。用于二便不通,水肿,痰饮,积滞胀满,血瘀经闭;外治顽癣,赘疣。

【用法用量】 内服:制霜入丸、散,1～2 g。外用:适量,捣敷或研末醋调涂。

【注意事项】 孕妇禁用,以免中毒。

第八章

收涩药

山茱萸

【别名】 山萸肉、萸肉、枣皮。

【来源】 山茱萸科植物山茱萸 *Cornus officinalis* Sieb. et Zucc. 的干燥成熟果肉。

【原植物形态】 落叶小乔木,高 4 m 左右。枝皮灰棕色,小枝无毛。单叶对生;叶片椭圆形或长椭圆形,长 5～7 cm,宽 3～4.5 cm,先端窄,长锐尖形,基部圆形或阔楔形,全缘,上面近光滑,偶被极细毛,下面被白色伏毛,脉腋有黄褐色毛丛,侧脉 5～7 对,弧形平行排列;叶柄长 1 cm 左右。花先叶开放,呈伞形花序,簇生于小枝顶端,其下具数片芽鳞状苞片;花小;花萼 4,不显著;花瓣 4,黄色;雄蕊 4;子房下位。核果长椭圆形,长 1.2～1.5 cm,直径均 7 mm,无毛,成熟后红色;果柄长 1.5～2 cm。种子呈长椭圆形,两端钝圆。花期 3—4 月,果期 9—10 月。(图 8-1)

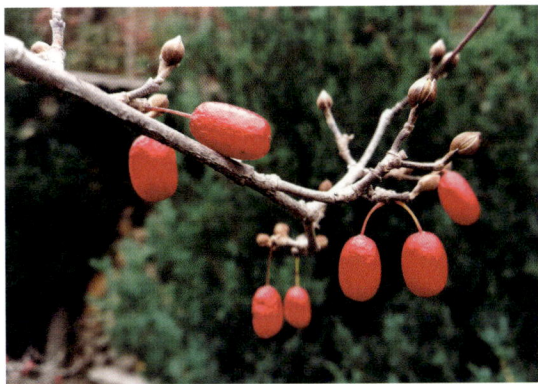

图 8-1 山茱萸原植物图

【生境与分布】 杂生于山坡灌木林中;有栽培。分布于陕西、河南、山西、山东、安徽、浙江、四川等地。

【采收加工】 秋末冬初果皮变红时采收果实,用文火烘或置沸水中略烫后,及时除去果核,干燥。

【药材性状】 本品呈不规则的片状或囊状,长 1～1.5 cm,宽 0.5～1 cm。表面紫红色至紫黑色,皱缩,有光泽。顶端有的有圆形宿萼痕,基部有果梗痕。质柔软。气微,味酸、涩、微苦。(图 8-2)

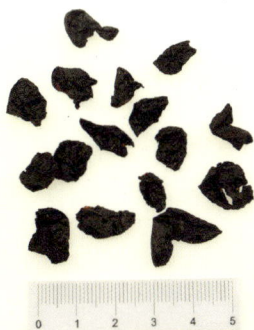

图 8-2 山茱萸药材图

【化学成分】 主要含有环烯醚萜类、鞣质和挥发油等。环烯醚萜类有莫罗忍冬苷、马钱子苷、山茱萸裂苷等;鞣质有山茱萸鞣质 1、山茱萸鞣质 2、山茱萸鞣质 3、木鞣质 A、丁子香鞣质、路边青鞣质 D 等;挥发油有榄香脂素、棕榈酸己酯、油酸己酯、亚油酸己酯、桂皮酸苄酯、棕榈酸、硬脂酸、胡薄荷酮、黄樟醚等。

【药理作用】

1. 抗菌作用 山茱萸果实煎剂在体外能抑制金黄色葡萄球菌的生长,而对大肠埃希菌则无效。

2. 降血糖作用 山茱萸可明显对抗肾上腺素性高血糖;对四氧嘧啶性糖尿病大鼠的高血糖有明显影响,有一定的升高大鼠肝糖原的作用,但对甘油三酯和胆固醇无明显影响。

3. 抗休克作用 山茱萸注射液对家兔有一定的抗休克作用。

4. 消炎作用 不同剂量山茱萸对醋酸引起的大鼠腹腔毛细血管通透性增加均有明显抑制作用,也可明显抑制二甲苯所致小鼠耳郭肿胀。

5. 抗癌作用 实验表明,山茱萸能够杀死全部腹水癌细胞;对精巢细胞亦有同样作用,但唾液腺细胞仅有小部分被杀死。

【常用饮片】

酒萸肉　本品形如山茱萸，表面紫黑色或黑色，质滋润柔软。微有酒香气。

【性味归经】　酸、涩，微温。归肝、肾经。

【功能主治】　补益肝肾，收涩固脱。用于眩晕耳鸣，腰膝酸痛，阳痿遗精，遗尿尿频，崩漏带下，大汗虚脱，内热消渴。

【用法用量】　内服：煎汤，6～12 g；或入丸、散。

【注意事项】　凡命门火炽，强阳不痿，素有湿热，小便淋涩者忌用。

南五味子

【别名】　红木香、紫金藤、风沙藤、小血藤。

【来源】　木兰科植物华中五味子 *Schisandra sphenanthera* Rehd. et Wils. 的干燥成熟果实。

【原植物形态】　藤本，各部无毛。叶长圆状披针形、倒卵状披针形或卵状长圆形，长5～13 cm，宽2～6 cm，花单生于叶腋，雌雄异株；雄花花被片8～17，白色或淡黄色；雌花花被片与雄花相似，雌蕊40～60椭圆体形或球形；子房宽卵圆形，花柱具盾状心形的柱头冠，胚珠3～5，叠生于腹缝线上。聚合果球形，直径1.5～3.5 cm；小浆果倒卵圆形，有时显出种子。种子2～3。花期6—9月，果期9—12月。（图8-3）

【生境与分布】　生于海拔600～3000 m的湿润山坡边或灌丛中。产于山西、陕西、甘肃、山东、江苏、安徽、浙江、江西、福建、河南、湖北、湖南、四川、贵州及云南东北部。

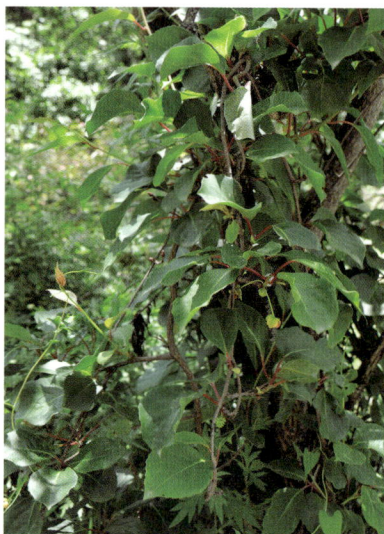

图8-3　华中五味子原植物图

【采收加工】　秋季果实成熟时采摘，晒干，除去果梗及杂质。

【药材性状】　本品呈球形或扁球形，直径4～6 mm。表面棕红色至暗棕色，干瘪，皱缩，果肉常紧贴种子上。种子1～2，肾形，表面棕黄色，有光泽，种皮薄而脆。果肉气微，味微酸。（图8-4）

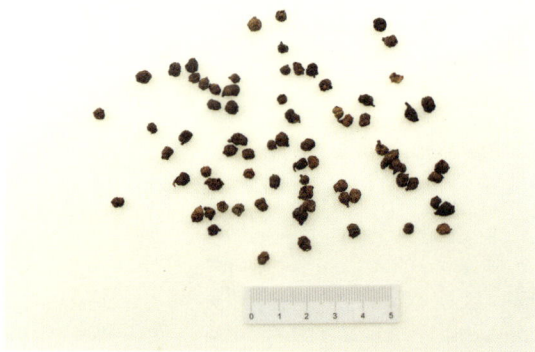

图8-4　南五味子药材图

【化学成分】　主要含木脂素类、萜类、黄酮类等化合物。木脂素类主要有五味子素E、五味子素K$_2$、五味子素G、五味子素、脱氧五味子素、6-O-苯甲酰四味素、甲基五味子素R、五味子素C、七味子素D、五味子素B、五味子素E、3-去甲五味子素等；萜类成分主要有β-谷甾醇、白桦脂酸、甘五酸、齐墩果酸等；黄酮类主要

188

有异鼠李素 3-O-β-L-吡喃鼠李糖苷、儿茶素、（＋)-儿茶素、(一)-表儿茶素、3′-O-甲基紫杉叶素、山柰酚、异鼠李素等。

【药理作用】

1. 抗癌作用 从南五味子中分离出的挥发油对 Hep G2、MIA PAca－2、He La、HL－60、MDA－MB－231、SW－480 等 6 种人癌细胞具有一定的细胞毒性。

2. 抗病毒作用 南五味子中的木脂素类化合物具有一定的抗 HBV 活性。

【常用饮片】

醋南五味子 形如南五味子,表面棕黑色,油润,稍有光泽。微有醋香气。

【性味归经】 酸、甘,温。归肺、心、肾经。

【功能主治】 收敛固涩,益气生津,补肾宁心。用于久咳虚喘,梦遗滑精,遗尿尿频,久泻不止,自汗盗汗,津伤口渴,短气脉虚,内热消渴,心悸失眠。

【用法用量】 内服:煎汤,2～6 g。

金樱子

【别名】 糖罐子、刺头、倒挂金钩、黄茶瓶。

【来源】 蔷薇科植物金樱子 *Rosa laevigata* Michx. 的干燥成熟果实。

【原植物形态】 常绿攀缘灌木,高达5 m。茎红褐色,散生扁弯皮刺。三出复叶互生;小叶革质,椭圆状卵形、倒卵形或披针状卵形,侧生小叶较小,叶柄和小叶下面中脉上无刺或有疏刺;叶柄长 1～2 cm,有褐色腺状细刺;托叶中部以下与叶柄合生,其分离部呈线状披针形。花单生于侧枝顶端,直径 5～8 cm;花梗粗壮,长达 3 cm,有直刺;花托膨大,有细刺;萼片 5,卵状披针形,有些顶端扩大成叶状,被腺毛;花瓣 5;雄蕊多数,花药丁字形着生;雌蕊具多数心皮,离生,被绒毛,花柱线形,柱头圆形。成熟花托红色,球形或倒卵形,有直刺,顶端有长宿存萼,内含骨质瘦果多颗。花期 5 月,果期9—10 月。(图 8－5)

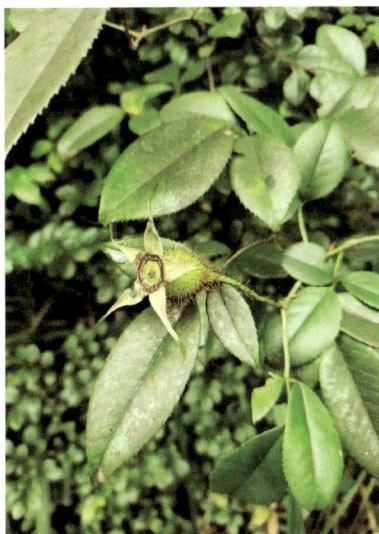

图 8－5 金樱子原植物图

【生境与分布】 生于海拔 200～1600 m 的山野、田边、溪畔灌丛中。产于陕西、安徽、江西、江苏、浙江、湖北、湖南、广东、广西、台湾、福建、四川、云南、贵州等地。

【采收加工】 秋冬果实成熟变红时采收,干燥,除去毛刺。

【药材性状】 本品为花托发育而成的假果,呈倒卵形,长 2～3.5 cm,直径 1～2 cm。表面红黄色或红棕色,有突起的棕色小点,系毛刺脱落后的残基。顶端有盘状花萼残基,中央有黄色柱基,下部渐尖。质硬。切开后,花托壁厚1～2 mm,内有多数坚硬的小瘦果,内壁及瘦果均有淡黄色绒毛。气微,味甘、微涩。(图8－6)

【化学成分】 果实中含有枸橼酸、苹果酸等有机酸;果皮含多种水解型鞣质,如金樱子鞣质 A、金樱子鞣质 B、金樱子鞣质 C、金樱子鞣质

D、金樱子鞣质 E、金樱子鞣质 F、金樱子鞣质 G、仙鹤草素、前矢车菊素 B-3、地榆素 H-4、长梗马兜铃素、蛇含鞣质、仙鹤草酸 A 和仙鹤草酸 B 等。

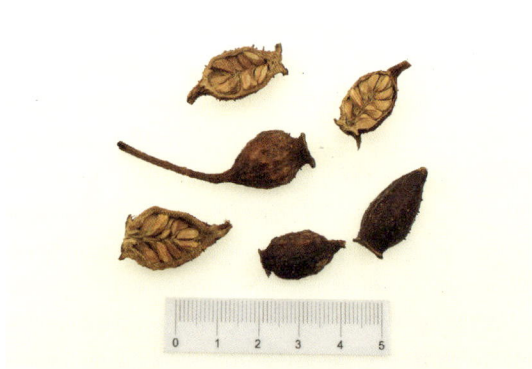

图 8-6 金樱子药材图

【药理作用】

1. 对泌尿系统的作用 金樱子水提取物能使腹下神经制备尿频模型大鼠排尿次数减少，排尿间隔时间延长，每次排尿量增多。

2. 对平滑肌的作用 金樱子水提取物能抑制家兔离体空肠平滑肌的自主收缩，拮抗乙酰胆碱、氯化钡引起的家兔空肠平滑肌、大鼠离体膀胱平滑肌的痉挛性收缩，拮抗去甲肾上腺素引起的家兔离体胸主动脉条收缩反应，对上述 3 种平滑肌的抑制作用均呈显著性的量效关系。

3. 对动脉粥样硬化的作用 金樱子可缓解家兔喂食胆甾醇并加适量甲硫氧嘧啶产生的实验性动脉粥样硬化。

4. 抗病原体作用 鸡胚试验证明，金樱子煎剂对流感病毒 PR/8 株抑制作用很强，而且对亚洲甲型 57-4 株、乙型 Lee 株、丙型 1233 株和丁型仙台株也有作用。

【常用饮片】

金樱子肉 本品呈倒卵形纵剖瓣。表面红黄色或红棕色，有突起的棕色小点。顶端有花萼残基，下部渐尖。花托壁厚 1～2 mm，内面淡黄色，残存淡黄色绒毛。气微，味甘、微涩。

【性味归经】 酸、甘、涩，平。归肾、膀胱、大肠经。

【功能主治】 固精缩尿，固崩止带，涩肠止泻。用于遗精滑精，遗尿尿频，崩漏带下，久泻久痢。

【用法用量】 内服：煎汤，6～12 g。

【注意事项】 有实火、邪热者忌用。

浮小麦

【别名】 浮水麦、浮麦。

【来源】 禾本科植物小麦 *Triticum aestivum* L. 的干燥轻浮瘪瘦果实。

【原植物形态】 一年生或越年生草本，高 60～100 cm。秆直立，通常 6～9 节。叶鞘光滑，常较节间为短；叶舌膜质，短小；叶片扁平，长披针形，长 15～40 cm，宽 8～14 mm，先端渐尖，基部方圆形。穗状花序直立，长 3～10 cm；小穗两侧扁平，长约 12 mm，在穗轴上平行排列或近于斜行，每小穗具 3～9 花，仅下部的花结实；颖短，第 1 颖较第 2 颖为宽，两者背面均具有锐利的脊，有时延伸成芒；外稃膜质，微裂成 3 齿状，中央的齿常延伸成芒，内稃与外稃等长或略短，脊上具鳞毛状的窄翼；雄蕊 3；子房卵形。颖果长圆形或近卵形，长约 6 mm，浅褐色。花期 4—5 月，果期 5—6 月。（图 8-7）

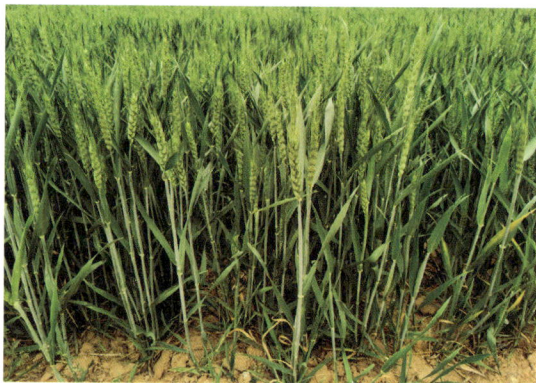

图 8-7 小麦原植物图

【生境与分布】 全国各地均有栽培。

【采收加工】 果实成熟时采收,取瘪瘦轻浮与未脱净皮的麦粒,去杂质,筛去灰屑,用水漂洗,晒干。

【药材性状】 干燥颖果呈长圆形,长约2~6 mm,直径1.5~2.5 mm。表面浅黄棕色或黄色,略皱,腹面中央有较深的纵沟,背面基部有不明显的胚1枚,顶端有黄色柔毛。质坚硬,少数极瘪者,质地较软。断面白色或淡黄棕色。少数带有颖及稃。气无,味淡。以粒匀、轻浮,表面有光泽者为佳。(图8-8)

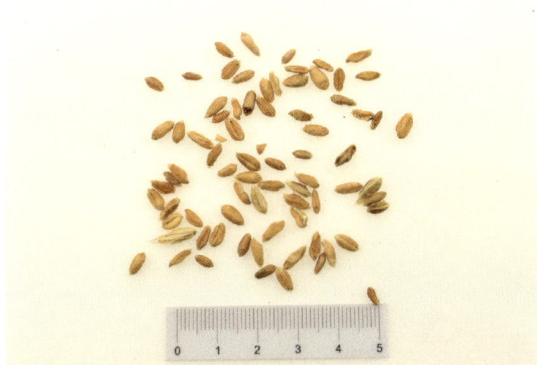

图8-8　浮小麦药材图

【化学成分】 浮小麦中主要含有亚麻酸、亚油酸、5-十七烷基间苯二酚、5-十九烷基间苯二酚、5-二十一烷基间苯二酚、5-二十三烷基间苯二酚等化合物。

【药理作用】

1. 止汗作用　浮小麦能够有效地改善硝酸毛果芸香碱小鼠的汗症症状,降低小鼠脑组织乙酰胆碱含量和乙酰胆碱受体蛋白表达量。

2. 其他作用　浮小麦中所含的亚油酸可参与机体脂肪酸代谢和胆固醇代谢。亚油酸还具有调节免疫的作用。

【性味归经】 甘,凉。归心经。

【功能主治】 除虚热,止汗。主治阴虚发热,盗汗,自汗。

【用法用量】 内服:煎汤,15~30 g;或研末。止汗宜微炒用。

【注意事项】 无汗而烦躁或虚脱汗出者忌用。

第九章

驱虫药

苦楝皮

【别名】 苦楝、楝树果、楝枣子。

【来源】 楝科植物楝 *Melia azedarach* L. 的干燥树皮和根皮。

【原植物形态】 落叶乔木,高 15～20 m。树皮暗褐色,幼枝有星状毛,旋即脱落,老枝紫色,有细点状皮孔。二回羽状复叶,互生,长 20～80 cm;小叶卵形至椭圆形,长 3～7 cm,宽 2～3 cm,基部阔楔形或圆形,先端长尖,边缘有齿缺,上面深绿,下面浅绿,幼时有星状毛,稍后除叶脉上有白毛外,余均无毛。圆锥花序腋生;花淡紫色,长约 1 cm;花萼 5 裂,裂片披针形,两面均有毛;花瓣 5,平展或反曲,倒披针形;雄蕊管通常暗紫色,长约 7 mm。核果圆卵形或近球形,长约 3 cm,淡黄色,4～5 室,每室具种子 1 枚。花期 4—5 月,果期 10—11 月。(图 9-1)

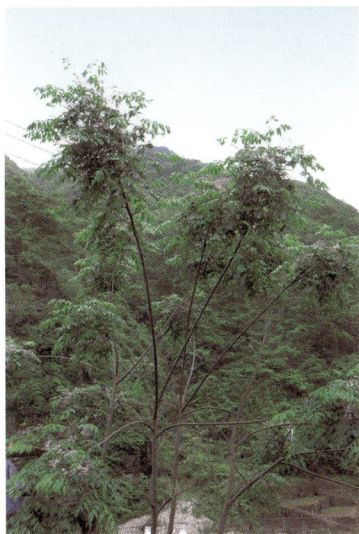

图 9-1 楝原植物图

【生境与分布】 生于低海拔旷野、路旁或疏林中。产于我国黄河以南各省区。

【采收加工】 春、秋二季剥取,晒干,或除去粗皮,晒干。

【药材性状】 本品呈不规则板片状、槽状或半卷筒状,长宽不一,厚 2～6 mm。外表面灰棕色或灰褐色,粗糙,有交织的纵皱纹和点状灰棕色皮孔,除去粗皮者淡黄色;内表面类白色或淡黄色。质韧,不易折断,断面纤维性,呈层片状,易剥离。气微,味苦。(图 9-2)

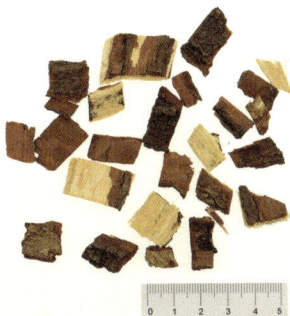

图 9-2 苦楝皮药材图

【化学成分】 主要含有川楝素、苦楝酮、苦楝萜酮内酯、苦楝萜醇内酯、苦楝植酸甲酯、苦楝子三醇、葛杜宁-3-O-β-O-D-吡喃葡萄糖苷、1,8-二羟基-2-甲基蒽醌-3-O-β-D-吡喃半乳糖苷、1,5-二羟基-8-甲氧基-2-甲基蒽醌-3-O-α-L-吡喃鼠李糖苷、4′,5-二羟基黄酮-7-O-α-L-吡喃鼠李糖基-(1→4)-β-D-吡喃葡萄糖苷、异川楝素等化合物,另有 β-谷甾醇、正十三烷及水溶性成分。

【药理作用】

1. 驱虫作用 经猪试验表明,苦楝皮煎剂或醇提取物均对猪蛔虫有抑制及麻痹作用。驱蛔作用的有效成分为川楝素,比乙醇提取物的作用强。

2. 对呼吸中枢的作用 大剂量的川楝素能引起大鼠呼吸衰竭,这主要是由于该成分对中枢的抑制作用。延脑呼吸中枢部位直接给予川楝素,能支持上述结果。中枢兴奋药尼可刹米对川楝素引起的呼吸抑制有轻微的对抗作用。

3. 对神经肌肉传递功能的作用 川楝素对大鼠能不可逆地阻遏间接刺激引起的肌肉收

缩,但不影响神经的兴奋传导,也不降低肌肉对直接刺激的反应;川楝素是选择性作用于突触前的神经肌肉传递阻断剂,其作用部位在突触前神经末梢,作用方式是抑制刺激神经诱发的乙酰胆碱释放。电子显微镜观察表明,川楝素对小白鼠神经肌肉接头的亚显微结构有明显的作用,表现在突触间隙宽度增加和突触囊泡数目减少。

4.其他作用 川楝素对在位及离体兔肠的张力和收缩力有显著增加。10%苦楝皮水浸液对多种致病性真菌有抑制作用。苦楝根皮提取物治疗小鼠实验性曼氏血吸虫病,从动物体内存活虫数及孵化试验等方面证实,有一定疗效。

【常用饮片】

苦楝皮丝 本品呈不规则的丝状。外表面灰棕色或灰褐色,除去粗皮者呈淡黄色。内表面类白色或淡黄色。切面纤维性,略呈层片状,易剥离。气微,味苦。

【性味归经】 苦,寒;有毒。归肝、脾、胃经。

【功能主治】 杀虫,疗癣。用于蛔虫病,蛲虫病,虫积腹痛;外治疥癣瘙痒。

【用法用量】 内服:煎汤,3~6 g。外用适量,研末,用猪脂调敷患处。

【注意事项】 孕妇及肝肾功能不全者慎用。

南瓜子

【别名】 南瓜仁、白瓜子、金瓜米、倭瓜子。

【来源】 葫芦科植物南瓜 *Cucurbita moschata* (Duch. ex Lam.)Duch. ex Poiret 的种子。

【原植物形态】 一年生蔓生草本,茎条达 2~5 m。常节部生根,密被白色刚毛。单叶互生;叶柄粗壮,长 8~19 cm,被刚毛;叶片宽卵形或卵圆形,有 5 角或 5 浅裂,长 12~25 cm,宽 20~30 cm,先端尖,基部深心形,上面绿色,下面淡绿色,两面均被刚毛和绒毛,边缘有小而密的细齿。卷须稍粗壮,被毛三至五歧。花单性,雌雄同株;雄花单生,花萼筒钟形,长 5~6 mm,裂片条形,长 10~15 mm,被柔毛,上部扩大成叶状,花冠黄色,钟状,长约 8 cm,5 中裂,裂片边缘反卷,雄蕊 3,花丝腺体状,长 5~8 mm,花室折曲;雌花单生,子房 1 室,花柱短,柱头 3,膨大,先端 2 裂,果梗粗壮,有棱槽,长 5~7 cm,瓜蒂扩大成喇叭状。瓠果形状多样,外面常有纵沟。种子多数,长卵形或长圆形,灰白色。花期 6—7 月,果期 8—9 月。(图 9-3)

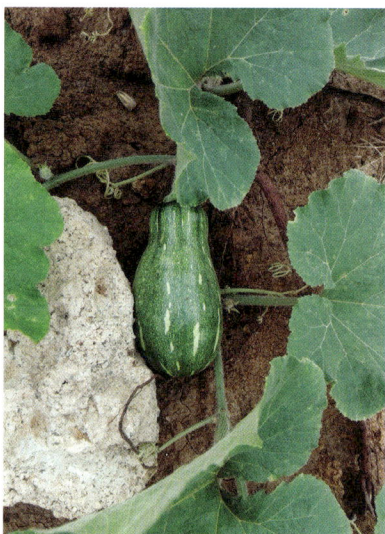

图 9-3 南瓜原植物图

【生境与分布】 原产于美洲,我国大部分省区均有栽培。

【采收加工】 秋季采摘成熟果实,取出种子,洗净晒干。

【药材性状】 本品种子呈扁圆形,长 1.2~1.8 cm,宽 0.7~1 cm。表面淡黄白色至淡黄色,两面平坦而微隆起,边缘稍有棱,一端略尖,先端有珠孔,种脐稍突起或不明显。除去种皮,有黄绿色薄膜状胚乳。子叶 2 枚,黄色,肥厚,有油性。气微香,味微甘。(图 9-4)

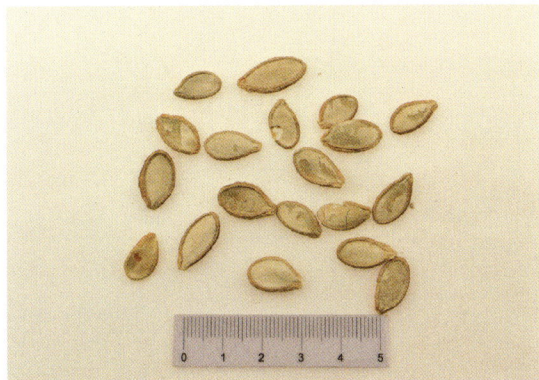

图 9-4 南瓜子药材图

【化学成分】 种子含油 16.4%,其中主要脂肪酸为亚油酸、油酸、棕榈酸、硬脂酸、亚麻酸、肉豆蔻酸等;还含类脂成分,包括三酰甘油、单酰胆碱、磷脂酰乙醇胺、磷脂酰丝氨酸、脑苷脂等。此外,还含有南瓜子氨酸等。

【药理作用】

1. 驱虫作用 蚯蚓实验法证明南瓜子乙醇提取物有驱虫作用。南瓜子对绦虫、弓蛔虫等有明显驱虫作用。

2. 抗日本血吸虫作用 南瓜子有遏制日本血吸虫在动物体内向肝脏移行的作用。接种血吸虫尾蚴的家猪,每天喂去壳、去油南瓜子粉,其预防效果与小鼠实验结果基本相仿。

3. 其他作用 以大量南瓜子氨酸给小鼠口服或腹腔注射,可使动物兴奋狂躁,而兔和猫则可能表现安静,但能使兔血压升高和呼吸加快;对离体兔肠有抑制作用。

【性味归经】 甘,平。归大肠经。

【功能主治】 杀虫,下乳,利水消肿。主治绦虫、蛔虫、血吸虫、钩虫、蛲虫病、产后缺乳、产后手足浮肿,百日咳,痔疮。

【用法用量】 内服:煎汤,30～60 g;研末

或制成乳剂。外用:适量,煎水熏洗。

【注意事项】 多食壅气滞膈。

石榴皮

【别名】 石榴壳、酸石榴皮、安石榴酸实壳。

【来源】 石榴科植物石榴 *Punica granatum* L. 的干燥果皮。

【原植物形态】 落叶灌木或乔木,高 2～5 m。树皮青灰色;幼枝近圆形或微呈四棱形,枝端通常呈刺状,无毛,叶对生或簇生;叶片倒卵形至长椭圆形,长 2.5～6 cm,宽 1～1.8 cm,先端尖或微凹;基部渐狭,全缘,上面有光泽,无毛,下面有隆起的主脉,具短柄。花 1 至数朵,生小枝顶端或腋生,花梗长 2～3 mm;花的直径约 3 cm;萼筒钟状,肉质而厚,红色,裂片 6,三角状卵形;花瓣 6,红色,与萼片互生,倒卵形,有皱纹;雄蕊多数,着生于萼管中部,花药球形,花丝细短;雌蕊 1,子房下位或半下位,上部 6 室,具侧膜胎座,下部 3 室,具中轴胎座,花柱圆形,柱头头状。浆果近球形,果皮肥厚革质,成熟时黄色,或带红色,内具薄隔膜,顶端有宿存花萼。种子多数,倒卵形,带棱角。花期 5—6 月,果期 7—8 月。(图 9-5)

【生境与分布】 生于山坡向阳处或栽培于庭院。我国大部分地区均有分布。

【采收加工】 秋季果实成熟后收集果皮,晒干。

【药材性状】 本品呈不规则的片状或瓢状,大小不一,厚 1.5～3 mm。外表面红棕色、棕黄色或暗棕色,略有光泽,粗糙,有多数疣状突起,有的有突起的筒状宿萼及粗短果梗或果梗痕。内表面黄色或红棕色,有隆起呈网状的

果蒂残痕。质硬而脆,断面黄色,略显颗粒状。气微,味苦涩。(图9-6)

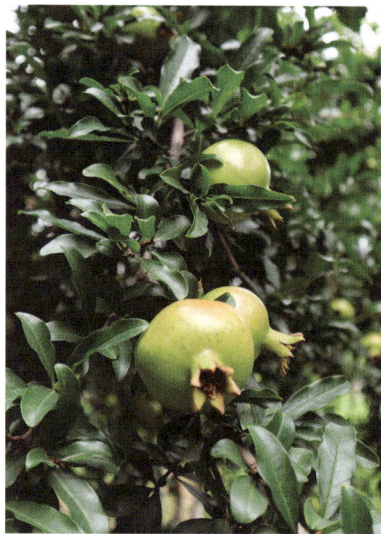

图9-5 石榴原植物图

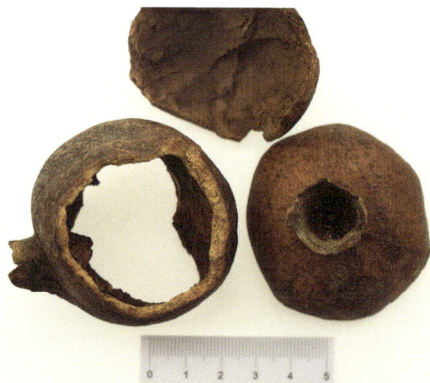

图9-6 石榴皮药材图

【化学成分】 含有生物碱、鞣质等化合物。生物碱有石榴皮碱、异石榴皮碱、伪石榴皮碱、N-甲基异石榴皮碱等;鞣质有石榴皮鞣质、2,3-O-连二没食子酰石榴皮鞣质、2-O-没食子酰-4,6-(s,s)并没食子酸连二没食子酰-D-葡萄糖、2,3-(s)-六羟基联苯二甲酰基-D-葡萄糖、石榴皮葡萄糖酸、木麻黄鞣质、木麻黄鞣宁等。还含反油酸、异槲皮苷、矢车菊素-3-葡萄糖苷、矢车菊素-3,5-二葡萄糖苷等。

【药理作用】

1. 驱虫作用 石榴皮碱对绦虫有很强的杀灭力,能作用于绦虫的肌肉,使其陷入持续收缩。临床证明生物碱与鞣酸结合者驱虫效果较好,这是因为鞣质能使生物碱变成难溶且难吸收的化合物,从而可以充分地对肠寄生虫发挥作用。

2. 抗菌作用 石榴皮煎剂对白喉棒状杆菌、金黄色葡萄球菌、史氏志贺菌、福氏志贺菌以及变形杆菌等有抑制作用,对霍乱弧菌、伤寒沙门菌、铜绿假单胞菌及结核分枝杆菌等亦有明显的抑制作用。水浸剂对堇色毛癣菌、红色表皮癣菌、奥杜盎小孢子菌及星形诺卡菌等皮癣真菌有抑制作用。

3. 抗病毒作用 石榴皮煎剂有抑制流感病毒(甲型PR3株)的作用。

【常用饮片】

石榴皮丝 本品呈不规则的长条状或不规则的块状。外表面红棕色、棕黄色或暗棕色,略有光泽,有多数疣状突起,有时可见筒状宿萼及果梗痕。内表面黄色或红棕色,有种子脱落后的小凹坑及隔瓤残迹。切面黄色或鲜黄色,略显颗粒状。气微,味苦涩。

石榴皮炭 本品形如石榴皮丝或块,表面黑黄色,内部棕褐色。

【性味归经】 酸、涩,温。归大肠经。

【功能主治】 涩肠止泻,止血,驱虫。用于久泻,久痢,便血,脱肛,崩漏,带下,虫积腹痛。

【用法用量】 内服:煎汤,3～9 g。

第十章

利水渗湿药

猪苓

【别名】 地乌桃、野猪食、猪屎苓、猪茯苓、野猪粪。

【来源】 多孔菌科真菌猪苓 *Polyporus umbellatus*(Pers.)Fries 的干燥菌核。

【原真菌形态】 菌核形状不规则,呈大小不一的团块状,坚实,表面紫黑色,有多数凹凸不平的皱纹,内部白色,大小一般为(3～5)cm×(3～20)cm。子实体从埋生于地下的菌核上发出,有柄并多次分枝,形成一丛菌盖,总直径可达 20 cm。菌盖圆形,直径 1～4 cm,中部呈脐状,有淡黄色的纤维鳞片,近白色至浅褐色,无环纹,边缘薄而锐,常内卷,肉质,干后硬而脆。菌肉薄,白色。菌管长约 2 mm,与菌肉同色,下延。(图 10－1)

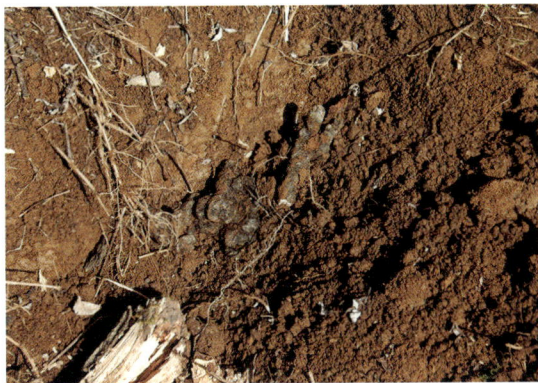

图 10－1　猪苓菌形态图

【生境与分布】 生于林中树根旁地上或腐木桩旁。分布于黑龙江、吉林、辽宁、河北、山西、陕西、甘肃、河南、湖北、四川、贵州、云南。

【采收加工】 春、秋二季采挖,除去泥沙,干燥。

【药材性状】 本品呈条形、类圆形或扁块状,有的有分枝,长 5～25 cm,直径 2～6 cm。表面黑色、灰黑色或棕黑色,皱缩或有瘤状突起。体轻,质硬,断面类白色或黄白色,略呈颗

粒状。气微,味淡。(图 10－2)

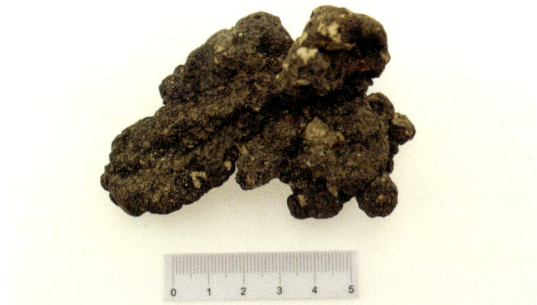

图 10－2　猪苓药材图

【化学成分】 猪苓主要含猪苓葡聚糖、甾体类等化合物。甾体类有多孔菌甾酮 A、多孔菌甾酮 B、多孔菌甾酮 C、多孔菌甾酮 D、多孔菌甾酮 E、多孔菌甾酮 F、多孔菌甾酮 G、4,6,8(14),22-麦角甾四烯-3-酮、25-脱氧罗汉松甾酮 A、25-脱氧-24(28)-去氢罗汉松甾酮 A、7,22-麦角甾二烯-3-酮、7,22-麦角甾二烯-3-醇、5,7,22-麦角甾三烯-3-醇、5α,8α-表二氧-6,22-麦角甾二烯-3-醇等。此外,还含 α-羟基二十四碳酸、猪苓菌丝发酵滤液中多糖是由 *D*-甘露糖、*D*-半乳糖、*D*-葡萄糖组成。

【药理作用】

1. 利尿作用 猪苓煎剂静脉注射或肌内注射,对不麻醉犬具有比较明显的利尿作用,并能促进钠、氯、钾等电解质的排出,可能是由于抑制了肾小管重吸收机能的结果。

2. 对免疫功能作用 猪苓多糖能显著增强小鼠 T 细胞对 ConA 的增殖反应以及 B 细胞对 LPS 的增殖反应。猪苓多糖对小鼠全脾细胞有明显的促有丝分裂作用,能明显增强小鼠对 SRBC 的特异抗体分泌细胞数,能明显增强小鼠对异型脾细胞迟发型超敏反应,以及促进异型脾细胞激活细胞毒 T 细胞对靶细胞的杀伤。

3. 抗肿瘤作用 猪苓提取物对小鼠移植性肿瘤 S－180 有较显著的抑制作用。腹腔注射

猪苓多糖可使荷癌鼠肝糖原积累增加,葡萄糖-6-磷酸酶、果糖-1,6-二磷酸酶活性增强,但对正常鼠肝脏无此作用。

【常用饮片】

猪苓片 本品呈类圆形或不规则的厚片。外表皮黑色或棕黑色,皱缩。切面类白色或黄白色,略呈颗粒状。气微,味淡。

【性味归经】 甘、淡,平。归肾、膀胱经。

【功能主治】 利水渗湿。用于小便不利,水肿,泄泻,淋浊,带下。

【用法用量】 内服:煎汤,6～12 g。

【注意事项】 有表邪者忌用。

薏苡仁

【别名】 薏苡、苡米、薏仁米。

【来源】 禾本科植物薏米 *Coix lacryma-jobi* L. var. *mayuen*(Roman.)Stapf 的干燥成熟种仁。

【原植物形态】 一年或多年生草本,高1～1.5 m。须根较粗,直径可达 3 mm。秆直立,约具 10 节。叶片线状披针形,长可达30 cm,宽1.5～3 cm,边缘粗糙,中脉粗厚,于背面突起;叶鞘光滑,上部者短于节间;叶舌质硬,长约 1 mm。总状花序腋生成束;雌小穗位于花序之下部,外面包以骨质念珠状的总苞,总苞约与小穗等长;能育小穗第 1 颖下部膜质,上部厚纸质,先端钝,第 2 颖呈舟形,被包于第 1 颖中;第 2 外稃短于第 1 外稃,内稃与外稃相似面较小;雄蕊 3,退化,雌蕊具长花柱;不育小穗,退化成筒状的颖,雄小穗常 2～3 枚生于第1节,无柄小穗第 1 颖扁平,两侧内折成脊而具不等宽之翼,第 2 颖呈舟形,内稃与外稃皆为薄膜质;雄蕊 3;有柄小穗与无柄小穗相似,但较之或有更退化者。颖果外包坚硬的总苞,卵形或卵状球形。花期7—9月,果期9—10月。(图10-3)

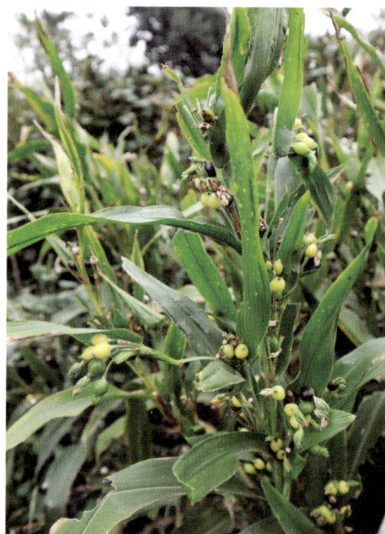

图 10-3 薏米原植物图

【生境与分布】 生于海拔 2000 m 以下温暖潮湿的田边地和山谷溪沟。产于辽宁、河北、河南、陕西、江苏、安徽、浙江、江西、湖北、福建、台湾、广东、广西、四川、云南等地。

【采收加工】 秋季果实成熟时采割植株,晒干,打下果实,再晒干,除去外壳、黄褐色种皮及杂质,收集种仁。

【药材性状】 本品呈宽卵形或长椭圆形,长 4～8 mm,宽 3～6 mm。表面乳白色,光滑,偶有残存的黄褐色种皮。一端钝圆,另端较宽而微凹,有 1 淡棕色点状种脐。背面圆凸,腹面有 1 条较宽而深的纵沟。质坚实,断面白色,粉性。气微,味微甜。(图10-4)

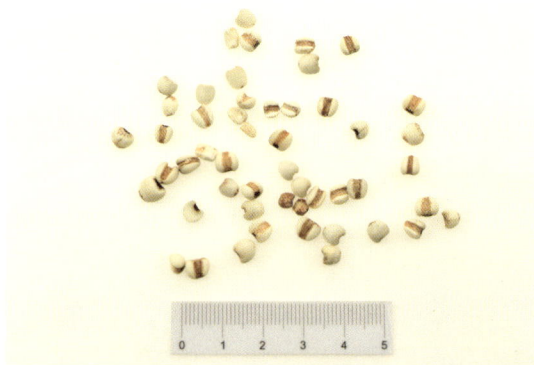

图 10-4 薏苡仁药材图

【化学成分】 主要含脂类、挥发油等化合物。脂类中三酰甘油、二酰甘油、一酰甘油、甾醇酯、游离脂肪酸、游离脂肪酸、还有棕榈酸、硬脂酸、顺-8-十八碳烯酸（即油酸）等；还含葡聚糖、酸性多糖 CA-1、酸性多糖 CA-2、薏苡多糖 A、薏苡多糖 B、薏苡多糖 C 等。种子挥发油主要有己醛、己酸、2-乙基-3-羟基丁酸己酯、γ-壬内酯、壬酸、辛酸、棕榈酸乙酯、亚油酸甲酯、香草醛及亚油酸乙酯等。

【药理作用】

1. 抗肿瘤作用 薏苡仁的乙醇提取物能抑制艾氏腹水癌（ECA）细胞的增殖，显著延长动物的生存时间。薏苡仁的丙酮提取物，小鼠腹腔注射也能抑制 ECA 的生长，此种抗肿瘤活性可转移到石油醚可溶的酸性部分中，若将其皮下注射，可使腹水变透明，肿瘤细胞几乎消失，但这一部分的毒性也相应较高。薏苡仁丙酮提取物还对子宫颈癌 14 及肝细胞腺瘤（HCA）实体瘤有明显抑制作用。临床应用薏苡仁配伍的煎剂对晚期癌症患者有延长生命的效果；给癌症患者腹腔注射薏苡仁丙酮提取物后，经腹水检查，癌细胞的原生质发生显著变性。

2. 对免疫系统的作用 从薏苡仁热水提取物分得的中性多糖葡聚糖混合物及酸性多糖均显示抗补体活性。

3. 降血糖、降血钙、降血压作用 兔皮下注射薏苡仁的乙醚提取物（薏苡仁油）可使血糖值和血钙值降低。薏苡聚糖 A、薏苡聚糖 B、薏苡聚糖 C 可引起正常小鼠和阿脲诱导的高血糖小鼠的血糖降低。薏苡素静脉注射可引起兔血压暂时性下降。

【常用饮片】

麸炒薏苡仁 本品形如薏苡仁，微鼓起，表面微黄色。

【性味归经】 甘、淡、凉。归脾、胃、肺经。

【功能主治】 利水渗湿，健脾止泻，除痹，排脓，解毒散结。用于水肿，脚气，小便不利，脾虚泄泻，湿痹拘挛，肺痈，肠痈，赘疣，癌肿。

【用法用量】 内服：煎汤，9～30 g。

【注意事项】 孕妇慎用。

泽泻

【别名】 水泽、耳泽。

【来源】 泽泻科植物泽泻 *Alisma plantago-aquatica* Linn. 或东方泽泻 *Alisma orientale* (Sam.) Juzep. 的干燥块茎。

【原植物形态】

泽泻 多年生水生或沼生草本。块茎直径 1～3.5 cm 或更大。叶通常多数；沉水叶条形或披针形；挺水叶宽披针形、椭圆形至卵形，长 2～11 cm，宽 1.3～7 cm，先端渐尖，稀急尖，基部宽楔形、浅心形，叶脉通常 5，叶柄长 1.5～30 cm，基部渐宽，边缘膜质。花葶高 78～100 cm，或更高；花序长 15～50 cm，或更长，具 3～8 轮分枝，每轮分枝 3～9。花两性，花梗长 1～3.5 cm；外轮花被片广卵形，长 2.5～3.5 mm，宽 2～3 mm，通常具 7 脉，边缘膜质，内轮花被片近圆形，远大于外轮，边缘具不规则粗齿，白色，粉红色或浅紫色；心皮 17～23，排列整齐，花柱直立，长 7～15 mm，长于心皮，柱头短，为花柱的 1/9～1/5；花丝长 1.5～1.7 mm，基部宽约 0.5 mm，花药长约 1 mm，椭圆形，黄色，或淡绿色；花托平凸，高约 0.3 mm，近圆形。瘦果椭圆形，或近矩圆形，长约 2.5 mm，宽约 1.5 mm，背部具 1～2 条不明显浅沟，下部平，果喙自腹侧伸出，喙基部突起，膜质。种子紫褐

色,具突起。花、果期5—10月。(图10-5)

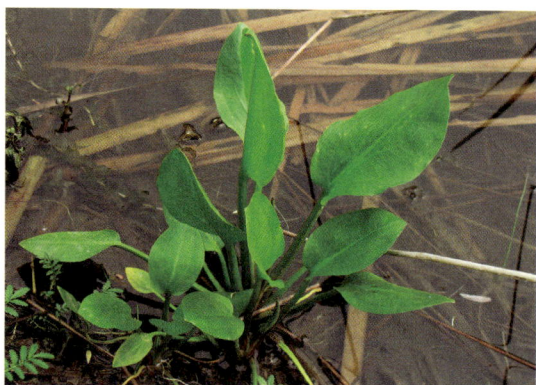

图10-5 泽泻原植物图

东方泽泻 该种与泽泻外部形态十分相似,但是花果较小,花柱很短,内轮花被片边缘波状,花托在果期中部呈凹形;瘦果在花托上排列不整齐并明显有别。

【**生境与分布**】 二者生境相似,生于湖泊、河湾、溪流、水塘的浅水带,沼泽、沟渠及低洼湿地亦有生长。产于黑龙江、吉林、辽宁、内蒙古、河北、山西、陕西、新疆、云南等地。

【**采收加工**】 冬季茎叶开始枯萎时采挖,洗净,干燥,除去须根和粗皮。

【**药材性状**】 本品呈类球形、椭圆形或卵圆形,长2~7 cm,直径2~6 cm。表面淡黄色至淡黄棕色,有不规则的横向环状浅沟纹和多数细小突起的须根痕,底部有的有瘤状芽痕。质坚实,断面黄白色,粉性,有多数细孔。气微,味微苦。(图10-6)

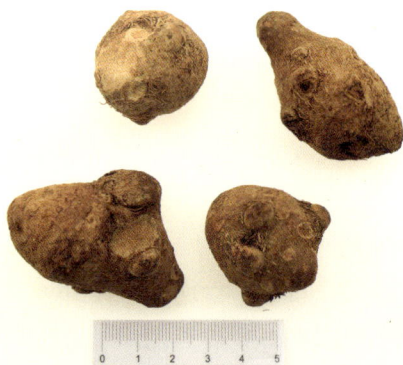

图10-6 泽泻药材图

【**化学成分**】 主要含有三萜类化合物,有泽泻醇A、泽泻醇B、乙酸泽泻醇A酯、乙酸泽泻醇B酯、表泽泻醇A等;另含挥发油(内含糠醛),少量生物碱、天门冬酰胺、植物甾醇、植物甾醇苷、脂肪酸(如棕榈酸、硬脂酸、油酸、亚油酸)等。

【**药理作用**】

1. 利尿作用 不同产季和不同药用部位的泽泻具有不同的利尿效果。冬季产的正品泽泻利尿作用最强,春季产泽泻作用稍差,冬季产的泽泻须稍有作用。不同的炮炙方法,其利尿效果亦不同。生泽泻、酒炙泽泻、麸炙泽泻均有一定的利尿作用,而盐泽泻则无该作用;但在五苓散中,无论用生泽泻或盐泽泻,均表现出利尿作用。健康人口服泽泻煎剂可使尿量、钠、尿素排出增加,家兔口服效果极弱,但以泽泻流浸膏腹腔注射则有利尿作用。

2. 其他作用 麻醉犬静脉注射泽泻浸膏具有降血压作用;家兔皮下注射浸膏有轻度降血糖作用。

【**常用饮片**】

泽泻片 本品呈圆形或椭圆形厚片。外表皮淡黄色至淡黄棕色,可见细小突起的须根痕。切面黄白色至淡黄色,粉性,有多数细孔。气微,味微苦。

盐泽泻 本品形如泽泻片,表面淡黄棕色或黄褐色,偶见焦斑。味微咸。

【**性味归经**】 甘、淡,寒。归肾、膀胱经。

【**功能主治**】 利水渗湿,泄热,化浊降脂。用于小便不利,水肿胀满,泄泻尿少,痰饮眩晕,热淋涩痛,高脂血症。

【**用法用量**】 内服:煎汤,6~12 g;或入丸、散。

【**注意事项**】 肾虚精滑者忌用。

地肤子

【别名】 扫帚苗、落帚子、扫帚子。

【来源】 藜科植物地肤 *Kochia scoparia* (L.) Schrad. 的干燥成熟果实。

【原植物形态】 一年生草本,高 50～150 cm。茎直立,多分枝,淡绿色或浅红色,生短柔毛。叶互生;无柄;叶片狭披针形或线状披针形,长 2～7 cm,宽 3～7 mm,先端短渐尖,基部楔形,全缘,上面绿色无毛,下面淡绿色,无毛或有短柔毛;通常有 3 条主脉;茎上部叶较小,有一中脉。花单个或 2 个生于叶腋,集成稀疏的穗状花序;花下有时有锈色长柔毛;花小,两性或雌性;黄绿色,花被片 5,近球形,基部合生,果期背部生三角状横突起或翅,有时近扇形;雄蕊 5,花丝丝状;花柱极短,柱头 2,丝状。胞果扁球形,果皮与种子离生,包于花被内。种子 1,扁球形,黑褐色。花期 6—9 月,果期 8—10 月。(图 10 - 7)

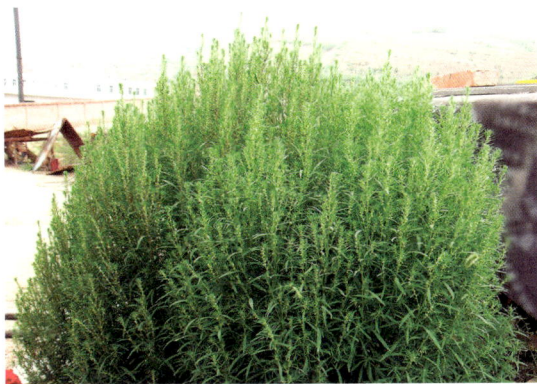

图 10 - 7　地肤原植物图

【生境与分布】 生于荒野、田边、路旁,栽培于庭院。几乎遍布全国。

【采收加工】 秋季果实成熟时采收植株,晒干,打下果实,除去杂质。

【药材性状】 本品呈扁球状五角星形,直径 1～3 mm。外被宿存花被,表面灰绿色或浅棕色,周围具膜质小翅 5 枚,背面中心有微突起的点状果梗痕及放射状脉纹 5～10 条;剥离花被,可见膜质果皮,半透明。种子扁卵形,长约 1 mm,黑色。气微,味微苦。(图 10 - 8)

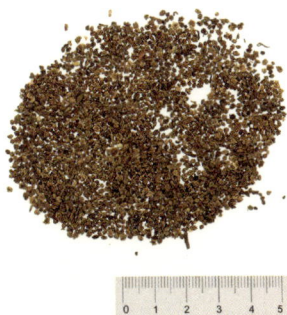

图 10 - 8　地肤子药材图

【化学成分】 主要含齐墩果酸、3 - O - [β - D-吡喃木糖基(1→3)β - D -吡喃葡萄糖醛酸基]齐墩果酸等三萜及其苷类成分。

【药理作用】

1. 抑菌作用 地肤子水浸剂对许兰毛癣菌、奥杜盎氏小芽孢癣菌等皮肤真菌有抑制作用。

2. 抑制过敏作用 地肤子水提取物对小鼠单核巨噬细胞及迟发型超敏反应有抑制作用。

【性味归经】 辛、苦,寒。归肾、膀胱经。

【功能主治】 清热利湿,祛风止痒。用于小便涩痛,阴痒带下,风疹,湿疹,皮肤瘙痒。

【用法用量】 内服:煎汤,9～15 g。外用:适量,煎汤熏洗。

海金沙

【别名】 金沙藤、左转藤、蛤蟆藤。

【来源】 海金沙科植物海金沙 *Lygodium japonicum*（Thunb.）Sw. 的干燥成熟孢子。

【原植物形态】 攀缘植物,植株高达 1～

4 m。叶轴上面有 2 条狭边，羽片多数，相距约 9～11 cm，对生于叶轴上的短距两侧，平展。距长达 3 mm。顶端有一丛黄色柔毛覆盖腋芽。不育羽片尖三角形，长宽几相等，10～12 cm 或较狭，柄长 1.5～1.8 cm，同羽轴一样多少被短灰毛，两侧并有狭边，二回羽状；一回羽片 2～4 对，互生，柄长 4～8 mm，和小羽轴都有狭翅及短毛，基部一对卵圆形，长 4～8 cm，宽 3～6 cm，一回羽状；二回小羽片 2～3 对，卵状三角形，具短柄或无柄，互生，掌状三裂；末回裂片短阔，中央一条长 2～3 cm，宽 6～8mm，基部楔形或心脏形，先端钝，顶端的二回羽片长 2.5～3.5 cm，宽 8～10 mm，波状浅裂；向上的一回小羽片近掌状分裂或不分裂，较短，叶缘有不规则的浅圆锯齿。主脉明显，侧脉纤细，从主脉斜上，一至二回二叉分歧，直达锯齿。叶纸质，干后绿褐色。两面沿中肋及脉上略有短毛。能育羽片卵状三角形，长宽几相等，12～20 cm，或长稍过于宽，二回羽状；一回小羽片 4～5 对，互生，相距 2～3 cm，长圆披针形，长 5～10 cm，基部宽 4～6 cm，二回小羽片 3～4 对。卵状三角形，羽状深裂。孢子囊穗长 2～4 mm，往往长远超过小羽片的中央不育部分，排列稀疏，暗褐色，无毛。(图 10 - 9)

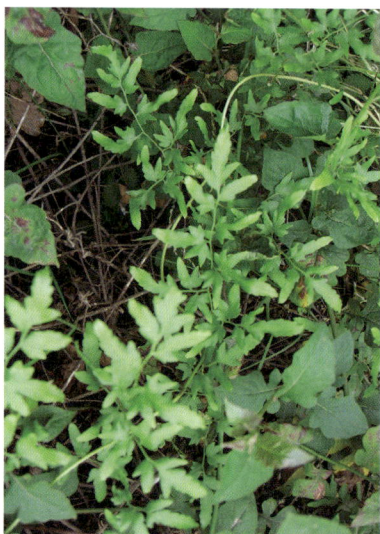

图 10 - 9　海金沙原植物图

【生境与分布】　生于海拔 150～1000 m 的路边或山坡灌丛中。产于江苏、浙江、福建、台湾、广东、香港、广西、湖南、贵州、四川、云南及陕西南部、安徽南部等地。

【采收加工】　秋季孢子未脱落时采割藤叶，晒干，搓揉或打下孢子，除去藤叶。

【药材性状】　本品呈粉末状，棕黄色或浅棕黄色。体轻，手捻有光滑感，置手中易由指缝滑落。气微，味淡。(图 10 - 10)

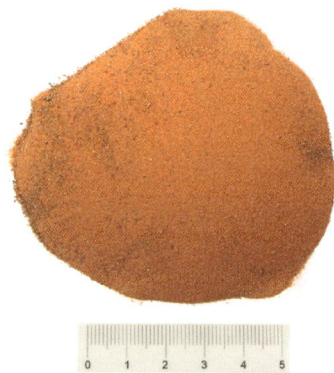

图 10 - 10　海金沙药材图

【化学成分】　主要含脂肪油，有肉豆蔻酸、棕榈酸、十六碳烯酸、硬脂酸、油酸、亚油酸、十八碳三烯酸、甘碳烷酸等；另含海金沙素、反式-对-香豆酸等。

【药理作用】

利胆作用　反式-对-香豆酸具有一定利胆作用，但不增加胆汁中胆红素和胆固醇的浓度，与脱氧胆酸相比，其利胆作用强度和持续时间基本相同，但起效缓慢。其作用机制是增加胆汁中水分的分泌，但并不增加胆汁中胆固醇和胆红素的分泌。其利胆强度与去氢胆酸相似，但克服了去氢胆酸引起的肝劳损和利胆减退不良反应，毒性也较低。海金沙中的咖啡酸也有利胆保肝作用。

【性味归经】　甘、咸，寒。归膀胱、小肠经。

【功能主治】　清利湿热，通淋止痛。用于热淋，石淋，血淋，膏淋，尿道涩痛。

【用法用量】 内服:煎汤,6～15 g,包煎。

【注意事项】 小便不利及诸淋由于肾水真阴不足者勿服。

萹蓄

【别名】 扁蓄、大萹蓄、道生草。

【来源】 蓼科植物萹蓄 *Polygonum aviculare* L. 的干燥地上部分。

【原植物形态】 一年生草本。茎平卧、上升或直立,高 10～40 cm,自基部多分枝,具纵棱。叶椭圆形、狭椭圆形或披针形,长 1～4 cm,宽 3～12 mm,顶端钝圆或急尖,基部楔形,边缘全缘,两面无毛,下面侧脉明显;叶柄短或近无柄,基部具关节;托叶鞘膜质,下部褐色,上部白色,撕裂脉明显。花单生或数朵簇生于叶腋,遍布于植株;苞片薄膜质;花梗细,顶部具关节;花被 5 深裂,花被片椭圆形,长 2～2.5 mm,绿色,边缘白色或淡红色;雄蕊 8,花丝基部扩展;花柱 3,柱头头状。瘦果卵形,具 3 棱,长 2.5～3 mm,黑褐色,密被由小点组成的细条纹,无光泽,与宿存花被近等长或稍超过。花期 5—7 月,果期 6—8 月。(图 10 - 11)

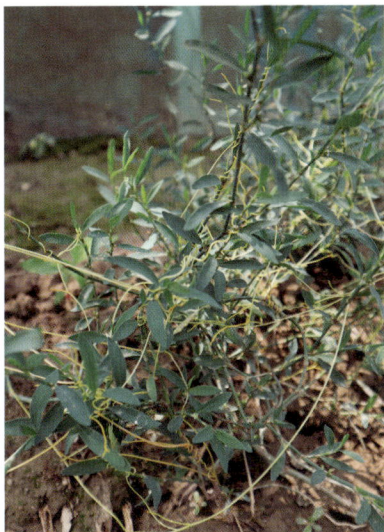

图 10 - 11　萹蓄原植物图

【生境与分布】 生于海拔 10～4200 m 的田边路、沟边湿地。全国各地均产。

【采收加工】 夏季叶茂盛时采收,除去根和杂质,晒干。

【药材性状】 本品茎呈圆柱形而略扁,有分枝,长 15～40 cm,直径 0.2～0.3 cm。表面灰绿色或棕红色,有细密微突起的纵纹;节部稍膨大,有浅棕色膜质的托叶鞘,节间长约 3 cm;质硬,易折断,断面髓部白色。叶互生,近无柄或具短柄,叶片多脱落或皱缩、破碎,完整者展平后呈披针形,全缘,两面均呈棕绿色或灰绿色。气微,味微苦。(图 10 - 12)

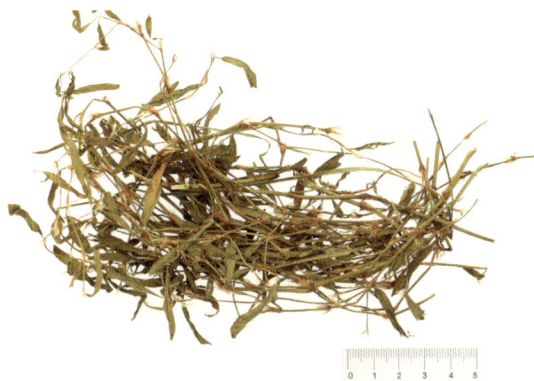

图 10 - 12　萹蓄药材图

【化学成分】 全草含萹蓄苷、槲皮苷、*D*-儿茶精、没食子酸、咖啡酸、草酸、硅酸、绿原酸、4-香豆酸、黏液质、葡萄糖、果糖及蔗糖。

【药理作用】

1. 利尿作用 实验证明,萹蓄有利尿作用,其煎剂可使盐水负荷的大白鼠尿量、钠、钾排出均增加,特别是钾的排出较多,其灰分亦有同样效果,因此认为其利尿作用主要是由于钾盐所致,也有人认为是由于其中所含黄酮苷所致。

2. 降血压作用 萹蓄的水及醇提取物静脉注射,对猫、兔、狗均有降血压作用。

3. 对子宫及止血作用 萹蓄水及醇提取物能加速血液凝固,使子宫张力增加,可用作流产及分娩后子宫出血的止血剂。

4. 抗菌作用 萹蓄浸出液在试管内对某些真菌有抑制作用,对细菌的抑制作用较弱。

5. 其他作用 萹蓄能增强呼吸运动的幅度及肺换气量,有轻度收敛用药。萹蓄苷对大鼠、犬有利尿作用,给犬静脉注射半数有效量,可使胆盐的排出增加。

【常用饮片】

萹蓄段 本品呈不规则的段。茎呈圆柱形而略扁,表面灰绿色或棕红色,有细密微突起的纵纹;节部稍膨大,有浅棕色膜质的托叶鞘。切面髓部白色。叶片多破碎,完整者展平后呈披针形,全缘。气微,味微苦。(图 10 - 13)

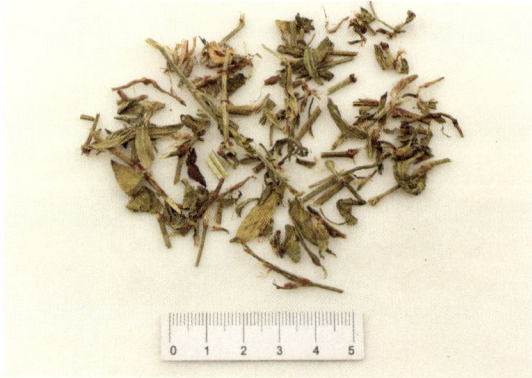

图 10 - 13 萹蓄饮片图

【性味归经】 苦,微寒。归膀胱经。

【功能主治】 利尿通淋,杀虫,止痒。用于热淋涩痛,小便短赤,虫积腹痛,皮肤湿疹,阴痒带下。

【用法用量】 内服:煎汤,9～15 g。外用:适量,煎洗患处。

瞿麦

【别名】 石竹子花、十样景花、洛阳花。

【来源】 石竹科植物瞿麦 *Dianthus superbus* L. 或石竹 *Dianthus chinensis* L. 的干燥地上部分。

【原植物形态】

瞿麦 多年生草本,高 50～60 cm,有时更高。茎丛生,直立,绿色,无毛,上部分枝。叶片线状披针形,长 5～10 cm,宽 3～5 mm,顶端锐尖,中脉特显,基部合生成鞘状,绿色,有时带粉绿色。花 1～2 朵生枝端,有时顶下腋生;苞片 2～3 对,倒卵形,长 6～10 mm,约为花萼的 1/4,宽 4～5 mm,顶端长尖;花萼圆筒形,长 2.5～3 cm,直径 3～6 mm,常染紫红色晕,萼齿披针形,长 4～5 mm;花瓣长 4～5 cm,爪长 1.5～3 cm,包于萼筒内,瓣片宽倒卵形,边缘繸裂至中部或中部以上,通常淡红色或带紫色,稀白色,喉部具丝毛状鳞片;雄蕊和花柱微外露。蒴果圆筒形,与宿存萼等长或微长,顶端 4 裂;种子扁卵圆形,长约 2 mm,黑色,有光泽。花期 6—9 月,果期 8—10 月。(图 10 - 14)

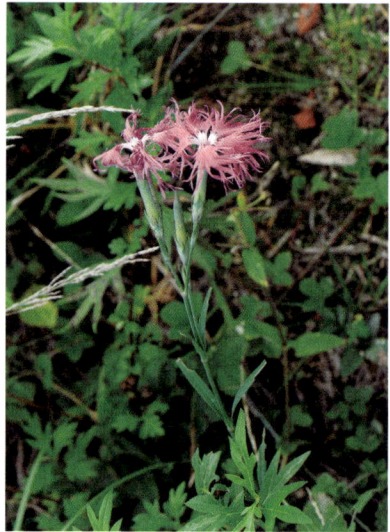

图 10 - 14 瞿麦原植物图

石竹 外形与上种相似,主要区别为苞片卵形,叶状,开张,长为萼筒的 1/2,先端尾状渐尖;萼筒长 2～2.5 cm,裂片阔披针形;花瓣通常紫红色,先端浅裂成锯齿状。花期 4—6 月。果期 6—8 月。(图 10 - 15)

【生境与分布】

瞿麦 生于海拔 400～3700 m 的丘陵山地疏林下、林缘、草甸、沟谷溪边。产于东北、华北、西北地区及山东、江苏、浙江、江西、河南、湖北、四川、贵州、新疆等地。

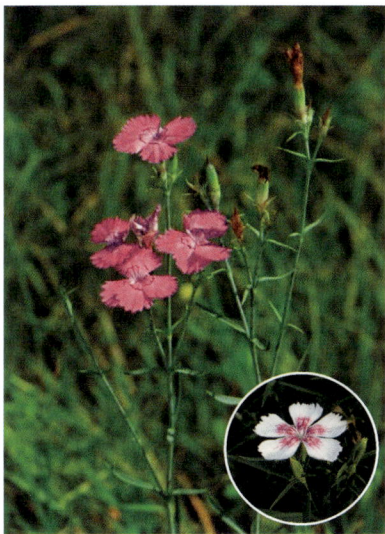

图 10 - 15　石竹原植物图

石竹　庭院多有栽培。全国大部分地区均有分布。

【采收加工】　夏、秋二季花果期采割,除去杂质干燥。

【药材性状】

瞿麦　茎圆柱形,上部有分枝,长 30～60 cm;表面淡绿色或黄绿色,光滑无毛,节明显,略膨大,断面中空。叶对生,多皱缩,展平叶片呈条形至条状披针形。枝端具花及果实,花萼筒状,长 2.7～3.7 cm;苞片 4～6,宽卵形,长约为萼筒的 1/4;花瓣棕紫色或棕黄色,卷曲,先端深裂成丝状。蒴果长筒形,与宿萼等长。种子细小,多数。气微,味淡。(图 10 - 16)

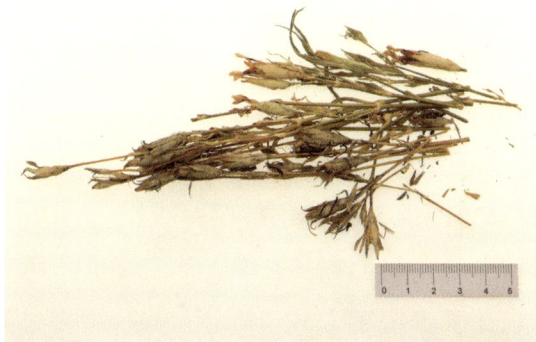

图 10 - 16　瞿麦药材图

石竹　萼筒长 1.4～1.8 cm,苞片长约为萼筒的 1/2;花瓣先端浅齿裂。

【化学成分】　瞿麦中含有黄酮类、甾体类、挥发油等化合物。黄酮类有大黄素甲醚、大黄素-8-O-葡萄糖苷、5-羟基-7,3′,4′-三甲氧基二氢黄酮、5,3′-二羟基-7,4′-二甲氧基二氢黄酮、5,4′-二羟基-7,3′-二甲氧基二氢黄酮等;甾体类成分有 β-谷甾醇苷、β-菠甾醇、胖大海素 A、(24R)-环阿屯-25-烯-3β,24-二醇、(24S)-环阿屯-25-烯-3β,24-二醇、豆甾-7-烯-3β-醇、羟基二氢博伏内酯等;挥发油有正己醇、醋酸牻牛儿酯、茴香脑、丁香酚、苯乙醇、苯甲酸苄酯、水杨酸苄酯、水杨酸甲酯等。

【药理作用】

1. 利尿作用　瞿麦对家兔、麻醉和不麻醉犬都有一定的利尿作用。

2. 对肠管的作用　瞿麦煎剂对肠管有显著的兴奋作用,离体兔肠主要表现在紧张度上升,麻醉犬在位肠管及狗慢性肠瘘则表现为肠蠕动增强,而张力并无太大的影响。

3. 对心血管的影响　瞿麦对离体蛙心、兔心有很强的抑制作用;瞿麦穗煎剂对麻醉犬有降血压作用。

4. 对血吸虫的影响　10%瞿麦煎剂在试管内能杀死血吸虫虫体。亦有报告,瞿麦在体外无杀灭血吸虫作用,体内试验用其最大耐受量或 1/2 的半数致死量。

【常用饮片】

瞿麦段　本品呈不规则段。茎圆柱形,表面淡绿色或黄绿色,节明显,略膨大。切面中空。叶多破碎。花萼筒状,苞片 4～6。蒴果长筒形,与宿萼等长。种子细小,多数。气微,味淡。(图 10 - 17)

【性味归经】　苦,寒。归心、小肠经。

【功能主治】　利尿通淋,活血通经。用

于热淋,血淋,石淋,小便不通,淋沥涩痛,经闭瘀阻。

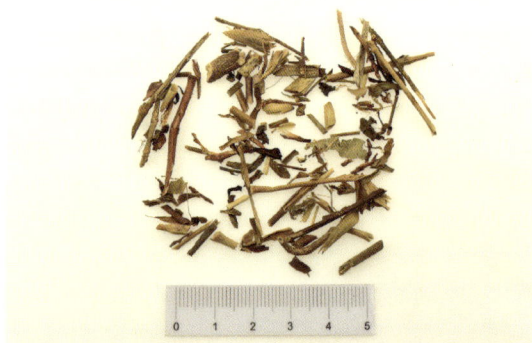

图 10 - 17 瞿麦饮片图

【用法用量】 内服:煎汤,9～15 g;或入丸、散。外用:适量,煎汤洗;或研末撒。

【注意事项】 脾、肾气虚及孕妇慎用。

石韦

【别名】 小石韦、飞刀剑、石皮。

【来源】 水龙骨科植物石韦 *Pyrrosia lingua* (Thunb.) Farwell 或有柄石韦 *Pyrrosia petiolosa* (Christ) Ching 的干燥叶。

【原植物形态】

石韦 植株高 10～30 cm。根状茎长而横走,密被鳞片;鳞片披针形,长渐尖头,淡棕色,边缘有睫毛。叶远生,近二型;叶柄与叶片大小和长短变化很大,能育叶通常远比不育叶长得高而较狭窄,两者的叶片略比叶柄长,少为等长,罕有短过叶柄的。不育叶片近长圆形,或长圆披针形,下部 1/3 处为最宽,向上渐狭,短渐尖头,基部楔形,宽一般为 1.5～5 cm,长(5)10～(20) cm,全缘,干后革质,上面灰绿色,近光滑无毛,下面淡棕色或砖红色,被星状毛;能育叶约长过不育叶 1/3,而较狭 1/3～2/3。主脉下面稍隆起,上面不明显下凹,侧脉在下面明显隆

起,清晰可见,小脉不显。孢子囊群近椭圆形,在侧脉间整齐成多行排列,布满整个叶片下面,或聚生于叶片的大上半部,初时为星状毛覆盖而呈淡棕色,成熟后孢子囊开裂外露而呈砖红色。(图 10 - 18)

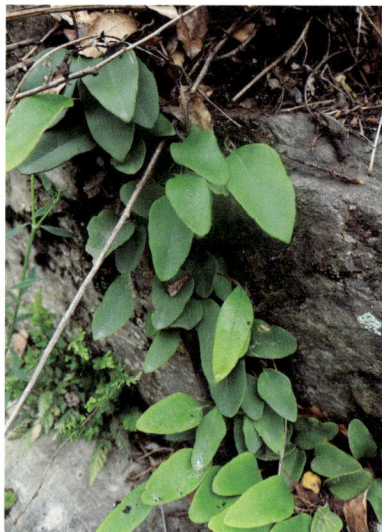

图 10 - 18 石韦原植物图

有柄石韦 植株高 5～15 cm。根状茎细长横走,幼时密被披针形棕色鳞片;鳞片长尾状渐尖头,边缘具睫毛。叶远生,一型;具长柄,通常为叶片长度的 1/2～2 倍,基部被鳞片,向上被星状毛,棕色或灰棕色;叶片呈椭圆形,急尖短钝头,基部楔形,下延,干后厚革质,全缘,上面灰淡棕色,有洼点,疏被星状毛,下面被厚层星状毛,初为淡棕色,后为砖红色。主脉下面稍隆起,上面凹陷,侧脉和小脉均不显。孢子囊群布满叶片下面,成熟时扩散并汇合。

【生境与分布】

石韦 生于海拔 100～1800 m 的林下树干上或稍干的岩石上。产于长江以南各地区。

有柄石韦 多附生于海拔 250～2200 m 的干旱裸露岩石上。产于中国东北、华北、西北、西南和长江中下游各省区。

【采收加工】 全年均可采收,除去根茎和根,晒干或阴干。

【药材性状】

石韦　叶片呈披针形或长圆披针形,长8~12 cm,宽1~3 cm。基部楔形,对称。孢子囊群在侧脉间,排列紧密而整齐。叶柄长5~10 cm,直径约1.5 mm。(图10-19)

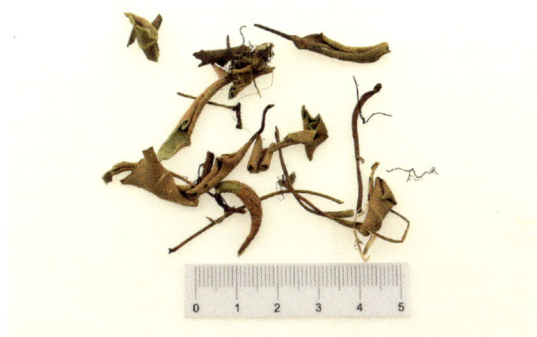

图10-19　石韦药材图

有柄石韦　叶片多卷曲呈筒状,展平后呈长圆形或卵状长圆形,长3~8 cm,宽1~2.5 cm。基部楔形,对称;下表面侧脉不明显,布满孢子囊群。叶柄长3~12 cm,直径约1 mm。

【化学成分】

石韦　含有里白烯、芒果苷、异芒果苷、绿原酸、β-谷甾醇、山柰酚、槲皮素、异槲皮素、三叶豆苷、蔗糖等。

有柄石韦　含有绿原酸、芒果苷、芦丁、羟基苯丙酸甲酯、6-O-[(9Z,12Z,15Z)-octadeca-9,12,15-trienoyl]-β-D-果糖呋喃糖基-α-D-吡喃葡萄糖苷、6-O-亚油基蔗糖,(3)(2S)-2,3-O-双十八烷-9Z,12Z,15Z-三烯酰基甘油酯-6-O-(α-D-吡喃半乳糖基)-β-D-吡喃半乳糖苷、山柰酚-7-O-β-D-apioside、开环异落叶松脂醇、异落叶松脂醇、柚皮素-7-O-β-D-葡糖醛酸、圣草酚-7-O-β-D-葡糖醛酸、4,5-二咖啡酰基奎宁酸甲酯、3,4-O-二咖啡酰基奎尼酸、1,2-二咖啡酰-环戊基-3-醇、没食子酸、香草酸-4-O-β-D-吡喃葡萄糖苷、新绿原酸甲酯等。

【药理作用】

1. 镇咳平喘作用　有柄石韦水煎浓缩后的乙醇提取液有明显的镇咳作用(氨水喷雾引咳法),镇咳效果与可待因相近。也有减少支气管液的分泌作用。

2. 抗菌作用　石韦煎剂对金黄色葡萄球菌及变形杆菌有抑制作用。

3. 其他作用　石韦能增强机体吞噬细胞的吞噬活性,并有某些抗癌作用。石韦能抑制前列腺素生物合成。

【常用饮片】

石韦条　本品呈丝条状。上表面黄绿色或灰褐色,下表面密生红棕色星状毛。孢子囊群着生侧脉间或下表面布满孢子囊群。叶全缘。叶片革质。气微,味微涩苦。

【性味归经】　甘、苦,微寒。归肺、膀胱经。

【功能主治】　利尿通淋,清肺止咳,凉血止血。用于热淋,血淋,石淋,小便不通,淋沥涩痛,肺热喘咳,吐血,衄血,尿血,崩漏。

【用法用量】　内服:煎汤,6~12 g;或研末。外用:适量,研末涂敷。

【注意事项】　阴虚及无湿热者忌用。

【附注】　《中国药典》(2020年版)亦收载水龙骨科植物庐山石韦 *Pyrrosia shearreri* (Bak.) Ching 的干燥叶作为石韦使用。

车前子

【别名】　车前实、虾蟆衣子。

【来源】　车前科植物车前 *Plantago asiatica* L. 或平车前 *Plantago depressa* Willd. 的干燥成熟种子。

【原植物形态】

车前　多年生草本,连花茎可高达50 cm。具须根;具长柄,几与叶片等长或长于叶片,基部扩大;叶片卵形或椭圆形,长4~12 cm,宽2~7 cm,先端尖或钝,基部狭窄成长柄,全缘或呈不规则的波状浅齿,通常有5~7条弧形脉。花茎数个,高12~50 cm,具棱角,有疏毛,穗状花序为花茎的2/5~1/2;花淡绿色每花有宿存苞片1枚,三角形;花萼4,基部稍全生,椭圆形或卵圆形,宿存;花冠小,膜质,花冠管卵形,先端4裂片三角形,向外反卷;雄蕊4,着生于花冠管近基部,与花冠裂片互生,花药长圆形,先端有三角形突出物,花丝线形;雌蕊1;子房上位,卵圆形,2室(假4室),花柱1,线形有毛。蒴果卵状圆锥形,成熟后约在下方2/5外周裂,下方2/5宿存。种子4~9,近椭圆形,黑褐色。花期6—9月,果期10月。(图10-20)

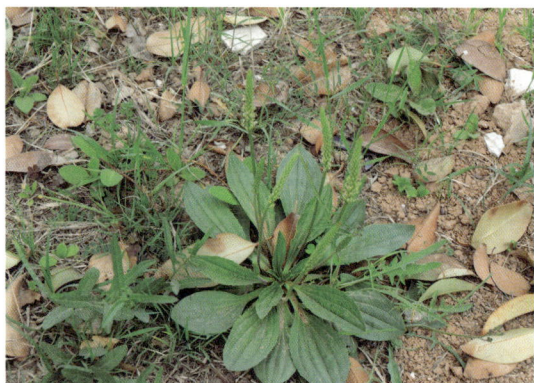

图 10-20 车前原植物图

平车前 与前种不同点在于:植株具圆柱形直根。叶片椭圆形、椭圆形状披针形或卵状披针形,基部狭窄。萼裂片与苞片约等长。蒴果圆锥状。种子长圆形,棕黑色。(图10-21)

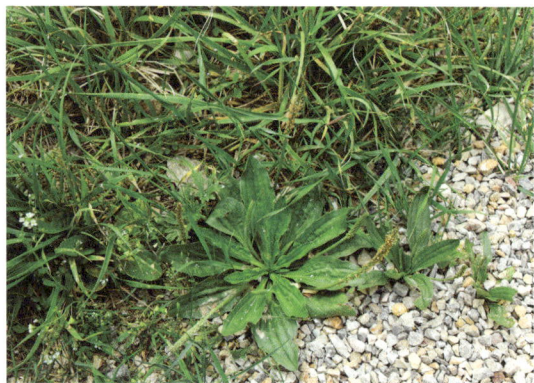

图 10-21 平车前原植物图

【生境与分布】

车前 生于海拔2500 m以下的草地、沟边、河岸湿地、田边、路旁或村边空旷处。产于黑龙江、辽宁、河北、山西、内蒙古、吉林、陕西、甘肃、青海、山东、台湾等地。

平车前 生于海拔2800 m以下的荒野、田边、河滩或路旁。产于黑龙江、吉林、辽宁、内蒙古、河北、山西、陕西、宁夏、甘肃、青海、新疆、山东、江苏、河南、安徽、江西、湖北、四川、云南、西藏。

【采收加工】 夏、秋二季种子成熟时采收果穗,晒干,搓出种子,除去杂质。

【药材性状】 本品呈椭圆形、不规则长圆形或三角状长圆形,略扁,长约2 mm,宽约1 mm。表面黄棕色至黑褐色,有细皱纹,一面有灰白色凹点状种脐。质硬。气微,味淡。(图10-22)

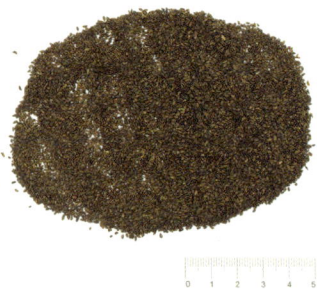

图 10-22 车前子药材图

【化学成分】 主要含多量黏液质、桃叶珊瑚苷,并含车前子酸、胆碱、腺嘌呤、琥珀酸、树脂等化合物。

【药理作用】

1. 利尿作用 正常成人内服车前子煎剂10 g,有利尿作用,但煎剂总容量及每日摄入水量均无记载,缺乏严格对照。

2. 对关节囊的作用 车前子煎剂少量多次注入兔膝关节腔,先发生滑膜炎症,继则结缔组

212

织增生,有使松弛了的关节囊恢复原有紧张的可能,临床上可用于颞下颌关节前脱位。

【常用饮片】

盐车前子 本品形如车前子,表面黑褐色。气微香,味微咸。

【性味归经】 甘,寒。归肝、肾、肺、小肠经。

【功能主治】 清热利尿通淋,渗湿止泻,明目,祛痰。用于热淋涩痛,水肿胀满,暑湿泄泻,目赤肿痛,痰热咳嗽。

【用法用量】 内服:煎汤,9～15 g,包煎。

【注意事项】 凡内伤劳倦,阳气下陷,肾虚精滑及内无湿热者慎用。

木通

【别名】 八月炸藤、活血藤、海风藤。

【来源】 木通科植物木通 *Akebia quinata* (Thunb.) Decne.、三叶木通 *Akebia trifoliata* (Thunb.) Koidz. 或白木通 *Akebia trifoliata* (Thunb.) Koidz. var. *australis* (Diels) Rehd. 的干燥藤茎。

【原植物形态】

木通 落叶木质缠绕灌木,长 3～15 cm,全株无毛。幼枝灰绿色,有纵纹。掌状复叶,小叶片 5,倒卵形或椭圆形,长 3～6 cm,先端圆常微凹至具一细短尖,基部圆形或楔形,全缘。短总状花序腋生,花单性,雌雄同株;花序基部着生 1～2 朵雌花,上部着生密而较细的雄花;雄花具雄蕊 6;雌花较大,有离生雌蕊 2～13。果肉质,浆果状,长椭圆形,或略呈肾形,两端圆,长约 8 cm,直径 2～3 cm,熟后紫色,柔软,沿腹缝线开裂。种子多数,长卵而稍扁,黑色或黑褐色。花期 4—5 月,果期 8 月。

三叶木通 与木通相近。主要区别点是:叶为三出复叶;小叶卵圆形、宽卵圆形或长卵形,长宽变化很大,先端钝圆、微凹或具短尖,基部圆形或楔形,有时微呈心形,边缘浅裂或呈波状,侧脉 5～6 对。(图 10 - 23)

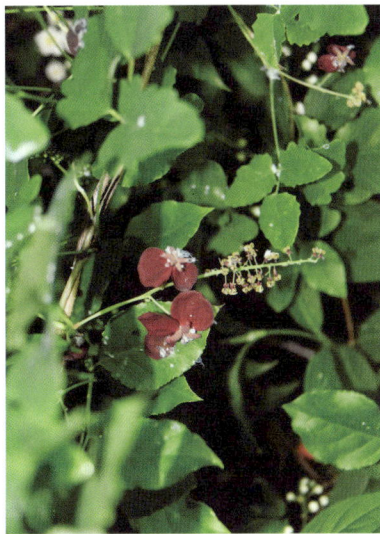

图 10 - 23 三叶木通原植物图

白木通 本变种形态与三叶木通相近,但小叶全缘,质地较厚。

【生境与分布】

木通 生于海拔 490～800 m 的山地灌丛或杂木林中。分布于陕西、山东、江苏、安徽、江西、河南、湖北、湖南、广东、四川、贵州等地。

三叶木通 生于海拔 550～2200 m 的山地灌丛或杂木林中。分布于河北、陕西、山西、甘肃、山东、河南和长江流域各地。

白木通 生于海拔 450～1450 m 的山坡灌丛或沟谷疏林中。分布江苏、浙江、江西、广西、广东、湖南、湖北、山西、陕西、四川、贵州、云南等地。

【采收加工】 秋季采收,截取茎部,除去细枝,阴干。

【药材性状】 本品呈圆柱形,常稍扭曲,长 30～70 cm,直径 0.5～2 cm。表面灰棕色至灰褐色,外皮粗糙而有许多不规则的裂纹或纵沟纹,具突起的皮孔。节部膨大或不明显,具侧枝断痕。体轻,质坚实,不易折断,断面不整齐,皮部较厚,黄棕色,可见淡黄色颗粒状小点,木部黄白色,射线呈放射状排列,髓小或有时中空,黄白色或黄棕色。气微,味微苦而涩。(图10-24)

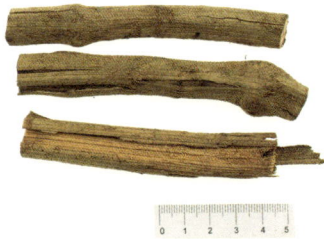

图 10-24　木通药材图

【化学成分】　木通藤茎含白桦脂醇、齐墩果酸、常春藤皂苷元、木通皂苷等化合物。

【药理作用】

1. 利尿作用　家兔口服或静脉注射木通煎剂,有一定的利尿作用。

2. 抗菌作用　据初步体外试验结果表明,木通水浸剂或煎剂对多种致病真菌有不同程度的抑制作用。

【常用饮片】

木通片　本品呈圆形、椭圆形或不规则形片。外表皮灰棕色或灰褐色。切面射线呈放射状排列,髓小或有时中空。气微,味微苦而涩。(图10-25)

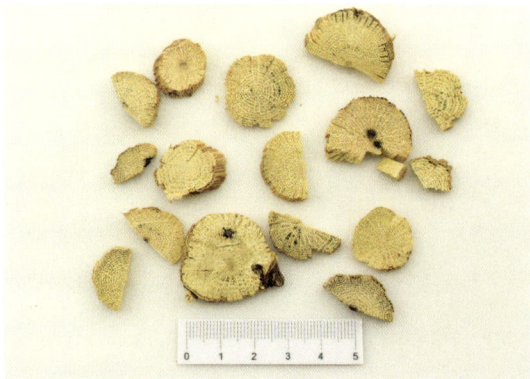

图 10-25　木通饮片图

【性味归经】　苦,寒。归心、小肠、膀胱经。

【功能主治】　利尿通淋,清心除烦,通经下乳。用于淋证,水肿,心烦尿赤,口舌生疮,经闭乳少,湿热痹痛。

【用法用量】　内服:煎汤,3~6 g;或入丸、散。

【注意事项】　内无湿热、津亏、气弱、精滑、溲频者及孕妇忌用。

通草

【别名】　通花根、大通草、白通草。

【来源】　五加科植物通脱木 *Tetrapanax papyrifer* (Hook.) K. Koch 的干燥茎髓。

【原植物形态】　落叶木质藤本。茎纤细,圆柱形,缠绕,茎皮灰褐色,有圆形、小而突起的皮孔;芽鳞片覆瓦状排列,淡红褐色。掌状复叶互生或在短枝上的簇生,通常有小叶5,偶有3~4或6~7;叶柄纤细,长4.5~10 cm;小叶纸质,倒卵形或倒卵状椭圆形,长2~5 cm,宽1.5~2.5 cm,先端圆或凹入,具小凸尖,基部圆或阔楔形,上面深绿色,下面青白色;中脉在上面凹入,下面突起,侧脉每边5~7条,与网脉均在两面突起;小叶柄纤细,长8~10 mm,中间1枚长可达18 mm。(图10-26)

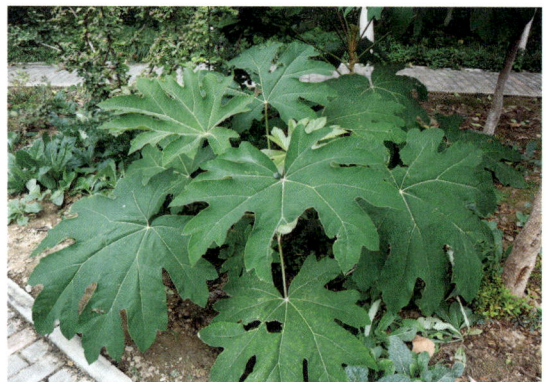

图 10-26　通脱木原植物图

【生境与分布】 生于海拔 2800 m 以下的向阳肥厚的土壤中,或栽培于庭院中。分布于西南地区及陕西、江苏、安徽、浙江、江西、福建、台湾、湖北、湖南、广东、广西等地。

【采收加工】 秋季割取茎,截成段,趁鲜取出髓部,理直,晒干。

【药材性状】 本品呈圆柱形,长 20～40 cm,直径 1～2.5 cm。表面白色或淡黄色,有浅纵沟纹。体轻,质松软,稍有弹性,易折断,断面平坦,显银白色光泽,中部有直径 0.3～1.5 cm 的空心或半透明的薄膜,纵剖面呈梯状排列,实心者少见。气微,味淡。(图 10 - 27)

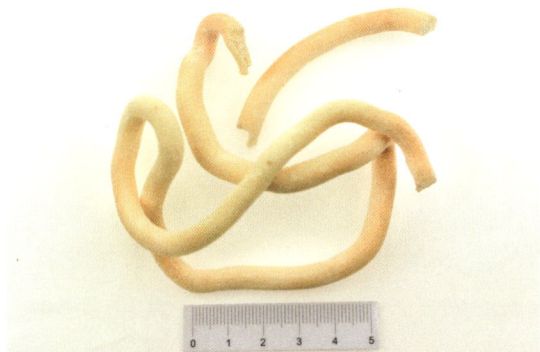

图 10 - 27 通草药材图

【化学成分】 含有肌醇、多聚戊糖、多聚甲基戊糖、阿拉伯糖、乳糖、半乳糖醛酸等化合物。

【药理作用】 通草醇提取物 4 g/kg 灌胃对大鼠有明显的利尿作用,水提取物也可使尿量轻微增加,临床上用于治疗泌尿系统感染、小便淋涩不通、尿血;有促进乳汁分泌的作用,可治疗乳汁不下;此外,通草还有消炎作用。

【常用饮片】

通草片 本品为圆形或类圆形厚片。表面白色或淡黄色,有浅纵沟纹。体轻,质松软,稍有弹性,切面平坦,呈银白色光泽,中部空心或有半透明的薄膜,实心者少见。气微,味淡。

【性味归经】 甘、淡,微寒。归肺、胃经。

【功能主治】 清热利尿,通气下乳。用于湿热淋证,水肿尿少,乳汁不下。

【用法用量】 内服:煎汤,3～5 g。

【注意事项】 孕妇慎用。

茵陈

【别名】 绵茵陈、茵陈蒿、白蒿、绒蒿、猴子毛。

【来源】 菊科植物茵陈蒿 *Artemisia capillaris* Thunb. 或滨蒿 *Artemisia scoparia* Waldst. et Kit. 的干燥地上部分。

【原植物形态】

茵陈蒿 多年生草本或半灌木状。茎直立,高 0.5～1 m,基部木质化,表面黄棕色,具纵条纹,多分枝;幼时全体有褐色丝状毛,成长后近无毛。叶一至三回羽状深裂,下部裂片较宽短,常被短绢毛;中部叶裂片细长如发,宽约 1 mm;上部叶羽头分裂,3 裂或不裂,近无毛。头状花序小而多,密集成复总状;总苞片 3～4 层,无毛,外层卵形,内层椭圆形,中央绿色,边缘膜质;花黄色,管状,外层花 3～5,雌性,能育,内层花两性 5～7,不育。瘦果长圆形,长约 0.8 mm,无毛。花期 9—10 月,果期 10—12 月。(图 10 - 28)

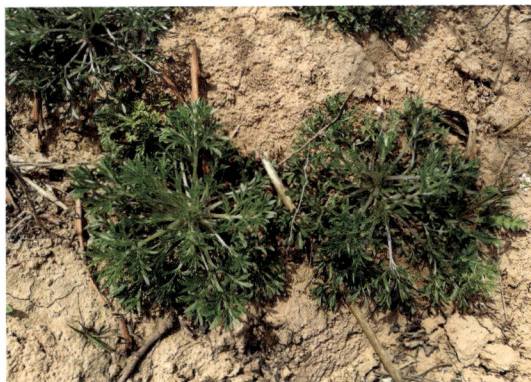

图 10 - 28 茵陈蒿原植物图

滨蒿 本种外形近似于茵陈。与茵陈蒿的区别在于本种为多年生或近一、二年生草本,茎基部叶二至三回羽状全裂;中部叶长圆形或长卵形,一至二回羽状全裂,小裂片细,为狭线形、细线形或毛发状;头状花序小,直径 1～1.5(～2)mm,在分枝上排成复总状或复穗状花序,并在茎上组成大型开展的圆锥花序。(图 10 - 29)

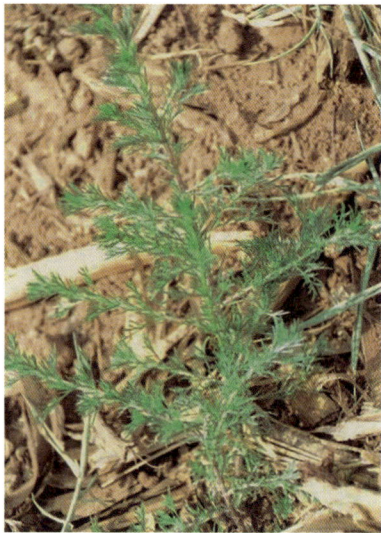

图 10 - 29　滨蒿原植物图

【生境与分布】

茵陈蒿 生于低海拔地区河岸、海岸附近的湿润沙地、路旁及低山坡地区。产于辽宁、河北、陕西(东部、南部)、山东、江苏、安徽、浙江、江西、福建、台湾、河南(东部、南部)、湖北、湖南、广东、广西及四川等地。

滨蒿 生于山坡、路边。全国各地均有分布。

【采收加工】 春季幼苗高 6～10 cm 时采收或秋季花蕾长成至花初开时采割,除去杂质和老茎,晒干。春季采收的习称"绵茵陈",秋季采割的称"花茵陈"。

【药材性状】

绵茵陈 多卷曲成团状,灰白色或灰绿色,全体密被白色绒毛,绵软如绒。茎细小,长 1.5～2.5 cm,直径 0.1～0.2 cm,除去表面白色绒毛后可见明显纵纹;质脆,易折断。叶具柄;展平后叶片呈一至三回羽状分裂,叶片长 1～3 cm,宽约 1 cm;小裂片卵形或稍呈倒披针形、条形,先端锐尖。气清香,味微苦。(图 10 - 30)

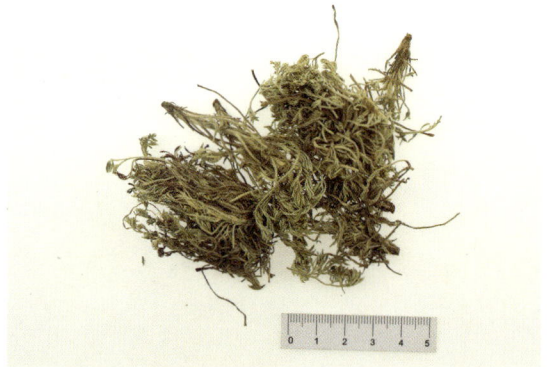

图 10 - 30　绵茵陈药材图

花茵陈 茎呈圆柱形,多分枝,长 30～100 cm,直径 2～8 mm;表面淡紫色或紫色,有纵条纹,被短柔毛;体轻,质脆,断面类白色。叶密集,或多脱落;下部叶二至三回羽状深裂,裂片条形或细条形,两面密被白色柔毛;茎生叶一至二回羽状全裂,基部抱茎,裂片细丝状。头状花序卵形,多数集成圆锥状,长 1.2～1.5 mm,直径 1～1.2 mm,有短梗;总苞片 3～4 层,卵形,苞片 3 裂;外层雌花 6～10,可多达 15 个,内层两性花 2～10。瘦果长圆形,黄棕色。气芳香,味微苦。

【化学成分】 含 6,7-二甲基七叶树内酯及挥发油。挥发油中主要为 α-蒎烯、茵陈二炔酮、茵陈烯炔、茵陈醇、茵陈色原酮、绿原酸等。

【药理作用】

1. 对重要脏器的保护作用 茵陈能够通过消炎抗氧化、保护肝细胞膜、改善肝脏微循环、防止肝细胞坏死、促进肝细胞再生及增强肝脏解毒功能等达到保肝作用;通过增强胆囊收缩和肝细胞功能、促进胆汁分泌、增加胆红素和胆汁酸外排发挥利胆作用。

2. 对心血管系统作用 茵陈蒿内的香豆素类物质对心血管系统疾病具有积极的治疗效果,现代病理学发现这种功能主要通过自由基的抑制来实现。如患者存在冠状动脉狭窄,服用茵陈蒿后,药物中的香豆素类化合物可以实现血管扩张,降低血压水平,实现病情控制。因香豆素类化合物可以抑制氧自由基的生成,使机体内的氮化合物、前列环素在血管内皮细胞中得到释放,不会持续作用于血管壁等组织,血管狭窄问题得到了长期性的缓解。

【性味归经】 苦、辛,微寒。归脾、胃、肝、胆经。

【功能主治】 清利湿热,利胆退黄。用于黄疸尿少,湿温暑湿,湿疮瘙痒。

【用法用量】 内服:煎汤,6~15 g。外用:适量,煎汤熏洗。

金钱草

【别名】 路边黄、遍地黄、铜钱草、寸骨七。

【来源】 报春花科植物过路黄 *Lysimachia christinae* Hance 的干燥全草。

【原植物形态】 多年生草本。有短柔毛或近于无毛。茎柔弱,平卧匍匐生,长 20~60 cm,节上常生根。叶对生,心形或宽卵形,长 2~5 cm,宽 1~4.5 cm,顶端锐尖或圆钝,全缘,两面有黑色腺条;叶柄长 1~4 cm。花单生叶腋;花梗长达叶端;花萼 5 深裂,裂片披针形,长约 4 mm,外面有黑色腺条;花冠黄色,约长于花萼 1 倍,裂片舌形,顶端尖,有明显的黑色腺条;雄蕊 5,不等长,花丝基部合生成筒。蒴果球形,直径约 2.5 mm,有黑色短腺条。花期 5—7 月,果期 7—10 月。(图 10-31)

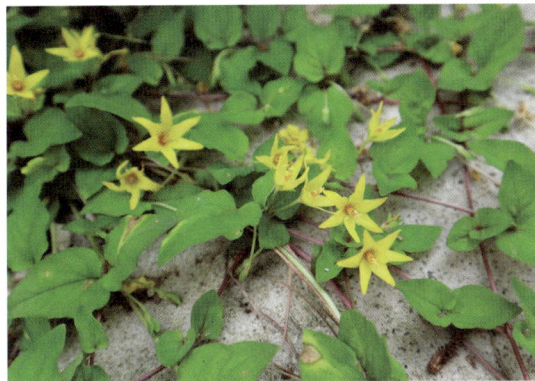

图 10-31 过路黄原植物图

【生境与分布】 生于沟边、路旁阴湿处和山坡林下。产于云南、四川、贵州、陕西(南部)、河南、湖北、湖南、广西、广东、江西、安徽、江苏、浙江、福建等地。

【采收加工】 夏、秋二季采收,除去杂质,晒干。

【药材性状】 本品常缠结成团,无毛或被疏柔毛。茎扭曲,表面棕色或暗棕红色,有纵纹,下部茎节上有时具须根,断面实心。叶对生,多皱缩,展平后呈宽卵形或心形,长 1~4 cm,宽 1~5 cm,基部微凹,全缘;上表面灰绿色或棕褐色,下表面色较浅,主脉明显突起,用水浸后,对光透视可见黑色或褐色条纹;叶柄长 1~4 cm。有的带花,花黄色,单生叶腋,具长梗。蒴果球形。气微,味淡。(图 10-32)

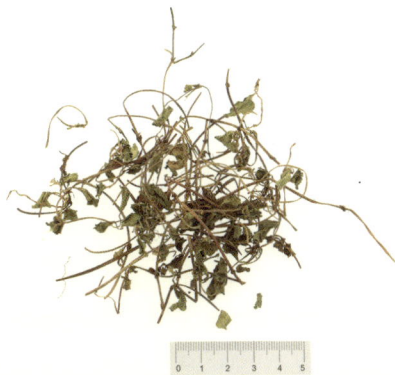

图 10-32 金钱草药材图

【化学成分】 主要含有机酸、香豆素类、黄酮类、甾醇类、酯类等化合物。有机酸类有苯甲酸、对羟基苯甲酸、阿魏酸、棕榈酸等;香豆素类有香兰素、6-甲氧基-7-羟基香豆素等;黄酮类有槲皮素等;甾醇类有 β-谷甾醇等;酯类包含白芷内酯、补骨素等。

【药理作用】

1. 排石作用 金钱草有利胆排石和利尿排石的功效。

2. 消炎作用 金钱草及其总黄酮、酚酸物腹腔注射,对组胺引起的小鼠血管通透性增加有显著的抑制作用;对巴豆油所致的小鼠耳部炎症具有非常显著的抑制作用,对注射蛋清引起的大鼠踝关节肿胀和大鼠棉球肉芽肿均有显著的抑制作用。

3. 对免疫系统作用 金钱草对细胞免疫有抑制作用。金钱草小鼠脾细胞与绵羊红细胞形成玫瑰花的百分率明显低于对照组,即便在停药后 10 天仍受抑制,其程度与环磷酰胺相似。金钱草与环磷酰胺合用抑制效果更明显。金钱草组和环磷酰胺组小鼠皮肤移植排斥反应出现的时间均比对照组晚,两药并用组尤甚。金钱草对体液免疫亦有抑制作用。

4. 对血管平滑肌及人血小板的作用 金钱草对血管平滑肌有松弛作用,对试管内腺苷二磷酸及花生四烯酸诱导的人血小板聚集也有一定的抑制作用。

【常用饮片】

金线草段 本品为不规则的段。茎棕色或暗棕红色,有纵纹,实心。叶对生,展平后呈宽卵形或心形,上表面灰绿色或棕褐色,下表面色较浅,主脉明显突出,用水浸后,对光透视可见黑色或褐色的条纹。偶见黄色花,单生叶腋。气微,味淡。(图 10 - 33)

【性味归经】 甘、咸,微寒。归肝、胆、肾、膀胱经。

【功能主治】 利湿退黄,利尿通淋,解毒消肿。用于湿热黄疸,胆胀胁痛,石淋,热淋,小便涩痛,痈肿疔疮,蛇虫咬伤。

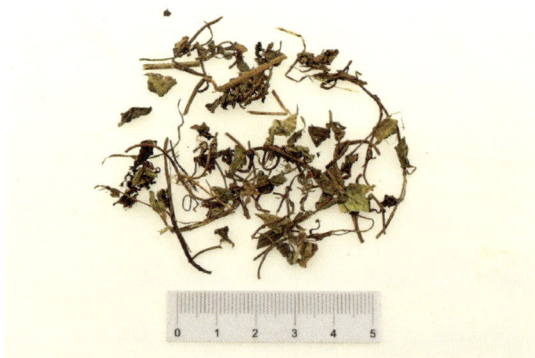

图 10 - 33　金钱草饮片图

【用法用量】 内服:煎汤,15～60 g,鲜品加倍;或捣汁饮。外用:适量,鲜品捣敷。

【注意事项】 孕妇慎用。

虎杖

【别名】 酸筒杆、酸桶芦、大接骨、斑庄根。

【来源】 蓼科植物虎杖 *Polygonum cuspidatum* Sieb. et Zucc. 的干燥根茎和根。

【原植物形态】 多年生草本。根状茎粗壮,横走。茎直立,高 1～2 m,粗壮,空心,具明显的纵棱,具小突起,无毛,散生红色或紫红斑点。叶宽卵形或卵状椭圆形,长 5～12 cm,宽 4～9 cm,近革质,顶端渐尖,基部宽楔形、截形或近圆形,边缘全缘,疏生小突起,两面无毛,沿叶脉具小突起;叶柄长 1～2 cm,具小突起;托叶鞘膜质,偏斜,长 3～5 mm,褐色,具纵脉,无毛,顶端截形,无缘毛,常破裂,早落。花单性,雌雄异株,花序圆锥状,长 3～8 cm,腋生;苞片漏斗状,长 1.5～2 mm,顶端渐尖,无缘毛,每苞内具 2～4 花;花梗长 2～4 mm,中下部具关节;花被 5 深裂,淡绿色,雄花花被片具绿色中脉,无翅,雄蕊8,比花被长;雌花花被片外面3片背部具翅,果时增大,翅扩展下延,花柱3,柱头流苏状。瘦果卵形,具3棱,长4～5 mm,黑褐色,有光泽,包于宿存花被内。花期8—9月,果期9—10月。(图10-34)

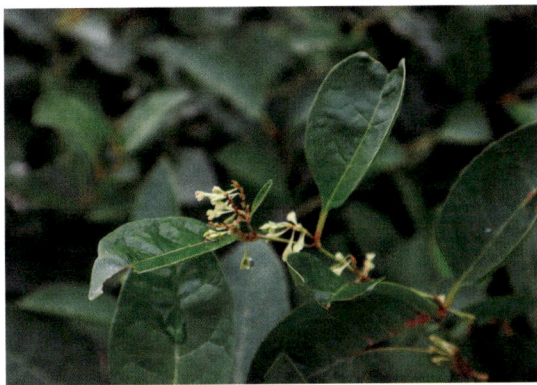

图 10-34　虎杖原植物图

【生境与分布】　生于海拔140～2000 m的山坡灌丛、山谷、路旁、田边湿地。产于陕西南部、甘肃南部及华东、华中、华南地区及四川、云南、贵州等地。

【采收加工】　春、秋二季采挖,除去须根,洗净,趁鲜切短段或厚片,晒干。

【药材性状】　本品多为圆柱形短段或不规则厚片,长1～7 cm,直径0.5～2.5 cm。外皮棕褐色,有纵皱纹和须根痕,切面皮部较薄,木部宽广,棕黄色,射线放射状,皮部与木部较易分离。根茎髓中有隔或呈空洞状。质坚硬。气微,味微苦、涩。(图10-35)

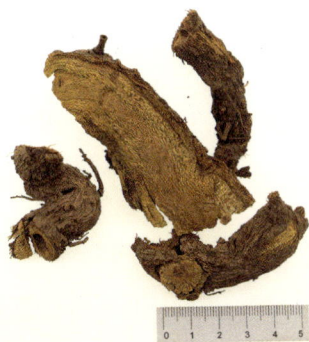

图 10-35　虎杖药材图

【化学成分】　主要含游离蒽醌及蒽醌苷、有大黄素、大黄素甲醚和大黄酚、蒽苷A、蒽苷B等,还含3,4′,5-三羟基芪-3-β-D-葡萄糖苷等。另含鞣质和几种多糖。

【药理作用】

1. 抗菌作用　体外实验表明,虎杖煎液对金黄色葡萄球菌、卡他莫拉菌、甲型或乙型溶血性链球菌、大肠埃希菌、铜绿假单胞菌有抑制作用(琼脂平板挖孔法)。高浓度煎液对钩端螺旋体也有杀灭作用。

2. 抗病毒作用　虎杖水煎液对流感亚洲甲型京科68-1株病毒、埃可病毒、单纯疱疹病毒均有抑制作用,对腺病毒3型、脊髓灰质炎2型、肠道病毒柯萨奇A组和肠道病毒柯萨奇B组、肠道病毒柯萨奇爱可组、乙型脑炎京卫研1号、单纯疱疹一株等7种有代表性的病毒株都有明显的抑制作用。

【常用饮片】

虎杖片　本品为不规则厚片。外表皮棕褐色,有时可见纵皱纹及须根痕;切面皮部较薄,木部宽广,棕黄色,射线放射状,皮部与木部较易分离;根茎髓中有隔或呈空洞状。质坚硬。气微,味微苦、涩。(图10-36)

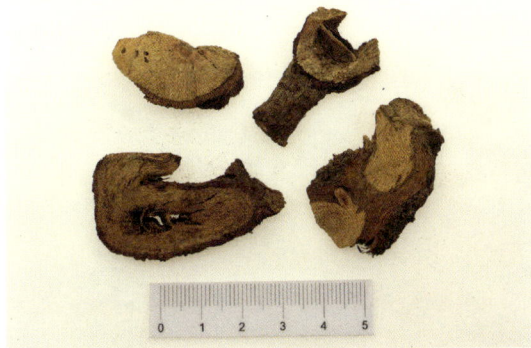

图 10-36　虎杖饮片图

【性味归经】　微苦,微寒。归肝、胆、肺经。

【功能主治】　利湿退黄,清热解毒,散瘀

止痛,止咳化痰。用于湿热黄疸,淋浊,带下,风湿痹痛,痈肿疮毒,水火烫伤,经闭,癥瘕,跌扑损伤,肺热咳嗽。

【用法用量】 9～15 g。外用适量,制成煎液或油膏涂敷。

【注意事项】 孕妇慎用。

垂盆草

【别名】 狗牙齿、半枝莲、三叶佛甲草。

【来源】 景天科植物垂盆草 *Sedum sarmentosum* Bunge 的干燥全草。

【原植物形态】 多年生草本。不育枝及花茎细,匍匐而节上生根,直到花序之下,长10～25 cm。3 叶轮生,叶倒披针形至长圆形,长 15～28 mm,宽 3～7 mm,先端近急尖,基部急狭,有距。聚伞花序,有 3～5 分枝,花少,宽5～6 cm;花无梗;萼片 5,披针形至长圆形,长3.5～5 mm,先端钝,基部无距;花瓣 5,黄色,披针形至长圆形,长 5～8 mm,先端有稍长的短尖;雄蕊 10,较花瓣短;鳞片 10,楔状四方形,长 0.5 mm,先端稍有微缺;心皮 5,长圆形,长5～6 mm,略叉开,有长花柱。种子卵形,长0.5 mm。花期 5—7 月,果期 8 月。(图 10 - 37)

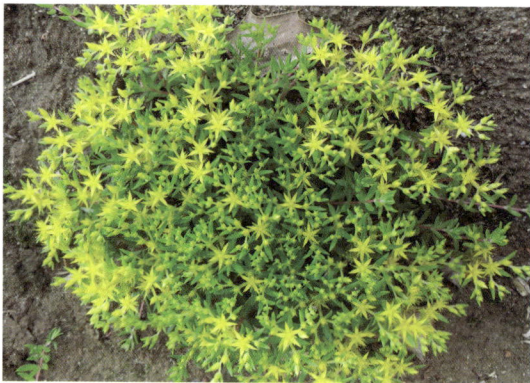

图 10 - 37 垂盆草原植物图

【生境与分布】 生于海拔 1600 m 以下山坡阳处或石上。产于福建、贵州、四川、湖北、湖南、江西、安徽、浙江、江苏、甘肃、陕西、河南、山东、山西、河北、辽宁、吉林、北京等地。

【采收加工】 夏、秋二季采收,除去杂质,干燥。

【药材性状】 本品茎纤细,长可达 20 cm以上,部分节上可见纤细的不定根。3 叶轮生,叶片倒披针形至矩圆形,绿色,肉质,长 1.5～2.8 cm,宽 0.3～0.7 cm,先端近急尖,基部急狭,有距。气微,味微苦。(图 10 - 38)

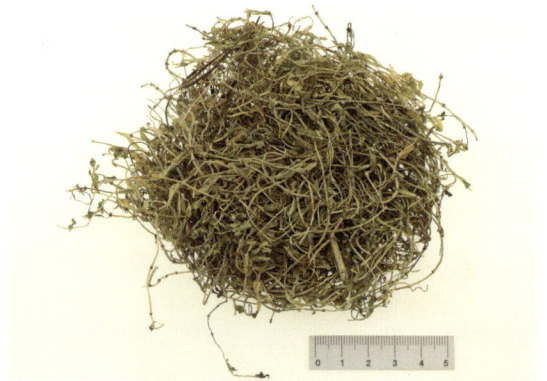

图 10 - 38 垂盆草药材图

【化学成分】 含消旋甲基异石榴皮碱、二氧异石榴皮碱、3-甲酸-1,4-二羟基二氢吡喃、N-甲基-2β-羟丙基哌啶、垂盆草苷、β-谷甾醇、甘露醇、氨基酸、葡萄糖、果糖和景天庚酮糖等化合物。

【药理作用】

1. 抗肿瘤作用 体外细胞实验表明,垂盆草的生物碱类、黄酮类等化合物能抑制肿瘤细胞增殖活性,通过抑制肿瘤细胞过度生长提高肝癌患者的生存。

2. 消炎作用 研究发现,垂盆草提取物对大鼠重症急性胰腺诱导的急性肺损伤有保护作用,其作用机制为减少中性粒细胞在肺泡内的过度聚集,抑制 JAK/STAT 通路启动,降低促炎细胞因子在肺中的水平而减轻肺损伤。

3. 抗氧化作用　羟基自由基可通过与过氧化物结合起到抗氧化作用,而垂盆草中的黄酮类、三萜类等化合物多具有酚羟基,故具有较好的抗氧化活性。

【常用饮片】

垂盆草段　本品为不规则的段。部分节上可见纤细的不定根。3 叶轮生,叶片倒披针形至矩圆形,绿色。气微,味微苦。(图 10 - 39)

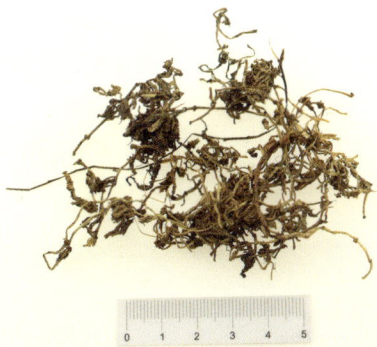

图 10 - 39　垂盆草饮片图

【性味归经】　甘、淡,凉。归肝、胆、小肠经。

【功能主治】　利湿退黄,清热解毒。用于湿热黄疸,小便不利,痈肿疮疡。

【用法用量】　内服:煎汤,15～30 g;鲜品 50～100 g;或捣汁。外用:适量,捣敷;或研末调搽;或取汁外涂;或煎水湿敷。

【注意事项】　脾胃虚寒者慎用。

冬瓜皮

【别名】　瓜皮、白冬瓜皮。

【来源】　葫芦科植物冬瓜 *Benincasa hispida* (Thunb.) Cogn. 的干燥外层果皮。

【原植物形态】　一年生蔓生或架生草本。茎被黄褐色硬毛及长柔毛,有棱沟,长约 6 m。单叶互生;叶柄粗壮,长 5～20 cm,被黄褐色硬毛及长柔毛;叶片肾状近圆形,宽 15～30 cm,5～7 浅裂或有时中裂,裂片宽卵形,先端急尖,边缘有小齿,基部深心形,两面均被粗毛,叶脉网状,在叶背面稍隆起,密被毛。卷须 2—3 歧,被粗硬毛和长柔毛。花单性,雌雄同株;花单生于叶腋,花梗被硬毛;花萼筒宽钟形,裂片三角卵形,边缘有锯齿,反折;花冠黄色,5 裂至基部,外展;雄花有雄蕊 3,花丝分生,花药卵形,药室呈"S"形折曲;雌花子房长圆筒形或长卵形,密被黄褐色长硬毛,柱头 3,略扭曲。瓠果大型,肉质,长圆柱状或近球形,长 25～60 cm,直径 10～25 cm,表面有硬毛和蜡质白粉。种子多数,卵形,白色或淡黄色,压扁。花期 5—6 月,果期 6—8 月。(图 10 - 40)

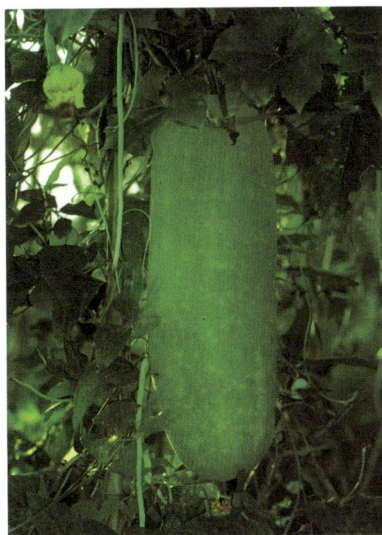

图 10 - 40　冬瓜原植物图

【生境与分布】　原产于亚洲热带地区,我国大部地区均有栽培。

【采收加工】　食用冬瓜时,洗净,削去外层果皮,晒干。

【药材性状】　本品为不规则的碎片,常向内卷曲,大小不一。外表面灰绿色或黄白色,被有白霜,有的较光滑不被白霜;内表面较粗糙,有的可见筋脉状维管束。体轻,质脆。气微,味淡。(图 10 - 41)

【化学成分】 主要含挥发油、三萜类、甾醇类等化合物。挥发油有 E-2-己烯醛、正己烯醛、甲酸正己醇酯、2,5-二甲基吡嗪、2,6-二甲基吡嗪等;三萜类化合物有己酸异多花独尾草烯醇酯、黏霉烯醇、西米杜鹃醇、5,24-葫芦二烯醇等;甾醇类化合物有24-己本胆甾-7,25-二烯醇、24-己基胆甾-7,22,25-三烯醇、24-己本胆甾-7-烯醇、24-己基胆甾-7,22-二烯醇等。另含维生素 B_1、维生素 B_2、维生素 C、烟酸、胡萝卜素、葡萄糖、果糖、蔗糖、有机酸、淀粉,以及钠、钾、钙、铁、锰、锌等无机元素。

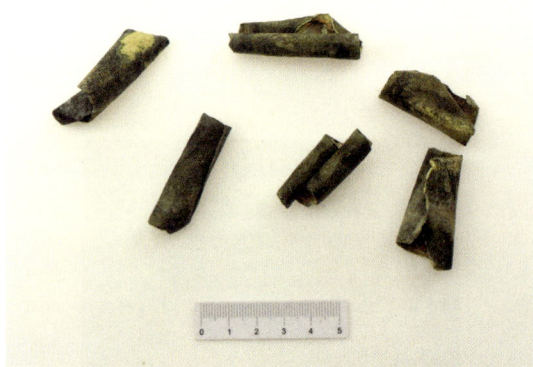

图 10-41 冬瓜皮药材图

【药理作用】

1. 降血压、利尿作用 以冬瓜皮、泽泻、熟地、茯苓、丹皮和大腹皮等 12 味中药制成中药饮剂,研究其对大鼠的降血压和利尿效果,结果受试大鼠的排尿量增加,血压有明显下降。

2. 抗氧化作用 冬瓜皮有很好的抗氧化活性,其中乙酸乙酯萃取物效果最好。冬瓜果皮新鲜提取物具有较强的抗氧化和抑制血管紧张素转换酶的能力,可能对心血管疾病和癌症有保护作用。

3. 解毒作用 体外吸附尿毒素的活性研究发现,冬瓜皮炭体外具有吸附尿素氮、肌酐、尿酸等尿毒素的活性,可用于治疗尿毒症。

4. 其他作用 通过对冬瓜皮中可溶性膳食纤维(SDF)体外生理特性研究发现,冬瓜皮中的SDF 与葡萄糖相比,对长双歧杆菌、婴儿双歧杆菌、短乳杆菌具有较强烈的促生长活性作用。

【性味归经】 甘,凉。归脾、小肠经。

【功能主治】 利尿消肿。用于水肿胀满,小便不利,暑热口渴,小便短赤。

【用法用量】 内服:煎汤,15～30 g。外用:适量,煎水洗。

【注意事项】 因营养不良而致之虚肿慎用。

连钱草

【别名】 金钱草、活血丹、金钱薄荷。

【来源】 唇形科植物活血丹 *Glechoma longituba* (Nakai) Kupr. 的干燥地上部分。

【原植物形态】 多年生草本,高 10～30 cm,幼嫩部分被疏长柔毛。匍匐茎着茎地生根,茎上升,四棱形。叶对生;叶柄长为叶片的 1.5 倍,被长柔毛;叶片心形或近肾形,长 1.8～2.6 cm,宽 2～3 cm,先端急尖或钝,边缘具圆齿,两面被柔毛或硬毛。轮伞花序通常 2 花;小苞片线形,长 4 mm,被缘毛;花萼筒状,长 9～11 mm,外面被长柔毛,内面略被柔毛,萼齿 5,上唇 3 齿较长,下唇 2 齿略短,顶端芒状,具缘毛;花冠蓝色或紫色,下唇具深色斑点,花冠筒有长和短两型,长筒者长 1.7～2.2 cm,短筒者长 1～1.4 cm,外面多少端凹入;雄蕊 4,内藏,后对较长,花药 2 室;子房 4 裂,花柱略伸出,柱头 2 裂;花盘杯状,前方呈指状膨大。小坚果呈长圆状卵形,长约 1.5 mm,深褐色。花期 4—5 月,果期 5—6 月。(图 10-42)

【生境与分布】 生于河边、路边、林间草地、山坡林下。除青海、甘肃、新疆及西藏外,全国各地均产。

【采收加工】 春至秋季采收,除去杂质,晒干。

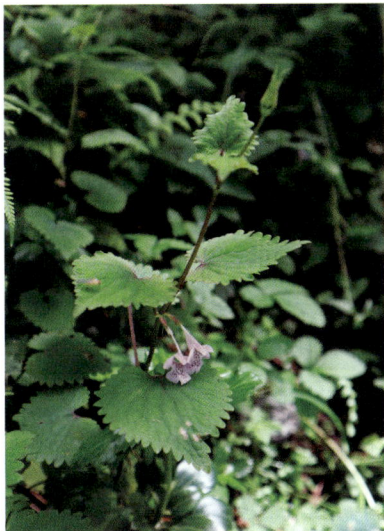

图 10-42 活血丹原植物图

【药材性状】 本品长 10～20 cm,疏被短柔毛。茎呈方柱形,细而扭曲;表面黄绿色或紫红色,节上有不定根;质脆,易折断,断面常中空。叶对生,叶片多皱缩,展平后呈肾形或近心形,长 1～3 cm,宽 1.5～3 cm,灰绿色或绿褐色,边缘具圆齿;叶柄纤细,长 4～7 cm。轮伞花序腋生,花冠二唇形,长达 2 cm。搓之气芳香,味微苦。(图 10-43)

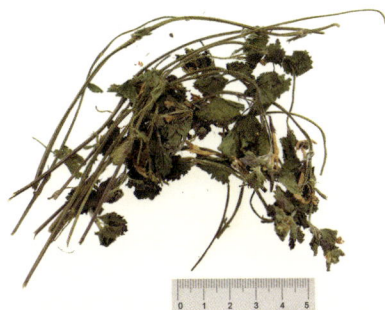

图 10-43 连钱草药材图

【化学成分】 主要含挥发油类、三萜类化合物。挥发油类有松樟酮、薄荷酮、异薄荷酮、番薄荷酮等;三萜类有熊果酸等。此外,尚含 β-谷甾醇、棕榈酸、琥珀酸、咖啡酸、阿魏酸、胆碱、维生素 C 及水苏糖等。

【药理作用】

1. 利胆作用 连钱草能促进肝细胞的胆汁分泌,肝胆管内胆汁增加,内压增高,胆道括约肌松弛,而使胆汁排出。

2. 利尿作用 连钱草煎对剂大鼠灌胃有显著利尿作用,连续应用则利尿作用逐渐降低。麻醉家兔试验也有明显利尿作用。

3. 溶解结石作用 连钱草能使小便变为酸性,而使存在于碱性条件下的结石溶解。

4. 抑菌作用 连钱草对金黄色葡萄球菌、宋氏志贺菌等有抑制作用。

【常用饮片】

连钱草段 本品呈不规则的段。茎四方形,表面黄绿色或紫红色。切面常中空。叶对生,叶片多皱缩,灰绿色或绿褐色。轮伞花序腋生,花冠唇形。搓之气芳香,味微苦。(图 10-44)

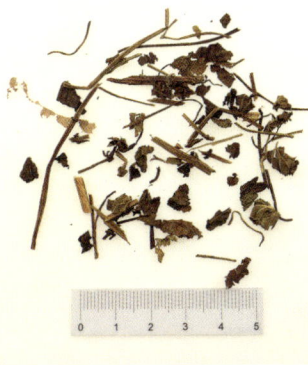

图 10-44 连钱草饮片图

【性味归经】 辛、微苦,微寒。归肝、肾、膀胱经。

【功能主治】 利湿通淋,清热解毒,散瘀消肿。用于热淋,石淋,湿热黄疸,疮痈肿痛,跌扑损伤。

【用法用量】 内服:煎汤,15～30 g。外用适量,煎汤洗。

長安
醫學

第十一章

祛风湿药

独活

【别名】 香独活、大活、玉活。

【来源】 伞形科植物重齿毛当归 *Angelica pubescens* Maxim. f. *biserrata* Shan et Yuan 的干燥根。

【原植物形态】 多年生高大草本。根类圆柱形,棕褐色,长至 15 cm,直径 1～2.5 cm,有特殊香气。茎高 1～2 m,粗至 1.5 cm,中空,常带紫色,光滑或稍有浅纵沟纹,上部有短糙毛。叶二回三出式羽状全裂,宽卵形,长 20～30(～40) cm,宽 15～25 cm;茎生叶叶柄长达 30～50 cm,基部膨大成长管状、半抱茎的厚膜质叶鞘;叶开展,背面无毛或稍被短柔毛;末回裂片膜质,卵圆形至长椭圆形,长 5.5～18 cm,宽 3～3.6 cm,先端渐尖,基部楔形,边缘有不整齐的尖锯齿或重锯齿,齿端有内曲的短尖头,顶生的末回裂片多 3 深裂,基部常沿叶轴下延呈翅状,侧生的具短柄或无柄,两面沿叶脉及边缘有短柔毛;序托叶简化成囊状膨大的叶鞘,无毛,偶被疏短毛。复伞形花序顶生和侧生,花序梗长 5～16(～20) cm,密被短糙毛;总苞片 1,长钻形,有缘毛,早落;伞辐 10～25,长 1.5～5 cm,密被短糙毛;伞形花序有花 17～28(～36);小总苞片 5～10 cm,阔披针形,比花柄短,先端有长尖,背面及边缘被短毛;花白色;无萼齿;花瓣倒卵形,先端内凹;花柱基扁圆盘状。果实椭圆形,长 6～8 mm,宽 3～5 mm,侧翅与果体等宽或略狭,背棱线形,隆起,棱槽间有油管 1～3,合生面有油管 2～6。花期 8—9 月,果期 9—10 月。(图 11 - 1)

【生境与分布】 生于阴湿山坡、林下草丛中或稀疏灌丛间。分布于安徽、浙江、江西、湖北、四川等地,四川、湖北及陕西等地的高山地区有栽培。

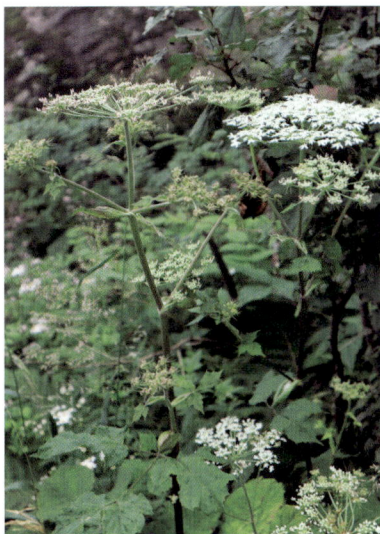

图 11 - 1　重齿毛当归原植物图

【采收加工】 春初苗刚发芽或秋末茎叶枯萎时采挖,除去须根和泥沙,烘至半干,堆置 2～3 天,发软后再烘至全干。

【药材性状】 本品根略呈圆柱形,下部 2～3 分枝或更多,长 10～30 cm。根头部膨大,圆锥状,多横皱纹,直径 1.5～3 cm,顶端有茎、叶的残基或凹陷。表面灰褐色或棕褐色,具纵皱纹,有横长皮孔样突起及稍突起的细根痕。质较硬,受潮则变软,断面皮部灰白色,有多数散在的棕色油室,木部灰黄色至黄棕色,形成层环棕色。有特异香气,味苦、辛、微麻舌。(图 11 - 2)

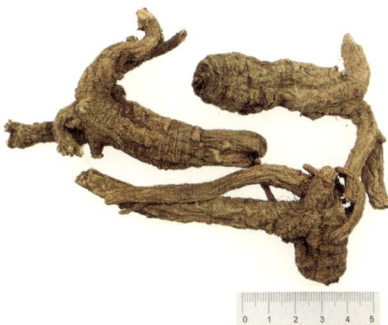

图 11 - 2　独活药材图

【化学成分】 主要含香豆素类、挥发油、甾醇类、萜类、有机酸及糖类等化合物。香豆素类有二氢山芹醇及其己酸酯、欧芹酚甲醚、异欧前胡内酯、香柑内酯等;挥发油有佛术烯、百里香酚、对-甲基苯酚、β-柏木烯、莛草烯、氧杂环十六烷-2-酮、8-亚甲基-4,11,11-三甲基双环[7,2,0]-4-十一碳烯、十二烷基异丙基醚、α-长蒎烯、枞油烯、α-蒎烯、橙花叔醇、对-聚伞花素及α-水芹烯等。

【药理作用】

1. 抑制血小板聚集及实验性血栓形成 独活醇提物能抑制二磷酸腺苷(ADP)体外诱导的大鼠血小板聚集,聚集抑制率随药物浓度的增加而增加;同时对小鼠尾出血时间有明显的延长作用。独活中的香豆素类成分对ADP体外诱导的大鼠血小板聚集亦有明显抑制活性。甲氧基欧芹素对ADP、花生四烯酸、血小板活化因子(PAF)、胶原离子载体A23187和凝血酶诱导的血小板聚集有抑制作用。

2. 对心血管系统的作用 独活中的甲氧基欧芹素等香豆素化合物具有拮抗钙通道阻滞剂受体的活性,此活性与血压、心律有关。

3. 解痉作用 香柑内酯、花椒毒素、异欧前胡素等对兔回肠具有明显的解痉作用。

4. 镇痛、镇静作用 腹腔注射独活煎剂能明显延长小鼠热板法造成的动物疼痛反应时间,表明独活有明显镇痛作用。独活流浸膏、独活煎剂给小鼠或大鼠灌胃或皮下注射给药,动物外观均表现镇静催眠状态。

5. 抗菌作用 欧芹酚甲醚和花椒毒素在体外对11种菌株试验表明其有广泛的抗菌谱。花椒内酯对布鲁氏菌有明显的抑制作用。

6. 光敏感作用 香柑内酯、花椒毒素和异欧前胡素等呋喃香豆素类化合物为光活性物质,当它们进入机体后,一旦受到日光或紫外线照射,则可使受照处皮肤发生日光性皮炎,于受照射部位发生红肿、色素增加,甚至表皮增厚等。

【常用饮片】

独活片 本品呈类圆形薄片。外表皮灰褐色或棕褐色,具皱纹。切面皮部灰白色至灰褐色,有多数散在棕色油点,木部灰黄色至黄棕色,形成层环棕色。有特异香气。味苦、辛、微麻舌。

【性味归经】 辛、苦,微温。归肾、膀胱经。

【功能主治】 祛风除湿,通痹止痛。用于风寒湿痹,腰膝疼痛,少阴伏风头痛,风寒挟湿头痛。

【用法用量】 内服:煎汤,3~10 g;或浸酒;或入丸、散。外用:适量,煎汤洗。

【注意事项】 阴虚血燥者慎用。

五加皮

【别名】 南五加皮、刺五加、红五加皮。

【来源】 五加科植物细柱五加 *Acanthopanax gracilistylus* W. W. Smith 的干燥根皮。

【原植物形态】 灌木,有时蔓生状,高2~3 m。枝灰棕色,无刺或在叶柄基部单生扁平的刺。叶为掌状复叶,在长枝上互生,在短枝上簇生;叶柄长3~8 cm,常有细刺;小叶5,稀为3~4,中央一片最大,倒卵形至倒披针形,长3~8 cm,宽1~3.5 cm,先端尖或短渐尖,基部楔形,两面无毛,或沿脉上疏生刚毛,下面脉腋间有淡棕色簇毛,边缘有细锯齿。伞形花序腋生或单生于短枝顶端,直径约2 cm;总花梗长1~2 cm;花梗长6~10 mm;萼5齿裂;花黄绿色,花瓣5,长圆状卵形,先端尖;雄蕊5,花丝细长;子房2室,花柱2,分离或基部合生,柱头圆柱状。核果浆果状,扁球形,直径5~6 mm,成熟时

黑色,宿存花柱反曲。种子2粒,细小,淡褐色。花期4—7月,果期7—10月。(图11-3)

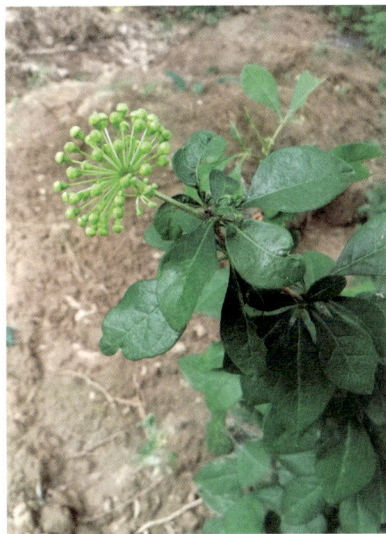

图11-3 细柱五加原植物图

【生境与分布】 生于海拔200～1600 m的灌丛林、林缘、山坡路旁和村落中,分布于中南、西南地区及山西、陕西、江苏、安徽、浙江、江西、福建等地。

【采收加工】 夏、秋二季采挖根部,洗净,剥取根皮,晒干。

【药材性状】 本品呈不规则卷筒状,长5～15 cm,直径0.4～1.4 cm,厚约0.2 cm。外表面灰褐色,有稍扭曲的纵皱纹及横长皮孔样斑痕;内表面淡黄色或灰黄色,有细纵纹。体轻,质脆,易折断,断面不整齐,灰白色。气微香,味微辣而苦。(图11-4)

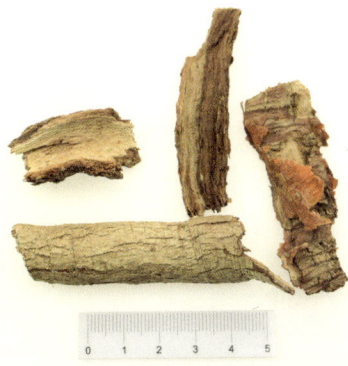

图11-4 五加皮药材图

【化学成分】 主要含二萜类、苯丙素类、甾醇类、挥发油等化合物。二萜类化合物有16α-羟基-(一)-贝壳松-19-酸、16-α-17-二羟基-19-贝壳杉酸、五加酸等;苯丙素类化合物有右旋芝麻素、刺五加苷B、丁香苷等;甾醇类化合物有β-谷甾醇、豆甾醇、β-谷甾醇葡萄糖苷等。

【药理作用】 细柱五加灌胃给药100 g/kg(按生药量计算)可延长小鼠游泳时间,延长热应激小鼠存活时间;可抑制四氧嘧啶所致大鼠高血糖;可减少水负荷小鼠尿量,均不延长低压缺氧小鼠存活时间。

【常用饮片】

五加皮片 本品呈不规则的厚片。外表面灰褐色,有稍扭曲的纵皱纹及横长皮孔样斑痕;内表面淡黄色或灰黄色,有细纵纹。切面不整齐,灰白色。气微香,味微辣而苦。

【性味归经】 辛、苦,温。归肝、肾经。

【功能主治】 祛风除湿,补益肝肾,强筋壮骨,利水消肿。用于风湿痹病,筋骨痿软,小儿行迟,体虚乏力,水肿,脚气。

【用法用量】 内服:煎汤,5～10 g,鲜品加倍;浸酒或入丸、散。外用:适量,煎水熏洗或为末敷。

【注意事项】 阴虚火旺者慎用。

威灵仙

【别名】 百条根、老虎须、铁扫帚。

【来源】 毛茛科植物威灵仙 *Clematis chinensis* Osbeck 或棉团铁线莲 *Clematis hexapetala* Pall. 的干燥根和根茎。

【原植物形态】

威灵仙 木质藤本,长3～10 m。干后全株变黑色。茎近无毛。叶对生;叶柄长4.5～6.5 cm;一回羽状复叶,小叶5有时3或7;小叶片纸质,窄卵形、卵形或卵状披针形。或线状披针形,长 1.5～10 cm,宽 1～7 cm,先端锐尖或渐尖,基部圆形、宽楔形或浅心形,全缘,两面近无毛,或下面疏生短柔毛。圆锥状聚伞花序,多花,腋生或顶生;花两性,直径 1～2 cm;萼片 4,长圆形或圆状倒卵形,长 0.5～1.5 cm,宽 1.5～3 mm,开展,白色,先端常凸尖,外面边缘密生绒毛,或中间有短柔毛;花瓣无;雄蕊多数,不等长,无毛;心皮多数,有柔毛。瘦果扁、卵形,长 3～7 mm,疏生紧贴的柔毛,宿存花柱羽毛状,长达 2～5 cm。花期 6—9 月,果期 8—11 月。(图 11 - 5)

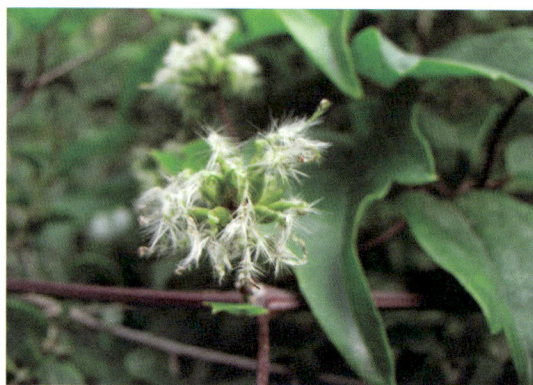

图 11 - 5　威灵仙原植物图

棉团铁线莲　直立草本,高 30～100 cm。茎圆柱形,有纵沟,疏生柔毛,后脱落无毛。叶对生;叶柄长 0.5～3.5 cm;叶片近革质,绿色,干后常变黑色,一至二回羽状深裂,裂片线状披针形、长椭圆状披针形、椭圆形或线形,长 1.5～10 cm,宽 0.1～2 cm,先端锐尖或凸尖,有时钝,全缘,两面或沿叶脉疏被长柔毛或近无毛,网脉突起。聚伞花序顶生或腋生,通常具 3 花。有时为单花,花梗有柔毛;苞片线形。花两性,直径 2.5～5 cm;萼片 4～8,通常 6,长椭圆形或狭倒卵形,长 1～2.5 cm,宽 0.3～1 cm,白色,开展,外面密生白色细毛,花蕾时像棉花球,内面无毛;花瓣无;雄蕊多数,花丝细长,长约 9 mm,无毛,花药线形;心皮多数,被白色柔毛。瘦果倒卵形,扁平,长约 4 mm,密生柔毛,宿存

花柱羽毛状,长 1.5～3 cm。花期 6—8 月,果期 7—10 月。(图 11 - 6)

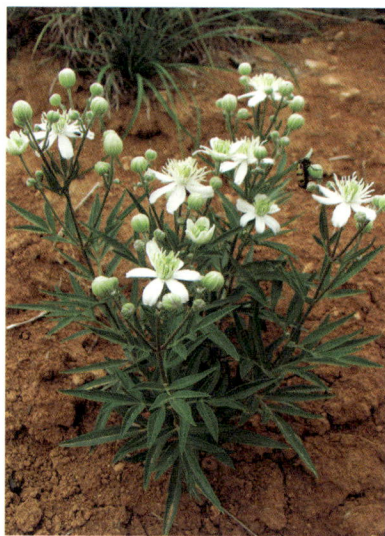

图 11 - 6　棉团铁线莲原植物图

【**生境与分布**】

　　威灵仙　生于海拔 80～150 m 的山坡、山谷灌丛中、沟边路旁草丛中。分布于陕西南部、江苏南部、安徽淮河以南、云南南部及浙江、江西、福建、台湾、河南、湖北、湖南、广东、广西、四川、贵州。

　　棉团铁线莲　生于山坡、山坡草地或固定的沙丘上。分布于黑龙江、吉林、辽宁、内蒙古、河北、山西、陕西、山东及甘肃东部、中南地区。

【**采收加工**】　秋季采挖,除去泥沙,晒干。

【**药材性状**】

　　威灵仙　根茎呈柱状,长 1.5～10 cm,直径 0.3～1.5 cm;表面淡棕黄色;顶端残留茎基;质较坚韧,断面纤维性;下侧着生多数细根。根呈细长圆柱形,稍弯曲,长 7～15 cm,直径 0.1～0.3 cm;表面黑褐色,有细纵纹,有的皮部脱落,露出黄白色木部;质硬脆,易折断,断面皮部较广,木部淡黄色,略呈方形,皮部与木部间常有裂隙。气微,味淡。(图 11 - 7)

　　棉团铁线莲　根茎呈短柱状,长 1～4 cm,直径 0.5～1 cm。根长 4～20 cm,直径 0.1～

0.2 cm;表面棕褐色至棕黑色;断面木部圆形。(图 11 - 8)
味咸。

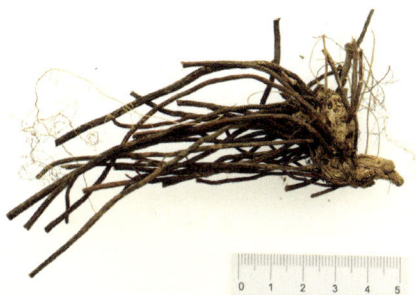

图 11 - 7　威灵仙药材图

【化学成分】　主要含皂苷类、黄酮类、木脂素类、甾醇类、生物碱、酚类等化合物。皂苷类成分有威灵仙-23-O-阿拉伯糖皂苷、威灵仙单糖皂苷、威灵仙二糖皂苷、威灵仙三糖皂苷、威灵仙四糖皂苷、威灵仙五糖皂苷、威灵仙-23-O-葡萄糖皂苷、威灵仙表二糖皂苷等。

【药理作用】

1. 降血糖作用　威灵仙浸剂对正常大鼠有显著增强葡萄糖同化的作用,故可能有降血糖作用。

2. 其他作用　威灵仙煎剂腹腔注射能轻度提高小鼠痛阈(热板法),故可能有镇痛效能。威灵仙煎剂和醇提物灌服或静脉注射,均能促进麻醉动物胆汁分泌,对豚鼠离体回肠平滑肌有直接松弛作用,并能对抗组胺或乙酰胆碱引起的回肠收缩作用。棉团铁线莲浸剂和煎液对离体蟾蜍心脏有先抑制后兴奋的作用;煎剂可使麻醉狗血压下降,肾血管收缩,对小鼠、大鼠和豚鼠有显著的抗利尿作用;煎剂对小鼠离体肠管有兴奋作用。

【常用饮片】

威灵仙段　本品呈不规则段状。表面黑褐色、棕褐色或棕黑色,有细纵纹,有的皮部脱落,露出黄白色木部。切面皮部较广,木部淡黄色,略呈方形或近圆形,皮部与木部间常有裂隙。

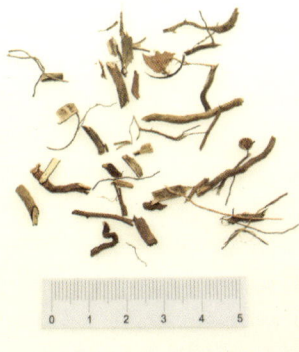

图 11 - 8　威灵仙饮片图

【性味归经】　辛、咸,温。归膀胱经。

【功能主治】　祛风湿,通经络。用于风湿痹痛,肢体麻木,筋脉拘挛,屈伸不利。

【用法用量】　内服:煎汤,6～10 g,治骨鲠咽喉可用到 30 g;或入丸、散;或浸酒。外用:适量,捣敷;或煎水熏洗;或作发泡剂。

【注意事项】　气血亏虚及孕妇慎用。

徐长卿

【别名】　了刁竹、山刁竹、痢止草。

【来源】　萝藦科植物徐长卿 *Cynanchum paniculatum* (Bge.) Kitag. 的干燥根及根茎。

【原植物形态】　多年生直立草本,高约 1 m。根须状,多至 50 余条,形如马尾,具特殊香气。茎细而刚直,不分枝,无毛或被微毛。叶对生,纸质,披针形至线形,长 5～13 cm,宽 5～15 mm,两端锐尖,两面无毛或叶面具疏柔毛,叶缘有边毛;侧脉不明显;叶柄长约 3mm。圆锥状聚伞花序生于近顶端叶腋,长达 7 cm,着花 10 余朵;花萼 5 深裂,卵状披针形;花冠黄绿色,近辐状,5 深裂,广卵形,平展或向外反卷;副花冠裂片 5,黄色,基部增厚,顶端钝;雄蕊 5;花药 2 室,花粉块每室 1 个,下垂;雌蕊 1,子房椭圆形;柱头 5 角形。顶端略为突起。蓇葖果

▶ 231

呈角状,单生长约 6 cm,表面淡褐色。种子多数,长圆形;种毛白色绢质。花期5—7月,果期9—12月。(图11-9)

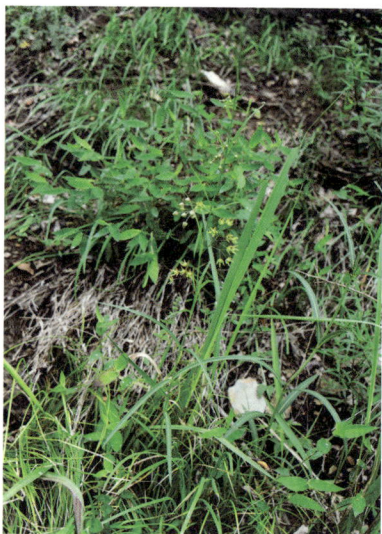

图 11-9 徐长卿原植物图

【生境与分布】 生于阳坡草丛中。分布于东北、华东、中南、西南地区及内蒙古、河北、陕西、甘肃。

【采收加工】 秋季采挖,除去杂质,阴干。

【药材性状】 本品根茎呈不规则柱状,有盘节,长 0.5～3.5 cm,直径 2～4 mm。有的顶端带有残茎,细圆柱形,长约 2 cm,直径 1～2 mm,断面中空;根茎节处周围着生多数根。根呈细长圆柱形,弯曲,长 10～16 cm,直径 1～1.5 mm。表面淡黄白色至淡棕黄色或棕色,具微细的纵皱纹,并有纤细的须根。质脆,易折断,断面粉性,皮部类白色或黄白色,形成层环淡棕色,木部细小。气香,味微辛凉。(图11-10)

【化学成分】 主要含挥发油、甾体类、多糖等化合物,还含有少量黄酮类、生物碱、木脂素类、酚类成分。挥发油类成分有丹皮酚、苯乙酮、对羟基苯乙酮等;甾体类有徐长卿苷 A、徐长卿苷 B、徐长卿苷 C 等;多糖有 D-加拿大麻糖、D-洋地黄毒糖、L-夹竹桃糖和 D-沙门糖等;其他类成分有牡丹酚、异丹皮酚、硬脂酸癸酯、蜂花烷、十六烯、β-谷甾醇和 D-赤丝草醇等。

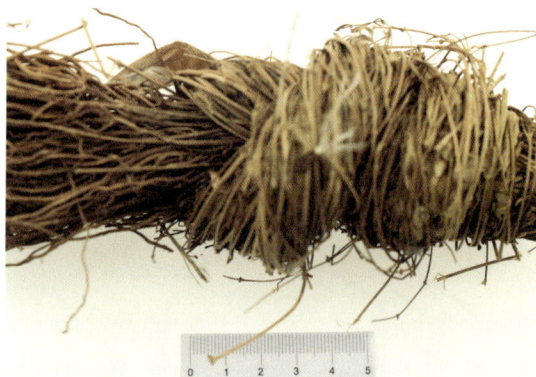

图 11-10 徐长卿药材图

【药理作用】

1. 镇痛作用 热板法证明徐长卿对小鼠有镇痛作用。牡丹酚也可使小鼠痛阈提高。

2. 镇静作用 牡丹酚有镇静作用。光电管法与抖笼法试验证明,去牡丹酚徐长卿注射液 5 g/kg 小鼠腹腔注射能显著减少自发活动,但不能延长巴比妥类催眠药的睡眠时间。

3. 改善心肌代谢及降血压作用 牡丹酚具有降低动物血压作用。去牡丹酚的徐长卿制剂,仍可降低犬、兔和大鼠的血压、减慢心率,故认为徐长卿除所含牡丹酚外,可能还有其他降血压成分。

4. 降血脂作用 对喂饲胆固醇的高脂血症兔每日给徐长卿 3 g/kg,在第5周和第9周的血清总胆固醇明显降低,说明徐长卿有降血脂作用。

5. 舒张平滑肌作用 徐长卿注射液可使豚鼠离体回肠张力下降,并可对抗氯化钡引起的回肠强烈收缩。但对乙酰胆碱、组胺所致的回肠收缩无对抗作用,同法证明,牡丹酚对乙酰胆碱、组胺、氯化钡引起豚鼠离体回肠的强烈收缩,则均有显著的对抗作用。

6. 抗菌作用 平板打洞法证明,金黄色葡萄球菌对徐长卿呈中度敏感,大肠埃希菌、宋氏志贺菌、铜绿假单胞菌、伤寒沙门菌不敏感,徐长卿对甲型溶血性链球菌也有抑制作用。试管稀释法证明,徐长卿全草煎剂对福氏志贺菌、伤寒沙门菌、铜绿假单胞菌、大肠埃希菌、金黄色葡萄球菌有抑制作用。

【常用饮片】

徐长卿段 本品呈不规则的段。根茎有节,四周着生多数根。根圆柱形,表面淡黄白色至淡棕黄色或棕色,有细纵皱纹。切面粉性,皮部类白色或黄白色,形成层环淡棕色,木部细小。气香,味微辛凉。(图11-11)

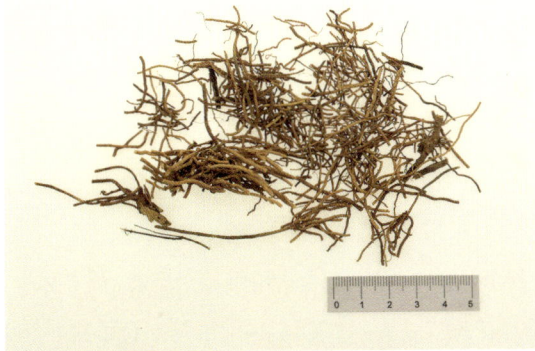

图11-11 徐长卿饮片图

【性味归经】 辛,温。归肝、胃经。

【功能主治】 祛风,化湿,止痛,止痒。用于风湿痹痛,胃痛胀满,牙痛,腰痛,跌扑伤痛,风疹、湿疹。

【用法用量】 内服:煎汤,3~12 g,后下;入丸剂或浸酒。外用:捣敷或煎水洗。

【注意事项】 体弱者慎用。

川乌

【别名】 乌头、五毒根。

【来源】 毛茛科植物乌头 *Aconitum carmichaelii* Debx. 的干燥母根。

【原植物形态】【生境与分布】 见"附子"项下。

【采收加工】 6月下旬至8月上旬采挖,除去子根、须根及泥沙,晒干。

【药材性状】 本品呈不规则的圆锥形,稍弯曲,顶端常有残茎,中部多向一侧膨大,长2~7.5 cm,直径1.2~2.5 cm。表面棕褐色或灰棕色,皱缩,有小瘤状侧根及子根脱离后的痕迹。质坚实,断面类白色或浅灰黄色,形成层环纹呈多角形。气微,味辛辣、麻舌。(图11-12、图11-13)

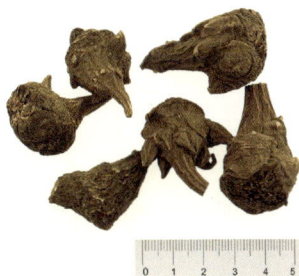

图11-12 川乌药材图

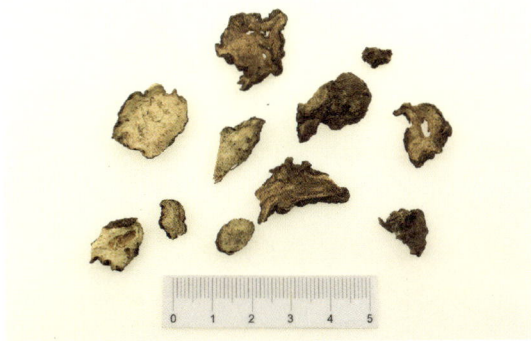

图11-13 川乌饮片图

【化学成分】 主要含生物碱、多糖类、挥发油、黄酮类、皂苷类和神经酰胺等化合物。生物碱有乌头碱、次乌头碱、中乌头碱、新乌宁碱、3-去氧乌头碱等;多糖类有乌头多糖等。

【药理作用】

1.降血压作用 乌头碱能使血压下降,乌头及川附(熟附片)煎剂对麻醉犬或猫可引起迅速而短暂的降血压,此时心脏并无明显变化,降血压可被大量阿托品或苯海拉明所消除。用末梢阻力测定装置表明,熟附片煎剂能引起下肢血管显著扩张,此外尚能扩张冠状血管(与血压、心率无关)。

2. 消炎作用 乌头中分离出的生物碱、纯乌头碱亦有降低肾上腺内抗坏血酸的作用。

3. 镇痛、中枢神经麻醉作用 用电刺激小白鼠尾巴法证明乌头碱有一定的镇痛作用,东莨菪碱能增强其效力。乌头在中药麻醉复方中,其镇痛作用可与洋金花协同,并能拮抗洋金花引起的心率加快及口干。乌头煎剂亦能提高家兔电痉挛阈。

4. 其他作用 乌头碱可抑制呼吸中枢,使呼吸变慢;对局部皮肤黏膜的感觉神经末梢呈现先兴奋、瘙痒、伴烧灼感,继以麻痹、知觉丧失;并可反射性引起唾液分泌亢进,使发热及正常动物体温降低。对离体肠管呈胆碱样作用。试管内能抑制细菌。乌及散能使子宫附属韧带、阴道、子宫及十二指肠兴奋。

【性味归经】 辛、苦,热;有大毒。归心、肝、肾、脾经。

【功能主治】 祛风除湿,温经止痛。用于风寒湿痹,关节疼痛,心腹冷痛,寒疝作痛,麻醉止痛。

【用法用量】 内服:煎汤,3～9 g;或研末,1～2 g;或入丸、散。内服须炮制后用;入汤剂应先煎1～2 h,以减低其毒性。外用:适量,研末撒或调敷。

【注意事项】 生品内服宜慎用;孕妇禁用;不宜与半夏、瓜蒌、瓜蒌子、瓜蒌皮、天花粉、川贝母、浙贝母、平贝母、伊贝母、湖北贝母、白蔹、白及同用。

秦艽

【别名】 麻花艽、小秦艽、大艽。

【来源】 龙胆科植物秦艽 Gentiana mac-rophylla Pall. 或达乌里秦艽 Gentiana dahurica Fisch. 的干燥根,分别习称"秦艽"和"小秦艽"。

【原植物形态】

秦艽 多年生草本,高 20～60 cm。主根粗长,圆柱形,上粗下细,扭曲不直,有少数分枝,中部多呈罗纹状;根茎部有许多纤维状残存叶基。茎直立或斜生,圆柱形,无毛。基生叶多丛生,无柄,叶片披针形或长圆披针形,长达 40 cm,宽 3～5 cm,先端尖,全缘,主脉 5 条;茎生叶 3～4 对,对生,较小,基部连合。花多集成顶生及茎上部腋生的轮伞花序;花萼管一侧裂开过半,萼齿浅;花冠管状,深蓝紫色,长约 2 cm,先端 5 裂,裂片间有 5 片短小褶片;雄蕊 5,着生于花冠管中部;子房长圆形,无柄。蒴果长圆形或椭圆形。种子椭圆形,无翅,褐色,有光泽。花期 7—9 月,果期 8—10 月。(图 11 - 14)

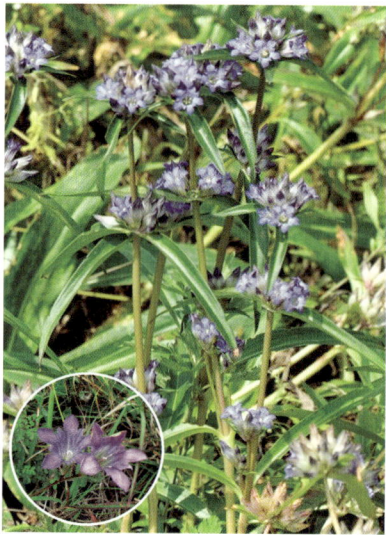

图 11 - 14 秦艽原植物图

达乌里秦艽 多年生草本,高 10～25 cm。全株光滑无毛,基部被枯存的纤维状叶鞘包裹。须根多条,向左扭结成一个圆锥形的根。枝多数丛生,斜升,黄绿色或紫红色,近圆形,光滑。莲座丛叶呈披针形或线状椭圆形。叶脉 3～5,在两面均明显,并在下面突起,叶柄宽,扁平,膜质,长 2～4 cm;茎生叶少数,线状披针形至线形,长 2～5 cm,宽 0.2～0.4 cm,先端渐尖,基部渐狭,边缘粗糙,叶脉 1～3,在两面均明显,中脉在下面突起,叶柄宽,长 0.5～10cm,越向上越短小。聚伞花序顶生及腋生,排列成疏松的花序;花梗斜伸,黄绿色或紫红色,极不等长,总花梗长至 5.5 cm;花萼筒膜质,黄绿色或带紫红色,筒形,长 7～10 mm,不裂或稀一侧 5 浅裂;花冠深蓝色,有时喉部具多数黄色斑点,筒形或漏斗形,长 3.5～4.5 cm,裂片卵形或卵状椭圆形,长 5～7 mm,先端钝,全缘,褶整齐,三角形或卵形;雄蕊着生于冠筒中下部,整齐,花丝线状钻形,花药矩圆形;子房无柄,披针形或线形,先端渐尖,花柱线形,柱头 2 裂。蒴果内藏,长圆形,无柄。花、果期 7—9 月。

【生境与分布】

秦艽　生于海拔 400～2400 m 的山区草地、溪旁两侧、路边坡地、灌丛中。分布于东北、华北、西北地区。

达乌里秦艽　生于海拔 800～4500 m 的田埂、路旁、河滩沙地、向阳山坡等地。分布于华北、西北地区及山东、四川。

【采收加工】　春、秋二季采挖,除去泥沙;秦艽晒软,堆置"发汗"至表面呈红黄色或灰黄色时,摊开晒干,或不经"发汗"直接晒干;小秦艽趁鲜时搓去黑皮,晒干。

【药材性状】

秦艽　呈类圆柱形,上粗下细,扭曲不直,长 10～30 cm,直径 1～3 cm。表面黄棕色或灰黄色,有纵向或扭曲的纵皱纹,顶端有残存茎基及纤维状叶鞘。质硬而脆,易折断,断面略显油性,皮部黄色或棕黄色,木部黄色。气特异,味苦、微涩。(图 11-15)

小秦艽　呈类圆锥形或类圆柱形,长 8～15 cm,直径 0.2～1 cm。表面棕黄色。主根通常 1 个,残存的茎基有纤维状叶鞘,下部多分枝。断面呈黄白色。

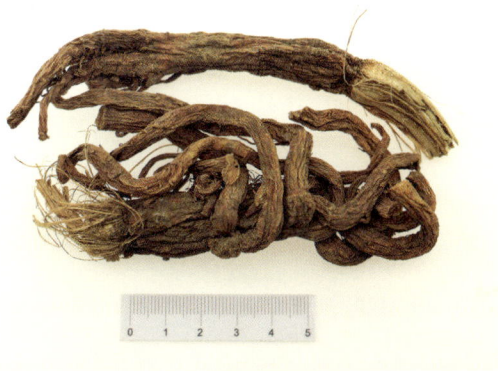

图 11-15　秦艽药材图

【化学成分】　主要含环烯醚萜类、木脂素类、黄酮类、三萜类、生物碱等化合物。环烯醚萜类有獐牙菜苦苦素、獐牙菜苷、马钱子酸、龙胆苦苷等;三萜类有熊果酸、马里斯酸、α-香树精等;黄酮类成分有苦参酮、芹菜素、槲皮素、皂草素等;生物碱有秦艽碱甲、秦艽碱乙、龙胆胺、天山龙胆碱等。此外,还有甾体类、多糖及微量元素等化合物。

【药理作用】

1. 消炎作用　秦艽碱甲能减轻大鼠的甲醛性关节炎,并加速肿胀的消退。秦艽碱甲的消炎作用原理是通过兴奋肾上腺皮质而实现的,但它与促皮质素又有所不同,它不是直接兴奋肾上腺皮质,而是通过神经系统以激动垂体,促使肾上腺皮质激素分泌增加而实现其消炎作用。

2. 镇静、镇痛及兴奋中枢神经作用　秦艽碱甲小剂量时对大鼠和小鼠有镇静作用,还能增强戊巴比妥钠的催眠作用,但较大剂量时则有中枢兴奋作用,最后导致麻痹而死亡。较小剂量注射给药时,能抑制狗肠瘘因灌注氯化亚汞所引起的反射性肠液分泌,即抑制了狗的神经系统,这种抑制作用随着剂量的增大而增强。用热板法实验证明秦艽碱甲对小鼠有镇痛作用。

3. 降血压作用　秦艽碱甲能降低豚鼠血压,对麻醉犬、兔也有明显而短暂的降低血压作用,且使心率减慢,无快速耐受现象。静脉注射阿托品和切断两侧迷走神经均不能阻断其降血压作用,加之对离体蛙心有抑制作用,减慢心率并伴有心舒张不全和心输出量减少,证明其降血压作用与迷走神经无关,可能是直接抑制心脏的结果。

4. 升血糖作用 秦艽碱甲对大鼠和小鼠均有升血糖的作用。在升血糖的同时,肝糖原含量明显降低,其作用随剂量加大而增强。由于切除肾上腺或使用阻断肾上腺素的药物后此种作用消失,故升血糖作用的原理是通过肾上腺的释放所致。

5. 抗过敏性休克和抗组胺作用 秦艽碱甲能明显减轻豚鼠因组胺喷雾引起的哮喘及抽搐,对于兔的蛋清性过敏性休克也有显著的保护作用,还能明显降低大鼠的毛细血管通透性。

6. 舒张平滑肌作用 秦艽碱甲对麻醉犬回肠运动无明显影响,对离体豚鼠回肠运动也无任何影响,但能拮抗组胺和乙酰胆碱引起的肠管收缩,对乙酰胆碱的拮抗作用相对较弱。

7. 其他作用 龙胆苦苷对疟原虫有抑杀作用。犬人工胃瘘试验证明龙胆苦苷能促进胃液及游离盐酸分泌增加。

【常用饮片】

秦艽片 本品呈类圆形的厚片。外表皮黄棕色、灰黄色或棕褐色,粗糙,有扭曲纵纹或网状孔纹。切面皮部黄色或棕黄色,木部黄色,有的中心呈枯朽状。气特异,味苦、微涩。

【性味归经】 辛、苦,平。归胃、肝、胆经。

【功能主治】 祛风湿,清湿热,止痹痛,退虚热。用于风湿痹痛,中风半身不遂,筋脉拘挛,骨节酸痛,湿热黄疸,骨蒸潮热,小儿疳积发热。

【用法用量】 内服:煎汤,3～10 g;或浸酒;或入丸、散。外用:适量,研末撒。

【注意事项】 久痛虚羸、溲多、便滑者忌用。

【附注】 《中国药典》(2020 年版)亦收载龙胆科植物麻花秦艽 *Gentiana straminea* Maxim.、粗茎秦艽 *Gentiana crassicaulis* Duthie ex Burk. 的干燥根作为秦艽使用。

桑枝

【别名】 桑条。

【来源】 桑科植物桑 *Morus alba* L. 的干燥嫩枝。

【原植物形态】【生境与分布】 见"桑叶"项下。

【采收加工】 春末夏初采收,去叶,晒干,或趁鲜切片,晒干。

【药材性状】 本品呈长圆柱形,少有分枝,长短不一,直径 0.5～1.5 cm。表面灰黄色或黄褐色,有多数黄褐色点状皮孔及细纵纹,并有灰白色略呈半圆形的叶痕和黄棕色的腋芽。质坚韧,不易折断,断面纤维性。切片厚 0.2～0.5 cm,皮部较薄,木部黄白色,射线放射状,髓部白色或黄白色。气微,味淡。(图 11－16)

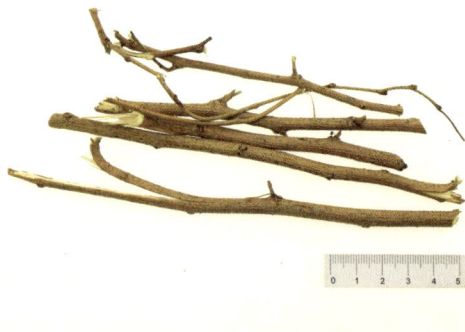

图 11－16 桑枝药材图

【化学成分】 主要含糖类、黄酮类、鞣质等化合物。糖类有蔗糖、果糖、水苏糖、葡萄糖、麦芽糖、棉子糖、阿拉伯糖、木糖等;黄酮类成分有桑素、桑色烯、环桑素、环桑色烯、桑色素、柘树素、2,4,4′,6-四羟基二苯甲酮、2,3′,4,4′,6-五羟基二苯甲酮等。心材含二氢桑色素、二氢山柰酚等。

【药理作用】

1. 降血脂作用 桑枝的醇提取物对小鼠高脂血症模型具有降脂作用。桑枝乙醇提取物还可降低肥胖模型小鼠的血脂水平,减少肝脏的脂质积累,使参与脂肪生成基因表达的水平降低。

2. 降血糖作用 桑枝提取物能有效抑制小肠 α-葡萄糖苷酶的活性,降低糖尿病小鼠的餐后血糖,药效学研究表明桑枝中的黄酮类成分是降糖的有效成分。桑枝多糖能通过调节肠道菌群结构,减少志贺氏菌、大肠杆菌、变形杆菌及克雷伯菌的数量,增加双歧杆菌、肠球菌、乳杆菌及链球菌等的数量,从而达到降低血糖的作用。

3. 消炎、抗病原微生物作用 桑枝提取物对经典的动物炎症模型,如小鼠耳肿胀、角叉菜胶足跖肿胀、腹腔通透性及肉芽组织增生均表现出显著的抑制作用。桑黄酮 C 和桑黄酮 G 对肾小球肾炎模型小鼠具有治疗意义,对金黄色葡萄球菌具有很强的抑制作用。

4. 调节免疫作用 桑枝中的多糖类成分具有调节免疫的作用,桑枝多糖可显著提高免疫低下小鼠的吞噬指数,增强网状内皮细胞的吞噬功能和小鼠迟发型变态反应能力,增强 T 细胞活性。桑枝乙醇提取物对迟发型超敏反应小鼠的耳肿胀具有显著抑制作用,对小鼠血清溶血素水平有显著的增强作用。桑枝多糖有增强免疫器官的发育和脾脏淋巴细胞的增殖能力,对免疫抑制试验小鼠的免疫功能也有一定的增强作用。

【常用饮片】

桑枝片 本品呈类圆形或椭圆形的厚片。外表皮灰黄色或黄褐色,有点状皮孔。切面皮部较薄,木部黄白色,射线放射状,髓部白色或黄白色。气微,味淡。(图 11 - 17)

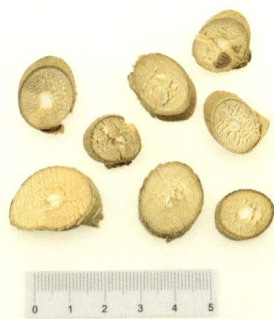

图 11 - 17 桑枝饮片图

炒桑枝 本品形如桑枝片,切面深黄色。微有香气。

【性味归经】 微苦,平。归肝经。

【功能主治】 祛风湿,利关节。用于风湿痹病,肩臂、关节酸痛麻木。

【用法用量】 内服:煎汤,15～30 g。外用:适量,煎水熏洗。

豨莶草

【别名】 黏苍子、黏糊菜、黄花仔、黏不扎。

【来源】 菊科植物豨莶 *Sigesbeckia orientalis* L. 或腺梗豨莶 *Sigesbeckia pubescens* Makino 的干燥地上部分。

【原植物形态】

豨莶 一年生草本,高达 1 m 以上,枝上部尤其是花序分枝被紫褐色头状有柄长腺毛及白色长柔毛。叶对生,叶片质薄,两面被短毛,沿叶脉有白色长柔毛,中部叶阔卵形至阔卵状三角形,长 7～20 cm,宽 5～18 cm,边缘有大小不等的齿,顶端短渐尖。头状花序直径 2～3cm,多数,排成伞房状;外层总苞片长 1～1.5 cm;舌状花长约 3.5 mm。瘦果长约 3.5 mm。花期 8—10 月,果期 9—12 月。(图 11 - 18)

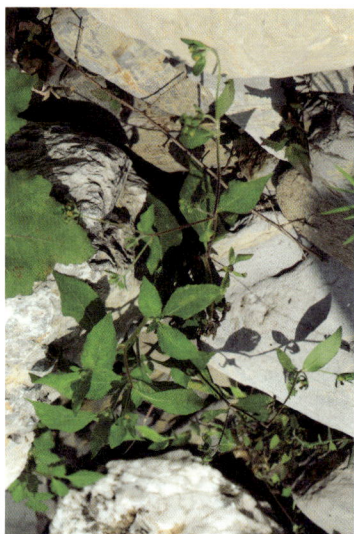

图 11 - 18　豨莶原植物图

腺梗豨莶　一年生草本。茎直立,粗壮,高 30～110 cm,上部多分枝,被开展的灰白色长柔毛和糙毛。基部叶卵状披针形,花期枯萎;中部叶卵圆形或卵形,开展,长 3.5～12 cm,宽 1.8～6 cm,基部宽楔形,下延成具翼而长 1～3 cm 的柄,先端渐尖,边缘有尖头状规则或不规则的粗齿;上部叶渐小,披针形或卵状披针形;全部叶上面深绿色,下面淡绿色,基出三脉,侧脉和网脉明显,两面被平伏短柔毛,沿脉有长柔毛。头状花序径约 18～22 mm,多数生于枝端,排成松散的圆锥花序;花梗较长,密生紫褐色头状具柄腺毛和长柔毛;总苞宽钟状;总苞片 2 层,叶质,背面密生紫褐色头状具柄腺毛,外层线状匙形或宽线形,长 7～14 mm,内层卵状长圆形,长 3.5 mm。舌状花花冠管部长 1～1.2 mm,舌片先端 2～3 齿裂,有时 5 齿裂;两性管状花长约 2.5 mm,冠檐钟状,先端 4～5 裂。瘦果倒卵圆形,4 棱,顶端有灰褐色环状凸起。花期 5—8 月,果期 6—10 月。

【生境与分布】

豨莶　生于海拔 110～2700 m 的林缘、林下、荒野、路边。广产于陕西、甘肃、江苏、浙江、安徽、江西、湖南、四川、贵州、福建、广东、海南、台湾、广西、云南等地。

腺梗豨莶　生于海拔 160～3400 m 的山坡、山谷林缘、灌丛林下的草坪中,河谷、溪边、河槽潮湿地、旷野、耕地边等处也常见。分布于吉林、辽宁、河北、山西、河南、甘肃、陕西、江苏、浙江、安徽、江西、湖北、四川、贵州、云南及西藏等地。

【采收加工】　夏、秋二季花开前和花期均可采割,除去杂质,晒干。

【药材性状】　本品茎略呈方柱形,多分枝,长 30～110 cm,直径 0.3～1 cm;表面灰绿色、黄棕色或紫棕色,有纵沟和细纵纹,被灰色柔毛;节明显,略膨大;质脆,易折断,断面黄白色或带绿色,髓部宽广,类白色,中空。叶对生,叶片多皱缩、卷曲,展平后呈卵圆形,灰绿色。有的可见黄色头状花序,总苞片匙形。气微,味微苦。(图 11 - 19)

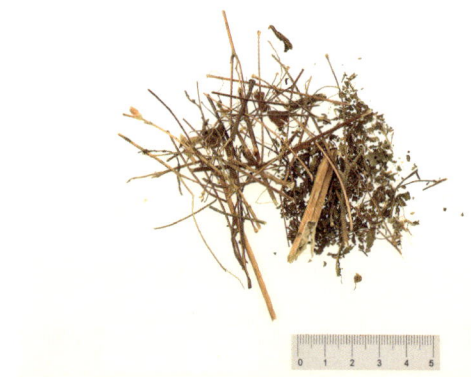

图 11 - 19　豨莶草药材图

【化学成分】　含豨莶四醇、生物碱、苦味质等。

【药理作用】

1. 消炎、镇痛作用　现代研究认为,豨莶草消炎生物活性成分主要为二萜及其苷类化合物,可能是对诱生型一氧化氮合酶和COX - 2蛋白起到抑制作用,从而减少了因机体受损所导致的相应组织释放多种细胞因子,抑制伤害性感受器的激活及痛觉敏化。

2. 抗凝血作用 研究发现,口服豨莶草能降低血瘀动物血小板的最大聚集率,表明豨莶草能降低血小板聚集。

3. 抗肿瘤作用 研究发现,豨莶草的乙酸乙酯部位群和正丁醇部位群对肿瘤细胞有较强的杀伤作用,进而表现出较为显著的抗癌活性。

【常用饮片】

豨莶草段 本品呈不规则的段状。茎略呈方柱形,表面灰绿色、黄棕色或紫棕色,有纵沟和细纵纹,被灰色柔毛。切面髓部类白色。叶多破碎,灰绿色,边缘有钝锯齿,两面皆具白色柔毛。有时可见黄色头状花序。气微,味微苦。(图 11-20)

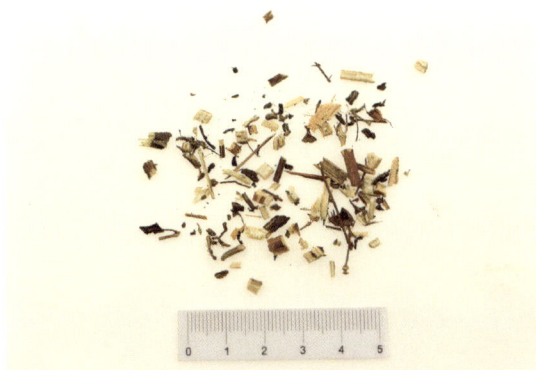

图 11-20 豨莶草段饮片图

酒豨莶草段 本品形如豨莶草段,表面褐绿色或黑绿色。微具酒香气。

【性味归经】 辛、苦,寒。归肝、肾经。

【功能主治】 祛风湿,利关节,解毒。用于风湿痹痛,筋骨无力,腰膝酸软,四肢麻痹,半身不遂,风疹湿疮。

【用法用量】 内服:煎汤,9~12 g。

【注意事项】 阴血不足者忌用。

络石藤

【别名】 软筋藤、万字金银、石气柑。

【来源】 夹竹桃科植物络石 *Trachelospermum jasminoides*(Lindl.)Lem. 的干燥带叶藤茎。

【原植物形态】 常绿木质藤本,长达10 m。全株具乳汁。茎圆柱形,有皮孔;嫩枝被黄色柔毛,老时渐无毛。叶对生,革质或近革质,椭圆形或卵状披针形,长 2~10 cm,宽 1~4.5 cm;上面无毛,下面被疏短柔毛;侧脉每边6~12 条。聚伞花序顶生或腋生,二歧,花白色,芳香;花萼 5 深裂,裂片线状披针形,顶部反卷,基部具 10 个鳞片状腺体;花蕾顶端钝,花冠筒圆筒形,中部膨大,花冠裂片 5,向右覆盖;雄蕊 5,着生于花冠筒中部,腹部黏生在柱头上,花药箭头状,基部具耳,隐藏在花喉内;花盘环状 5 裂,与子房等长;子房由 2 枚离生心皮组成,无毛,花柱圆柱状,柱头卵圆形。种子多数,褐色,线形,顶端具白色绢质种毛。花期 3—7月,果期 7—12 月。(图 11-21)

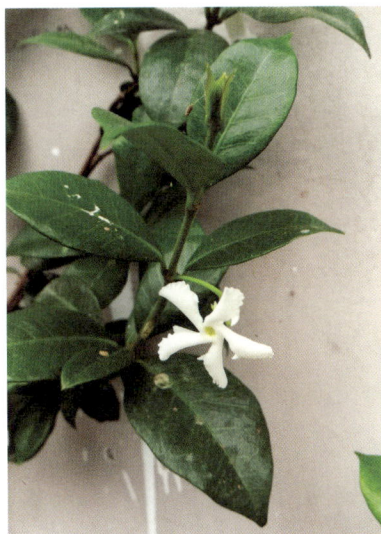

图 11-21 络石原植物图

【生境与分布】 生于山野、溪边、路旁、林木或杂木林中,常缠绕于树上或攀缘于墙壁、岩石上。分布于华东、中南、西南地区及河北、陕西、台湾等地。

【采收加工】 冬季至次春采割,除去杂质,晒干。

【药材性状】 本品茎呈圆柱形,弯曲,多分枝,长短不一,直径 1～5 mm;表面红褐色,有点状皮孔和不定根;质硬,断面淡黄白色,常中空。叶对生,有短柄;展平后叶片呈椭圆形或卵状披针形,长 1～8 cm,宽 0.7～3.5 cm;全缘,略反卷,上表面暗绿色或棕绿色,下表面色较淡;革质。气微,味微苦。(图 11-22)

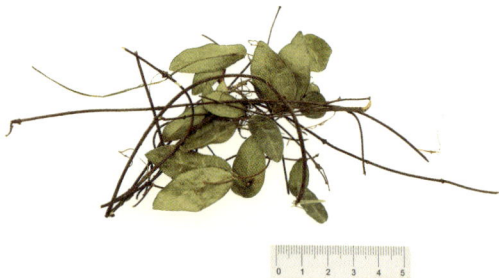

图 11-22 络石藤药材图

【化学成分】 主要含生物碱类、黄酮类、甾醇类化合物。生物碱主要有冠狗牙花定碱、伏康京碱、白坚木辛碱、狗牙花任碱、19-表伏康任碱、伏康碱、伊波加因碱及山辣椒碱等。黄酮类主要有芹菜素、芹菜素-7-O-葡萄糖苷、芹菜素-7-O-龙胆二糖苷、芹菜素-7-O-新橙皮糖苷、木樨草素、木樨草素-7-O-葡萄糖苷、木樨草素-7-O-龙胆二糖苷;甾醇类有β-香树脂醇、β-香树脂酸乙酸酯、羽扇豆醇、羽扇豆醇乙酸酯、羽扇豆醇不饱和脂肪酸酯、β-谷甾醇、豆甾醇及菜油甾醇等。

【药理作用】

1. 抑菌作用 络石藤煎剂对金黄色葡萄球菌、福氏志贺菌及伤寒沙门菌有抑制作用。

2. 对神经系统及心血管系统的作用 牛蒡苷可刺激冷血及温血动物中枢神经系统,使呼吸加快,大剂量引起呼吸衰竭;对心脏作用较弱,可引起血管扩张、血压下降,并使小鼠皮肤发红、腹泻。此外,对离体兔肠及子宫却有抑制作用。

【常用饮片】

络石藤段 本品呈不规则段状。茎圆柱形,表面红褐色,可见点状皮孔。切面黄白色,中空。叶全缘,略反卷;革质。气微,味微苦。

【性味归经】 苦,微寒。归心、肝、肾经。

【功能主治】 祛风通络,凉血消肿。用于风湿热痹,筋脉拘挛,腰膝酸痛,喉痹,痈肿,跌扑损伤。

【用法用量】 内服:煎汤,6～12 g。

青藤

【别名】 寻风藤、过山龙、土藤。

【来源】 防己科植物青藤 *Sinomenium acutum* (Thunb.) Rehd. et Wils. 的干燥藤茎。

【原植物形态】 木质藤本,长可达20 m。茎灰褐色,有不规则裂纹;小枝圆柱状,有直线纹,被柔毛或近无毛。叶纸质至革质,心状圆形或卵圆形,长 7～15 cm,宽 5～10 cm,先端渐尖或急尖,基部心形或近截形,全缘或 3～7 角状浅裂,上面绿色,下面灰绿色,嫩叶被绒毛,老叶无毛或仅下面被柔毛,掌状脉通常 5 条;叶柄长 5～15 cm。圆锥花序腋生,大型,有毛;花小,淡黄绿色,单性异株;萼片 6,2 轮,背面被柔毛;花瓣 6,长 0.7～1 mm;雄花雄蕊9～12;雌花的不育雄蕊丝状,心皮 3。核果扁球形,稍歪斜,直径 5～8 mm,红色至暗红色。花期夏季,果期秋季。(图 11-23)

【生境与分布】 生于林中、林缘、沟边或灌丛中,攀缘于树上或石山上,分布于长江流域及其以南各地,南至广东北部。

【采收加工】 秋末冬初采割,扎把或切长段,晒干。

【药材性状】 本品呈长圆柱形,常微弯

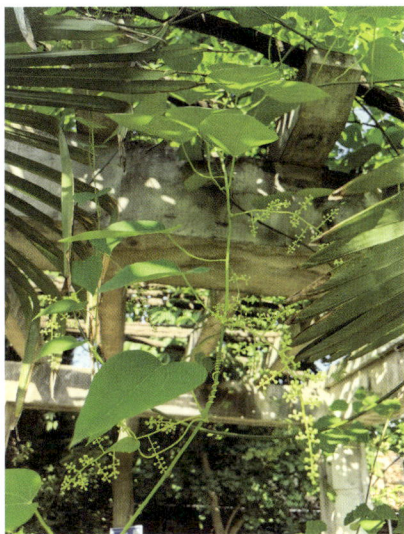
图 11 - 23　青藤原植物图

曲,长 20～70 cm 或更长,直径 0.5～2 cm。表面绿褐色至棕褐色,有的灰褐色,有细纵纹和皮孔。节部稍膨大,有分枝。体轻,质硬而脆,易折断,断面不平坦,灰黄色或淡灰棕色,皮部窄,木部射线呈放射状排列,髓部淡黄白色或黄棕色。气微,味苦。

【化学成分】　主要含生物碱、甾醇类及挥发油等化合物。生物碱有青风藤碱、尖防己碱、N-去甲尖防己碱、白兰花碱、光千金藤碱、青藤碱、双青藤碱、木兰花碱、四氢表小檗碱、异青藤碱、土藤碱等。其他有豆甾醇、β-谷甾醇、消旋丁香树脂酚及棕榈酸甲酯等。

【药理作用】

1. 镇咳作用　青藤碱有镇咳作用,对小鼠(SO_2法)及猫(电刺激喉上神经法),其镇咳效价与可待因相仿;对豚鼠(SO_2法)则其效价仅及可待因的 1/4;异丙嗪可加强其镇咳作用。

2. 消炎作用　青藤碱对实验性关节炎有显著的消退作用,其机制可能是通过下丘脑影响垂体-肾上腺系统,而与组胺释放无关。对豚鼠的主动性过敏性休克有预防作用。青藤碱能降低实验性关节炎大鼠全血黏度,且随剂量增加作用增强,但对血浆黏度无明显影响,主要是由于青藤碱提高红细胞变形能力,降低红细胞聚集度。

3. 免疫抑制作用　青藤碱对机体非特异性免疫、细胞免疫和体液免疫均有抑制作用,与环磷酰胺作用相似。青藤碱 25 mg/kg、50 mg/kg、100 mg/kg 腹腔注射或肌内注射能明显降低小鼠炭清除率及脾脏和胸腺的重量,并显著抑制小鼠腹腔巨噬细胞的吞噬功能及引起血浆中 cGMP/cAMP 比值的下降;对肿瘤相伴免疫与移植物抗宿主反应有较强的抑制作用。

4. 降低心肌收缩力和心率作用　离体豚鼠心房实验,青藤碱能降低心肌的收缩性,抑制肾上腺素诱发的自律性。在整体及离体实验中均观察到青藤碱的负性频率作用,并可拮抗异丙肾上腺素的正性变时作用。

5. 抑制心肌电作用　青藤碱可以降低豚鼠心房肌兴奋性,延长功能不应期,降低动作电位 0 相最大上升速率及动作电位幅度,因此青藤碱对快钠内流有抑制作用。

6. 抗心律失常作用　青藤碱 10～40 mg/kg 静脉注射对乌头碱、毒毛旋花苷 C、氯化钙、三氯甲烷-肾上腺素等诱发的几种不同类型的心律失常均有一定程度的拮抗作用,30～50 mg/kg 静脉注射可缩短印防己毒素诱发家兔心律失常持续时间,对结扎冠状动脉的大鼠缺血性心律失常有明显的对抗作用。

7. 抗心肌缺血、保护再灌注损伤作用　青藤碱 50 mg/kg 腹腔注射,能降低垂体后叶激素引起的大鼠心电图 ST 段和 T 波的抬高,但不影响心率。青藤碱 27 μmol/L 时即可降低再灌注心律失常的发生率,完全抑制再灌性室颤的发生,对再灌性损伤具有保护作用。

8. 降血压作用　青藤总碱对麻醉或不麻醉动物,无论静脉注射或灌胃给药都有肯定的急性降血压效果,但连续多次给药则产生快速耐受性。

9. 阻断神经节及神经肌肉传递作用　青藤碱对神经节动作电位具有浓度依赖性抑制作

用,对节前纤维的兴奋和传导无明显影响,表明其作用部位在神经节。青藤碱能可逆性阻滞神经肌肉的传递,呈浓度依赖性抑制作用,对神经干的兴奋性和传导性无明显影响,新斯的明不能拮抗青藤碱对神经肌肉传递的阻滞作用,且有加强作用,提示青藤碱具有去极化型肌松药的某些作用特点。

10. 抑制或兴奋胃肠活动 青藤碱给犬、猴口服常有轻度的胃肠不良反应。对离体的兔肠及豚鼠肠有抑制作用,并能对抗毛果芸香碱、组胺、乙酰胆碱及氯化钡的致痉挛作用。但对在位的犬及兔肠,静脉注射青藤碱均引起小肠的暂时兴奋。注射青藤碱可增加胃液分泌及其酸度。对胃肠道的兴奋作用,系组胺释放所致。

【常用饮片】

青风藤片 本品呈类圆形的厚片。外表面绿褐色至棕褐色,有的灰褐色,有纵纹,有的可见皮孔。切面灰黄色至淡灰黄色,皮部窄,木部有明显的放射状纹理,其间具有多数小孔,髓部淡黄白色至棕黄色。气微,味苦。

【性味归经】 苦、辛,平。归肝、脾经。

【功能主治】 祛风湿,通经络,利小便。用于风湿痹痛,关节肿胀,麻痹瘙痒。

【用法用量】 内服:煎汤,6～12 g;或泡酒或熬膏服。外用:适量,煎水洗。

【注意事项】 可出现瘙痒、皮疹、头晕、头痛、皮肤发红、腹痛、畏寒发热、过敏性紫癜、血小板减少、白细胞减少等副反应,使用时应予注意。

桑寄生

【别名】 寄生、桑上寄生。

【来源】 桑寄生科植物川桑寄生 *Taxillus sutchuenensis* (Lecomte) Danser 的干燥带叶茎枝。

【原植物形态】 灌木,高 0.5～1 m。嫩枝、叶密被锈色星状毛,有时具疏生叠生星状毛,后变无毛;小枝灰褐色,具细小皮孔。叶对生或近对生;叶柄长 8～10 mm;叶片厚纸质,卵形至长卵形,长 2.5～6 cm,宽 1.5～4 cm,先端圆钝,基部楔形或阔楔形;侧脉 3～4 对,略明显。伞形花序,1～2 个腋生或生于小枝已落叶腋部,具花 1～4 朵,通常 2 朵,花序和花被星状毛,总花梗长 2～4 mm;花梗长 6～7 mm;苞片鳞片状;花褐色;花托椭圆形或卵球形;副萼环状;花冠花蕾时管状,长 2.5～2.7 cm,稍弯,下半部膨胀,顶端卵球形,裂片 4,匙形,反折;花丝比花药短 2/3,药室具横隔;花盘杯状;花柱线形,柱头头状。浆果椭圆状或近球形,果皮密生小瘤体,被疏毛,成熟果浅黄色,长达 1 cm,果皮变平滑。花、果期 4 月至翌年 1 月。(图 11-24)

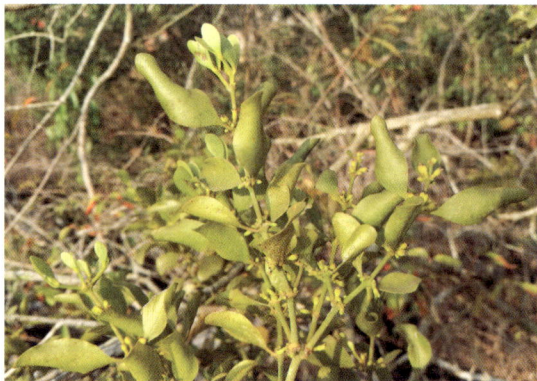

图 11-24 桑寄生原植物图

【生境与分布】 生于海拔 20～400 m 的平原或低山常绿阔叶林中,寄生于桑树、梨树、李树、梅树、油茶、厚皮香、漆树、核桃或栎属、柯属、水青冈属、桦属、榛属等植物上。产于云南、四川、甘肃、陕西、山西、河南、贵州、湖北、湖南、广西、广东、江西、浙江、福建、台湾。

【采收加工】 冬季至次春采割,除去粗茎,切段,干燥,或蒸后干燥。

【药材性状】 本品茎枝呈圆柱形,长 3～

4 cm,直径 0.2～1 cm;表面红褐色或灰褐色,具细纵纹,并有多数细小突起的棕色皮孔,嫩枝有的可见棕褐色绒毛;质坚硬,断面不整齐,皮部红棕色,木部色较浅。叶多卷曲,具短柄;叶片展平后呈卵形或椭圆形,表面黄褐色,幼叶被细绒毛,先端钝圆,基部圆形或宽楔形,全缘;革质。气微,味涩。(图 11-25)

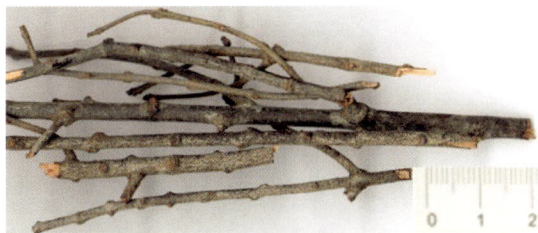

图 11-25　桑寄生药材图

【化学成分】　主要含黄酮类、三萜类等化合物。黄酮类有槲皮素、槲皮苷、右旋儿茶酚、广寄生苷等;三萜类化合物有齐墩果酸、β-香树脂醇、内消旋肌醇等。

【药理作用】

1. 利尿作用　麻醉犬以广寄生苷静脉注射后有利尿作用,增加剂量时作用更显著。在慢性大鼠试验中,无论口服或注射均有显著的利尿作用。其作用强度虽不及氨茶碱,但其毒性仅为氨茶碱的 1/4,故其治疗宽度较大。

2. 降血压作用　广寄生苷对麻醉犬虽有降血压作用,但持续时间很短,且易产生急速耐受性。据初步试验,在正常搏动和颤动的离体豚鼠心脏标本上,桑寄生(冲剂)均有舒张冠状血管的作用,并能对抗垂体后叶激素,对心肌收缩力则为先抑制后促进。

3. 抗病毒作用　桑寄生煎剂在体外对脊髓灰质炎病毒和其他肠道病毒有显著的抑制作用,脊髓灰质炎病毒与药物直接接触 1 小时内,即被抑制,可能是直接灭活作用所致。

【常用饮片】

桑寄生段　本品为厚片或不规则短段。外表皮红褐色或灰褐色,具细纵纹,并有多数细小

突起的棕色皮孔,嫩枝有的可见棕褐色绒毛。切面皮部红棕色,木部色较浅。叶多卷曲或破碎,完整者展平后呈卵形或椭圆形,表面黄褐色,幼叶被细绒毛,先端钝圆,基部圆形或宽楔形,全缘;革质。气微,味涩。(图 11-26)

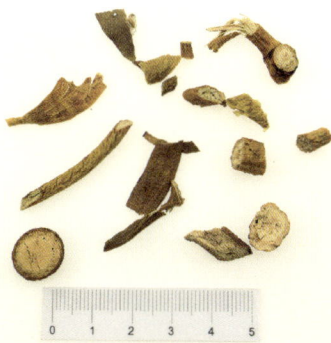

图 11-26　桑寄生饮片图

【性味归经】　苦、甘,平。归肝、肾经。

【功能主治】　祛风湿,补肝肾,强筋骨,安胎元。用于风湿痹痛,腰膝酸软,筋骨无力,崩漏经多,妊娠漏血,胎动不安,头晕目眩。

【用法用量】　内服:煎汤,9～15 g;或入丸、散;或浸酒;或捣汁服。外用:适量,捣烂外敷。

【附注】　《中国药典》(2020 年版)桑寄生来源为桑寄生科植物桑寄生 *Taxillus chinensis* (DC.) Danser 的干燥带叶茎枝。

丝瓜络

【别名】　瓜络、丝瓜筋、丝瓜瓤。

【来源】　葫芦科植物丝瓜 *Luffa aegyptiaca* Miller 的干燥成熟果实的维管束。

【原植物形态】　一年生攀缘草本。茎枝粗糙,有棱沟,有微柔毛。卷须粗壮,通常二至四歧。叶互生;叶柄粗糙,长 10～12 cm,近无毛;叶片三角形或近圆形,长宽均为 10～12 cm,通常掌状 5～7 裂,裂片三角形,中间较

长,长 8～12 cm,顶端尖,边缘有锯齿,基部深心形,上面深绿色,有疣点,下面浅绿色,有短柔毛,脉掌状,具白色长柔毛。花单性,雌雄同株;雄花通常 10～20 朵生于总状花序的顶端,花序梗粗壮,长 12～14 cm,花梗长 2 cm;花萼筒钟形,被短柔毛;花冠黄色,辐状,开后直径 5～9 cm,裂片 5,长圆形,长 0.8～1.3 cm,宽 0.4～0.7 cm,里面被黄白色长柔毛,外面具 3～5 条突起的脉,雄蕊 5,稀 3,花丝 6～8 mm,花初开放时稍靠合,最后完全分离;雌花单生,花梗长 2～10 cm;花被与雄花同,退化雄蕊 3,子房长圆柱状,有柔毛,柱头 3,膨大。果实圆柱状,直或稍弯,长 15～30 cm,直径 5～8 cm,表面平滑,通常有深色纵条纹,未成熟时肉质,成熟后干燥,里面有网状纤维,由先端盖裂。种子多数,黑色,扁卵形,平滑,边缘狭翼状。花果期夏、秋季。(图 11-27)

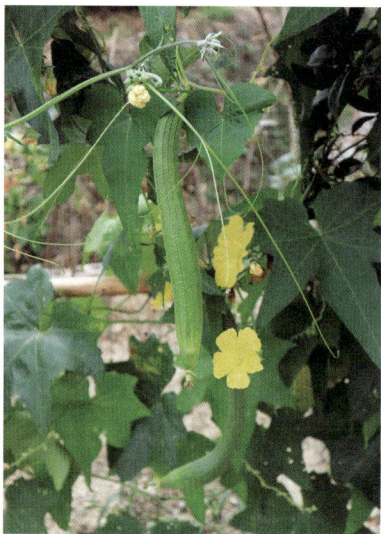

图 11-27 丝瓜原植物图

【生境与分布】 全国各地普遍栽培。

【采收加工】 夏、秋二季果实成熟、果皮变黄、内部干枯时采摘,除去外皮和果肉,洗净,晒干,除去种子。

【药材性状】 本品为丝状维管束交织而成,多呈长棱形或长圆筒形,略弯曲,长 30～70 cm,直径 7～10 cm。表面淡黄白色。体轻,质韧,有弹性,不能折断。横切面可见子房 3 室,呈空洞状。气微,味淡。(图 11-28)

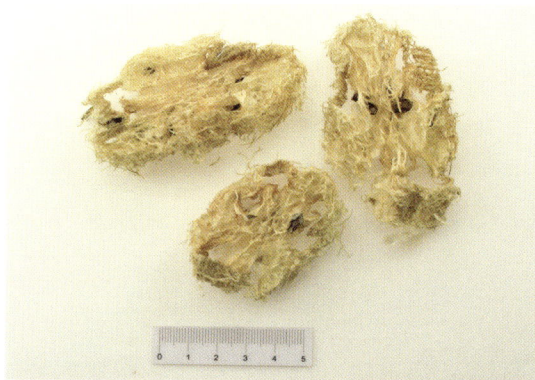

图 11-28 丝瓜络药材图

【化学成分】 丝瓜络含木聚糖及纤维素、可能还含甘露聚糖、半乳聚糖及木质素等。

【药理作用】

1. 保肝作用 所含齐墩果酸对大鼠肝脏由四氯化碳引起的急性损伤有治疗作用,能减轻肝细胞浆空心变性、疏松变性、肝细胞坏死及小叶变性反应。

2. 其他作用 齐墩果叶酸有强心利尿以及抑制 S180 瘤株生长的作用。

【性味归经】 甘,平。归肺、胃、肝经。

【功能主治】 通络,活血,祛风,下乳。用于痹痛拘挛,胸胁胀痛,乳汁不通,乳痈肿痛。

【用法用量】 内服:煎汤,5～15 g;或烧存性研末,每次 1.5～3 g。外用:适量,煅存性研末调敷。

穿山龙

【别名】 穿地龙、狗山药、过山龙。

【来源】 薯蓣科植物穿龙薯蓣 *Dioscorea nipponica* Makino 的干燥根茎。

【原植物形态】 多年生缠绕草本,长达 5 m。根茎横生,圆柱形,木质,多分枝,栓皮层显著剥离。茎左旋,圆柱形,近无毛。单叶互生,长 10～20 cm,掌状心形,变化较大,茎基部叶长 10～15 cm,宽 9～13 cm,边缘作不等大的三角状浅裂、中裂或深裂;先端叶片小,近于全缘,叶表面黄绿色,有光泽,无毛或有稀疏的白色细柔毛,尤以脉上较密。花单性,雌雄异株。雄花序为腋生的穗状花序,花序基部常由 2～4 朵集成小伞状,花序顶端常为单花;苞片披针形,先端渐尖,短于花被;花被碟形,6 裂,裂片先端钝圆;雄蕊 6,着生于花被裂片的中央,花药内向;雌花序穗状,单生;花被 6 裂,裂片披针形;雌蕊柱头 3 裂,裂片再 2 裂。蒴果成熟后枯黄色,三棱形,先端凹入,基部近圆形,每棱翅状,大小不一,一般长约 2 cm,宽约1.5 cm。种子每室 2,有时仅 1 颗发育,着生于中轴基部,四周有不等的薄膜状翅,上方呈长方形,长约为宽的 2 倍。花期 6—8 月,果期 8—10 月。(图 11 - 29)

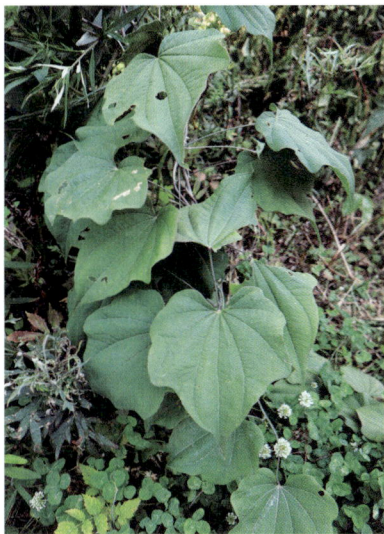

图 11 - 29　穿龙薯蓣原植物图

【生境与分布】　生于海拔 300～2000 m 的山坡、林边、河谷两侧或灌丛中,山脊路旁、沟边也有。分布于东北、华北、西北地区(除新疆)及河南、湖北、山东、江苏、安徽、浙江、江西、四川等地。

【采收加工】　春、秋二季采挖,洗净,除去须根和外皮,晒干。

【药材性状】　本品根茎呈类圆柱形,稍弯曲,长 15～20 cm,直径 1.0～1.5 cm。表面黄白色或棕黄色,有不规则纵沟、刺状残根及偏于一侧的突起茎痕。质坚硬,断面平坦,白色或黄白色,散有淡棕色维管束小点。气微,味苦涩。(图 11 - 30)

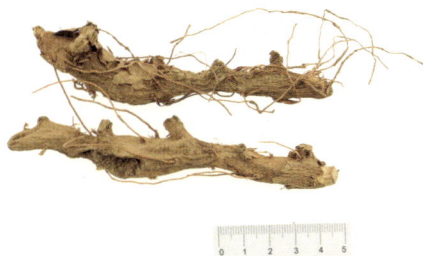

图 11 - 30　穿山龙药材图

【化学成分】　主要含薯蓣皂苷、纤细薯蓣皂苷、穗菝葜甾苷、25-D-螺甾-3,5-二烯及对羟基苄基酒石酸等。

【药理作用】

1. 镇咳作用　薯蓣皂苷有明显的止咳作用(氨水喷雾引咳法),但其皂苷元无效。镇咳有效部分主要在极性最强的部分,此外甾体皂苷在较大剂量时也有效。

2. 祛痰作用　小鼠口服薯蓣总皂苷、水不溶性皂苷或腹腔注射煎剂均有显著的祛痰作用(酚红法)。

3. 平喘作用　穿山龙煎剂对组胺或乙酰胆碱喷雾引起的支气管痉挛都有预防作用。平喘有效成分在极性最强的部分及甾体皂苷,但均需较大剂量方有效。

4. 对心血管的作用　薯蓣总皂苷能显著降低兔血胆甾醇及血压,延缓心率、增强心肌收缩力、增加尿量、降低 β-脂蛋白、α-脂蛋白比例,改善冠状循环,认为对轻度动脉粥样硬化患者有效。薯蓣总皂苷对实验性动脉粥样硬化家兔的血胆甾醇水平,并无明显降低作用,而对主动脉斑块、肝脏脂肪沉积有减轻作用。

【常用饮片】

穿山龙片 本品呈圆形或椭圆形的厚片。外表皮黄白色或棕黄色,有时可见刺状残根。切面白色或黄白色,有淡棕色的点状维管束。气微,味苦、涩。

【性味归经】 甘、苦,温。归肝、肾、肺经。

【功能主治】 祛风除湿,舒筋通络,活血止痛,止咳平喘。用于风湿痹病,关节肿胀,疼痛麻木,跌扑损伤,闪腰岔气,咳嗽气喘。

【用法用量】 内服:煎汤,9～15 g;或浸酒。外用:适量,鲜品捣敷。

窝儿七

【别名】 阿儿七、窝儿参、早荷、一碗水、一把伞。

【来源】 小檗科植物南方山荷叶 *Diphylleia sinensis* H. L. Li 的根及根茎。

【原植物形态】 多年生草本。茎单一,高 40～90 cm,淡黄色,具条纹,无毛或上部有时具细柔毛。根茎粗壮,横生,具节,节间有近圆形的碗状小凹,根茎上着生多数须根。基生叶 1,柄长达 45 cm,盾状;茎生叶 2,叶柄较短,无毛或被细柔毛;叶片近扁圆形,先端 2 深裂,基部盾状着生,上面绿色,背面灰绿色。伞房花序顶生,分枝或不分枝,花序轴与花梗均被短柔毛;萼片 6,膜质,早落;花瓣 6,白色或淡黄色,近圆形;雄蕊 6～8,与花瓣对生,花药长圆形,花丝较短;子房上位,近圆形,胚珠 5～6,浆果珠形,成熟后深蓝色,外面微被白粉。花期 5—6 月,果期 7—8 月。(图 11 - 31)

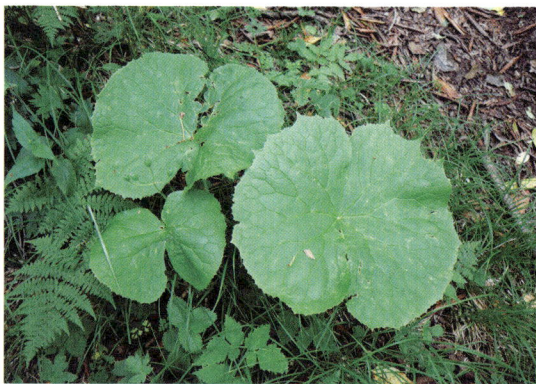

图 11 - 31　南方山荷叶原植物图

【生境与分布】 生于阴湿山坡或山地林下。分布于陕西、甘肃、四川、湖北、云南等地。

【采收加工】 秋季采挖,洗净,去残茎及须状根。晒干或阴干用。

【药材性状】 本品根茎横生,扁圆柱形,直径 1.5～2 cm。表面黄棕色,上方有众多圆形凹陷茎痕,呈切向排列,茎前直径约 1 cm,周围环节明显,下方着生多数细根。根弯曲,长 5～6 cm,直径 1 mm。质硬,折断面平坦,颗粒状,皮部浅棕红色,维管束色稍深,稀疏排列,形成层环明显,髓部大,黄白色。气微,特异,味苦。(图 11 - 32)

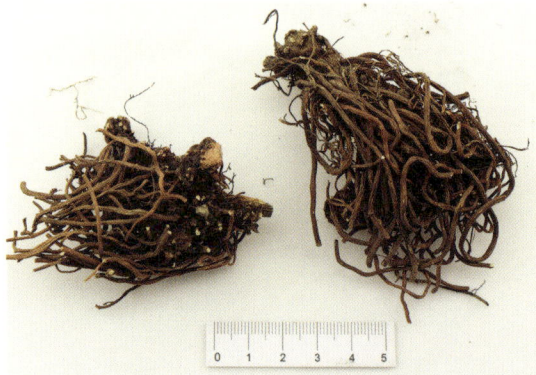

图 11 - 32　窝儿七药材图

【化学成分】 主要含鬼臼毒素、山荷叶素、苦鬼臼毒素、去氢鬼臼毒素、山柰酚等。

【药理作用】

1.抗肿瘤作用 窝儿七抗肿瘤的有效成分

是鬼臼毒素类木脂素。有学者以鬼臼为先导化合物对其进行结构改造和优化，近些年来已合成出来大量的新鬼臼衍生物，目前在临床上被广泛使用的抗癌代表药物有半合成的葡萄糖苷衍生物依托泊苷及其磷酸盐和替尼泊苷，对小细胞肺癌、睾丸癌、急性白血病及恶性淋巴肿瘤等多种癌症均有良好的疗效。

2. 抗病毒作用 窝儿七具有良好的抗病毒活性，用于治疗牛皮癣等多种顽固皮肤病症。

3. 抗氧化作用 有研究表明，鬼臼多糖在体外有一定的抗氧化的作用。同时，鬼臼多糖可以通过减少免疫抑制小鼠体内产生的自由基以达到抗氧化的作用。

【**性味归经**】 苦、辛，平。归肝、肾经。

【**功能主治**】 清热解毒，活血祛瘀，祛风除湿。用于风湿痹痛，跌扑损伤，月经不调，小腹疼痛，毒蛇咬伤，痈肿疮疖。

【**用法用量**】 内服：煎汤，3～9 g；或研末；或浸酒。外用：适量，研末或捣烂，酒、醋调敷。

【**注意事项**】 孕妇及月经过多者禁服。

雷公七

【**别名**】 搜山虎、竹叶七、剪刀七、对口剪。

【**来源**】 百合科植物七筋姑 *Clintonia udensis* Trautv. et Mey. 的全草或根。

【**原植物形态**】 多年生直立草本。根茎短，质硬，簇生多数细瘦须根，先端残存撕裂成纤维状的枯死叶鞘。叶较大，基生叶 3～4；叶片椭圆形至倒卵状长圆形，长 8～25 cm，宽 3～16 cm，先端骤短尖，基部楔形下延成鞘状抱茎或成柄状，通常无毛，直脉较细而多数，有横脉。

花葶直立，密生短柔毛，长 10～20 cm，果期伸长可达 60 cm。总状花序顶生，具数花或仅 1～2 花，花白色，花被片 6，分离；雄蕊 6；子房 2～3 室。果初为浆果状，后自先端开裂，蓝色或蓝黑色；每室有种子 6～12。花期 5—6 月，果期 7—10 月。(图 11 - 33)

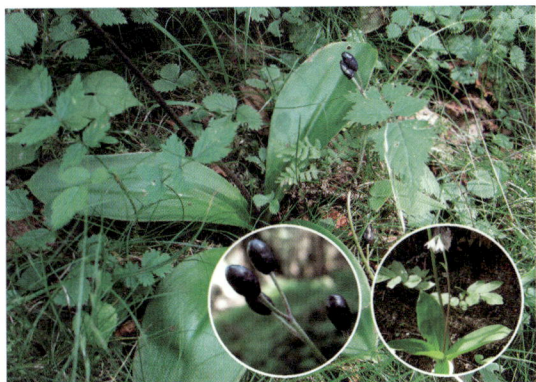

图 11 - 33 七筋姑原植物图

【**生境与分布**】 生于高山疏林下或阳坡疏林下。分布于东北地区及河北、山西、陕西、甘肃、河南、河北、四川、云南、西藏等地。

【**采收加工**】 夏、秋季采收，洗净，鲜用或晾干。

【**药材性状**】 全草皱缩，有短根茎及细须根。具叶 3～4 片；完整叶片椭圆形或卵状长圆形，长 8～25 cm，宽 3～16 cm；先端骤短尖，基部楔形并下延；全缘，纵行叶脉多面细，并可见横脉。通常两面无毛。纸质至厚纸质。气微、味苦。

【**化学成分**】 地上部分含有三萜皂苷，根部亦具有皂苷反应。

【**性味归经**】 苦、微辛，凉；有小毒。

【**功能主治**】 散瘀止痛。主治跌扑损伤，劳伤。

【**用法用量**】 内服：煎汤，全草 3～6 g，或根 0.3～1 g，浸酒。

【**注意事项**】 脾虚便溏者禁服。

第十一章 祛风湿药

长春七

【别名】 长虫七、长春草、长虫子。

【来源】 伞形科植物岩风 *Libanotis buchtormensis* (Fisch.) DC.、条叶岩风 *Libanotis lancifolia* K. T. Fu. 和灰毛岩风 *Libanotis spodotrichoma* K. T. Fu. 的根。

【原植物形态】

岩风 多年生草本,高 0.5～1 m。根状茎粗壮,长 2～5 cm,直径 1～3 cm,有时露出地面很高,残存多数棕色枯鞘纤维;根圆柱状,直径 1～2 cm;灰棕色。茎有棱角状突起,光滑无毛,髓部充实。基生叶柄长 2.5～12 cm,三角状扁平,内面具浅槽,基部具宽阔叶鞘,边缘膜质;叶片轮廓为长圆形或卵状长圆形,长 7～25 cm,宽 5～12 cm,二回羽状全裂至三回羽状深裂,末回裂片卵形或倒卵状楔形,长 7～30 mm,宽 5～15 mm,有 3～5 锐锯齿,复伞形花序多分枝,花序梗粗壮,有条棱,花序直径 3～12 cm;总苞片少数或无,线形披针形,长伞辐 30～50,被短硬毛;小总苞片 10～15,线形;小伞形花序有花 25～40;花瓣白色,近圆形,外部多柔毛;萼齿披针形。分生果椭圆形,横剖面近半圆形,长约 3 mm,宽 2～2.3 mm,果棱尖锐突起,密被短粗毛,沿果棱毛特多;每棱槽内油管 1,合生面油管 2,果实成熟后易脱落。花期 7～8 月,果期 8～9 月。(图 11-34)

条叶岩风 本种与岩风的区别为:有明显主茎,根茎粗壮,木质化,上端有多数呈鳞片状覆盖的枯萎叶鞘。基生叶为二回羽状复叶,小叶有柄,椭圆状披针形,全缘。复伞形花序多分枝,花序梗有稀疏短毛;无总苞片;伞辐 4～9,不等长,密生短毛;小伞形花序有花 5～10;小总苞片 5～7。分生果半圆柱状,长约 3 mm,半

圆柱状,密被刚毛,背棱及中棱稍突起;横切面五角形;每棱槽中油管 1,合生面油管 2。花期 9—10 月,果期 10—11 月。

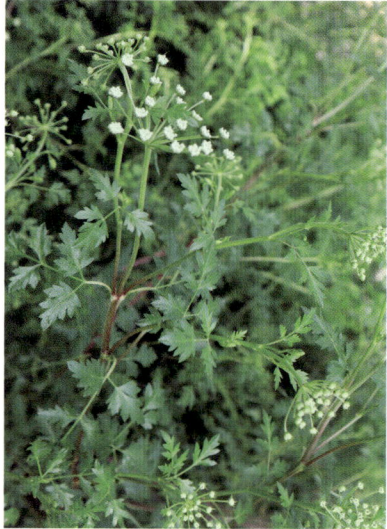

图 11-34 岩风原植物图

灰毛岩风 本种与上两种区别为:植株呈灌木状,茎直立,分枝多而向上;基生叶有长柄,叶柄长 6～10 cm,基部有宽阔叶鞘,边缘膜质;一回羽状复叶或近二回羽状全裂,小叶或羽片卵形。复伞形花序;无总苞,伞辐 5～12,不等长;小伞形花序有花 15～30;小总苞片 7～10。分生果狭长倒卵形,密被灰色长柔毛。花期 8—9 月,果期 9—10 月。

【生境与分布】

岩风 生于海拔 1000～3000 m 的向阳石质山坡、石隙、路旁以及河滩草地。产于陕西、甘肃、新疆、宁夏、四川等地。

条叶岩风 生于海拔 400～1100 m 的向阳草坡、灌丛中及山谷岩石陡坡上。产于河北、山西、陕西、河南等地。

灰毛岩风 生于海拔 1100～1800 m 的山谷岩石上。产于陕西等地。

【采收加工】 夏、秋季采挖,除去地上部分及泥沙,洗净,切片,晒干。

【药材性状】 略呈圆柱形,下部有多数

分枝,长 10～25 cm。表面土黄色或淡黄色,具纵皱纹、纵沟及横向皮孔。根头部顶端平截或中心稍凹陷,具有纤维状或片状叶柄残基。主根长 1～5 cm,直径 1.5～2.2 cm;支根直径 0.3～0.7 cm,上粗下细,稍扭曲,有少数须根或须根痕。质硬脆,易折断,断面纤维性,不平坦,皮部黄白色,木部黄色,形成层呈环状,呈淡灰棕色,具胡萝卜样臭味,味微甘、微酸,嚼之有麻舌感,且久不消失。(图 11 - 35)

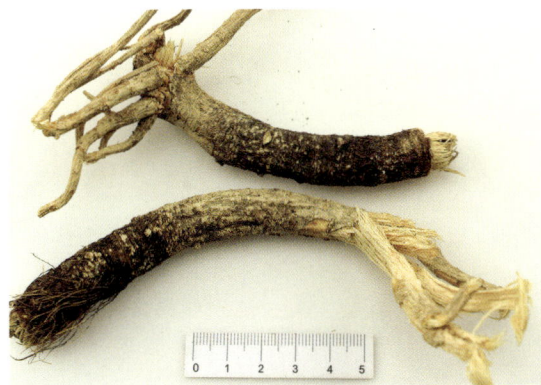

图 11 - 35　长春七药材图

【化学成分】　含有香豆素类、挥发油等化合物。香豆素类有镰叶芹酮、异欧前胡内酯、花椒毒素、3-羟基二氢邪蒿素-β-甲基巴豆酸酯、佛手柑内酯等;挥发油有橙花叔醇、柠檬烯、丁香烯、甜没药萜醇、桉叶醇、反式对羟基桂皮酸、对聚伞花素、甘露醇等。

【药理作用】

1. 降血压作用　长春七对实验性动脉粥样硬化家兔的血压有短暂的降血压作用,并使心率变慢、血管扩张,在体外有解痉作用(血管及小肠)。

2. 镇痛作用　长春七 70%乙醇提取物和乙醚提取物可显著抑制醋酸所致小鼠扭体反应,提高热板法所致小鼠痛觉反应的痛阈,作用强度与剂量有关。

3. 抗癌作用　从其根中提取出的蛇床子素对肿瘤细胞有一定的抑制杀伤作用。长春七所

含的蛇床子素能够作用于红细胞膜及膜蛋白表面,并对 HeLa 细胞增殖有较强的抑制作用。

4. 抑菌作用　长春七挥发油对革兰氏阳性菌的抑制效果强于对革兰氏阴性菌。

5. 消炎作用　长春七超临界提取物对蛋清所致的小鼠足肿胀和二甲苯所致的耳肿胀程度有明显抑制作用。

【性味归经】　辛、甘,温。归肺、肝经。

【功能主治】　发表散寒,祛风除湿,消肿止痛。用于风寒感冒,头痛,牙痛,风湿痹痛,筋骨麻木,跌打伤肿。

【用法用量】　内服:煎汤,3～9 g;或浸酒;或研末。外用:适量,捣敷;或研末调敷。

竹根七

【别名】　竹根参、牛尾七、开喉箭。

【来源】　百合科植物开口箭 *Campylandra chinensis* Baker 的干燥根茎。

【原植物形态】　多年生草本。根状茎长,圆柱形,直径 1～1.5 cm,多节,绿色至黄色。叶基生,4～12 枚,近革质或纸质,倒披针形、条状披针形、条形或矩圆状披针形,长 15～65 cm,宽 1.5～9.5 cm,先端渐尖,基部渐狭;鞘叶 2 枚,披针形或矩圆形,长 2.5～10 cm。穗状花序直立,少有弯曲,密生多花;总花梗短,长 1～6 cm;苞片绿色,卵状披针形至披针形,除每花有一枚苞片外;另有几枚无花的苞片在花序顶端聚生成丛;花短钟状,长 5～7 mm,花被筒长 2～2.5 mm;裂片卵形,先端渐尖,长 3～5 mm,宽 2～4 mm,肉质,黄色或黄绿色;花丝基部扩大,其扩大部分有的贴生于花被片上,有的加厚,肉质,边缘不贴生于花被片上,有的彼此连合,花丝上部分离,长 1～2 mm,内弯,花

药卵形;子房近球形,直径2.5 mm,花柱不明显,柱头钝三棱形,顶端3裂。浆果球形,熟时紫红色,直径8～10 mm。花期4—6月,果期9—11月。(图11-36)

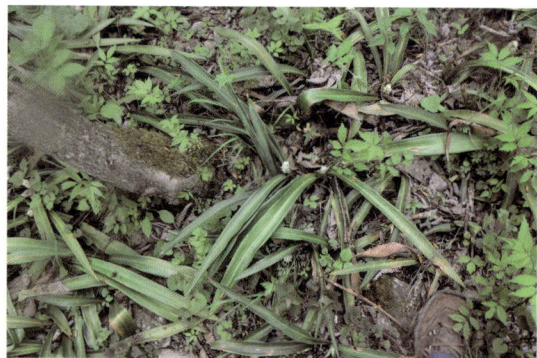

图11-36 开口箭原植物图

【生境与分布】 生于海拔1000～2000 m的林下阴湿处、溪边或路旁。分布于陕西、湖北、江西、福建、台湾、浙江等地。

【采收加工】 全年可采。除去须根及叶,取根茎晒干。

【药材性状】 根茎扁圆柱形,略弯曲,长10～15 cm,直径1～1.8 cm,节明显,略膨大,节处有芽及膜质鳞片状叶,节间短。表面黄棕色或黄绿色,有纵皱纹,节处有明显的环状皱纹,并散有圆点状的须根痕。质略硬,易折断,断面淡黄白色,细颗粒状。气微,味苦涩。(图11-37)

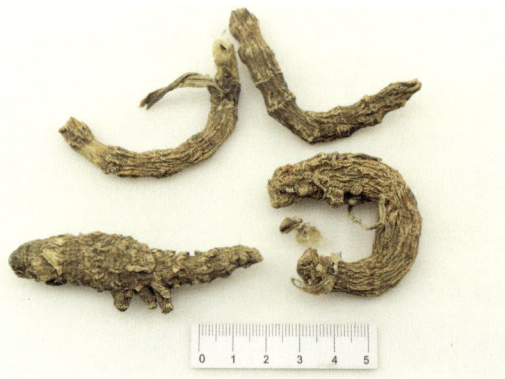

图11-37 竹根七药材图

【化学成分】 含有甾体类、挥发油、有机酸类、酚类-多糖-鞣质等化合物。甾体类有26-O-β-D-吡喃葡萄糖基-1β, 3α, 5α, 26-四羟基-5β呋甾-20(22)-烯-3-O-β-D-吡喃葡萄糖苷、强心苷、(20S,22R)-螺甾烯-1β, 2β, 3β, 4β, 5β,7α-六醇-酮、1β, 2β, 3β, 4β, 5β, 7α-六羟基螺甾-25(27)-烯-6-酮、螺甾-25(27)-烯-1β, 2β, 3β, 4β, 5β,6β,7α-七醇等;挥发油主要为烃的衍生物和甾体化合物有丁基羟基甲苯、十四(碳)烷、十五烷酸甲基酯、棕榈酸甲酯、1,2-苯二羧酸双(2-甲丙基)酯、1,2-苯二羧酸丁基辛基酯、二丁基邻苯二甲酸酯、正十六烷酸、(Z,Z)1,12-亚油酸、9,12-亚油酸甲酯、十八烷酸甲酯、三十六(碳)烷等。

【药理作用】

1. 祛痰作用 竹根七水煎液具有显著的祛痰作用。

2. 消炎作用 竹根七不同提取物均具有消炎作用,表明其消炎作用是多种成分协同作用的结果。竹根七对二甲苯诱发的耳郭急性炎症具有显著的抑制作用,但对小鼠迟发性超敏反应无明显作用。竹根七可明显减轻结肠炎大鼠结肠黏膜损伤程度,降低人类炎性肠病炎症程度,客观评价中性粒细胞髓过氧化物酶,降低脂质过氧化物水平,增强超氧化物歧化酶的活性,且作用随着用药剂量增加而显著增加。

3. 抑菌作用 体外抑菌实验表明,竹根七对金黄色葡萄球菌、表皮葡萄球菌、铜绿假单胞菌有明显的抑制作用,对乙型溶血性链球菌有一定的抑制作用。竹根七甲醇、乙酸乙酯及正丁醇萃取物对荔枝霜疫霉菌和香蕉炭疽病菌都显示出了较好的抑制效果。

4. 镇痛作用 竹根七水提取物不仅能降低化学物质引起的疼痛,而且对热损伤造成的疼痛也有较强的对抗作用。

5. 抗肿瘤作用 竹根七的95%乙醇提取

物的正丁醇萃取部位、95％乙醇提取物的残渣的水煎提取液的正丁醇萃取部位以及总皂苷均有显著的体内外抗肿瘤作用。

6. 醒酒作用 竹根七醇提取物有很好的醒酒作用。竹根七醇提取物可能具有解除乙醇对中枢神经系统的抑制作用的功效。

7. 抗心肌缺血作用 竹根七根部的正丁醇萃取物对异丙肾上腺素致小鼠心肌缺血损伤具有较强的保护作用。

【性味归经】 微苦、辛、寒；有毒。归肺、胃、肝经。

【功能主治】 清热解毒，祛风除湿，散瘀止痛。用于白喉，咽喉肿痛，风湿痹痛，跌扑损伤，胃痛，痈肿疮毒，毒蛇、狂犬咬伤。

【用法用量】 内服：煎汤，1.5～3 g；或研粉冲服 0.6～0.9 g；或浸酒。外用：捣敷。

【注意事项】 孕妇禁服。

金牛七

【别名】 火烟子、千锤打。

【来源】 毛茛科植物太白乌头 *Aconitum taipeicum* Hand. Mazz. 的块根。

【原植物形态】 多年生草本，高 35～60 cm。块根倒卵球形或胡萝卜形，长 1.5～3 cm。茎直立，上部被反曲并紧贴的短柔毛，上部分枝。叶互生；叶柄长约 22 cm，被反曲短柔毛；茎下部叶在开花时枯萎，茎中部叶的叶片五角形，长 3.5～5.5 cm，宽 5～7 cm，3 深裂，中央深裂片宽菱形，近羽状分裂，侧深裂片斜扇形，不等 2 深裂，两面疏被短柔毛。总状花序顶生或生分枝顶端，有 2～4 朵花；花序轴和花梗均被反曲短柔毛；苞片 3 裂或长圆形；花梗长 1.5～2.5 cm；小苞片生花梗中部；花两性，两侧

对称；萼片 5，花瓣状，蓝色，上萼片盔形，具不明显的爪，高约 1.7 cm，自基部至喙长约 1.5 cm，下缘稍凹，喙短，外面无毛；花瓣 2，瓣片长约 8 mm，唇长约 3.5 mm，距长约 1 mm，向后弯曲，无毛；雄蕊多数，花丝有 2 小齿；心皮 5，无毛或有短柔毛。蓇葖果长约 8 mm。种子多数，三棱形，只在一面密生横翅。花期 9 月，果期 10 月。(图 11-38)

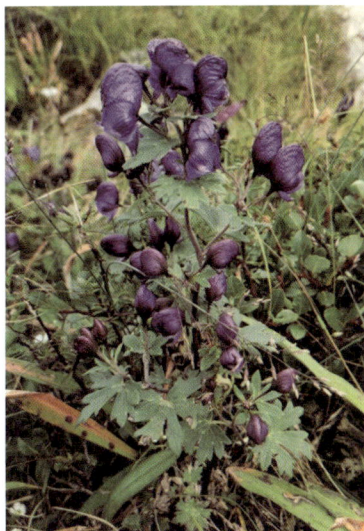

图 11-38 太白乌头原植物图

【生境与分布】 生于海拔 2600～3400 m 的高山草地。分布于河南西部栾川，陕西南部秦岭北坡的太白山、光头山、顶蓬山以及南坡佛坪等地。

【采收加工】 夏季采挖当年生的块根，去须根，童便浸泡 2 天，晒干用；或童便浸后炒用；甘草水浸炒亦可。

【药材性状】 本品呈圆锥形或卵圆形，长 1.5～4.5 cm，直径 1～1.5 cm，底部急尖并延长呈尾状，顶端残留茎基（母根）或芽痕（子根）及子母根分离后的疤痕。表面灰褐色至棕褐色，具深纵皱纹及锥刺状残留须根或突起的须根痕；母根皱缩不平，具多数坚硬的细根残留；子根较平滑，有散列的细根痕。质坚硬，断面深棕色，粉质或角质，母根中央裂隙较多。气

第十一章 祛风湿药

微,味苦,有毒。(图11-39)

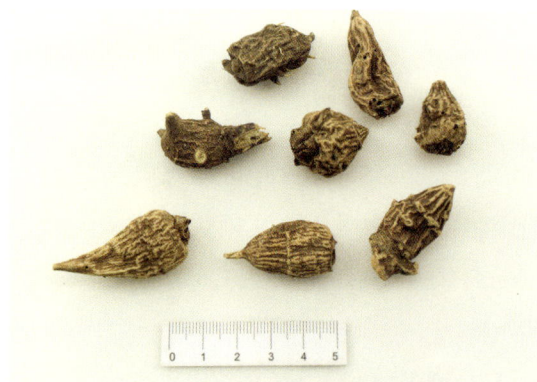

图11-39 金牛七药材图

【化学成分】 主要含生物碱、脂肪酸及其酯类、甾体类和烯类化合物。生物碱有滇乌碱、新乌宁碱、塔拉胺等;脂肪酸类有棕榈酸、豆甾-4-烯-3-酮、1-单亚油酸甘油酯、(顺,顺)-9,12-十八-二烯酸等。

【药理作用】

1. 抗氧化作用 DPPH法和邻苯三酚自氧化法实验表明太白乌头醇提取物、乙酸乙酯、正丁醇和石油醚萃取部分均有较好的抗氧化活性。

2. 消炎作用 滇乌碱对醋酸、组胺等所致腹腔或皮肤对毛细血管通透性有显著的抑制作用,并能明显抑制二甲苯所致耳肿,对角叉菜胶所致足跖肿胀、白细胞游走和棉球肉芽组织增生也均有明显抑制作用。

3. 镇痛作用 用扭体法、热板法、甲醛致痛实验均观察到滇乌碱有镇痛作用,但其最大有效剂量(未出现毒性)均偏高,表明其镇痛作用不强。

4. 调节免疫作用 滇乌碱能显著延长小鼠耳后移植心肌的存活时间,与泼尼龙作用相近,并对实验性自身免疫性脑脊髓炎大鼠的迟发型超敏反应有抑制倾向。滇乌碱对抗体形成无明确的抑制作用,但能提高血清总补体的活性及网状内皮系统的吞噬功能,有助于炎症反应中病原物质的清除。

【性味归经】 辛、苦,温;大毒。归肝经。

【功能主治】 祛风除湿,活血散瘀,消肿止痛。用于风寒湿痹,筋骨疼痛,跌扑损伤,瘀血肿痛,劳伤,痈肿疔毒,无名肿毒。

【用法用量】 内服:煎汤,0.09~0.15 g;研粉,0.03~0.09 g,凉开水送服。外用:适量,以水、酒或醋磨汁涂患处;或研粉调敷。

【注意事项】 热证者及孕妇禁服。内服宜慎用,须经炮制,并严格控制剂量。

桃儿七

【别名】 铜筷子、鬼打死、鬼臼。

【来源】 小檗科植物桃儿七 *Sinopodophyllum hexandrum* (Royle) Ying 的根及根茎。

【原植物形态】 多年生草本,高40~80 cm。根茎横生,粗壮,侧根多数,长15 cm,直径2~3 mm,外表浅褐色或棕褐色。茎单一,基部有2个膜质鞘。叶2~3,生于茎顶,具长叶柄;叶盾状着生,直径约25 cm,掌状3~5深裂至中下部或几达基部,小裂片先端渐尖,上面绿色无毛,下面淡绿色,有灰白色长柔毛。花单生叶腋,先叶开放,粉红色,萼片早落;花瓣6,排成2轮,外轮较内轮为长;雄蕊6,长约1.2 cm,花丝向内弯,基部变宽,花药狭长圆形;子房近圆形,胚珠多数,花柱短,柱头多裂。浆果卵圆形,长3~6 cm,被灰粉,熟时红色。种子多数,暗紫色。花期4—6月,果期6—8月。(图11-40)

【生境与分布】 生于海拔2000~3500 m的山地沟谷、林缘、稀疏灌丛、亚高山草地与灌木林交界处。分布于陕西、甘肃、青海、云南、四川和西藏等地。

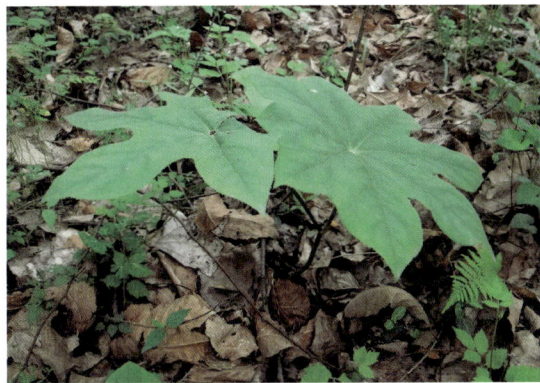

图 11-40 桃儿七原植物图

【采收加工】 春、秋季采挖根及根茎,去净泥土,晒干。

【药材性状】 根茎呈不规则结节状,长0.5～3 cm,直径0.5～1 cm;表面灰黄色、暗灰棕色或淡褐色,上面具数个稍膨大而凹窝不甚明显的茎基,有时残留1～2个茎基,旁边有一淡棕色干燥芽苞;质硬,折断面略平坦,淡黄棕色,隐约有一圈维管束小点。根密生,细长圆柱形,较顺直,长10～30 cm,直径2～3 mm,表面淡棕色至棕黄色,较光滑或具细纵皱纹和细根;质脆,易折断,断面黄白色,粉性,中心有一淡黄色小点。气微,味苦、微辛。以色棕褐、断面色白、粉性足者为佳。(图11-41)

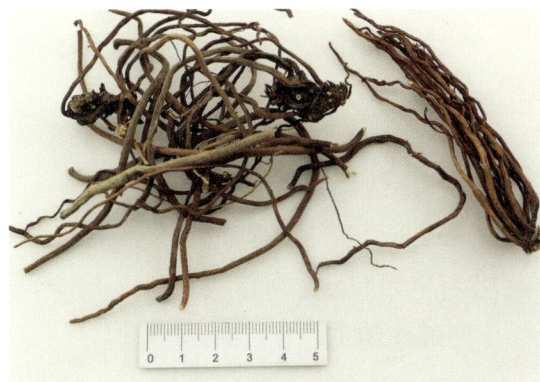

图 11-41 桃儿七药材图

【化学成分】 桃儿七中主要含有木脂素类、黄酮类、甾醇类、多糖及鞣质等化合物。木脂素类有鬼臼毒素、去甲基鬼臼毒素、鬼臼苦素等;黄酮类主要为山柰酚、槲皮素、紫云英苷及其苷类;甾醇类有7-β-羟基-谷甾醇等。

【药理作用】

1. 抗肿瘤作用 桃儿七的乙醇提取物对体外培养的人白血病细胞有抑制作用,对小鼠和大鼠的多种肿瘤模型也有抑制作用,包括急性白血病、转移淋巴瘤、腺瘤和黑色素瘤。此外,对人体KB细胞也有抑制作用。

2. 抗病毒作用 鬼臼毒素、去甲基鬼臼毒素和鬼臼苦素对羊膜细胞培养的单纯疱疹病毒有抑制作用并有较高的化疗指数。

3. 止咳祛痰作用 桃儿七所含的槲皮素和山柰酚对镇咳祛痰有一定的效果。以止咳、祛痰作用较好,平喘作用较差。

4. 兴奋肠平滑肌作用 桃儿七对肠平滑肌有兴奋作用,可产生腹泻。

【性味归经】 苦、微辛,温;有毒。归肺、胃经。

【功能主治】 祛风除湿,活血止痛,祛痰止咳,调和诸药。用于风湿痹痛,跌扑损伤,月经不调,痛经,脘腹疼痛,咳嗽,麻木,劳伤,铁棒锤中毒。

【用法用量】 内服:煎汤,1.5～6 g,或研末;或泡酒。

【注意事项】 忌生冷和酸味食物。

追风七

【别名】 见肿消、追风草、蓝布正、五气朝阳草。

【来源】 蔷薇科植物路边青 *Geum aleppicum* Jacq. 的根及全草。

【原植物形态】 多年生草本,高30～100 cm。根茎粗短,密生多数须根。茎被开展粗硬毛,稀几无毛。基生叶为大头羽状复叶,通常有小叶 2～6 对,连叶柄长 10～25 cm;叶柄被粗硬毛;小叶大小极不相等,顶生小叶最大,菱状广卵形或宽扁圆形,长 4～8 cm,宽 5～10 cm,先端急尖或圆钝,基部宽心形至宽楔形,边缘常浅裂,有不规则粗大锯齿,锯齿急尖或圆钝,两面绿色,疏生粗硬毛;茎生叶羽状复叶,有时重复分裂,向上小叶逐渐减少;托叶大,绿色,叶状,卵形,边缘有不规则粗大锯齿,顶生小叶披针形或倒卵状披针形,先端渐尖或短渐尖,基部楔形。花序顶生,疏散排列;花梗被短柔毛或微硬毛;花萼 5,卵状三角形,先端渐尖,副萼片狭小,披针形,先端渐尖,稀 2 裂,比萼片短 1/2 多,外面被柔毛;花瓣 5,黄色,近圆形,长于花萼,花直径 1～1.7 cm;花柱顶生,在上部 1/4 处扭曲,成熟后自扭曲处脱落,脱落部分处被疏柔毛。聚合果倒卵球形,瘦果被长硬毛,花柱宿存部分无毛,先端有小钩;果托被短硬毛,长约 1 mm。花、果期 7—10 月。(图 11-42)

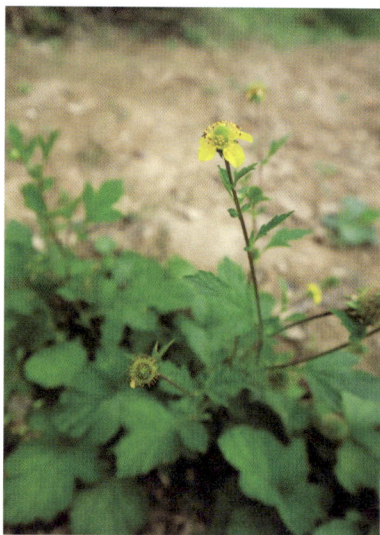

图 11-42 路边青原植物图

【生境与分布】 生长于针叶林、针阔叶混交林及阔叶林缘,山路、山坡、稍湿地、杂类草地及宅旁亦有生长。分布于东北、华北、西南地区及陕西、甘肃、新疆、山东、河南、湖北、西藏等地。秦岭南北坡均产。

【采收加工】 夏季采收,鲜用或切段晒干。

【药材性状】 根茎粗短,长 1～2.5 cm,有多数细须根,均为棕褐色。茎圆柱形,被毛或近无毛。基生叶有长柄,羽状全裂或近羽状复叶,顶裂片较大,卵形或宽卵形,边缘有锯齿,两面被毛,侧生裂片小,边缘有不规则的粗齿;茎生叶互生,卵形,三浅裂或羽状分裂。花顶生,常脱落。聚合瘦果近球形,直径 9～12 mm。气微,味辛、微苦。(图 11-43)

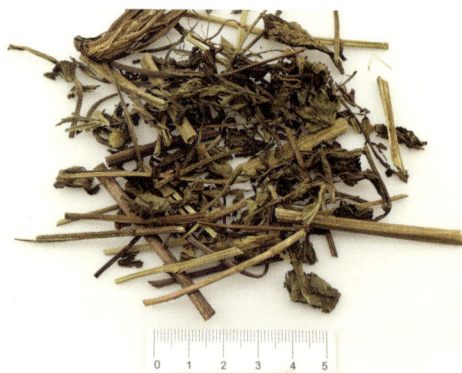

图 11-43 追风七药材图

【化学成分】 主要含挥发油、三萜类、苯丙素类、木脂素类、鞣质、氨基酸、无机元素等化合物。挥发油有 1-十八烯、己二酸二异丁酯、丁二酸二异丁酯、5-甲基-2-叔丁基苯酚、苯甲酸、没食子酸、水杨酸等;三萜类有委陵菜酸葡萄糖酯、蔷薇酸、熊果酸、表坡模醇酸、山楂酸等;苯丙素类有绿原酸、丁香酚等;木脂素类有柏皂苷 A、(7S,8S)-5-甲氧基铜皂苷 A;鞣质有蛇含鞣质、特里马素 II 和鞣花酸等。

【药理作用】

1. 抑菌抗炎作用 药理抑菌试验证明,路边青对沙门菌、金黄色葡萄球菌及宋氏志贺菌均有较强的抑制作用。路边青总提物对二甲苯所致小鼠耳郭肿胀有明显抑制作用,其抗炎效果与氢化可的松相当;同时对醋酸所致小鼠血管通透性增加也有显著抑制作用。

2. 抗凝血作用 路边青所含三萜类化合物具有与肝素相媲美的抗凝活性。路边青中特里马素Ⅱ、鞣花酸等能明显延长兔血浆的凝血时间,能抑制凝血因子Ⅹa,进而发挥抗凝血作用。

3. 降压作用 从路边青中提取的鞣质类化合物可能通过介导内源性一氧化氮和环磷酸鸟苷形成而舒张血管,产生降压作用。

4. 抗肿瘤作用 路边青对肝癌、直肠癌及其他癌症都有较好的疗效。其甲醇提取物的二氯甲烷组分能抑制黑色素瘤细胞的附着和迁移,并抑制毛细血管样结构的形成。

5. 其他作用 从路边青甲醇提取物的乙酸乙酯组分分离出的三萜酸类物质能抑制人免疫缺陷病毒(HIV-1)的蛋白酶,有潜在的抑制 HIV 的作用。其所含的鞣质类成分还能抑制脂肪酸合酶,具有潜在的调脂作用。路边青乙醇提取物能显著降低肾上腺素性高血糖小鼠和四氧嘧啶性糖尿病小鼠的血糖水平,且呈剂量依赖性,对减少动物的饮食及饮水量亦有较好效果。

【性味归经】 苦、辛,微寒。归肝、脾、大肠经。

【功能主治】 清热解毒,活血止痛,调经止带。用于疮痈肿痛,口疮咽痛,跌扑损伤,风湿痹痛,泻痢腹痛,月经不调,崩漏带下,脚气水肿,小儿惊风。

【用法用量】 内服:煎汤,10～15 g;研末1～1.5 g。外用:适量,捣敷;或煎汤洗。

【附注】 《中国药典》(2020 年版)亦收载蔷薇科植物柔毛路边青 *Geum japonicum* Thunb. var. chinense Balle 的干燥全草作为蓝布正使用。

飞天蜈蚣七

【别名】 鹊不踏、楤木白皮、刺老包。

【来源】 五加科植物楤木 *Aralia chinensis* L. 的干燥树皮或根皮。

【原植物形态】 落叶灌木或小乔木。茎直立,不分枝,具刺。二至三回奇数羽状复叶,生于茎端,长 40～100 cm,无刺或有少数刺,羽片有小叶 5～11 片,基部另有小叶片 1 对;小叶片卵形、宽卵形或长卵形,长 5～12 cm 或更长,宽 3～8 cm,边缘有锯齿。有多数小伞形花序聚生为顶生大型圆锥花序,花序轴长 30～60 cm,密被黄棕色或褐色短柔毛;花梗长 4～6 mm,花小,白色,萼边缘有 5 齿;花瓣 5;雄蕊 5;子房下位,5 室;花柱 5,分离或基部合生,开展。浆果状核果近球形,5 棱,直径 2～3 mm,熟时黑紫色。花期 8—10 月,果期 10—12 月。(图 11－44)

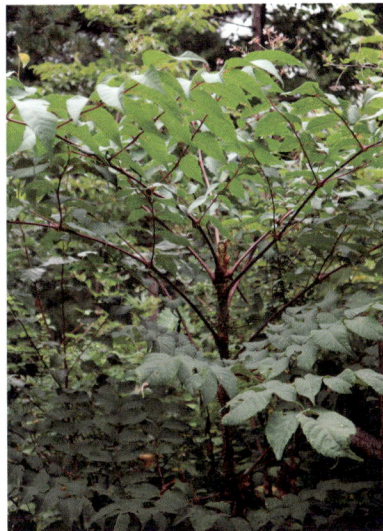

图 11－44　楤木原植物图

【生境分布】 生于海拔 400～2700 m 的山坡灌丛、沟旁、林缘或林间。分布于河北、山东、山西、河南、陕西、甘肃、安徽、江苏、浙江、湖南、湖北、江西、福建、台湾、四川、贵州、云南等地。

【采收加工】 树皮全年可采,晒干或鲜用;根皮于每年 9～10 月挖根,剥取根皮晒干。

【药材性状】 本品呈卷筒状、槽状或片

第十一章　祛风湿药

状,厚 0.3～0.6 cm。外表面粗糙不平,灰褐色、灰白色或黄棕色,有纵皱纹及横纹,有的散有刺痕或断刺,皮刺粗短,圆形或椭圆形,稍纵向扁长,皮刺基部直径 0.2～0.6 cm;内表面淡黄色、黄白色或深褐色。质坚脆,易折断,断面纤维性。气微香,味微苦,茎皮嚼之有黏性。(图 11－45)

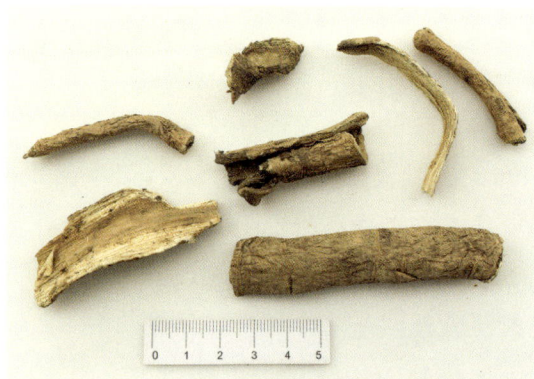

图 11－45　飞天蜈蚣七药材图

【化学成分】　含有三萜皂苷、挥发油、黄酮类等化合物。三萜皂苷类有楤木皂苷 A、银莲花苷、楤木皂苷 D、竹节人参皂苷 Ⅰb、齐墩果酸-3-O-β-D-葡萄糖醛酸甲酯苷、常春藤皂苷元-3-O-β-D-葡萄糖醛酸甲酯苷、常春藤皂苷元-3-O-β-D-吡喃葡萄糖基（6→1）-O-β-D-吡喃葡萄糖苷等;挥发油类有香橙烯、斯巴醇、棕榈酸、2,6-二叔丁基-4-甲基苯酚、麦角甾烯醇等;黄酮类有山柰酚、山柰酚-7-α-L-鼠李糖苷、山柰酚-3,7-O-α-L-二鼠李糖苷等。

【药理作用】

1. 镇静、镇痛作用　给小鼠腹腔注射楤木总皂苷能协同戊巴比妥钠、氯丙嗪的中枢抑制效应;能明显增加热刺激(热板法)的痛阈,减少醋酸引起的小鼠扭体反应,具有一定的镇痛作用。

2. 抗实验性胃溃疡作用　大鼠灌胃或腹腔注射楤木煎剂后可以保护大鼠幽门结扎性、化学性(吲哚美辛诱发)、应激性和利血平性

胃溃疡,对醋酸诱发的慢性胃溃疡亦有一定效果。

3. 防治肝纤维化作用　飞天蜈蚣七可以减轻肝纤维化程度、抑制肝组织 TGF－β₁蛋白的表达。对小鼠移植肿瘤 SAK 及实体型肝癌肿瘤细胞均有抑制作用。

4. 提高应激性　楤木皂苷对提高大小鼠的应激能力作用明显,有些指标优于人参皂苷。

【性味归经】　辛、微苦,平。归肝、胃、肾经。

【功能主治】　祛风湿,利小便,散瘀血,消肿毒。用于风湿性关节炎,肾炎水肿,肝硬化腹水,急、慢性肝炎,胃痛,淋浊,血崩,跌扑损伤,瘰疬,痈肿。

【用量用法】　内服:煎汤,15～30 g;或泡酒。外用:适量,捣敷或酒浸外涂。

【注意事项】　孕妇慎用。

【附注】　楤木的嫩叶也入药,异名有"吻头"(《本草拾遗》)、"树头菜"(《本草推陈》)等。具有清热解毒,利水消肿的功效。用于腹泻,痢疾,水肿。

天王七

【别名】　白果七、五转七、大对月草。

【来源】　忍冬科植物莛子藨 *Triosteum pinnatifidum* Maxim. 的干燥根。

【原植物形态】　多年生草本,高达60 cm,全体被粗毛。根粗壮,圆锥形,分叉,具须根。茎单一,直立。叶对生,在茎顶常有 4 片叶近轮生状;倒卵状椭圆形至倒卵状长圆形,羽状深裂,长 10～20 mm。穗状花序顶生,具梗;花白色;萼管卵形,裂片 5,宿存;花冠狭漏斗状,基部一侧肿胀,裂片 5,不相等;雄蕊 5;子房

下位,3～5室,每室有胚珠1。浆果近球形,乳白色,直径6～8 mm。种子3,扁椭圆形,平滑,长6 mm。花期6—7月,果期8—9月。(图11-46)

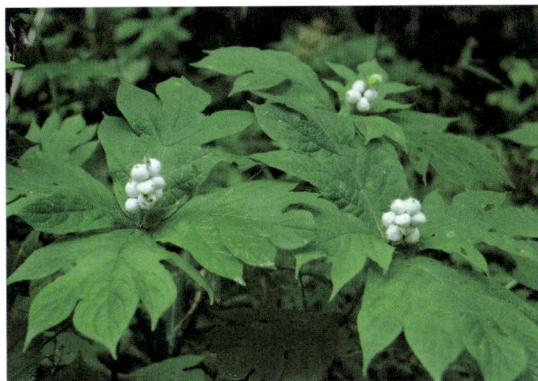

图11-46 莲子蔍原植物图

【生境与分布】 生于海拔1800～2900 m的林下或灌丛中。分布于河北、山西、陕西、宁夏、甘肃、青海、河南、湖北、四川等地。

【采收加工】 秋、冬季采收,鲜用或切片晒干。

【药材性状】 根呈不规则的圆锥形,长6～9 cm,直径0.6～1 cm。表面黄棕色至棕褐色,粗糙质韧,根头部有多数茎基,下部常有2至数条根丛生,并可见细纵纹及横裂纹,栓皮呈鳞片状剥离。质坚硬,断面黄棕色,皮部略粉性,木部纤维性,有放射状纹理。(图11-47)

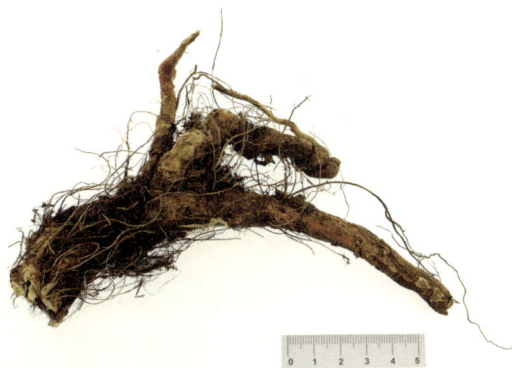

图11-47 天王七药材图

【化学成分】 主要含有黄酮及其苷类、环烯醚萜类、三萜类、香豆素类、有机酸及其衍生物、甾醇类等化合物。黄酮类有华良姜素、木樨草素-4'-O-β-D-葡萄糖苷;环烯醚萜类有破骨草苷A、破骨草苷B、破骨草苷C、破骨草核苷、破骨草苷二甲基缩醛、桔梗花苷、金龟子苷、马钱苷等;三萜类有乌苏酸、3-β-O-乙酰乌苏酸等;香豆素类有秦皮啶、东莨菪内酯等;有机酸及其衍生物有咖啡酸甲酯和绿原酸甲酯、绿原酸、马钱酸、7-O-丁基琥珀酸、亚叶酸B_1、3,5-二-O-咖啡酰奎宁酸等;甾醇类有桦木醇、β-谷甾醇、胡萝卜苷、胡萝卜苷-6'-O-棕榈酸酯等。

【药理作用】

抗肿瘤作用 天王七中的环烯醚萜苷及苷元对人类上皮癌细胞海拉S3表现出适度的抑制性。

【性味归经】 苦、涩,平。归肝、脾经。

【功能主治】 利尿消肿,调经活血。用于小便不通,浮肿,月经不调,劳伤疼痛。

【用法用量】 内服:煎汤,6～10 g。外用:适量,捣敷。

【附注】 天王七的叶和果实亦入药,天王七叶治刀伤出血;天王七果实调经,治白带。

石三七

【别名】 石吊兰、岩虹豆、地枇杷。

【来源】 苦苣苔科植物吊石苣苔 *Lysionotus pauciflorus* Maxim. 的干燥地上部分。

【原植物形态】 常绿小灌木。匍匐茎长7～30 cm,常攀附于岩石上,不分枝或少分枝,幼枝常具短毛。叶对生或3～5叶轮生;有短柄,长1～5 mm;叶革质,形状弯曲较大,线形、线状披针形、狭长圆形或倒卵状长圆形,长1.5～5.8 cm,宽0.4～1.5(～2) cm,先端急尖或钝,基部钝,宽楔形或圆形,边缘在中部以上或上部有少数小齿,有时近全缘,两面无毛,侧脉不显。花2～4朵集生成聚伞花序状,顶生或腋生;花序梗纤细;苞片小,披针形;花萼5深裂,裂片三角形;花冠白色或淡红色或带淡紫色条纹,长3.5～4.8cm,檐部二唇形,上唇2裂,下唇3裂;能育雄蕊2,花药相连,退化雄蕊2;花盘杯状,4裂;雌蕊长2～3.4 cm,内藏;子房线形,花柱短,柱头弯。蒴果线形,长5.5～9 cm,宽2～3 mm。种子纺锤形,长不及1 mm,先端具长毛。花期7—10月,果期10—11月。(图11-48)

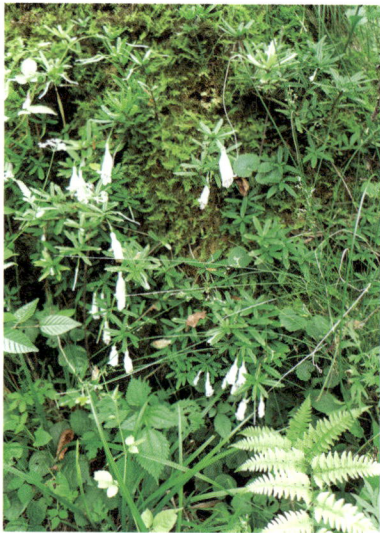

图11-48　吊石苣苔原植物图

【生境与分布】　生于海拔300～2000 m的丘陵、山地林中或阴处石岩上或树干上。分布于陕西、云南、四川、贵州、广西、广东、福建、安徽等地。

【采收加工】　夏、秋二季叶茂盛时采割,除去杂质,晒干。

【药材性状】　本品茎呈圆柱形,长通常10～30 cm,直径0.2～0.5 cm;表面淡棕色或灰褐色,有纵皱纹,下部节上常有不定根;质脆,易折断,断面黄绿色至黄棕色,空心。叶轮生或对生,有短柄;叶片披针形至狭卵形,长1.5～6 cm,宽0.5～1.5 cm,边缘上部有齿缺,两面灰绿色至灰棕色,主脉下陷,背面突起。气微,味苦。以叶多、茎细者为佳。

【化学成分】　主要含有黄酮类、三萜类、挥发油、倍半萜类、简单苯丙素类、酚类及其他成分。黄酮类有石吊兰素、5,7-二羟基-6,8,4′-三甲氧基黄酮醇、3-甲氧基-4-羟基苯乙酮、7-羟基-6,8,4′-三甲氧基-5-O-β-D-葡萄糖黄酮苷、7-羟基-6,8,4′-三甲氧基-5-O-[β-D-葡萄糖-(1→6)]-β-D-葡萄糖黄酮苷、毛蕊花苷;三萜类有乌苏酸、3-表熊果酸、3-表-齐墩果酸、马尾柴酸、黄芩酸等;挥发油有芳樟醇、1-辛烯-3-醇、己醛、苯乙醛、2羟基苯甲酸甲基酯、3-辛醇、二异丁基邻苯二甲酸酯、反式-金合欢烯、香叶基丙酮、2-戊基-呋喃、α-松油醇、反式-2-己烯醛、六氢假紫罗兰酮等;倍半萜类有3,10-二羟蒽醌;简单苯丙素类有阿魏酸等。

【药理作用】

1. 抗结核作用　石吊兰素体外试验表明,0.2 mg/mL即有显著抗结核分枝杆菌的作用,体内试验亦表示有一定的保护作用,临床用于淋巴结核的治疗效果明显。

2. 消炎作用　石吊兰素对琼脂、五羟色胺、甲醛、高岭土所致实验性关节炎有明显抑制作用。

3. 抗肝毒性作用　从石吊兰植物中提取的苯丙素苷类成分毛蕊花糖苷对四氯化碳诱导的肝毒性有保护作用。

4. 降血压作用　给麻醉犬、猫肌内注射或静脉注射石吊兰素均可使血压明显降低,降血压期间对心律及呼吸无明显影响。

5. 对心脏的作用　石吊兰素对豚鼠、家兔和蟾蜍的心脏停搏以及用氯化钾致心脏停搏均有使心脏复搏的作用,但不能增强心肌收缩力,推测石吊兰素可能对窦房结具有兴奋作用。

6. 止咳祛痰、平喘镇静作用 石吊兰水煎剂有镇咳作用,能增加小白鼠气管分泌,有祛痰作用;对豚鼠因组胺吸入所导致的哮喘,有一定的保护作用,对中枢神经系统有一定的镇静作用。

7. 抗肿瘤作用 石吊兰素能抑制肝癌细胞生长,石吊兰醇提取液对荷 S180 实体瘤小鼠有体内抗肿瘤作用。

8. 降血脂及抗动脉粥样硬化作用 岩豇豆脂肪酸对实验性高脂血症小鼠血脂代谢的影响及对胆固醇吸收的抑制作用,且在一定程度上可抑制肠道中胆固醇微胶粒的形成。

【**性味归经**】 苦、辛,平。归肺、胃经。

【**功能主治**】 祛风除湿,化痰止咳,祛风通经。用于咳嗽,支气管炎,痢疾,钩端螺旋体病,风湿疼痛,跌扑损伤,月经不调,白带。

【**用法用量**】 内服:煎汤,30～60 g;或浸酒。外用:捣敷;或煎水外洗。

【**注意事项**】 孕妇忌用。

羊角七

【**别名**】 火焰子、铁棒锤、千锤打。

【**来源**】 毛茛科植物松潘乌头 *Aconitum sungpanense* Hand. Mazz. 的块根。

【**原植物形态**】 多年生草本。块根近圆形,长约 3.5 cm。茎缠绕,长达 2.5 m,无毛或几无毛,有分枝。叶互生;茎中部叶有稍长柄;叶片五角形,长 5.8～10 cm,宽 8～12 cm,3 全裂,中央全裂片卵状菱形或近菱形,下部 3 裂,两面被疏短柔毛。总状花序有花 5～9;花序轴和花梗无毛或疏被反曲短柔毛;下部苞片 3 裂,上部苞片线形;花梗长 2～4 cm,多少弧状弯曲;小苞片生花梗中部至上部,线状钻形;花两

性,两侧对称,萼片 5,花瓣状,淡蓝紫色,外面无毛或有短柔毛,上萼片高盔形,高 1.8～2.2 cm,下缘长 1.4～1.5 cm,稍凹,外缘近直或中部稍缢缩,与下缘形成短喙,侧萼片长 1.3～1.5 cm;花瓣 2,唇长 4～5 mm,微凹,距长 1～2 mm,向后弯曲,无毛或疏被短毛;雄蕊多数,花丝无毛或有短毛,全缘;心皮 5,无毛或疏被短毛。蓇葖果,长 1～1.5 cm,无毛或疏被短柔毛。种子多数,三棱形,长约 3 mm,沿棱生狭翅,只在一面密生横膜翅。花期 8—9 月,果期 9—10 月。(图 11 - 49)

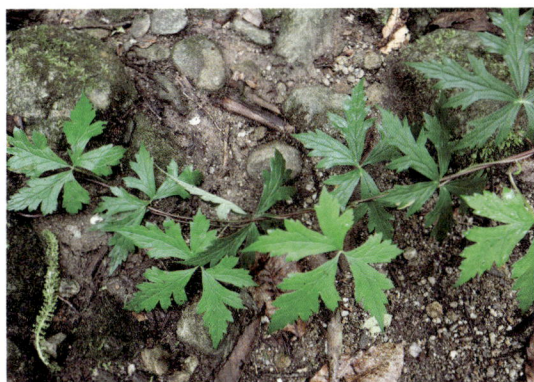

图 11 - 49 松潘乌头原植物图

【**生境与分布**】 生于海拔 1400～3000 m 的山地林中、林边或灌丛中。分布于四川、青海、甘肃、陕西和山西等地。

【**采收加工**】 7—9 月采挖根,除去泥沙及须根,洗净,晒干。用甘草水浸泡,小火炒干。

【**性状鉴别**】 根圆锥形,母根顶端常带茎残基,长 4～6 cm,直径 1.5～2 cm。表面棕褐色,母根极为皱缩不平,具多数须根及须根痕;子根稍平滑。质坚硬,不易折断,断面灰白色,有多角形浅棕色的环纹。气微,味辛、苦。

【**化学成分**】 主要含生物碱成分,有塔拉胺、展毛乌头宁、黄草乌碱甲、黄草乌碱丙、13,15 -双去氧乌头碱、8 -乙酰 -14 -苯甲酰展花乌头宁等。

【药理作用】

1. 消炎解热作用 松潘乌头总碱对二甲苯致小鼠耳郭肿胀,蛋清、甲醛性大鼠足趾肿胀及大鼠琼脂肉芽肿增生均有显著抑制作用。

2. 镇痛作用 松潘乌头总碱能使乙酸致痛小鼠脑组织一氧化氮、丙二醛含量明显降低,超氧化物歧化酶活性明显增强,具有明显的镇痛作用。

【性味归经】 辛、苦,热;大毒。归肺、肝、胃经。

【功能主治】 祛风胜湿,散寒止痛,散瘀消肿。用于风寒湿痹,肢节疼痛,牙痛,跌扑损伤,痈疮肿毒,神经痛。

【用法用量】 内服:煎汤,0.09~0.15 g(须同用三倍量桃儿七);研粉,0.03~0.09 g(凉开水送下)。外用:以水、酒或醋磨汁涂,或研粉调敷。

【注意事项】 本品有大毒,内服宜慎用,并须炮制。孕妇禁用。

拐枣七

【别名】 大叶老鼠七、乌筋七、荷青花根。

【来源】 罂粟科植物荷青花 *Hylomecon japonica* (Thunb.) Prantl et Kundig 的根、根茎或全草。

【原植物形态】 多年生草本,高15~30 cm。茎、枝、叶含黄色液汁。根状茎斜生,棕褐色,长达5 cm,须根多数。茎上部有分枝或不分枝,近无毛。基生叶1~2,具长柄,长可达20 cm;叶羽状全裂,裂片5~7,倒卵状菱形、近椭圆形或宽披针形,长3~10 cm,宽1.0~4.5 cm,先端尖锐,基部楔形,边缘有缺刻及不整齐的锯齿,有时浅裂;茎生叶2~3,位于近顶端处,具短柄或无。花1~3朵生于顶部叶腋,成稀疏的聚伞花序;花梗长3~8 cm,无苞片;萼片2,绿色,狭卵形,外面被卷缩的柔毛或无毛,早落;花瓣4,黄色,圆卵形,基部具短爪;雄蕊多数,长约为花瓣的1/3,花丝细长,黄色,花药长圆形;雌蕊与雄蕊近等长,花柱短,柱头2裂。蒴果细圆柱形,3~8 cm,宽2~4 mm,纵裂成2瓣。种子多数,扁卵形,具鸡冠状附属物。花期4—6月,果期5—7月。(图11-50)

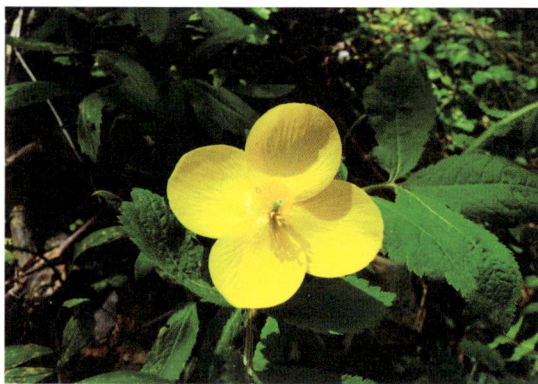

图11-50 荷青花原植物图

【生境与分布】 生于海拔1000~2400 m的高山林下阴湿处、林边或沟边。分布于四川、湖南、陕西、湖北、山西、安徽、浙江、辽宁、吉林等地。

【采收加工】 秋季采集,去须根,洗净,晒干。

【药材性状】 根状茎不规则,表面黑褐色,长2~3 cm,着生有须根,质坚不易断,根茎连接处易断,断面不平坦,呈白色。茎圆柱形,稍扭曲,长10~20 cm,直径约3 mm,棕褐色,具明显的纵棱,多为5~6棱,断面中空,折断可见纤维,茎节处略膨大。叶多皱缩,正面灰褐色,背面灰绿色,用水浸泡平展后叶子倒卵状菱形或近椭圆形,先端尖锐,基部楔形,边缘有缺刻及不整齐的锯齿,具有较短叶柄。聚伞花序,花瓣4,黄色,圆卵形。蒴果呈细圆柱形,长3~

8 cm，宽 2～4 cm；纵裂成 2 瓣。种子多数，扁卵形，具鸡冠状附属物。质轻，易碎。气微，味苦。（图 11 - 51）

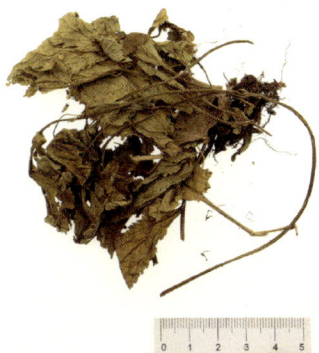

图 11 - 51　拐枣七药材图

【化学成分】　主要含生物碱、皂苷类、酚类和其他成分。生物碱有隐品碱、别隐品碱、原阿片碱、黄连碱、小檗碱等；皂苷类有 3-O-α-L-鼠李糖吡喃酰基-(1→3)-[β-D-半乳吡喃糖基-(1→4)]-β-D-葡萄糖醛酸吡喃基-奎莱酸等；酚类有香叶木素-7-O-β-D-吡喃木糖基(1→6)-β-D-吡喃葡萄糖苷、苯甲基-α-L-吡喃阿拉伯糖基(1→6)-β-D-吡喃葡萄糖苷、苯甲基-β-D-吡喃木糖基(1→6)-β-D-吡喃葡萄糖苷等。

【药理作用】

1. 抗肿瘤作用　拐枣七中的荷青花苷 A 和荷春花苷 B 对人胃癌 MGC - 803 细胞和人早幼粒急性白血病细胞 HL - 60 具有细胞毒性。拐枣七中皂苷类成分能有效抑制 A549、AGS、HeLa、Huh7、HT - 29 和 K562 细胞的细胞活性，进而诱导肿瘤细胞凋亡。拐枣七的复方制剂能够有效抑制肿瘤的扩散和转移。

2. 抗菌作用　拐枣七中的黄酮类成分可以通过减少细菌基因的表达，抑制细菌的生长和减少毒素的产生，从而起到抑菌作用。

3. 消炎作用　拐枣七的乙醇提取物能有效的抑制 RAW264.7 细胞内脂多糖诱导的 IL - 6 和一氧化氮的增加，还能抑制 LPS 激活细胞外信号调控激酶 Erk1/2 和 p38 丝裂原活化蛋白激酶（MAPK），表现出较好的消炎活性。

【性味归经】　苦，平。归肝经。

【功能主治】　祛风通络，散瘀消肿。用于风湿痹痛，跌扑损伤。

【用法用量】　内服：煎汤，3～10 g；或泡酒。

長安
醫學

第十二章

平肝息风药

蒺藜

【别名】 刺蒺藜、白蒺藜、硬蒺藜。

【来源】 蒺藜科植物蒺藜 *Tribulus terrestris* L. 的干燥成熟果实。

【原植物形态】 一年生草本。茎通常由基部分枝,平卧地面,具棱条,长可达 1 m 左右;全株被绢丝状柔毛。托叶披针形,形小而尖,长约 3 mm;叶为偶数羽状复叶,对生,一长一短;长叶长 3～5 cm;宽 1.5～2 cm,通常具 6～8 对小叶;短叶长 1～2 cm,具 3～5 对小叶;小叶对生,长圆形,长 4～15 mm,先端尖或钝,表面无毛或仅沿中脉有丝状毛,背面被以白色伏生的丝状毛。花淡黄色,小型,整齐,单生于短叶的叶腋;花梗长 4～10 mm,有时达 20 mm;花萼 5,卵状披针形,渐尖,长约 4 mm,背面有毛,宿存;花瓣 5,倒卵形,先端略呈截形,与萼片互生;雄蕊 10,着生于花盘基部,基部有鳞片状腺体;子房 5 心皮。果实为离果,五角形或球形,由 5 个呈星状排列的果瓣组成,每个果瓣具长短棘刺各 1 对,背面有短硬毛及瘤状突起。花期 5—8 月,果期 6—9 月。(图 12-1)

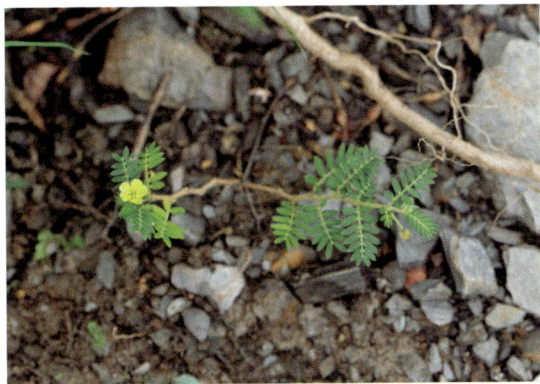

图 12-1 蒺藜原植物图

【生境与分布】 生于荒丘、田边及田间。分布于全国各地。

【采收加工】 秋季果实成熟时采割植株,晒干,打下果实,除去杂质。

【药材性状】 本品由 5 个分果瓣组成,呈放射状排列,直径 7～12 mm。常裂为单一的分果瓣,分果瓣呈斧状,长 3～6 mm;背部黄绿色,隆起,有纵棱及多数小刺,并有对称的长刺和短刺各 1 对,两侧面粗糙,有网纹,灰白色。质坚硬。气微,味苦、辛。(图 12-2)

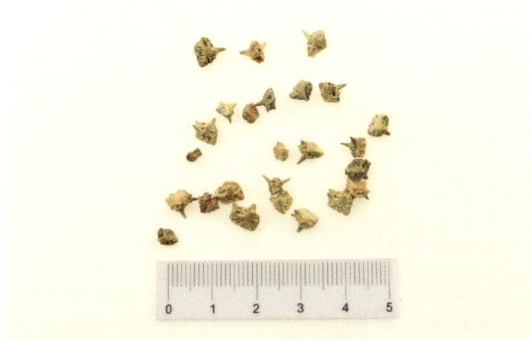

图 12-2 蒺藜药材图

【化学成分】 主要含甾体皂苷及其皂苷元,如薯蓣皂苷元、鲁期可皂苷元、海可皂苷元、吉托皂苷元等;另含蒺藜苷、山柰酚-3-芸香糖苷、紫云英苷、哈尔满碱等。

【药理作用】

1. 抗疲劳和增加性功能作用 蒺藜皂苷能够减轻由于大强度耐力训练导致的大鼠不同脏器组织细胞的损伤,提高睾酮水平,降低运动时蛋白质分解程度,促进机体耐力水平的提高。蒺藜可以显著提高运动大鼠睾酮的水平,显著降低皮质酮水平,从而纠正能量代谢紊乱,提高大鼠抗疲劳能力。蒺藜的醇提取物对镉诱导的睾丸损伤有保护作用。

2. 对心血管系统的作用

(1)抗血栓形成和抑制血小板聚集。蒺藜皂苷能通过提高红细胞的变形能力和降低红细胞的聚集性而降低血液全血黏度,从而改善血液流变性,尚可显著降低体外血栓湿重、干重和缩短血栓长度,降低体内血栓形成时间。蒺藜总黄酮可以显著抑制血小板黏附和聚集,其机制可能是通过抑制血小板的释放和(或)影响血小板受体与胶原的结合起到抑制血小板黏附聚集进而抑制血栓的形成。

(2)保护内皮细胞及抗动脉粥样硬化。白刺总黄酮及单体化合物槲皮素、山柰酚、异鼠李素可促进受损的内皮细胞修复,具有保护血管内皮细胞损伤的作用。蒺藜皂苷可以抑制单核细胞的浸润和免疫黏附,从而预防动脉粥样硬化的发生和发展。

(3)抗心肌缺血及心肌保护作用。蒺藜皂苷具有抗心肌缺血及心肌细胞保护作用,可用于心绞痛与心肌梗死的治疗。蒺藜皂苷改善心肌纤维轻度肿胀、炎症细胞浸润以及出血、局灶性坏死的程度。蒺藜皂苷对心肌具有预适应样保护作用,其机制与其减少自由基与炎症因子的生成抑制凋亡有关。

3. 抗肿瘤作用　蒺藜皂苷在体外对人乳腺癌髓样细胞系 Bcap-37 细胞的增殖有较强的抑制作用,尚能抑制人肝癌细胞 BEL-7402 细胞的增殖并诱导其凋亡。蒺藜哈尔明碱对人胃癌细胞株 BGC 和人肝癌细胞株 BEL-7402 等细胞增殖有一定抑制作用。蒺藜皂苷对卵巢癌细胞系 SKOV-3 具有明显的抑制作用,明显抑制癌细胞增殖,诱导细胞凋亡。

4. 其他作用　蒺藜皂苷还具有抗抑郁、利尿排石、保护视网膜神经细胞、保肝等作用。

【常用饮片】

炒蒺藜　本品多为单一的分果瓣,分果瓣呈斧状,长 3～6 mm;背部棕黄色,隆起,有纵棱,两侧面粗糙,有网纹。气微香,味苦、辛。

【性味归经】　辛、苦,微温;有小毒。归肝经。

【功能主治】　平肝解郁,活血祛风,明目,止痒。用于头痛眩晕,胸胁胀痛,乳闭乳痈,目赤翳障,风疹瘙痒。

【用法用量】　内服:煎汤,6～10 g。

【附注】　《中国药典》(2020 年版)亦收载茜草科植物大叶钩藤 *Uncaria macrophylla* Wall.、毛钩藤 *Uncaria hirsuta* Havil.、华钩藤 *Uncaria sinensis*(Oliv.)Havil. 或无柄果钩藤 *Uncaria sessilifructus* Roxb. 的干燥带钩茎枝作为钩藤使用。

钩藤

【别名】　双钩藤、钩丁、钩耳。

【来源】　茜草科植物钩藤 *Uncaria rhynchophylla*(Miq.)Miq. ex Havil. 的干燥带钩茎枝。

【原植物形态】　常绿木质藤本,长可达10 m。小枝四棱柱形,褐色,秃净无毛。叶腋有成对或单生的钩,向下弯曲,先端尖,长1.7～2 cm。叶对生;具短柄;叶片卵形、卵状长圆形或椭圆形,长 5～12 cm,宽 3～7 cm,先端渐尖,基部宽楔形,全缘,上面光亮,下面在脉腋内常有束毛,略呈粉白色,干后变褐红色;托叶 2 深裂,裂片条状钻形,长 6～12 mm。头状花序单个腋生或为顶生的总状花序式排列,直径2～2.5 cm;总花梗纤细,长 2～5 cm;花黄色,花冠合生,上部 5 裂,裂片外被粉状柔毛;雄蕊5;子房下位。蒴果倒卵形或椭圆形,被疏柔毛,有宿存萼。种子两端有翅。花期 6—8 月,果期10—12 月。(图 12-3)

【生境与分布】　生于谷溪边的疏林中。分布于陕西、安徽、浙江、江西、福建、湖北、湖南、广东、广西、四川、贵州、云南等地。

【采收加工】　秋、冬二季采收,去叶,切段,晒干。

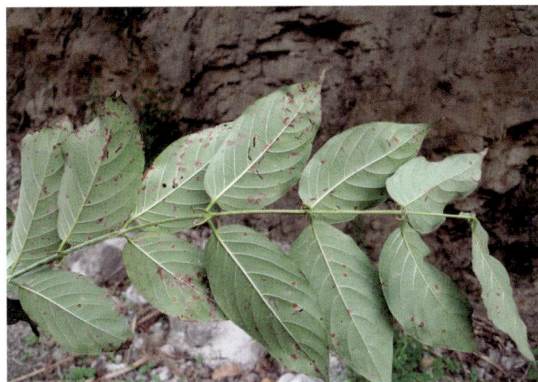

图 12-3　钩藤原植物图

【药材性状】　本品茎枝呈圆柱形或类方柱形,长 2~3 cm,直径 0.2~0.5 cm。表面红棕色至紫红色者具细纵纹,光滑无毛,黄绿色至灰褐色者有的可见白色点状皮孔,被黄褐色柔毛。多数枝节上对生两个向下弯曲的钩(不育花序梗),或仅一侧有钩,另一侧为突起的疤痕;钩略扁或稍圆,先端细尖,基部较阔;钩基部的枝上可见叶柄脱落后的窝点状痕迹和环状的托叶痕。质坚韧,断面黄棕色,皮部纤维性,髓部黄白色或中空。气微,味淡。(图 12-4)

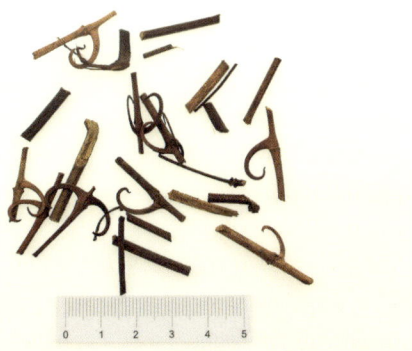

图 12-4　钩藤药材图

【化学成分】　主要含生物碱成分,如 2-氧代吲哚类生物碱有异去氢钩藤碱、异钩藤酸甲酯、去氢钩藤碱、钩藤酸甲酯等;吲哚类生物碱有去氢硬毛钩藤碱、硬毛钩藤碱、柯楠因碱、二氢柯楠因碱及痕量阿枯米京碱等。叶还含吲哚类生物碱葡萄糖苷,如 6′-阿魏酰基长春花苷内酰胺、长春花苷内酰胺、异长春花苷内酰胺等;瓦来西亚朝它胺等吲哚类生物碱及其酚性成分,如左旋-表儿茶酚、金丝桃苷、三叶豆苷等。此外,还含地榆素、甲基 6-O-没食子酰原矢车菊素、糖脂、己糖胺、脂肪酸和草酸钙等。

【药理作用】

1. 降血压作用　钩藤煎剂、乙醇提取物、钩藤总碱和钩藤碱均有降血压作用,且无快速耐受现象。钩藤总碱通过降低外周阻力(早期)和减少心输出量(后期)引起降血压。

2. 镇静和抗惊厥作用　钩藤煎剂或醇提物腹腔注射,能抑制小鼠自发活动,维持 3~4 小时,并能对抗咖啡因所致动物自发活动增强,且能延迟大剂量戊巴比妥钠引起的动物死亡时间。钩藤钩和茎的煎剂腹腔注射,能使大鼠大脑皮质兴奋性降低,冲动总合能力减弱,部分大鼠阳性条件反射受影响,使反射时间延长,而对分化抑制和非条件反射却无明显的影响。

3. 收缩子宫平滑肌的作用　钩藤碱能松弛平滑肌收缩反应且呈时间和剂量依赖性。钩藤碱还能抑制催产素所致大鼠离体子宫的收缩,且随剂量的增大而增强,并被加入过量的二氯化钙所对抗。

【性味归经】　甘,凉。归肝、心包经。

【功能主治】　清热平肝,息风定惊。用于肝风内动,高热惊厥,惊痫抽搐,感冒夹惊,小儿惊啼,妊娠子痫,头痛眩晕。

【用法用量】　内服:煎汤,3~12 g,入煎剂宜后下。

天麻

【别名】　赤箭、定风草、独摇。

【来源】　兰科植物天麻 *Gastrodia elata* Bl. 的干燥块茎。

【原植物形态】 多年生寄生草本,高60～100 cm,全株不含叶绿素。块茎肥厚,肉质,长圆形,长约10 cm,直径3～4.5 cm,有不甚明显的环节。茎圆柱形,黄赤色。叶呈鳞片状,膜质,长1～2 cm,具细脉,下部短鞘状抱茎。总状花序顶生,长10～30 cm,花黄赤色;花梗短,长2～3 mm;苞片膜质,狭披针形或线状长椭圆形,长约1 cm;花被管歪壶状,口部斜形,基部下侧稍膨大,先端5裂,裂片小,三角形;唇瓣高于花被管的2/3,具3裂片,中央裂片较大,其基部在花管内呈短柄状;合蕊柱长5～6 mm,先端具2个小的附属物;子房倒卵形,子房柄扭转。蒴果长圆形至长圆状倒卵形,长约15 mm,具短梗。种子多而细小,呈粉末状,花期6—7月,果期7—8月。(图12-5)

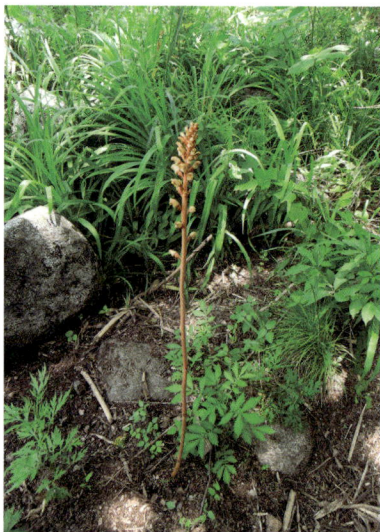

图12-5 天麻原植物图

【生境与分布】 生于海拔1200～1800 m的林下阴湿、腐殖质较厚的地方。分布于吉林、辽宁、河北、陕西、甘肃、安徽、河南、湖北、四川、贵州、云南、西藏等地。

【采收加工】 立冬后至次年清明前采挖,立即洗净,蒸透,敞开低温干燥。

【药材性状】 本品呈椭圆形或长条形,略扁,皱缩而稍弯曲,长3～15 cm,宽1.5～6 cm,厚0.5～2 cm。表面黄白色至黄棕色,有纵皱纹及由潜伏芽排列而成的横环纹多轮,有时可见棕褐色菌索。顶端有红棕色至深棕色鹦嘴状的芽或残留茎基;另一端有圆脐形疤痕。质坚硬,不易折断,断面较平坦,黄白色至淡棕色,角质样。气微,味甘。(图12-6)

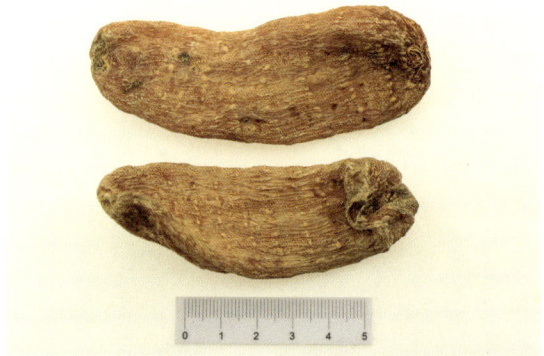

图12-6 天麻药材图

【化学成分】 天麻中含有酚类及其苷、多糖类、有机酸类、甾醇类、多种氨基酸和人体所需的微量元素等。如天麻素、天麻苷元、对羟基苯甲醛、巴利森苷C、巴利森苷A、腺苷、胡萝卜苷、天麻多糖GE1、天麻多糖GE2、天麻多糖GE3、对羟苄基乙基醚、对羟苄基甲醚、β-谷甾醇、琥珀酸、棕榈酸、邻苯二甲酸二甲酯等。

【药理作用】

1. 镇静作用 天麻注射液、去天麻苷部分均可明显地使小鼠的翻正反射消失,具有一定的镇静作用,天麻苷则无此作用。

2. 抗缺氧作用 天麻注射液、去天麻苷部分均有抗缺氧作用,天麻苷未显示有抗缺氧作用。

3. 增强免疫功能作用 天麻多糖具有增强机体非特异性免疫和细胞免疫的作用。

【常用饮片】

天麻片 本品呈不规则的薄片。外表皮淡黄色至黄棕色,有时可见横环纹点状排列。切面黄白色至淡棕色。角质样,半透明。气微,味甘。

【性味归经】 甘,平。归肝经。

【功能主治】 息风止痉,平抑肝阳,祛风通络。用于小儿惊风,癫痫抽搐,破伤风,头痛眩晕,手足不遂,肢体麻木,风湿痹痛。

【用法用量】 内服:煎汤,3~10 g;或入丸、散、研末吞服,每次 1~1.5 g。

【注意事项】 气血虚甚者慎用。

扣子七

【别名】 珠儿参、珠参、疙瘩七。

【来源】 五加科植物珠子参 *Panax japonicus* C. A. Mey. var. *major* (Burk.) C. Y. Wu et K. M. Feng 或羽叶三七 *Panax japonicus* C. A. Mey. var. *bipinnatifidus* (Seem.) C. Y. Wu et K. M. Feng 的干燥根茎。

【原植物形态】

珠子参 多年生草本,高约 80 cm。根茎呈串珠状,节间通常细长如绳,有时部分结节密生呈竹鞭状。掌状复叶 3~5 枚轮生茎顶;叶柄长约 9 cm;小叶通常 5,两侧的较小,小叶柄长 5~15 mm,中央小叶片椭圆形或椭圆状卵形,长 10~13 cm,宽 5~7 cm,先端长渐尖,基部近圆形或楔形,边缘有细密锯齿,边缘及两面散生刺毛。伞形花序单一,有时其下生 1 至多个小伞形花序;花小,淡绿色;花萼先端有 5 尖齿;花瓣 5,卵状三角形,先端尖;雄蕊 15,花丝短;子房下位,花柱通常 2,分离。果为核果状浆果,圆球形,熟时鲜红色。花期 7—8 月,果期 8—10 月。(图 12-7)

羽叶三七 多年生草本,茎高 30~50 cm。根茎细长,匍匐,疙瘩状,稀竹节状。掌状复叶,3~6 枚轮生茎端;小叶 5~7,小叶柄长可达 2 cm;小叶片薄膜质,长椭圆形,二回羽状深裂,整齐或不整齐,长 5~9 cm,宽 2~4 cm,先端长渐尖,基部下延呈楔形,上面脉上疏生刚毛,下面通常无毛。花伞,淡绿色,花萼 5 齿裂不明显;花瓣 5,覆瓦状排列;雄蕊 5;子房下位,2 室,稀 3~4 室,花柱 2,稀 3~4,分离或基部合生。核果状浆果,扁球形,成熟时红色,先端有黑点。种子 2~3。花期 5—6 月,果期 8—9 月。(图 12-8)

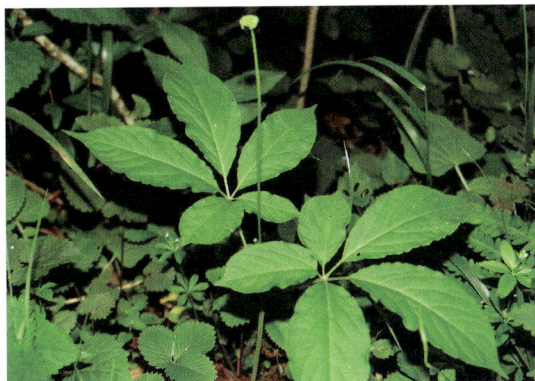

图 12-7 珠子参原植物图

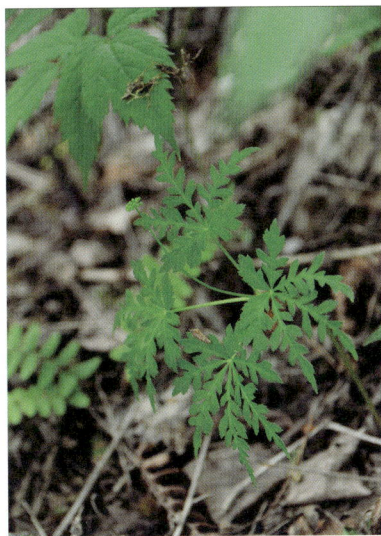

图 12-8 羽叶三七原植物图

【生境与分布】

珠子参 生于海拔 1200~4000 m 的山坡竹林下或杂木林中阴湿处。分布于西南地区及陕西、甘肃、宁夏、河南、湖北、湖南等地。

羽叶三七 生于海拔 1800~3200 m 的山地杂交林下阴湿处。分布于陕西、甘肃、湖北、四川、云南、西藏等地。

【采收加工】 秋季采挖,除去粗皮及须根,干燥;或蒸(煮)透后干燥。

【药材性状】 本品略呈扁球形、圆锥形或不规则菱角形,偶呈连珠状,直径 0.5～2.8 cm。表面棕黄色或黄褐色,有明显的疣状突起及皱纹,偶有圆形凹陷的茎痕,有的一侧或两侧残存细的节间。质坚硬,断面不平坦,淡黄白色,粉性。气微,味苦、微甘,嚼之刺喉。蒸(煮)者断面黄白色或黄棕色,略呈角质样,味微苦、微甘,嚼之不刺喉。(图 12 - 9)

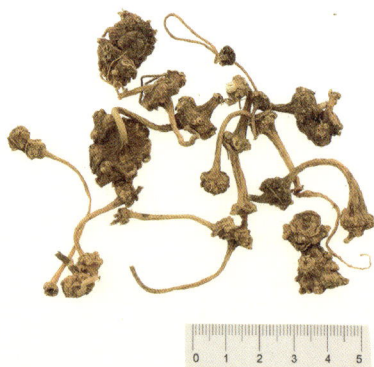

图 12 - 9　扣子七药材图

【化学成分】 主要含有皂苷类、挥发油、有机酸等化合物。皂苷类有人参皂苷、竹节参苷、三七皂苷-R_2及珠子参苷 R_1 和 R_2 等;挥发油有别芳萜烯、橙花叔醇、苏子油烯、斯巴醇、烷烃及甾酮类等;有机酸类主要含有齐墩果酸、琥珀酸、苯甲酸等。此外,珠子参中尚含 β-谷甾醇、豆甾醇、羽叶三七苷 F_1 和羽叶三七苷 F_2,叶中含有人参黄酮、珠子参苷 F_1 等化合物。

【药理作用】

1. 调节免疫作用 扣子七总苷有与人参皂苷类似的免疫作用,能提高小鼠血中碳清除率和激活腹腔巨噬细胞的吞噬活性。

2. 中枢抑制作用 扣子七总皂苷有镇静作用。扣子七精浸膏可增强戊巴比妥钠的催眠作用,提高注射阈下剂量的戊巴比妥钠的催眠作用,延长睡眠时间。云南丽江产扣子七总皂苷

能明显提高热板法致痛小鼠的痛阈值,减少醋酸所致的小鼠扭体反应次数。

3. 抗脂质过氧化作用 扣子七苷 F 对脂质过氧化有明显的抑制作用。

4. 抗实验性溃疡作用 扣子七甲醇提取物的皂苷部分有抗溃疡作用。

5. 促进纤维蛋白溶解作用 扣子七的甲醇提取物具有显著的促进纤维蛋白溶解作用。

6. 扩血管、降血压作用 给正常大鼠静脉注射扣子七制剂呈现明显的降血压作用,其降血压幅度及持续时间均与剂量呈正相关。

7. 消炎作用 扣子七水煎剂对多种大鼠实验性关节炎模型有预防或治疗作用。

8. 抗脑缺血 扣子七总皂苷能明显降低沙土鼠脑缺血重灌流的卒中指数和死亡率,有抗脑缺血作用。

9. 对血液和造血功能的影响 扣子七水煎液能促进骨髓造血功能,增加脾脏重量,保护髓外造血功能。

10. 抗肿瘤作用 扣子七在体外对 HeLa - 60 细胞株有细胞毒作用,且能提高 5 - 氟尿嘧啶的敏感性而与化疗药物起协同作用,同时扣子七有诱导 HeLa - 60 细胞分化的功能,扣子七在肿瘤化疗中有减毒作用,实验证明扣子七对化疗药物 5 - 氟尿嘧啶有减毒作用。

【性味归经】 苦、甘,微寒。归肝、肺、胃经。

【功能主治】 补肺养阴,祛瘀止痛,止血。用于气阴两虚,烦热口渴,虚劳咳嗽,跌扑损伤,关节痹痛,咳血,吐血,衄血,崩漏,外伤出血。

【用法用量】 内服:煎汤,3～9 g。外用:适量,研末敷患处。

【注意事项】 孕妇禁服。

偏头七

【别名】 九层楼、盘龙七、螃蟹七。

【来源】 百合科植物鹿药 *Maianthemum japonicum*（A. Gray）LaFrankie 及管花鹿药 *Maianthemum henryi*（Baker）LaFrankie 的根及根茎。

【原植物形态】

鹿药　多年生草本，高 30～60 cm。根茎横走，多少呈圆柱状，直径 6～10 mm，有时具膨大结节。茎中部以上具粗伏毛。叶 4～9 枚互生，纸质，卵状椭圆形、椭圆形或矩圆形；长 6～13（～15）cm，宽 3～7 cm，先端近短渐尖，基部圆形，两面疏生粗毛或近无毛；具短柄，长 3～15 mm；圆锥花序长 3～6 cm，具粗短毛，具 10～20 余朵花；花单生，花梗长 2～6 mm，花被片 6，分离或仅基部稍合生，长圆形或长圆状倒卵形，长约 3 mm，白色；雄蕊 6，花丝基部贴生于花被片上，花药小；子房 3 室，花柱与子房近等长，长 0.5～1 mm，柱头几不裂。浆果近球形，直径 5～6 mm，熟时红色，具 1～2 颗种子。花期 5—6 月，果期 8—9 月。（图 12-10）

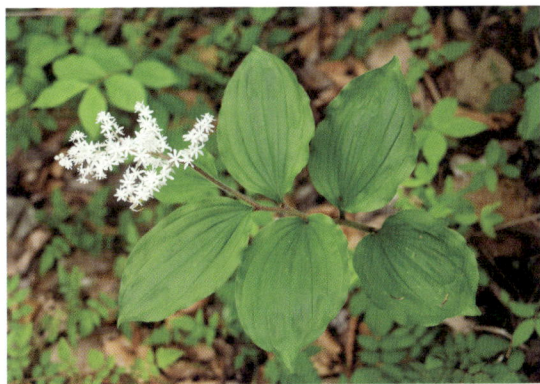

图 12-10　鹿药原植物图

管花鹿药　多年生草本，植株高 50～80 cm。根状茎粗 1～2 cm。茎中部以上具短硬毛或微硬毛，少有无毛。叶互生，纸质，具短柄或几无柄；叶片椭圆形、卵形或长圆形，长 9～22 cm，宽 3.5～11 cm，先端渐尖或具短尖，两面具伏毛或近无毛。花淡黄色或带紫褐色，单生，多少偏于轴的一侧，通常排成总状花序，有时基部具 1～2 个或多个分枝而成圆锥花序，花序长 3～7 cm，具毛；花梗长 1.5～5 mm，具毛；花被高脚碟状，筒部长 6～10 mm，为花被全长的 2/3～3/4，裂片 6，开展，长 2～3 mm；雄蕊 6，生于花被筒喉部，花丝极短，极少长达 1.5 mm，花药长约 0.7 mm；子房 3 室，花柱稍长于子房，柱头 3 裂。浆果球形，直径 7～9 mm，未成熟时绿色而带紫斑点，熟时红色，具种子 2～4。花期 5—6 月，果期 8—10 月。（图 12-11）

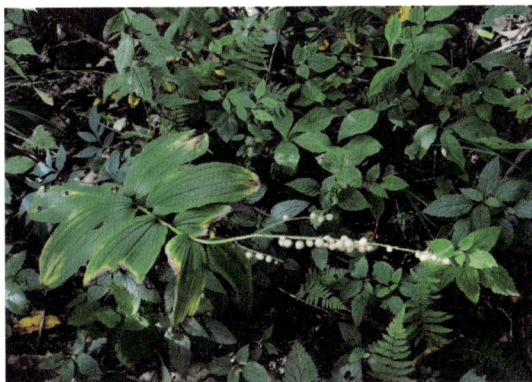

图 12-11　管花鹿药原植物图

【生境与分布】

鹿药　生于海拔 900～1950 m 的林下阴湿处或岩缝中。分布于黑龙江东南部、甘肃东部、吉林、辽宁、河北、河南、山东、山西、陕西、贵州、湖北、湖南、安徽、江苏、台湾和四川东部、浙江北部、江西北部至西部。

管花鹿药　生于海拔 1300～4000 m 的林下、灌丛、水旁湿地或林缘。分布于山西南部、河南西部、陕西秦岭南北坡、甘肃东南部、四川、云南西北部湖北、湖南西部和西藏昌都市。

【采收加工】 春、秋季采挖，洗净，鲜用或晒干。

【药材性状】 本品略呈结节状,稍扁,长6～15 cm,直径0.5～1 cm。表面棕色至棕褐色,具皱纹,先端有一至数个茎基或芽基,周围密生多数须根。质较硬,断面白色,粉性。气微,味甜、微辛。以根茎粗壮、断面白色、粉性足者为佳。(图12-12)

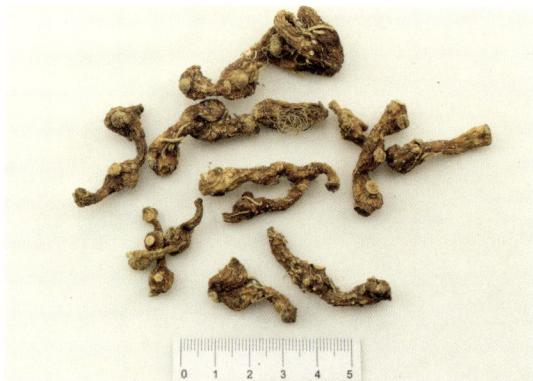

图12-12 偏头七药材图

【化学成分】 主要含有皂苷类、挥发油、氨基酸、蛋白质、多糖、黄酮类等化合物。皂苷类有异鼠李素-3-O-半乳糖苷、(25R)-海柯皂苷元-3-O-β-D-吡喃葡萄糖基-(1→2)-[β-D-吡喃木糖基(1→3)]-β-D-吡喃葡萄糖基-(1→4)-β-D-吡喃半乳糖苷、薯蓣皂苷等;黄酮类有木樨草素、槲皮素、山柰酚等;氨基酸有苏氨酸、缬氨酸、蛋氨酸、异亮氨酸、亮氨酸、苯丙氨酸、赖氨酸、组氨酸、精氨酸、天门冬氨酸、丝氨酸、甘氨酸、谷氨酸等。

【药理作用】

1. 抗肿瘤作用 鹿药中含有的甾体类化合物具有抗肿瘤活性,其对人体结肠癌细胞株Caco-2、人乳腺癌细胞株MCF-7、人肺癌细胞株SPC-A1和人肝癌细胞株SMMC-7721的细胞增殖具有抑制作用。

2. 抗氧化作用 鹿药中含有的木樨草素、槲皮素、山柰酚类化合物具有较强的清除自由基的能力,且随着浓度的增加清除作用增强,表现出抗氧化作用。

【性味归经】 甘、苦,温。归肝、肾经。

【功能主治】 补肾壮阳,活血祛瘀,祛风止痛。用于肾虚阳痿,月经不调,偏、正头痛,风湿痹痛,痈肿疮毒,跌扑损伤。

【用法用量】 内服:煎汤,6～15 g;或浸酒。外用:适量,捣敷;或烫热熨。

第十三章

安神镇静定惊药

酸枣仁

【别名】 山枣仁、山酸枣。

【来源】 鼠李科植物酸枣 Ziziphus jujuba Mill. var. spinosa (Bunge) Hu ex H. F. Chou 的干燥成熟种子。

【原植物形态】 落叶灌木,稀为小乔木,高1～3 m。老枝灰褐色,幼枝绿色;于分枝基部处具刺1对,1枚针形直立,长达3 cm,另1枚向下弯曲,长约0.7 cm。单叶互生;托叶针状;叶片长圆状卵形至卵状披针形,先端钝,基部圆形,稍偏斜,边缘具细锯齿。花小,2～3朵簇生于叶腋;花萼5裂,裂片卵状三角形;花瓣5,黄绿色,与萼片互生,雄蕊5,与花瓣对生;花盘明显,10浅裂;子房椭圆形,埋于花盘中,花柱2裂。核果肉质,近球形,成熟时暗红褐色,果皮薄,有酸味。花期6—7月,果期9—10月。(图13-1)

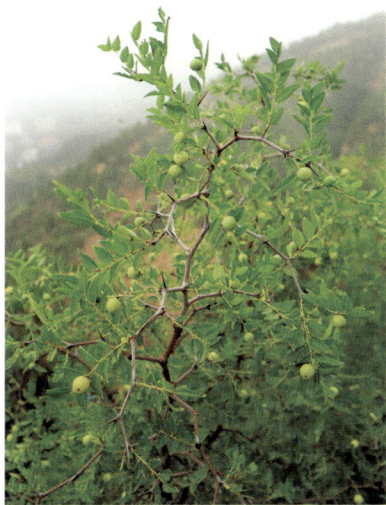

图13-1 酸枣原植物图

【生境与分布】 生于向阳或干燥的山坡、山谷、丘陵、平原、路旁以及荒地。性耐干旱,常形成灌丛。分布于华北、西北地区及辽宁、山东、江苏、安徽、河南、湖北、四川。

【采收加工】 秋末冬初采收成熟果实,除去果肉及核壳,收集种子,晒干。

【药材性状】 本品呈扁圆形或扁椭圆形,长5～9 mm,宽5～7 mm,厚约3 mm。表面紫红色或紫褐色,平滑有光泽,有的有裂纹。有的两面均呈圆隆状突起;有的一面较平坦,中间有1条隆起的纵线纹;另一面稍突起。一端凹陷,可见线形种脐;另一端有细小突起的合点。种皮较脆,胚乳白色,子叶2,浅黄色,富油性。气微,味淡。(图13-2)

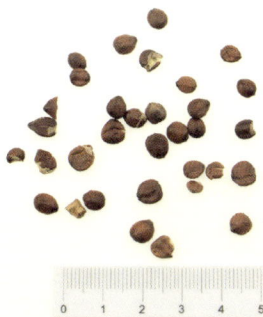

图13-2 酸枣仁药材图

【化学成分】 主要含生物碱、三萜类、黄酮类、氨基酸等化合物。生物碱有酸枣仁碱A、酸枣仁碱B、酸枣仁碱C、酸枣仁碱D、酸枣仁碱E、酸枣仁碱F、酸枣仁碱G_1、酸枣仁碱G_2、酸枣仁碱Ⅰa、酸枣仁碱Ⅰb、酸枣仁碱K、N-甲基巴婆碱、酸李碱、5-羟基-6-甲氧基去甲阿朴啡、安木非宾碱D等;三萜类有白桦脂酸、白桦脂醇、美洲茶酸、麦珠子酸、酸枣皂苷A和酸枣皂苷B,以及胡萝卜苷等;黄酮类有斯皮诺素、酸枣黄素、6‴-芥子酰斯皮诺素、6‴-阿魏酰斯皮诺素、6‴-对香豆酰斯皮诺素、当药素、6,8-二-C-葡萄糖基芹菜素、芹菜素-6-C-[(6-O-对羟基苯甲酰)-β-D-吡喃葡萄糖基(1→2)]-β-D-吡喃葡萄糖苷等;氨基酸有苏氨酸、缬氨酸、蛋氨酸、亮氨酸、异亮氨酸、赖氨酸、苯丙氨酸等。

【药理作用】

1.镇静催眠作用 酸枣仁水溶性提取物能加强戊巴比妥钠催眠作用。酸枣仁水溶性提取物还能显著延长戊巴比妥钠对小白鼠的睡眠时间。

2.强心作用 酸枣仁液可使离体和在体蛙心的心率减慢,心收缩力加强,有强心作用。

3.扩血管作用 酸枣仁液可使微血管管径扩张极为显著。

4.抗缺氧作用 酸枣仁煎剂可显著减少脑组织的氧耗量。

5.免疫增强作用 酸枣仁乙醇提取物能明显增强小鼠的单核巨噬细胞的吞噬功能,可明显增加小鼠的迟发型超敏反应并能拮抗 CPA 引起的迟发型超敏反应的抑制。酸枣仁及多糖能增强小鼠的体液免疫和细胞免疫功能,并且对受放射性损伤小鼠有一定保护作用。

【常用饮片】

炒酸枣仁 本品形如酸枣仁。表面微鼓起,微具焦斑。略有焦香气,味淡。

【性味归经】 甘、酸,平。归肝、胆、心经。

【功能主治】 养心补肝,宁心安神,敛汗,生津。用于虚烦不眠,惊悸多梦,体虚多汗,津伤口渴。

【用法用量】 内服:煎汤,10～15 g;研末,3～5 g;或入丸、散。

【注意事项】 凡有实邪郁火及患有滑泄症者慎用。

柏子仁

【别名】 柏实、柏子、柏仁、侧柏子。

【来源】 柏科植物侧柏 *Platycladus ori-entalis*（L.）Franco 的干燥成熟种仁。

【原植物形态】 常绿乔木,高达 20 m,胸径可达 1 m。树皮薄,浅灰褐色,纵裂成条片。小枝扁平,直展,排成一平面。叶鳞形,交互对生,长 1～3 mm,先端微钝,位于小枝上下两面之叶露出部分倒卵状菱形或斜方形,两侧的叶折覆着上下之叶的基部两侧,呈龙骨状。叶背中部均有腺槽。雌雄同株;球花单生于短枝顶端;雄球花黄色,卵圆形,长约 2 mm。球果当年成熟,卵圆形,长 1.5～2 cm,熟前肉质,蓝绿色,被白粉;熟后木质,张开,红褐色;种鳞 4 对,扁平,背部近先端有反曲的尖头,中部种鳞各有种子 1～2。种子卵圆形或长卵形,长 4～6 mm,灰褐色或紫褐色,无翅或有棱脊,种脐大而明显。花期 3—4 月,果期 9—11 月。(图 13－3)

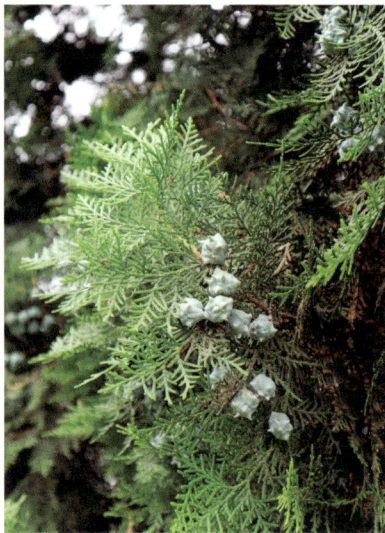

图 13－3 侧柏原植物图

【生境与分布】 生于湿润肥沃地,石灰岩石地也有生长。分布于东北南部,经华北向南过广东、广西北部,西至陕西、甘肃,西南至四川、云南、贵州等地。

【采收加工】 秋、冬二季采收成熟种子,晒干,除去种皮,收集种仁。

【药材性状】 本品呈长卵形或长椭圆

形,长 4～7 mm,直径 1.5～3 mm。表面黄白色或淡黄棕色,外包膜质内种皮,顶端略尖,有深褐色的小点,基部钝圆。质软,富油性。气微香,味淡。(图 13 - 4)

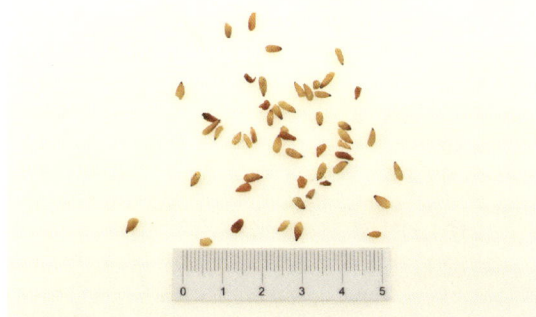

图 13 - 4　柏子仁药材图

【化学成分】　主要含油脂类、氨基酸、皂苷类、萜类等化合物。油脂类有十四酰胺烷基-3,5-二烯-十五醇、十四酰胺烷基-3,5-二烯-二十一醇、棕榈酸、硬脂酸、不饱和脂肪酸主要为亚油酸、亚麻酸、花生四烯酸、二十碳三烯酸等;氨基酸有谷氨酸、亮氨酸、色氨酸等;皂苷类有胡萝卜苷、β-谷甾醇等;萜类有半日花烷型二萜等。

【药理作用】　柏子仁对前脑基底核破坏的小鼠被动学习有改善作用。柏子仁对损伤造成的记忆再现障碍及记忆消去促进有明显的改善;对损伤所致的获得障碍亦有改善倾向,但对损伤造成的运动低下无拮抗作用。

【常用饮片】

柏子仁霜　本品为均匀、疏松的淡黄色粉末,微显油性,气微香。

【性味归经】　甘,平。归心、肾、大肠经。

【功能主治】　养心安神,润肠通便,止汗。用于阴血不足,虚烦失眠,心悸怔忡,肠燥便秘,阴虚盗汗。

【用法用量】　内服:煎汤,3～10 g;便溏者制霜用;或入丸、散。外用:适量,研末调敷;或鲜品捣敷。

【注意事项】　便溏及痰多者忌用。

首乌藤

【别名】　夜交藤、棋藤。

【来源】　蓼科植物何首乌 *Polygonum multiflorum* Thunb. 的干燥藤茎。

【原植物形态】　多年生缠绕草本。根细长,末端为肥大的块根,外表红褐色至暗褐色。茎基部略呈木质,中空。叶互生,具长柄,叶片狭卵形或心形,长 4～8 cm,宽 2.5～5 cm,先端渐尖,基部心形或箭形,全缘或微带波状,上面深绿色,下面浅绿色,两面均光滑无毛。托叶膜质,鞘状,褐色,抱茎,长 5～7 mm。花小,直径约 2 mm,多数,密聚成大形圆锥花序,小花梗具节,基部具膜质苞片;花被绿白色,花瓣状,5 裂,裂片倒卵形,大小不等,外面 3 片的背部有翅;雄蕊 8,比花被短;雌蕊 1,子房三角形,花柱短,柱头 3 裂,头状。瘦果椭圆形,有 3 棱,长 2～3.5 mm,黑色光亮,外包宿存花被,花被成明显的 3 翅,成熟时褐色。花期 10 月,果期 11 月。(图 13 - 5)

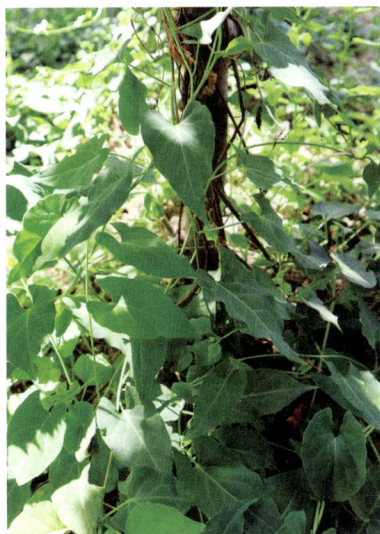

图 13 - 5　何首乌原植物图

【生境与分布】 生长于草坡、路边、山坡石隙及灌丛中。分布河南、山东、安徽、江苏、浙江、福建、广东、广西、江西、湖南、湖北、四川、贵州、云南等地。

【采收加工】 秋、冬二季采割,除去残叶,捆成把或趁鲜切段,干燥。

【药材性状】 本品呈长圆柱形,稍扭曲,具分枝,长短不一,直径4～7 mm。表面紫红色至紫褐色,粗糙,具扭曲的纵皱纹,节部略膨大,有侧枝痕,外皮菲薄,可剥离。质脆,易折断,断面皮部紫红色,木部黄白色或淡棕色,导管孔明显,髓部疏松,类白色。气微,味微苦涩。(图13-6)

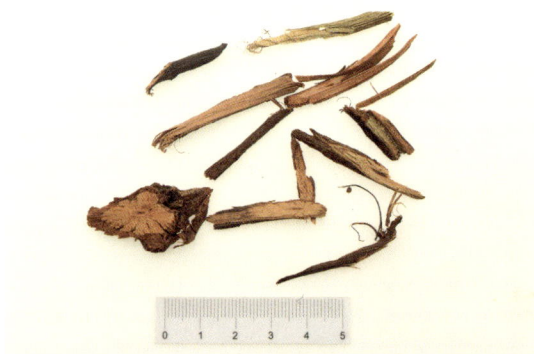

图13-7 首乌藤饮片图

【用法用量】 内服:煎汤,10～20 g。外用:适量,煎水洗;或捣烂敷。

【注意事项】 躁狂属实火者慎用。

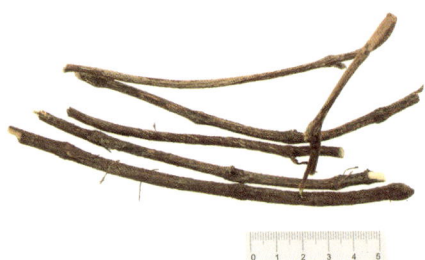

图13-6 首乌藤药材图

【化学成分】 主要含有大黄素、大黄素甲醚、β-谷甾醇、夜交藤乙酰苯苷等化合物。

【药理作用】 有镇静和泻下作用。

【常用饮片】

首乌藤段 本品呈圆柱形的段。外表面紫红色或紫褐色。切面皮部紫红色,木部黄白色或淡棕色,导管孔明显,髓部疏松,类白色。气微,味微苦涩。(图13-7)

【性味归经】 甘,平。归心、肝经。

【功能主治】 养血安神,祛风通络。用于失眠多梦,血虚身痛,风湿痹痛;外治皮肤瘙痒。

远志

【别名】 小草、细草、小草根。

【来源】 远志科植物远志 *Polygala tenuifolia* Willd. 或卵叶远志 *Polygala sibirica* L. 的干燥根。

【原植物形态】

远志 多年生草本,高25～40 cm。根圆柱形,长而微弯。茎直立或斜生,多数,由基部丛生,细柱形,质坚硬。带绿色,上部多分枝。单叶互生,叶柄短或近于无柄;叶片线形,长1～3 cm,宽1.5～3 mm,先端尖,基部渐狭,全缘,中脉在上面下陷,下面隆起,无毛或稍被柔毛。春季茎顶抽出总状花序,长5～12 cm,花小,稀疏;萼片5,其中2枚呈花瓣状,绿白色;花瓣3,淡紫色,其中1枚较大,呈龙骨瓣状,先端着生流苏状附属物;雄蕊8,花丝基部合生;雌蕊1,子房倒卵形,扁平,2室,花柱弯曲,柱头2裂。蒴果扁平,圆状倒心形,长、宽各4～5 mm,绿色,光滑,边缘狭翅状,无睫毛,基部有宿存的萼片,成熟时边缘开裂。种子卵形,微

扁,棕黑色,密被白色绒毛。花期5—7月,果期6—8月。(图13-8)

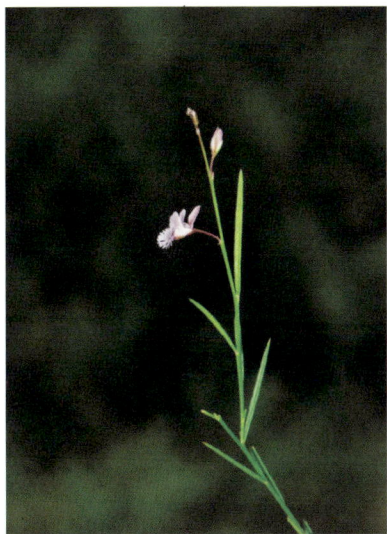

图13-8 远志原植物图

卵叶远志 也称西伯利亚远志。多年生草本,高10~30 cm。根圆柱形。茎多分枝,被短柔毛。单叶互生,具短柄;叶纸质至近革质,下部叶小,卵形,长约6 mm,宽约4 mm,先端钝,具短尖头;上部叶大,披针形或椭圆状披针形,长1~2 cm,宽3~6 mm,绿色,被短柔毛,先端钝,具骨质短尖头,基部楔形,全缘,反卷,主脉在上表面下陷,背面隆起,侧脉不明显。总状花序腋外生或假顶生,通常高出茎顶,具少数花,被短柔毛;花长约6~10 mm,具小苞片3枚,钻状披针形,长约2 mm,被短柔毛;萼片5,宿存,外面3枚小,披针形,长约3 mm,里面2枚大,花瓣状,长约7 mm;花瓣3,蓝紫色,侧生花瓣倒卵形,长5~6 mm,基部与龙骨瓣合生,龙骨瓣较侧生花瓣长,背面被柔毛,先端背部具流苏状鸡冠状附属物;雄蕊8,花丝长5~6 mm,2/3以下合生成鞘鞘具缘毛,花药卵形,顶孔开裂;子房倒卵形,直径约2 mm,先端具缘毛,花柱肥厚,先端弯曲,长约5 mm,柱头2,间隔位于花柱先端。蒴果近倒心形,直径约5 mm,先端微缺,具狭翅,疏被短柔毛。种子黑色,除种阜外,被白色柔毛。花期4—7月,果期5—8月。(图13-9)

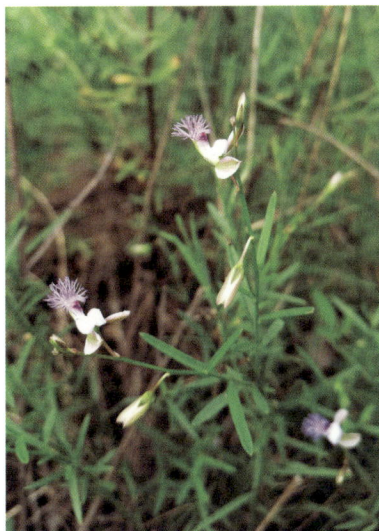

图13-9 卵叶远志原植物图

【生境与分布】

远志 生于向阳山坡或路旁。分布于东北、华北、西北地区及山东、江苏、安徽和江西等地。

卵叶远志 生于海拔1100~2800 m的山坡草地。分布于我国大部分地区。

【采收加工】 春、秋二季采挖,除去须根和泥沙,晒干或抽取木心晒干。

【药材性状】 本品呈圆柱形,略弯曲,长2~30 cm,直径0.2~1 cm。表面灰黄色至灰棕色,有较密并深陷的横皱纹、纵皱纹及裂纹,老根的横皱纹较密更深陷,略呈结节状。质硬而脆,易折断,断面皮部棕黄色,木部黄白色,皮部易与木部剥离,抽取木心者中空。气微,味苦、微辛,嚼之有刺喉感。(图13-10)

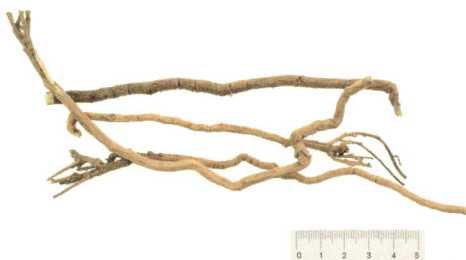

图13-10 远志药材图

【化学成分】 主要含三萜皂苷类、咕吨酮类、糖酯类等化合物。三萜皂苷类成分有远志皂苷 A、远志皂苷 B、远志皂苷 C、远志皂苷 D、远志皂苷 E、远志皂苷 F、远志皂苷 G 等;咕吨酮类成分有 6-羟基-1,2,3,7-四甲氧基咕吨酮、1,2,3,7-四甲氧基咕吨酮、1,2,3,6,7-五甲氧基咕吨酮、1,7-二羟基咕吨酮、1,7-二甲氧基咕吨酮、1,7-二羟基-2,3-二甲氧基咕吨酮、1-羟基-3,7-二甲氧基咕吨酮、1,7-二甲氧基-2,3-亚甲二氧基咕吨酮、1,6-二羟基-3,7-二甲氧基咕吨酮、1,7-二羟基-3-甲氧基咕吨酮、1,6-二羟基-3,5,7-三甲氧基咕吨酮、1-羟基-3,6,7-三甲氧基咕吨酮、1,3,6-三羟基-2,7-二甲氧基咕吨酮等。

【药理作用】

1. 祛痰作用 用小鼠酚红排泌法试验表明,远志的祛痰作用较桔梗为强,但用犬呼吸道分泌液测定法,其作用强度不及桔梗。远志的祛痰作用可能是由于其所含皂苷对胃黏膜的刺激作用,反射性促进支气管分泌液增加所致。

2. 镇静和抗惊厥作用 远志根皮、未去木心的远志全根和根部木心对巴比妥类药物均有协同作用,小鼠灌胃后可促使注射阈下催眠剂量的巴比妥钠的小鼠入睡。小鼠灌胃远志皂苷 F_5 对戊四氮所致惊厥具有对抗作用,以远志全根最强,根皮次之,木心则无效。

3. 抗水肿和利尿作用 远志甲醇冷浸液浓缩后制成的混悬液口服给予结扎两侧颈静脉引起的水肿大鼠,表现出利尿作用和对充血性水肿的抑制作用。

4. 对 cAMP 磷酸二酯酶的抑制作用 远志根的热水提取物和甲醇提取物的三氯甲烷和正丁醇可溶或不溶部分对 cAMP 磷酸二酯酶均有一定的抑制作用,其中以三氯甲烷和正丁醇可溶部分的抑制率最高。

5. 促进动物体力和智力作用 大鼠口服远志提取物具有促进动物体力和智力作用。

6. 抑菌作用 用纸片法测得远志煎剂对肺炎球菌有抑制作用。远志乙醇浸液在体外对革兰氏阳性菌、痢疾志贺菌、伤寒沙门菌和人型结核分枝杆菌均有明显的抑制作用。

7. 抗突变、抗癌作用 Ames 试验发现远志的水溶性提取物对黄曲霉菌素 B_1 诱发的回变菌落数也有显著的抑制效应,对 TA98 菌株回变菌落数有明显抑制效应。远志提取物有抑制小鼠 P388 淋巴细胞性白血病作用。

8. 兴奋子宫作用 我国西北所产的远志煎剂对离体豚鼠、家兔、猫、犬的未孕及已孕子宫均有兴奋作用。

【常用饮片】

远志段 本品呈圆筒形的段。外表皮灰黄色至灰棕色,有横皱纹。切面棕黄色。气微,味苦、微辛,嚼之有刺喉感。(图 13-11)

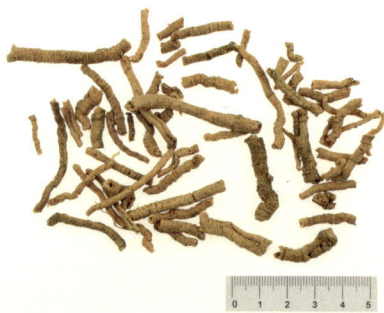

图 13-11 远志饮片图

制远志 本品形如远志段,表面黄棕色。味微甜。

【性味归经】 苦、辛,温。归心、肾、肺经。

【功能主治】 安神益智,交通心肾,祛痰,消肿。用于心肾不交引起的失眠多梦,健忘惊悸,神志恍惚,咳痰不爽,疮疡肿毒,乳房肿痛。

【用法用量】 内服：煎汤，3~10 g；浸酒或入丸、散。外用：适量，研末酒调敷。

【注意事项】 心肾有火，阴虚阳亢者忌用。

合欢皮

【别名】 合昏皮、夜台皮、合欢木皮。

【来源】 豆科植物合欢 *Albizia julibrissin* Durazz. 的干燥树皮。

【原植物形态】 落叶乔木，高可达 16 m。树干灰黑色；嫩枝、花序和叶轴被绒毛或短柔毛。托叶线状披针形，较小叶小，早落；二回羽状复叶，互生；总叶柄长 3~5 cm，总花柄近基部及最顶部 1 对羽片着生处各有一枚腺体；羽片 4~12 对，栽培的有时达 20 对；小叶 10~30 对，线形至长圆形，长 6~12 mm，宽 1~4 mm，向上偏斜，先端有小尖头，有缘毛，有时在下面或仅中脉上有短柔毛；中脉紧靠上边缘。头状花序在枝顶排成圆锥花序；花粉红色；花萼管状，长 3 mm；花冠长 8 mm，裂片三角形，长 1.5 mm，花萼、花冠外均被短柔毛；雄蕊多数，基部合生，花丝细长；子房上位，花柱几与花丝等长，柱头圆柱形。荚果带状，长 9~15 cm，宽 1.5~2.5 cm，嫩荚有柔毛。花期 6—7 月，果期 8—10 月。(图 13-12)

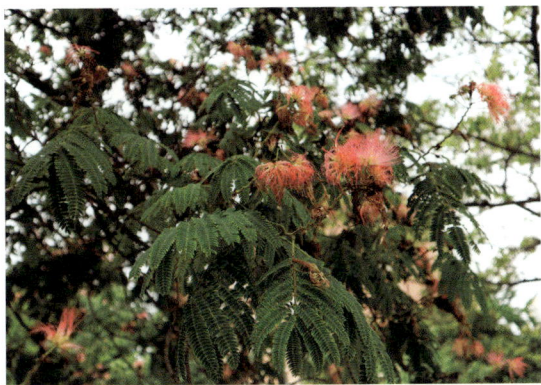

图 13-12 合欢原植物图

【生境与分布】 生于山坡或栽培。分布于东北、华东、中南及西南各地。

【采收加工】 夏、秋二季剥取，晒干。

【药材性状】 本品呈卷曲筒状或半筒状，长 40~80 cm，厚 0.1~0.3 cm。外表面灰棕色至灰褐色，稍有纵皱纹，有的成浅裂纹，密生明显的椭圆形横向皮孔，棕色或棕红色，偶有突起的横棱或较大的圆形枝痕，常附有地衣斑；内表面淡黄棕色或黄白色，平滑，有细密纵纹。质硬而脆，易折断，断面呈纤维性片状，淡黄棕色或黄白色。气微香，味淡、微涩、稍刺舌，而后喉头有不适感。(图 13-13)

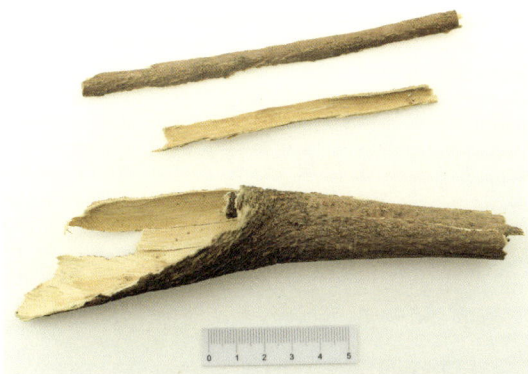

图 13-13 合欢皮药材图

【化学成分】 主要含三萜类、木脂素类、挥发油等化合物。三萜类有三萜乙酸-Δ_{12}-乌苏烯-3-β-醇酯、金合欢酸内酯 3-O-β-D-吡喃木糖基(1→2)-β-D-吡喃夫糖基(1→6)-β-D-2-去氧-2-乙酰氨基吡喃葡萄糖苷、金合欢酸内酯 3-O-β-D-吡喃木糖基(1→2)-α-L-吡喃阿拉伯糖基(1→6)-β-D-2-去氧-2-乙酰氨基吡喃葡萄糖苷等；木脂素类有(－)-丁香树脂酚-4-O-β-D-呋喃芹糖基-(1→2)-β-D-吡喃葡萄糖苷、(－)-丁香树脂酚、(－)-丁香树脂酚-4-O-β-D-葡萄糖苷、(－)-丁香树脂-4,4'-双-β-D-葡萄糖苷等；挥发油有烷烃类、烯烃类、醛类、呋喃类、醇类、酸类、桉树脑等。

【药理作用】

1. 抗生育作用 合欢皮冷水提取物具有

显著的抗生育作用,羊膜腔内给药可使中孕大鼠胎仔萎缩色泽苍白而终止妊娠。人妊娠子宫肌在合欢皮提取液的作用下收缩,张力及振幅均显著增加,而收缩频率明显减少,合欢皮的作用与缩宫素相似,但起效时间较慢,持续时间长。

2. 抗过敏作用 合欢皮煎剂大鼠灌胃给药可抑制其腹膜肥大细胞脱颗粒,体外试验也有类似作用。合欢皮煎剂可明显抑制抗原对大鼠的致敏过程和抗体产生过程。其有效成分似为一耐热的水溶性物质。

3. 抗肿瘤作用 合欢皮所含多糖对小鼠移植性肿瘤 S180 有一定抑制作用。

【常用饮片】 本品呈弯曲的丝或块片状。外表面灰棕色至灰褐色,稍有纵皱纹,密生明显的椭圆形横向皮孔,棕色或棕红色。内表面淡黄棕色或黄白色,平滑,具细密纵纹。切面呈纤维性片状,淡黄棕色或黄白色。气微香,味淡、微涩、稍刺舌,而后喉头有不适感。

【性味归经】 甘,平。归心、肝、肺经。

【功能主治】 解郁安神,活血消肿。用于心神不安,忧郁失眠,肺痈疮肿,跌扑伤痛。

【用法用量】 内服:煎汤,10～15 g;或入丸、散。外用:适量,研末调敷。

红酸七

【别名】 竹根七、白七、牛尾参。

【来源】 百合科植物油点草 *Tricyrtis macropoda* Miq. 的根或全草。

【原植物形态】 多年生草本,高可达 1 m。根状茎横走。茎上部生短糙毛。叶互生,近无柄,抱茎;叶片卵状椭圆形、长圆形至长圆状披针形,长 8～16 cm,宽 6～9 cm,先端渐尖或急尖,基部心形或圆形,边缘具短糙毛,两面疏生短糙伏毛。二歧聚伞花序顶生或生于上部叶腋,花序轴和花梗生有淡褐色短糙毛,并间生细腺毛;花梗长 1.4～2.5 cm;苞片很小,花疏生;花被片 6,离生,卵状椭圆形至披针形,长 1.5～2 cm,开放后自中下部向下反折,绿白色或白色,内面具多数紫红色斑点;外轮 3 片较内轮为宽,在基部向下延伸而呈囊状;雄蕊 6,花丝中上部向外弯垂,具紫色斑点,花药长圆形,背着,2 室;子房 3 室,柱头 3 裂,每裂片上端又 2 深裂,密生腺毛。蒴果直立,长 2～3 cm。种子小而扁,卵形或圆形。花、果期 6—10 月。(图 13-14)

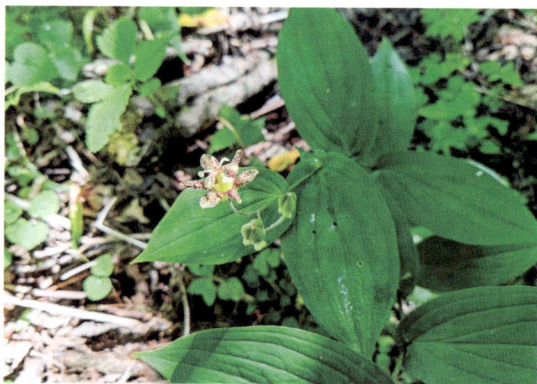

图 13-14 油点草原植物图

【生境与分布】 生于海拔 800～2400 m 的山地林下、草丛中或岩石缝隙中。分布于浙江、江西、湖北、四川、陕西以及华南地区等。

【采收加工】 夏、秋季采挖,洗净,晒干。

【药材性状】 根茎呈扁圆柱形,有横向环状排列的不定根,髓部中空。茎扁圆柱形,有明显的纵棱,直径 0.3～0.6 cm;表面黄绿色至淡黄棕色,中空,质脆。叶互生,多皱缩卷曲,完整者展平后呈卵状椭圆形、长圆形至长圆状披针形,表面黄绿色或绿褐色,两面疏生短糙伏毛。有时可见残留的蒴果,具 3 棱。气微,味淡。(图 13-15)

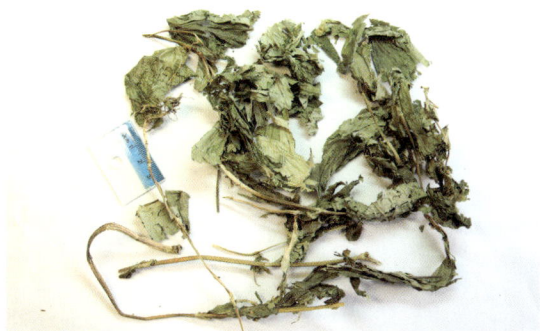

图 13 - 15　红酸七药材图

【化学成分】　主要含有黄酮类、甾体类

等化合物。黄酮类有葛根素、槲皮素、烟花苷和山奈酚等；甾体类有 β-谷甾醇等；其他类成分有阿魏酸、对羟基苯甲酸等。

【性味归经】　甘,平。归肺经。

【功能主治】　补肺止咳。用于肺虚咳嗽。

【用法用量】　内服:煎汤,9～15 g。

【附注】　《陕西省药品标准》中红酸七的来源为同属植物黄花油点草 *Tricyrtis maculata* (D. Don) Machride。

第十三章　安神镇静定惊药

第十四章

理气药

枳实

【别名】 鹅眼枳实。

【来源】 芸香科植物酸橙 *Citrus aurantium* L. 及其栽培变种或甜橙 *Citrus sinensis* Osbeck 的干燥幼果。

【原植物形态】

酸橙 常绿小乔木。枝呈三棱形,有长刺。叶互生;叶柄有狭长形或狭长倒心形的叶翼,长 8～15 mm,宽 3～6 mm;叶片革质,倒卵状椭圆形或卵状长圆形,长 3.5～10 cm,宽 1.5～5 cm,先端短而钝,渐尖或微凹,基部楔形或圆形,全缘或微波状,具半透明油点。花单生或数朵簇生于叶腋及当年生枝条的顶端,白色,芳香;花萼杯状,5 裂;花瓣 5,长圆形;雄蕊 20 以上;子房上位,雌蕊短于雄蕊,柱头头状。柑果近球形,熟时橙黄色;味酸。花期 4—5 月,果期 6—11 月。(图 14 - 1)

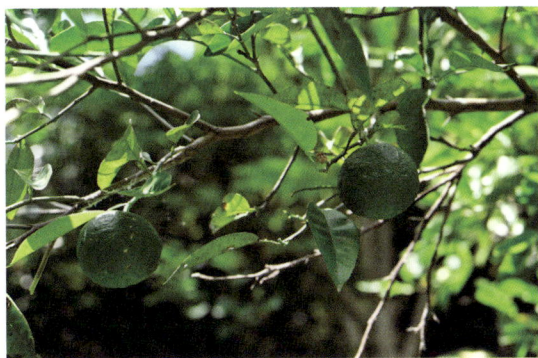

图 14 - 1　酸橙原植物图

甜橙 乔木,枝少刺或近于无刺。叶通常比柚叶略小,翼叶狭长,明显或仅具痕迹,叶片卵形或卵状椭圆形,很少披针形,长 6～10 cm,宽 3～5 cm,或有较大的。花白色,很少背面带淡紫红色,总状花序有花少数,或兼有腋生单花;花萼 3～5 浅裂,花瓣长 1.2～1.5 cm;雄蕊 20～25 枚;花柱粗壮,柱头增大。果圆球形,扁圆形或椭圆形,橙黄至橙红色,果皮难剥离或稍易剥离,瓤囊 9～12 瓣,果心实或半充实,果肉淡黄、橙红或紫红色,味甜或稍偏酸;种子少或无,种皮略有肋纹,子叶乳白色,多胚。花期 3—5 月,果期 10—12 月,迟熟品种至次年 2—4 月。

【生境与分布】

酸橙 栽培于丘陵、低山地带和江河湖泊的沿岸。秦岭南坡以南各地均有栽培。

甜橙 秦岭南坡以南各地广泛栽种,西北约在陕西西南部、甘肃东南部、陕西洋县一带,西南至西藏东南部墨脱一带海拔 1500 m 以下地方也有。

【采收加工】 5—6 月采摘或收集自落的果实,除去杂质,自中部横切为两半,晒干或低温干燥,较小者直接晒干或低温干燥。

【药材性状】 本品呈半球形,少数为球形,直径 0.5～2.5 cm。外果皮黑绿色或暗棕绿色,具颗粒状突起和皱纹,有明显的花柱残迹或果梗痕。切面中果皮略隆起,黄白色或黄褐色,厚 0.3～1.2 cm,边缘有 1～2 列油室,瓤囊棕褐色。质坚硬。气清香,味苦、微酸。(图 14 - 2)

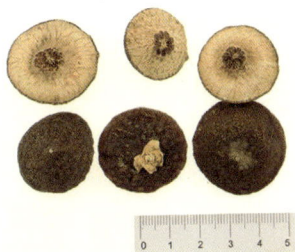

图 14 - 2　枳实药材图

【化学成分】

酸橙 果实未成熟时含柚皮苷、野漆树苷、忍冬苷、新橙皮苷等。果皮还含川陈皮素即 5,6,7,8,3′,4′-六甲氧基黄酮、橙皮苷、5,6,7,8,4′-五甲氧基黄酮、5,7,4′-三甲氧基黄酮、5,6,7,3′,4′-五甲氧基黄酮、5,7,8,4′-四甲氧基黄酮及 5,7,8,4'-五甲氧基黄酮等。种子含宜昌橙苦素、去乙酸闹米林、柠檬苦素、闹米林、黄柏酮、去乙酰闹米林酸、异柠檬尼酸、闹米林酸及其 17-β-D-葡萄糖苷等柠檬苦素类成分。此外，还含 19-羟基去乙酰闹米林酸-17-β-D-葡萄糖苷。

甜橙 果实含柚皮素-7-芸香糖苷、异樱花素-7-芸香糖苷、圣草次苷、柚皮素-4'-葡萄糖苷-7-芸香糖苷、辛弗林、N-甲基酪胺等。果皮含橙皮苷、柚皮苷、柑属苷 A、柑属苷 B、柑属苷 C、松柏苷、丁香苷、去氢二松柏醇-4-β-D-葡萄糖苷、2″-O-β-木糖基牡荆素、3-羟基-5,6,7,8',4'-六甲氧基黄酮-3β-葡萄糖苷、3,8-二葡萄糖基芹菜素、3,8-二葡萄糖基香叶木素、反香苇醇-6β-吡喃葡萄糖苷、α-松油醇-8-β-D-吡喃葡萄糖苷、9-羟基芳樟醇-9β-吡喃葡萄糖苷、催吐萝芙木醇-9-O-D-吡喃葡萄糖苷、柚皮芸香苷等成分。此外还含有福橘素、川陈皮素、5,7,4'-三甲氧基黄酮、5,7,3',4'-四甲氧基黄酮及 5,7,8,3',4'-五甲氧基黄酮等。

【药理作用】

1. 收缩子宫的作用 枳壳和枳实煎液对小鼠离体子宫呈抑制作用；对兔在体和离体子宫皆有兴奋作用。对兔子宫瘘亦证明能使子宫收缩有力，张力增加，甚至出现强直收缩。枳壳酊和枳壳流浸膏，对兔子宫（在体和离体）也有兴奋作用；对小鼠子宫（离体）则有抑制作用。枳实果皮中的橙皮苷能抑制卵巢周围透明质酸酶的活性。

2. 兴奋肠管的作用 不同产地的枳壳和枳实对小鼠和兔的离体肠管皆呈抑制作用；对兔在体肠管多数为抑制，少数无变化。枳壳酊及其流浸膏对小鼠（离体）、兔（在体和离体）肠管均为抑制作用。高浓度对离体兔、豚鼠小肠均呈抑制作用，且能抑制乙酰胆碱、组胺的作用；低浓度则在短暂抑制后，可呈现兴奋作用，振幅加大，频率加快。麻醉犬的在位肠，用煎剂也有

明显抑制作用；但对胃肠造瘘的犬，则呈一定兴奋作用，能使胃肠运动收缩节律有力。

3. 对心血管系统的作用 枳壳对蟾蜍离体心脏呈小剂量兴奋，大剂量抑制。用枳壳煎液或醇提液给犬静脉注射后有显著升压作用。不同产地的枳壳和枳实煎液用蟾蜍全身血管灌流法证明，有轻度收缩血管的作用；对麻醉犬有显著而迅速的升压作用，它没有肾上腺素升压时引起的呼吸抑制、后降血压现象，心率亦无明显增快。

4. 抗血栓作用 枳实水煎液有明显抗血栓形成作用。

5. 抗变态反应作用 枳实水提取物静脉注射，对大鼠被动皮肤过敏反应有抑制作用，对大鼠腹腔肥大细胞释放组胺有抑制作用。

【常用饮片】

枳实 本品呈不规则弧状条形或圆形薄片。切面外果皮黑绿色或棕褐色，中果皮部分黄白色至黄棕色，近外缘有 1～2 列点状油室，条片内侧或圆片中央具棕褐色瓤囊。气清香，味苦、微酸。（图 14-3）

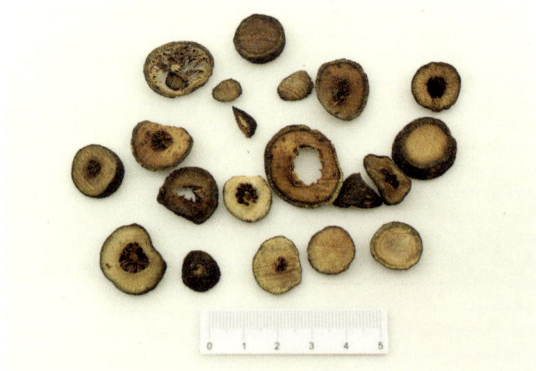

图 14-3 枳实饮片图

麸炒枳实 本品形如枳实片，色较深，有的有焦斑。气焦香，味微苦，微酸。

【性味归经】 苦、辛、酸，微寒。归脾、胃经。

【功能主治】 破气消积，化痰散痞。用于积滞内停，痞满胀痛，泻痢后重，大便不通，痰

滞气阻,胸痹,结胸,胃下垂,脱肛,子宫脱垂。

【用法用量】 内服:煎汤,3～10 g;或入丸、散。外用:适量,研末调涂;或炒热熨。

【注意事项】 脾胃虚弱及孕妇慎用。

香附

【别名】 莎草、香附子、香附米。

【来源】 莎草科植物莎草 *Cyperus rotundus* L. 的干燥根茎。

【原植物形态】 多年生草本,高 15～95 cm。茎直立,三棱形;根状茎匍匐延长,部分膨大呈纹外向型,有时数个相连。叶丛生于茎基部,叶鞘闭合包于茎上;叶片线形,长 20～60 cm,宽 2～5 mm,先端尖,全缘,具平行脉,主脉于背面隆起。花序复穗状,3～6 个在茎顶排成伞状,每个花序具 3～10 个小穗,线形,长 1～3 cm,宽约 1.5 mm;颖 2 列,紧密排列,卵形至长圆形,长约 3 mm,膜质两侧紫红色有数脉。基部有叶片状的总苞 2～4 片,与花序等长或过之;每颖着生 1 花,雄蕊 3;柱头 3,丝状。小坚果长圆状倒卵形,三棱状。花期 5—8 月,果期 7—11 月。(图 14 - 4)

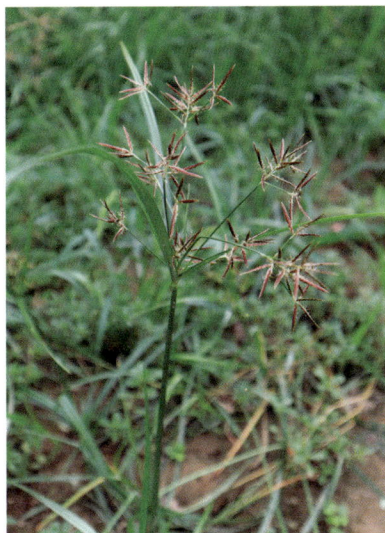

图 14 - 4 莎草原植物图

【生境与分布】 生于山坡草地、耕地、路旁水边等潮湿处。分布于华北、中南、西南地区及辽宁、河北、山西、陕西、甘肃、台湾等地。

【采收加工】 秋季采挖,燎去毛须,置沸水中略煮或蒸透后晒干,或燎后直接晒干。

【药材性状】 本品多呈纺锤形,有的略弯曲,长 2～3.5 cm,直径 0.5～1 cm。表面棕褐色或黑褐色,有纵皱纹,并有 6～10 个略隆起的环节,节上有未除净的棕色毛须及须根断痕;去净毛须者较光滑,环节不明显。质硬,经蒸煮者断面黄棕色或红棕色,角质样;生晒者断面色白而显粉性,内皮层环纹明显,中柱色较深,点状维管束散在。气香,味微苦。(图 14 - 5)

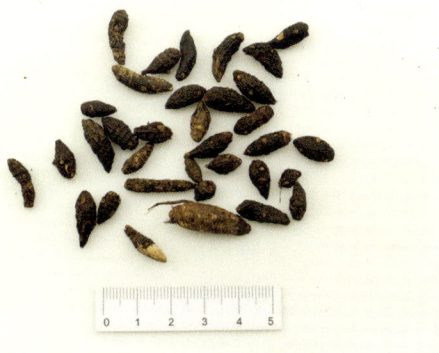

图 14 - 5 香附药材图

【化学成分】 主要含挥发油成分,有 β-蒎烯、樟烯、桉叶素、柠檬烯、对-聚伞花素、香附子烯、芹子三烯、β-芹子烯、α-香附酮、β-香附酮、古巴烯、β-榄香烯、丁香烯、香附醇、广藿香烯醇乙酸酯、香附子烯-2-酮-8-醇乙酸酯等,还含有葡萄糖、果糖等。

【药理作用】

1. 催眠作用 香附挥发油能明显协同戊巴比妥钠对小鼠的催眠作用。

2. 麻醉作用 香附挥发油能明显地延长东莨菪碱的麻醉时间,但并不影响麻醉深度。

3. 解热镇痛作用 香附醇提取物对注射酵母菌引起的大鼠发热有解热作用,其效价约为水杨酸钠的 6 倍,其解热有效成分也是三萜类化合物。给予香附挥发油 30 分钟后,可明显降低大鼠正常体温,较氯丙嗪的降温作用强,但作用不及氯丙嗪持久,随后大鼠体温逐渐恢复正常。

4. 对心血管系统的作用 香附总生物碱、苷类、黄酮类和酚类化合物的水溶液有强心和减慢心率作用,并且有明显的降血压作用。乙醇提取物不影响肾上腺素和乙酰胆碱对血压的作用,但能部分阻断组胺的作用。

5. 抑制子宫作用 5%香附流浸膏对豚鼠、兔、猫和犬等动物的离体子宫,无论已孕或未孕,都有抑制作用,使其收缩力减弱、肌张力降低。

6. 消炎作用 香附醇提取物腹腔注射,对角叉菜胶和甲醛引起的大鼠脚肿有明显的抑制作用,其消炎成分为三萜类化合物。对甲醛性脚肿亦有抑制作用。

7. 抑制肠管收缩的作用 香附挥发油可抑制肠管的收缩,使肠管收缩幅度降低、张力下降。香附醇提取物对离体兔回肠平滑肌有直接抑制作用。

8. 抗菌作用 香附挥发油对金黄色葡萄球菌有抑制作用,对其他细菌无效。香附烯对宋内氏痢疾志贺菌亦有效,氢化不影响其抗菌作用;香附酮则完全无效。香附提取物对某些真菌亦有抑制作用。

【常用饮片】

香附片(粒) 本品为不规则厚片或颗粒状。外表皮棕褐色或黑褐色,有时可见环节。切面色白或黄棕色,质硬,内皮层环纹明显。气香,味微苦。

醋香附 本品形如香附片(粒),表面黑褐色。微有醋香气,味微苦。

【性味归经】 辛、微苦、微甘、平。归肝、脾、三焦经。

【功能主治】 疏肝解郁,理气宽中,调经止痛。用于肝郁气滞,胸胁胀痛,疝气疼痛,乳房胀痛,脾胃气滞,脘腹痞闷,胀满疼痛,月经不调,经闭痛经。

【用法用量】 内服:煎汤,6～10 g;或入丸、散。外用:适量,研末撒,调敷。

【注意事项】 气虚无滞、阴虚、血热者慎用。

川楝子

【别名】 楝实、苦楝子、金铃子。

【来源】 楝科植物楝 *Melia toosendan* Sieb. et Zucc. 的干燥成熟果实。

【原植物形态】 乔木,高达 10 m。树皮灰褐色,幼嫩部分密被星状鳞片。2～3 回奇数羽状复叶,每 1 羽片有小叶 4～5 对;小叶对生,卵形或窄卵形,长 4～10 cm,宽 2～4 cm,全缘或少有疏锯齿。圆锥花序腋生;花具梗,较密集;花萼灰绿色,长椭圆形至披针形;花瓣淡紫色,匙形;雄蕊 10 或 12,花丝合生成筒。核果大,椭圆状球形,长约 3 cm,果皮薄,熟后淡黄色,有棱,6～8 室。种子长椭圆形,扁平。花期 3～4 月,果期 9—11 月。(图 14 - 6)

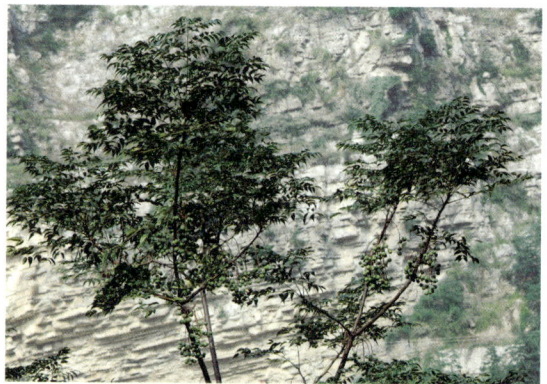

图 14 - 6 楝原植物图

【生境与分布】 生于海拔 500 ～ 2100 m 的土壤湿润、肥沃的杂木林和疏林内。全国均有栽培,常栽培于村旁附近或公路边。

【采收加工】 冬季果实成熟时采收,除去杂质,干燥。

【药材性状】 本品呈类球形,直径 2 ～ 3.2 cm。表面金黄色至棕黄色,微有光泽,少数凹陷或皱缩,具深棕色小点。顶端有花柱残痕,基部凹陷,有果梗痕。外果皮革质,与果肉间常成空隙,果肉松软,淡黄色,遇水润湿显黏性。果核球形或卵圆形,质坚硬,两端平截,有 6～8 条纵棱,内分 6～8 室,每室含黑棕色长圆形的种子 1 粒。气特异,味酸、苦。(图 14 - 7)

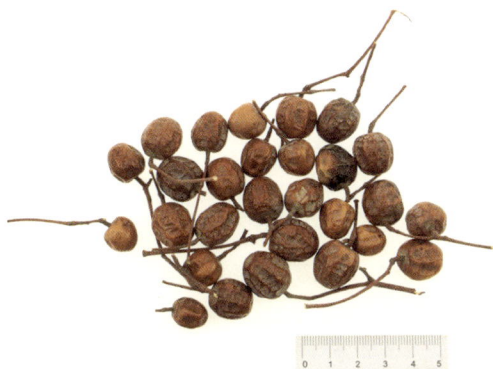

图 14 - 7 川楝子药材图

【化学成分】 主要含三萜类成分,有川楝素、苦楝子酮、脂苦楝子醇、21-O-乙酰川楝子三醇、21-O-甲基川楝子五醇等。

【药理作用】

1. 抗肿瘤作用 川楝子提取物中含有的川楝素通过抑制癌细胞在体内和体外的增殖和诱导癌细胞凋亡发挥抗癌作用,具有广谱抗肿瘤效果。对多种人源肿瘤细胞的增殖具有抑制作用。

2. 消炎、镇痛作用 川楝子醇提物具有明显的消炎镇痛作用。其可导致大鼠神经传导速度延缓,大鼠坐骨神经髓鞘纤维脱髓鞘,施万细胞数目减少。胆川楝子水提取物无明显的消炎镇痛作用。

3. 抗菌作用 川楝子醇提物对结核分枝杆菌具有抑制作用;水提取物对堇色毛菌、奥杜盎氏小孢子菌、白念珠菌、金黄色葡萄球菌有抑制作用。

4. 抗病毒作用 川楝子通过影响病毒进入、降低病毒复制和细胞病变效应达到抑制甲型流感病毒感染的作用。

5. 杀虫、拒食作用 川楝素通过选择性作用于突触前的神经肌肉传递阻断剂对害虫的化学感受器或中枢神经系统的双重作用来干扰昆虫的正常行为,引起害虫的拒食反应。

6. 其他 除上述作用之外,川楝子还具有抑制脂肪形成、抗氧化、治疗神经退行性疾病、抗肉毒素、钙通道激动剂、抑制肠酯酶活性、神经突触传递阻滞剂、抗色素沉着等作用。

【常用饮片】

炒川楝子 本品呈半球状、厚片或不规则的碎块,表面焦黄色,偶见焦斑。气焦香,味酸、苦。(图 14 - 8)

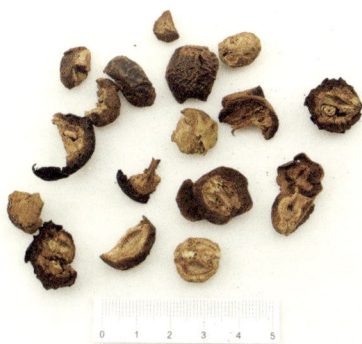

图 14 - 8 炒川楝子饮片图

【性味归经】 苦,寒;有小毒。归肝、小肠、膀胱经。

【功能主治】 疏肝泄热,行气止痛,杀虫。用于肝郁化火,胸胁、脘腹胀痛,疝气疼痛,虫积腹痛。

【用法用量】 内服:煎汤,5～10 g。外用

第十四章

理气药

适量,研末调涂。

【注意事项】 脾胃虚寒者忌用。

薤白

【别名】 野薤、野葱、薤白头、小根蒜、小蒜。

【来源】 百合科植物薤白 *Allium macrostemon* Bge. 的干燥鳞茎。

【原植物形态】 多年生草本。鳞茎近球状,直径 0.7～1.5 cm,基部常见小鳞茎。叶3～5枚,互生;呈半圆柱状狭线形,中空,长20～40 cm,先端渐尖,基部鞘状抱茎。花茎单一,高30～70 cm 直立,伞形花序顶生,呈球状,花淡紫色或淡红色;下有膜质苞片,卵形,先端长尖;小花梗近等长,基部具有小苞片;花被 6 片,矩圆状卵形至矩圆状披针形;雄蕊 6,花丝细等长,基部合生并于花被片贴生,分离部分的基部呈狭三角形扩大;子房上位,近球形;花柱伸出花被外。蒴果倒卵形,先端凹入。花期 5—6月,果期 8—9 月。(图 14-9)

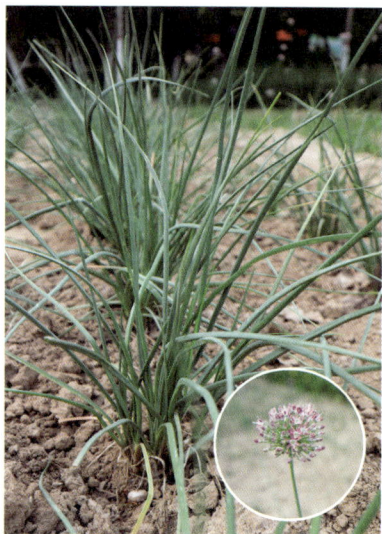

图 14-9　薤白原植物图

【生境与分布】 生于海拔 1500 m 以下的山坡、丘陵、山谷或草地上,极少数地区(云南和西藏)在海拔 3000 m 的山坡上也有分布。除新疆、青海外,全国各省区均产。

【采收加工】 夏、秋二季采挖,洗净,除去须根,蒸透或置沸水中烫透,晒干。

【药材性状】 呈不规则卵圆形,高 0.5～1.5 cm,直径 0.5～1.8 cm。表面黄白色或淡黄棕色,皱缩,半透明,有类白色膜质鳞片包被,底部有突起的鳞茎盘。质硬,角质样。有蒜臭,味微辣。(图 14-10)

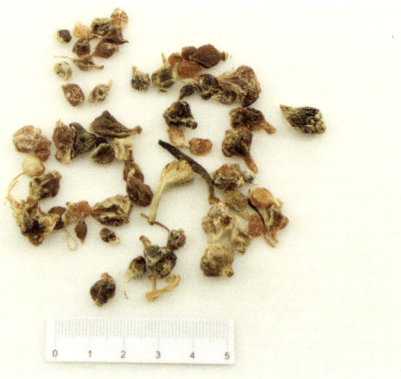

图 14-10　薤白药材图

【化学成分】 含苷类成分和具特异臭气的挥发油。苷类成分有薤白苷 A、薤白苷 D、薤白苷 E、薤白苷 F、异菝葜皂苷元-3-O-β-D-吡喃葡萄糖基(1→2)-β-D-吡喃乳糖苷、胡萝卜苷等;挥发油包含二甲基三硫化物、甲基丙基三硫化物、甲基丙基二硫化物、丙基异丙基二硫化物等。

【药理作用】

1. 抗血小板聚集和抗血栓作用 薤白挥发油含硫化合物通过血小板膜的作用,促进解离形成二次抑制凝集;通过干扰 ARA 代谢,阻断合成血栓塞 A2,从而达到抗血小板凝聚和抗血栓的作用。

2. 抗氧化作用 薤白多糖半纯品具有抗氧化和清除羟基自由基双重功能。薤白提取物能使血清中抗坏血栓的自由基浓度明显下降。薤白新鲜原汁和薤白乙酰提取物能够明显抑制乙醇造成的氧化应激大鼠血清中的过氧化脂质形成。

3. 解痉平喘作用 挥发油成分在通过鼻腔时,能够被鼻腔黏膜迅速吸收,缓解鼻腔阻力,降低呼吸道阻力达到解痉平喘的作用。

4. 抗肿瘤作用 薤白可以对致癌化合物的N-亚硝基化合物反应,对亚硝酸盐具有一定的清除作用。挥发油可诱导胃癌细胞凋亡;总皂苷有显著的抑制人宫颈癌 HeLa 细胞增殖和诱导凋亡作用。

5. 其他作用 除上述作用之外,薤白还具有抑菌、降血脂及动脉粥样硬化、扩张血管、影响免疫功能、保护心肌细胞功能、抗抑郁、镇痛、耐缺氧等药理作用。

【性味归经】 辛、苦,温。归心、肺、胃、大肠经。

【功能主治】 通阳散结,行气导滞。用于胸痹心痛,脘腹痞满胀痛,泻痢后重。

【用法用量】 内服:煎汤,5～10 g。

【注意事项】 气虚者慎用。

柿蒂

【别名】 柿钱、柿丁、柿萼。

【来源】 柿树科植物柿 *Diospyros kaki* Thunb. 的干燥宿萼。

【原植物形态】 落叶大乔木,通常高达10～14 m 以上。树皮深灰色至灰黑色,沟纹较密,裂成长方块状。枝开展,有深棕色长圆形或狭长圆形皮孔,嫩枝有柔毛。单叶互生;叶柄长8～20 mm,上面有浅槽;叶片纸质,卵状椭圆形至倒卵形或近圆形,长 5～18 cm,宽 2.8～9 cm,先端渐尖或钝,基部阔楔形,全缘,上面深

绿色,主脉生柔毛,下面淡绿色,有短柔毛,沿脉密被褐色绒毛。花雌雄异株,但间或有雄株中有少数雌花、雌株中有少数雄花的;雄花成聚伞花序,雌花单生叶腋;总花梗长约 5 mm,有微小苞片;花萼下部短筒状,4 裂,外面密生伏柔毛,里面有绢毛;花冠淡黄白色或黄白色而带紫红色,钟形,4 裂;雄蕊在雄花中 16 枚,在两性花中 8～16 枚,雌花有 8 枚退化雄蕊,着生在花冠管的基部;子房上位,近扁球形,8 室,花柱 4 深裂,柱头 2 浅裂。浆果形状种种,多为卵圆球形,直径 3.5～8 cm,基部通常有棱,嫩时绿色,老熟时果肉变成柔软多汁,呈橙红色或大红色等,有种子数颗,基部有宿存萼片;宿存萼在花后增大增厚,4 裂,方形或近圆形,厚革质或干时近木质,裂片革质,两面无毛,有光泽。种子褐色,椭圆形。花期 5 月,果期 9—10 月。(图 14-11)

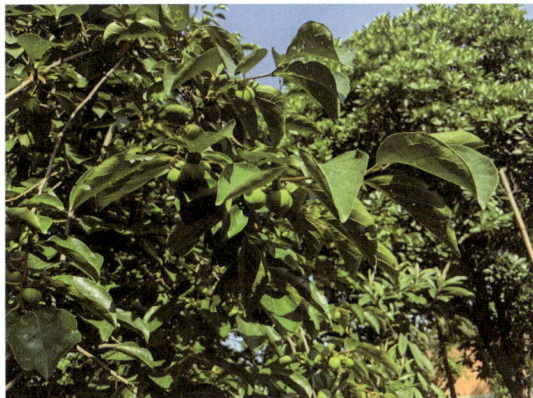

图 14-11 柿原植物图

【生境与分布】 生于阳光充足、深厚、肥沃、湿润、排水良好的中性土壤处。分布于华东、中南地区及辽宁、河北、山西、陕西、甘肃、台湾等地。

【采收加工】 冬季果实成熟时采摘,食用时收集,洗净,晒干。

【药材性状】 本品呈扁圆形,直径 1.5～2.5 cm。中央较厚,微隆起,有果实脱落后的圆形疤痕,边缘较薄,4 裂,裂片多反卷,易碎;基部有果梗或圆孔状的果梗痕。外表面黄褐色或

红棕色,内表面黄棕色,密被细绒毛。质硬而脆。气微,味涩。(图14-12)

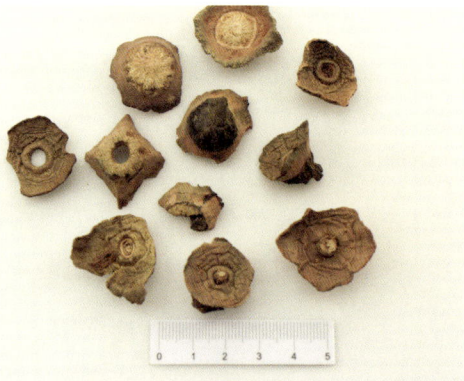

图14-12 柿蒂药材图

【化学成分】 主要含羟基三萜类、有机酸等。三萜类有齐墩果酸、白桦脂酸、熊果酸、19α-羟基熊果酸;有机酸有硬脂酸、棕榈酸、琥珀酸、丁香酸、香草酸、没食子酸等。此外,还有β-谷甾醇、β-谷甾醇葡萄糖苷、三叶豆苷、葡萄糖、果糖、脂肪油、鞣质等。

【药理作用】

1. 解痉作用 柿蒂对电刺激性、药物性骨骼肌痉挛具有解痉作用。

2. 抗氧化作用 柿蒂通过总鞣质提取物清除氧与羟基自由基的活性及抑制脂质体过氧化起到抗氧化的作用。

3. 抗肿瘤作用 柿蒂的甲醇提取物对人类癌症细胞具有细胞毒作用。

4. 其他 除上述作用之外,柿蒂还具有抗心律失常、镇静、抗生育等药理作用。

【性味归经】 苦、涩,平。归胃经。

【功能主治】 降逆止呃。用于呃逆。

【用法用量】 内服:煎汤,5~10 g。

月季花

【别名】 四季花、月月红、月季红。

【来源】 蔷薇科植物月季 *Rosa chinensis* Jacq. 的干燥花。

【原植物形态】 直立灌木。小枝粗壮,圆柱形,略带钩状的皮刺或无刺。羽状复叶,小叶3~5,宽卵形或卵状长圆形,长2~6 cm,宽1~3 cm,先端渐尖,基部宽楔形或近圆形,边缘有锐锯齿;两面无毛;顶生小叶片有柄,侧生小叶片近无柄,总叶柄较长;叶柄及叶轴疏生皮刺及腺毛,托叶大部附生于叶柄上,仅顶端分离部分成耳状,边缘常有腺毛。花多几朵聚生,稀单生;花梗长,散生短腺毛;萼片卵形,先端尾状渐尖,边缘常有羽状裂片,稀全缘,边缘有腺毛;花瓣重瓣至半重瓣,红色、粉红色至白色,微香;花柱离生,约与雄蕊等长。果卵圆形或梨形,长1.5~2 cm,红色。花期4—9月,果期6—11月。(图14-13)

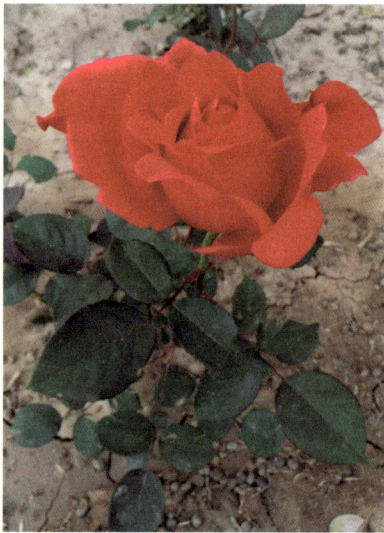

图14-13 月季原植物图

【生境与分布】 生于山坡或路旁。我国各地普遍栽培。

【采收加工】 全年均可采收,花微开时采摘,阴干或低温干燥。

【药材性状】 呈类球形,直径1.5~2.5 cm。花托长圆形,萼片5,暗绿色,先端尾尖;花瓣呈覆瓦状排列,有的散落,长圆形,紫红

色或淡紫红色;雄蕊多数,黄色。体轻,质脆。气清香,味淡、微苦。(图 14-14)

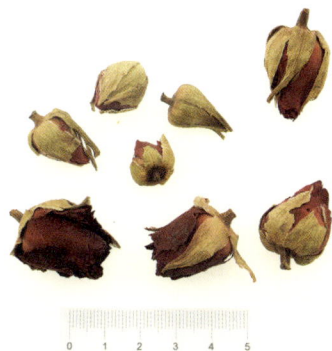

图 14-14　月季花药材图

【化学成分】　主要含挥发油成分,大部分为萜醇类化合物、有牻牛儿醇、橙花醇、香茅醇、葡萄糖苷等。此外,还含有没食子酸、槲皮苷、鞣质、色素等。

【药理作用】

1. 抗肿瘤作用　月季花中含有的黄酮类成分、槲皮素、芹菜苷、没食子酸等能够通过抗自由基作用、直接抑制癌细胞生长和抗致癌因子、抑制肿瘤细胞增殖等发挥抗肿瘤的作用。

2. 抗氧化作用　月季花粗提物的乙酸乙酯相、水提取物、色素均具有抗氧化作用。

3. 增强机体免疫功能作用　月季花中含有的槲皮素具有增强机体免疫力的作用。

4. 抗菌、抗病毒作用　月季花中的没食子酸成分具有很强的抗菌作用,山耐黄素具有光谱抗菌作用,槲皮素具有较强的抗病毒作用。

5. 其他　月季花还具有抑制血小板聚集、降低血管通透性、利尿等药理作用。

【性味归经】　甘,温。归肝经。

【功能主治】　活血调经,疏肝解郁。用于气滞血瘀,月经不调,痛经,闭经,胸胁胀痛。

【用法用量】　内服:煎汤,3~6 g。

【注意事项】　不宜久服;脾胃虚寒者及孕妇慎用。

第十五章

理血药

第一节　止血药

大蓟

【别名】　马蓟、虎蓟、刺蓟。

【来源】　菊科植物蓟 *Cirsium japonicum* Fisch. ex DC. 的干燥地上部分。

【原植物形态】　多年生草本。块根呈锤纹状或萝卜状，直径达 7 mm。茎直立，高 30～80 cm，分枝或不分枝，茎枝有条棱，被长毛。基生叶有柄，较大，叶片倒披针形或倒卵状椭圆形，长 8～20 cm，宽 2.5～8 cm，羽状深裂或几全裂；侧裂片 6～12 对，中部侧裂片较大，向上及向下的侧裂片渐小，边缘有稀疏大小不等小锯齿，齿端具刺；顶裂片披针形或长三角形。自基部向上的叶渐小，与基生叶同形并等样分裂，但无柄，基部扩大半抱茎；全部茎叶两面同色，绿色，两面沿脉有稀疏的多细胞长或短节毛或几无毛。头状花序直立，单一或数个生于枝端集成圆锥状。总苞钟状，直径 3 cm；总苞片约 6 层，覆瓦状排列，向内层渐长，外层与中层卵状三角形至长三角形，顶端长渐尖，有短刺；内层披针形或线状披针形，先端渐尖呈软针刺状；花两性，均为管状花，花冠紫色或紫红色，长 1.5～2 cm，不等 5 浅裂，裂片较下面膨大部分短；雄蕊 5，花药先端有附片，基部有尾。瘦果长椭圆形，稍扁，长约 4 mm；冠毛羽状，暗灰色，稍短于花冠；冠毛刚毛呈长羽状，长达 2 cm。花期 5—8 月，果期 6—8 月。（图 15 - 1）

【生境与分布】　生于海拔 400 ～2100 m 的山坡林中、林缘、灌丛、草地、荒地、田间、路旁或溪旁。分布于河北、山东、陕西、江苏、浙江、江西、湖南、湖北、四川、贵州、云南、广西、广东、

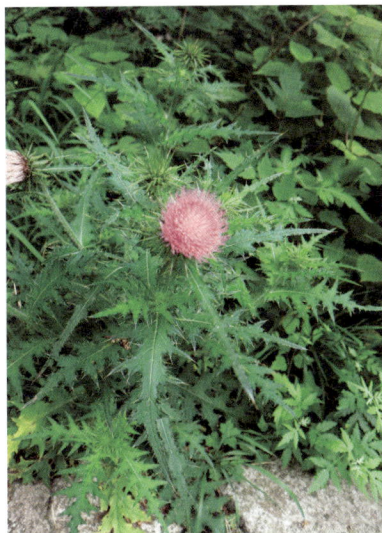

图 15 - 1　大蓟原植物图

福建和台湾等地。

【采收加工】　夏、秋二季花开时采割地上部分，除去杂质，晒干。

【药材性状】　本品茎呈圆柱形，基部直径可达 1.2 cm；表面绿褐色或棕褐色，有数条纵棱，被丝状毛；断面灰白色，髓部疏松或中空。叶皱缩，多破碎，完整叶片展平后呈倒披针形或倒卵状椭圆形，羽状深裂，边缘具不等长的针刺；上表面灰绿色或黄棕色，下表面色较浅，两面均具灰白色丝状毛。头状花序顶生，球形或椭圆形，总苞黄褐色，羽状冠毛灰白色。气微，味淡。

【化学成分】　主要含黄酮类、木脂素类、三萜类、甾体类、挥发油等化合物。黄酮类主要有粗毛豚草素、芹菜素、木樨草素等；三萜和甾醇类主要有豆甾醇、3-*O*-β-*D*-吡喃葡萄糖苷、香树脂醇、乙酸香树脂醇等；挥发油主要有榄香烯、香柠檬烯、去氢白菖烯、十五烯、香附子烯、单紫衫烯、二氢紫衫烯、四氢紫衫烯、六氢紫衫烯等。此外，还含有咖啡酸、绿原酸、木脂素等化合物。

【药理作用】

1. 抗肿瘤作用　大蓟提取液对人白血病细胞 K562 细胞、肝癌 HepG2 细胞、宫颈癌 HeLa 细胞、胃癌 BG823 细胞均有抑制作用;大蓟总黄酮对人肝癌 SMMC - 7721 细胞、宫颈癌 He-La 细胞有抑制作用;大蓟炭对人乳腺癌 MCF - 7 有抑制作用。

2. 降血压作用　大蓟醇提物通过增加大鼠促黑激素的含量,激活一氧化氮/一氧化氮合酶,实现肾性高血压的降血压作用;大蓟水煎液对高血压也有治疗作用,且作用比较温和。

3. 抗菌作用　大蓟蒸馏液对脑膜炎球菌、大肠埃希菌、炭疽杆菌等多种病原菌均有抑制作用;大蓟挥发油对多种细菌和真菌也有不同程度的抑制作用。

4. 止血作用　大蓟全草汁通过缩短凝血与凝血酶原时间起到凝血止血的作用。大蓟炒炭后较生品止血速度快、止血作强。

5. 其他作用　大蓟还具有抗糖尿病、抗骨质疏松、治疗肥胖、利尿、保肝、增强免疫等作用。

【常用饮片】

大蓟段　本品呈不规则的段状。茎短圆柱形,表面绿褐色,有数条纵棱,被丝状毛;切面灰白色,髓部疏松或中空。叶皱缩,多破碎,边缘具不等长的针刺;两面均具灰白色丝状毛。头状花序多破碎。气微,味淡。(图 15 - 2)

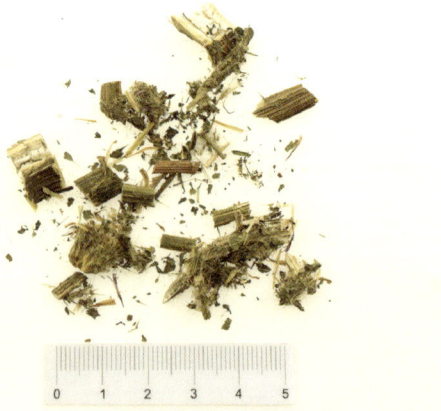

图 15 - 2　大蓟饮片图

【性味归经】　甘、苦,凉。归心、肝经。

【功能主治】　凉血止血,散瘀解毒消痈。用于衄血,吐血,尿血,便血,崩漏,外伤出血,痈肿疮毒。

【用法用量】　内服:煎汤,9～15 g。

【注意事项】　脾胃虚寒而无瘀滞者忌用。

附:大蓟炭

【来源】　大蓟的炮制加工品。

【药材性状】　本品呈不规则的段。表面黑褐色。质地疏脆,断面棕黑色。气焦香。

【性味归经】　苦、涩,凉。归心、肝经。

【功能主治】　凉血止血。用于衄血,吐血,尿血,便血,崩漏,外伤出血。

【用法用量】　内服:5 ～ 10 g,多入丸散服。

小蓟

【别名】　猫蓟、青刺蓟、刺儿菜。

【来源】　菊科植物刺儿菜 *Cirsium setosum* (Willd.) MB. 的干燥地上部分。

【原植物形态】　多年生草本。根状茎长。茎直立,高 30～80 cm,茎无毛或被蛛丝状毛。基生叶花期枯萎;下部叶和中部叶椭圆形或椭圆状披针形,长 7～15 cm,宽 1.5～10 cm,先端钝或圆形,基部楔形,有时有极短的叶柄,通常无叶柄;上部茎叶渐小,椭圆形或披针形或线状披针形,叶缘有细密的针刺或刺齿,针刺紧贴叶缘;全部茎、叶两面同色,绿色或下面色淡,无毛。头状花序单生于茎端,或植株含少数或多数头状花序在茎枝顶端排成伞房花序,雌雄异株;雄花序总苞长约 18 mm,雌花序总苞长约 25 mm,总苞片 6 层,覆瓦状排列,向内层渐长,外层甚短,长椭圆状披针形,内层披针形,先端长尖,具刺;雄花花冠长 17～20mm,裂片长 9～10 mm,花药紫红色,长约 6 mm;雌花花冠紫红色,长约 26 mm,裂片长约 5 mm,退化花药长约 2 mm。瘦果淡黄色,椭圆形或长卵形,略扁平;冠毛羽状。花期 5—6 月,果期 5—7 月。(图 15 - 3)

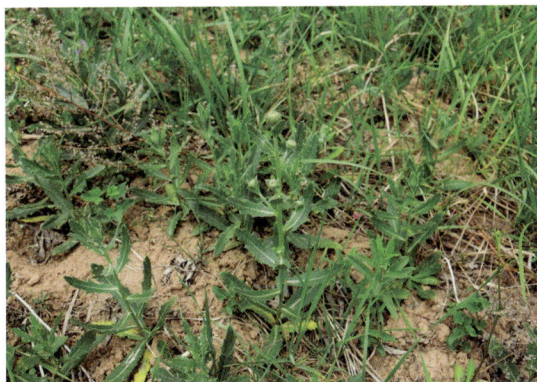
图 15 - 3　刺儿菜原植物图

【生境与分布】　生于海拔 170～2650 m 的山坡、河旁、荒地、田间。分布于除西藏、云南、广东、广西外的全国各地。

【采收加工】　夏、秋二季花开时采割,除去杂质,晒干。

【药材性状】　本品茎呈圆柱形,有的上部分枝,长 5～30 cm,直径 0.2～0.5 cm;表面灰绿色或带紫色,具纵棱及白色柔毛;质脆,易折断,断面中空。叶互生,无柄或有短柄;叶片皱缩或破碎,完整者展平后呈长椭圆形或长圆状披针形,长 3～12 cm,宽 0.5～3 cm;全缘或微齿裂至羽状深裂,齿尖具针刺;上表面绿褐色,下表面灰绿色,两面均具白色柔毛。头状花序单个或数个顶生;总苞钟状,苞片 5～8 层,黄绿色;花紫红色。气微,味微苦。(图 15 - 4)

【化学成分】　主要含有芸香苷、原儿茶酸、绿原酸、钾刺槐苷、刺槐素、蒲公英甾醇、φ-蒲公英甾醇乙酸酯、蒲公英甾醇、φ-蒲公英甾醇乙酸酯、三十烷醇、β-谷甾醇、豆甾醇等。

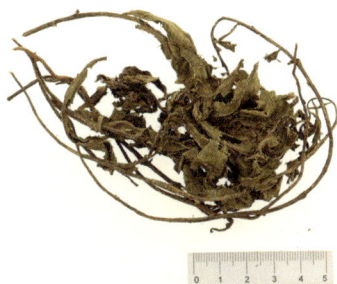
图 15 - 4　小蓟药材图

【药理作用】

1. 止血作用　小蓟通过局部血管收缩,升高血小板数目,促进血小板凝聚,增高凝血酶活性,抑制纤溶而发挥止血作用。

2. 抗菌作用　小蓟水煎液对试管内对溶血性链球菌、肺炎球菌、白喉棒状杆菌有抑制的作用;乙醇浸渍对人型结核分枝杆菌、金黄色葡萄球菌、铜绿假单胞菌、变形杆菌、大肠埃希菌、伤寒沙门菌、副伤寒沙门菌、福氏志贺菌均有抑制作用。

3. 抗肿瘤作用　小蓟水提液能够使肿瘤细胞发生皱缩、裂碎等形态变化和抑制细胞生长,对人肝癌 HepG2 细胞、宫颈癌 HeLa 细胞、白血病 K562 细胞和胃癌 BGC823 细胞的生长有抑制作用。

4. 抗氧化作用　小蓟的 60% 乙醇、50% 甲醇、丙酮、蒸馏水浸提物,均对羟自由基和氧阴离子自由基具有明显的清除作用,从而表现出抗氧化和抗衰老的作用。

5. 其他作用　小蓟还具有调节血压、降血糖、抗疲劳、镇静、收缩支气管及胃肠道等药理作用。

【常用饮片】

小蓟段　本品呈不规则的段状。茎呈圆柱形,表面灰绿色或带紫色,具纵棱和白色柔毛。切面中空。叶片多皱缩或破碎,叶齿尖具针刺;

两面均具白色柔毛。头状花序,总苞钟状;花紫红色。气微,味苦。(图15-5)

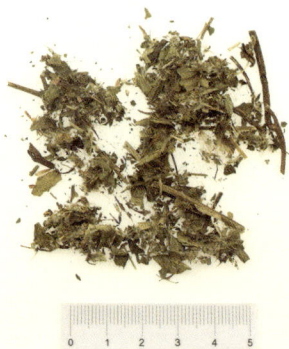

图 15-5 小蓟饮片图

小蓟炭 本品形如小蓟段。表面黑褐色,内部焦褐色。

【性味归经】 甘、苦,凉。归心、肝经。

【功能主治】 凉血止血,散瘀解毒消痈。用于衄血,吐血,尿血,血淋,便血,崩漏,外伤出血,痈肿疮毒。

【用法用量】 内服:煎汤,5~12 g。

【注意事项】 脾胃虚寒而无瘀滞者忌用。

地榆

【别名】 白地榆、水橄榄根、水槟榔。

【来源】 蔷薇科植物地榆 *Sanguisorba officinalis* L. 或长叶地榆 *Sanguisorba officinalis* L. var. *longifolia* (Bert.) Yu et Li 的干燥根。后者习称"绵地榆"。

【原植物形态】

地榆 多年生草本。根粗壮,多呈纺锤形,表面棕褐色或紫褐色,有纵皱及横裂纹,横切面黄白或紫红色,较平正。茎直立,有棱,无毛或基部有稀疏腺毛。基生叶为羽状复生,小叶4~6对;叶柄无毛或基部有稀疏腺毛;小叶片有短柄,卵圆形或长卵圆形,先端圆钝稀急尖,基部心形至浅心形,边缘有多数粗大、圆钝的锯齿,两面绿色,无毛,托叶膜质,褐色,外面无毛或稀疏腺毛。茎生叶较少,小叶片长圆形至长圆状披针形,狭长,基部微心形至圆形,先端急尖,托叶大,革质,半卵形,外侧边缘有尖锐锯齿。穗状花序椭圆形、圆柱形或卵球形,直立,紫色至暗紫色,从花序顶端向下开放,花序梗光滑或偶有稀疏腺毛;苞片2,膜质,先端渐尖至骤尖,比萼片短或近等长,背面及边缘有柔毛;萼片4枚,紫红色,椭圆形至宽卵形,背面被疏柔毛,先端常具短尖头;雄蕊4枚,花丝丝状,不扩大,与萼片近等长或稍短;子房外面无毛或基部微被毛,柱头先端盘形。瘦果包藏在宿存萼筒内,倒卵状长圆形或近圆形,外面4棱。花期7—10月,果期9—11月。(图15-6)

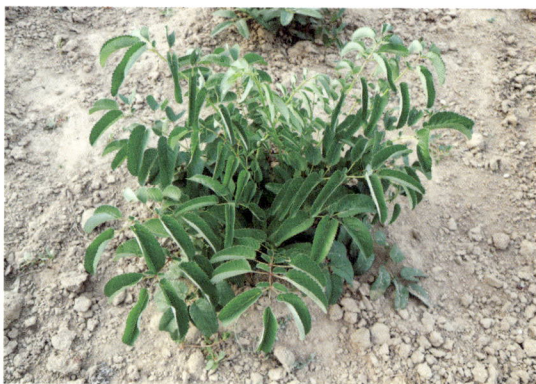

图 15-6 地榆原植物图

长叶地榆 本变种与正种的主要区别在于:基生叶小叶带状长圆形至带状披针形,基部微心形,圆心形至宽楔形;茎生叶较多,与基生叶相似,但更长而狭窄。花穗长圆柱形,长2~6 cm,直径0.5~1 cm;雄蕊与萼片近等长。花、果期8—11月。(图15-7)

【生境与分布】

地榆 生于海拔30~3000 m的草原、草甸、山坡草地、灌丛或疏林下。分布于东北、华北、西北、华东、西南地区及河南、湖北、湖南、广西等地。

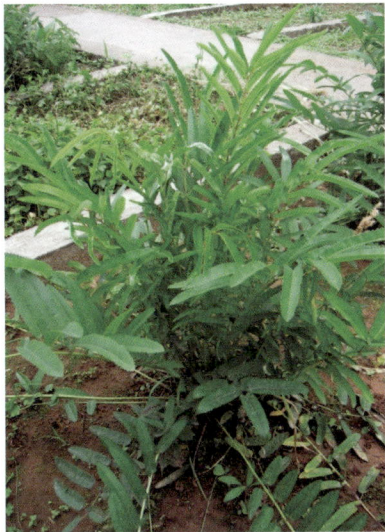

图 15 - 7　长叶地榆原植物图

长叶地榆　生于海拔 100～3000 m 的山坡草地、溪边、灌丛、湿草地及疏林中。分布于华东、中南、西南地区及黑龙江、辽宁、河北、山西、甘肃等地。

【采收加工】　春季将发芽时或秋季植株枯萎后采挖,除去须根,洗净,干燥,或趁鲜切片,干燥。

【药材性状】

地榆　本品呈不规则纺锤形或圆柱形,稍弯曲,长 5～25 cm,直径 0.5～2 cm。表面灰褐色至暗棕色,粗糙,有纵纹。质硬,断面较平坦,粉红色或淡黄色,木部略呈放射状排列。气微,味微苦涩。(图 15 - 8)

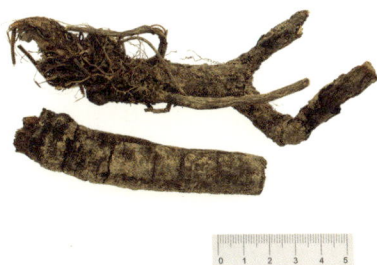

图 15 - 8　地榆药材图

绵地榆　本品呈长圆柱形,稍弯曲,着生于短粗的根茎上;表面红棕色或棕紫色,有细纵纹。质坚韧,断面黄棕色或红棕色,皮部有多数黄白色或黄棕色绵状纤维。气微,味微苦涩。

【化学成分】　主要含有鞣质及酚酸类、皂苷类、黄酮类和多糖类成分。鞣质及酚酸类成分主要有没食子酸、3,3′,4-三-甲氧基鞣花酸、单酯型黄烷醇二聚体、儿茶素、鞣花酸等;皂苷类主要是三萜皂苷,其中以乌苏烷型和齐墩果烷型最为常见;黄酮类主要有槲皮素、矢车菊苷、花青苷、黄酮醇以及儿茶素等。此外,还含有少量的有机酸、甾体类及蒽醌类成分。

【药理作用】

1. 免疫调节作用　地榆对免疫系统的作用是两方面的,一方面是免疫增强作用,促进免疫细胞功能,显著提升单核巨噬细胞吞噬能力,起到免疫增强作用;另一方面是免疫抑制作用。

2. 止血作用　地榆具有止血作用,且地榆炭止血作用较强。地榆经炒炭后具有止血作用的鞣质类成分含量增加,同时与凝血有关的钙离子含量也大幅增加,从而增强了止血作用。

3. 抗菌作用　地榆对金黄色葡萄球菌、铜绿假单胞菌、表皮葡萄球菌、枯草杆菌、变形杆菌等有显著抑制效果。其通过破坏细胞的完整性、改变细胞膜通透性对金黄色葡萄球菌起到抑制作用。地榆鞣质对革兰氏阳性菌有效抑制,但对革兰氏阴性菌无明显抑制效果。

4. 抗肿瘤作用　地榆对白血病细胞、口腔癌细胞、宫颈癌细胞、前列腺癌细胞、乳腺癌细胞的增殖具有明显抑制作用。

5. 抗氧化作用　地榆提取物对羟自由基和过氧化氢具有一定的清除作用,表现出抗氧化作用。

【常用饮片】

地榆片　本品呈不规则的类圆形片或斜切

片。外表皮灰褐色至深褐色。切面较平坦,粉红色、淡黄色或黄棕色,木部略呈放射状排列;或皮部有多数黄棕色绵状纤维。气微,味微苦涩。(图15-9)

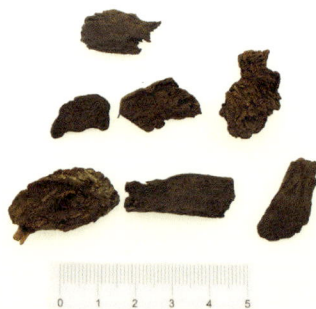

图15-9 地榆饮片图

地榆炭 本品形如地榆片,表面焦黑色,内部棕褐色。具焦香气,味微苦涩。

【性味归经】 苦、酸、涩,微寒。归肝、大肠经。

【功能主治】 凉血止血,解毒敛疮。用于便血,痔血,血痢,崩漏,水火烫伤,痈肿疮毒。

【用法用量】 内服:煎汤,9~15 g。外用适量,研末涂敷患处。

【注意事项】 虚寒者忌用。

槐花

【别名】 槐蕊、槐花米、槐籽。

【来源】 豆科植物槐 *Sophora japonica* L. 的干燥花及花蕾。花习称"槐花",花蕾习称"槐米"。

【原植物形态】 落叶乔木,高10~25 m。树皮灰褐色,具纵裂纹。羽状复叶互生;叶轴有毛,基部膨大;小叶9~15,卵状长圆形,长2.5~7.5 cm,宽1.5~5 cm,先端尖,基部阔楔形,下面灰白色,疏生短柔毛。圆锥花序顶生;萼钟状,有5小齿;花冠乳白色,旗瓣阔心形,有短爪,并有紫脉,翼瓣和龙骨瓣边缘稍带紫色;雄蕊10,分离,不等长。荚果肉质,串珠状,长2.5~5 cm,无毛,不裂。花期7—8月,果期9—10月。(图15-10)

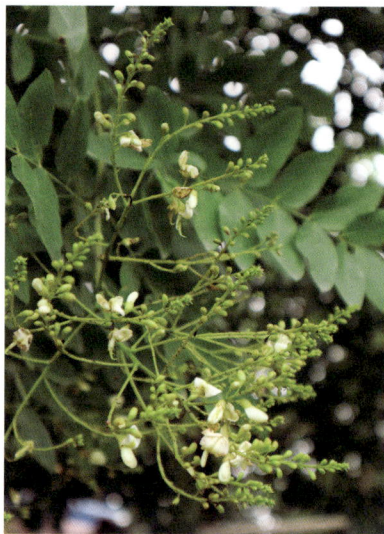

图15-10 槐原植物图

【生境与分布】 生于山坡、平原,全国各地均有栽培,尤以黄土高原及华北平原最为常见。陕西各地均有分布。

【采收加工】 夏季采摘花蕾或初开放的花,晒干,除去枝、梗及杂质,分别称"槐米"和"槐花"。

【药材性状】

槐花 皱缩而卷曲,花瓣多散落。完整者花萼钟状,黄绿色,先端5浅裂;花瓣5,黄色或黄白色,1片较大,近圆形,先端微凹,其余4片长圆形。雄蕊10,其中9个基部连合,花丝细长。雌蕊圆柱形,弯曲。体轻。气微,味微苦。(图15-11)

槐米 呈卵形或椭圆形,长2~6 mm,直径约2 mm。花萼下部有数条纵纹。萼的上方为黄白色未开放的花瓣。花梗细小。体轻,手捻即碎。气微,味微苦涩。

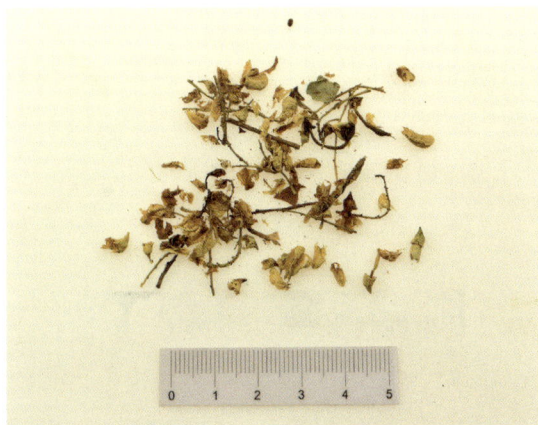

图 15 - 11　槐花药材图

【化学成分】　主要含黄酮及其苷类、皂苷类、甾醇类成分。黄酮及其苷类有芦丁、槲皮素、异鼠李素、染料木素、槐花米甲素、山柰酚、异鼠李素-3-芸香糖苷、山柰酚-3-芸香糖苷等。

【药理作用】

1. 抗氧化作用　槐米具有显著抗氧化作用,槐米水提液可显著降低西药引起的丙二醛、超氧化物歧化酶的异常升高,可提高小鼠肝糖原含量,防止肝、脾指数异常降低,槐米可用于药物及功能食品的开发。槐米提取液有较好的抑制脂质过氧化作用,有一定保护线粒体的作用。

2. 抗肿瘤作用　槐米抑瘤机制可能与其增加血清中超氧化物歧化酶含量、上调机体免疫调节网络中心环节 IL-2 水平,下调丙二醛和肿瘤坏死因子水平以及抑制新生血管生成有关。槐米提取物显著抑制了黑色素瘤 Cloud-manS 91 的细胞增殖,具有诱导肿瘤细胞凋亡作用。

3. 消炎作用　槲皮素能够显著抑制模型大鼠的肿胀程度,降低炎症反应等,证明槲皮素有很强的消炎作用。

4. 抗菌、抗病毒作用　槐花多糖对草枯芽孢杆菌、大肠埃希菌、金黄色葡萄球菌都有抑制作用;芦丁、槲皮素也有很好的抑菌活性,其中槲皮素对多种细菌都有较强的抑制作用;槐米提取物可抑制多种细胞内的不同病毒株的复

制,表现出较好的体外抗 HIV-1 实验株作用。

5. 其他作用　除上述作用之外,槐花还具有镇痛、抗抑郁、提高记忆等作用。

【性味归经】　苦,微寒。归肝、大肠经。

【功能主治】　凉血止血,清肝泻火。用于便血,痔血,血痢,崩漏,吐血,衄血,肝热目赤,头痛眩晕。槐花主要用于血热出血。本品善治下部出血,多用于便血、痔血等症,常配合地榆等药同用,如仙鹤草、白茅根、侧柏叶等配伍;还可用于咯血、衄血等。

【用法用量】　内服:煎汤,5～10 g。

【注意事项】　脾胃虚寒及阴虚发热而无实火者慎用。

附:槐角

【来源】　又名槐实,系槐的干燥成熟果实。

【采收加工】　冬季采收,除去杂质,干燥。

【药材性状】　呈连珠状,长 1～6 cm,直径 0.6～1 cm。表面黄绿色或黄褐色,皱缩而粗糙,背缝线一侧呈黄色。质柔润,干燥皱缩,易在收缩处折断,断面黄绿色,有黏性。种子 1～6,肾形,长约 8 mm,表面光滑,棕黑色,一侧有灰白色圆形种脐;质坚硬,子叶 2,黄绿色。果肉气微,味苦,种子嚼之有豆腥气。

【常用饮片】

蜜槐角　形如槐角,表面稍隆起呈黄棕色至黑褐色,有光泽,略有黏性。具蜜香气,味微甜、苦。

【功能主治】　主要用于肠热便血,痔肿出血,肝热头痛,眩晕目赤,一般用量 6～9 g。

侧柏叶　☁

【别名】　柏叶、扁柏叶、丛柏叶。

【来源】 柏科植物侧柏 *Platycladus orientalis* (L.) Franco 的干燥枝梢和叶。

【原植物形态】 常绿乔木,高达 20 m,胸径可达 1 m。树皮薄,浅灰褐色,纵裂成条片。枝条向上伸展或斜展,幼树树冠呈卵状尖塔形,老树树冠则为广圆形;小枝扁平,直展,排成一平面。叶鳞形,交互对生,长 1～3 mm,先端微钝,位于小枝上、下两面之叶露出部分倒卵状菱形或斜方形,背面中间有条状腺槽,两侧的叶船形,先端微内曲,背部有钝脊,尖头的下方有腺点。雌雄同株;球花单生于短枝顶端;雄球花黄色,卵圆形,长约 2 mm;雌球花近球形,直径约 2 mm,蓝绿色,被白粉。球果近卵圆形,当年成熟,长 1.5～2 cm,成熟前近肉质,蓝绿色,被白粉,成熟后木质,开裂,红褐色;种鳞 4 对,扁平,背部近先端有反曲的尖头,中部种鳞各有种子 1～2;中部两对种鳞倒卵形或椭圆形,鳞背顶端的下方有一向外弯曲的尖头;上部 1 对种鳞窄长,近柱状,顶端有向上的尖头;下部 1 对种鳞极小,长达 13 mm,稀退化而不显著。种子卵圆形或长卵形,顶端微尖,灰褐色或紫褐色,长 4～6 mm,稍有棱脊,无翅或有极窄之翅。花期 3—4 月,果期 9—11 月。(图 15 - 12)

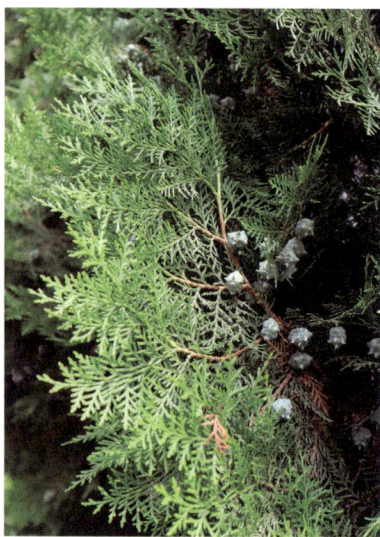

图 15 - 12　侧柏原植物图

【生境与分布】 生于湿润肥沃地,石灰岩山地也有生长。分布于东北南部,经华北向南达广东、广西北部,西至陕西、甘肃,西南至四川、云南、贵州等地。

【采收加工】 多在夏、秋二季采收,阴干。

【药材性状】 本品多分枝,小枝扁平。叶细小鳞片状,交互对生,贴伏于枝上,深绿色或黄绿色。质脆,易折断。气清香,味苦涩、微辛。(图 15 - 13)

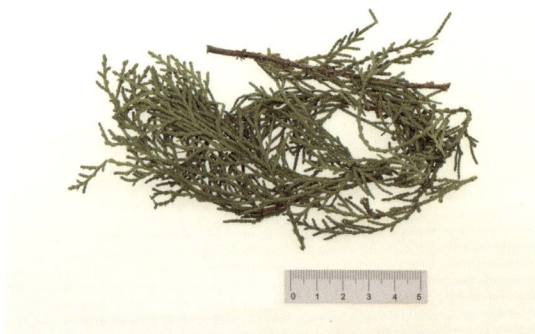

图 15 - 13　侧柏叶药材图

【化学成分】 主要含挥发油、黄酮类成分。挥发油主要有 α-蒎烯、桧烯、石竹烯、柏木烯、雪松醇等;黄酮类主要有槲皮素、槲皮苷、杨梅素、扁柏双黄酮、杨梅苷、新柳杉双黄酮、芦丁等。此外,还含有多糖类、鞣质、无机酸及有机酸等化合物。

【药理作用】

1. 止血作用 侧柏叶具有较强的血小板活化因子抑制作用,从而起到止血效用。侧柏炭的止血作用强于侧柏叶生品,其乙酸乙酯部位可通过降低全血和血浆低切黏度、促进血小板聚集、改善内源性凝血功能起到止血作用。

2. 抗肿瘤作用 侧柏叶挥发油中的雪松醇可以显著抑制人肺癌细胞 NCI-H460。侧柏叶中总黄酮类成分主要是槲皮苷类成分有抗肿瘤作用,其可抑制白血病细胞、胃癌细胞、结肠癌细胞、肺癌细胞、神经胶质瘤细胞及胰腺癌细胞的增殖和诱导细胞凋亡。

3. 抗菌作用　侧柏叶挥发油成分对金黄色葡萄球菌、大肠埃希菌、四联球菌、产气杆菌都有抑制作用；侧柏叶乙醇提取成分对葡萄白腐病菌、葡萄黑痘病菌、番茄绵腐病菌和青霉病菌四种真菌均有很好的抑制作用。

4. 抗病毒作用　侧柏叶通过影响病毒进入、降低病毒复制和细胞病变效应达到抑制甲型流感病毒感染的作用。

5. 消炎作用　侧柏总黄酮通过对中性粒细胞 LTB4 及 5 - HETE 生物合成有较强的抑制作用，表现出较强的抑制急性炎症的作用。

6. 其他作用　除上述作用之外，侧柏叶还具有抗氧化、神经保护、降血脂、镇静等作用。

【常用饮片】

侧柏炭　本品形如侧柏叶，表面黑褐色。质脆，易折断，断面焦黄色。气香，味微苦涩。

【性味归经】　苦、涩，寒。归肺、肝、脾经。

【功能主治】　凉血止血，化痰止咳，生发乌发。用于吐血、衄血、咯血、便血，崩漏下血，肺热咳嗽，血热脱发，须发早白。

【用法用量】　内服：煎汤，6～12 g。外用适量。

【注意事项】　久服、多服，易致胃脘不适及食欲减退。

白茅根

【别名】　茅根、兰根、茹根。

【来源】　禾本科植物白茅 *Imperata cylindrica* Beauv. var. *major* (Nees) C. E. Hubb. 的干燥根茎。

【原植物形态】　多年生草本。高 20～100 cm。根茎白色，匍匐横走，密被鳞片。秆丛生，直立，圆柱形，光滑无毛，基部被多数老叶及残留的叶鞘。叶线形或线状披针形；根出叶长几与植株相等；茎生叶较短，宽 3～8 mm，叶鞘褐色，无毛，或上部及边缘和鞘口具纤毛，具短叶舌。圆锥花序紧缩呈穗状，顶生，圆筒状，长 5～20 cm，宽 1～2.5 cm；小穗披针形或长圆形，成对排列在花序轴上，其中一小穗具较长的梗，另一小穗的梗较短；花两性，每小穗具 1 花，基部被白色丝状柔毛；两颖相等或第 1 颖稍短而狭，具 3～4 脉，第 2 颖较宽，具 4～6 脉；稃膜质，无毛，第 1 外稃卵状长圆形，内稃短，第 2 外稃披针形，与内稃等长；雄蕊 2，花药黄色，长约 3 mm；雌蕊 1，具较长的花柱，柱头羽毛状。颖果椭圆形，暗褐色，成熟的果序被白色长柔毛。花期 5—6 月，果期 6—7 月。(图 15 - 14)

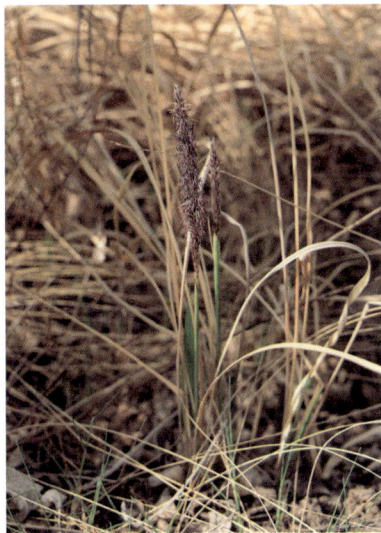

图 15 - 14　白茅原植物图

【生境与分布】　生于路旁向阳干草地或山坡上。分布于东北、华北、华东、中南、西南地区及陕西、甘肃等地。

【采收加工】　春、秋二季采挖，洗净，晒干，除去须根和膜质叶鞘，捆成小把。

【药材性状】　本品呈长圆柱形，长 30～

60 cm,直径 0.2～0.4 cm。表面黄白色或淡黄色,微有光泽,具纵皱纹,节明显,稍突起,节间长短不等,通常长 1.5～3 cm。体轻,质略脆,断面皮部白色,多有裂隙,放射状排列,中柱淡黄色,易与皮部剥离。气微,味微甜。(图 15 - 15)

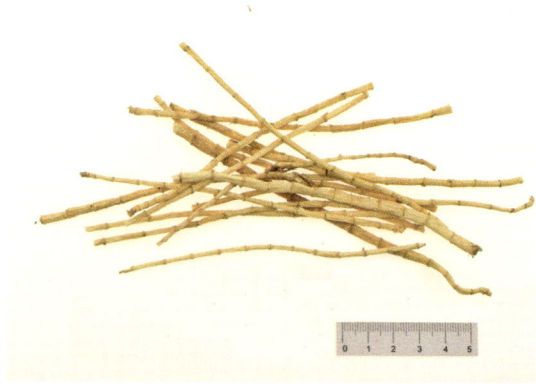

图 15 - 15　白茅根药材图

【化学成分】　主要含糖类、三萜类、有机酸类、黄酮类、甾醇类等化合物。糖类是白茅根的主要活性成分,主要有葡萄糖、果糖、蔗糖、木糖等及各种多糖;三萜类主要有芦竹素、白茅素、羊齿烯醇、乔木萜烷等;有机酸类主要有绿原酸、香草酸、棕榈酸、对羟基桂皮酸、咖啡酸等;黄酮类主要有 4,7-二甲氧基-5-甲基香豆素、胡萝卜苷和联苯双酯等。

【药理作用】

1. 抗氧化作用　白茅根总黄酮具有清除 1,1-二苯基-2-三硝基苯肼自由基的能力,进而表现出抗氧化作用;白茅根水提取物通过增强乙醇中毒小鼠肝脑组织中的超氧化物歧化酶活力,抑制羟自由基活性,降低丙二醛水平,提高机体抗氧化能力,减轻自由基对肝脑组织的病理损害,表明其对乙醇中毒所致的肝脑损伤具有保护作用。

2. 消炎作用　白茅根水煎液能抑制二甲苯所致小鼠耳郭肿胀、冰醋酸引起的小鼠腹腔毛细血管通透性增加、对抗角叉菜胶和酵母多糖 A 所致的大鼠足跖肿胀,表明白茅根水煎液对炎症早期渗出具有一定的抑制作用。

3. 抗肿瘤作用　白茅根及其提取物通过阻滞细胞周期和诱导细胞凋亡,抑制恶性细胞增殖,表现出显著的抗肿瘤作用;也可通过增强机体的免疫力,间接起到抗肿瘤的作用。

4. 止血作用　白茅根粉可显著缩短血浆复钙时间,提高大鼠血小板的最高聚集力。白茅根与茅根炭均能明显缩短小鼠出血时间、凝血时间,促进凝血酶的生成,从而表现出显著的止血作用。

5. 降血压作用　白茅根能够通过改善肾缺血,减少肾素的产生,使血压降低恢复正常。

6. 其他作用　除上述作用之外,白茅根还具有利尿、免疫调节、耐缺氧等作用。

【常用饮片】

白茅根段　本品呈圆柱形的段。外表皮黄白色或淡黄色,微有光泽,具纵皱纹,有的可见稍隆起的节。切面皮部白色,多有裂隙,放射状排列,中柱淡黄色或中空,易与皮部剥离。气微,味微甜。

茅根炭　本品形如白茅根,表面黑褐色至黑色,具纵皱纹,有的可见淡棕色稍隆起的节。略具焦香气,味苦。

【性味归经】　甘,寒。归肺、胃、膀胱经。

【功能主治】　凉血止血,清热利尿。用于血热吐血,衄血,尿血,热病烦渴,湿热黄疸,水肿尿少,热淋涩痛。

【用法用量】　内服:煎汤,9～30 g。

【注意事项】　脾胃虚寒,溲多不渴者忌用。

苎麻根

【别名】　苎根、野苎根、苎麻茹。

【来源】 荨麻科植物苎麻 *Boehmeria nivea*（L.）Gaud. 的干燥根和根茎。

【原植物形态】 多年生灌木或亚灌木，高 1～2 m。茎直立，圆柱形，多分枝，青褐色，密生粗长毛。叶互生；叶片革质，宽卵形或圆卵形，少数卵形，长 7～15 cm，宽 6～12 cm，先端渐尖或近尾状，基部宽楔形或截形，边缘密生齿牙，上面绿色，粗糙，并散生疏毛，下面密生交织的白色柔毛，基出脉 3 条；叶柄长 2～11 cm；托叶 2，分生，长 7～11 mm，背面被毛，早落。花单性，雌雄通常同株；花序呈圆锥状，腋生，长 5～10 cm，雄花序通常位于雌花序之下，有少数雄花；雄花小，狭椭圆形，无花梗，黄白色，花被片 4，雄蕊 4，有退化雌蕊；雌花淡绿色，簇球形，直径约 2 mm，花被管状，宿存，花柱 1；柱头丝形，长 0.5～0.6mm。瘦果小，椭圆形，密生短毛，为宿存花被包裹，内有种子 1 颗。花期 9 月，果期 10 月。（图 15-16）

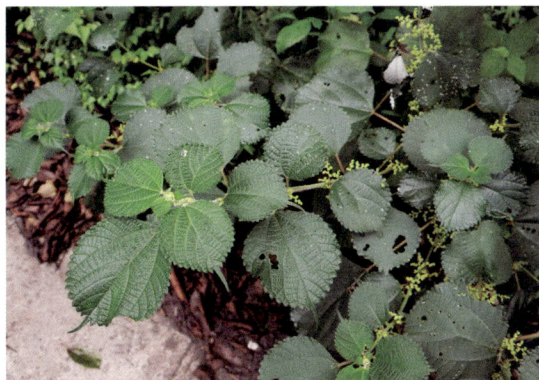

图 15-16　苎麻原植物图

【生境与分布】 生于海拔 200～1700 m 的山谷林边或草坡。分布于云南、贵州、广西、广东、福建、江西、台湾、浙江、湖北、四川、甘肃、陕西、河南等地。

【采收加工】 冬、春季采挖，除去地上茎和泥土，晒干。

【药材性状】 本品根茎呈不规则圆柱形，稍弯曲，长 4～30 cm，直径 0.4～5 cm；表面灰棕色，有纵纹及多数皮孔，并有多数疣状突起及残留须恨；质坚硬，不易折断，折断面纤维性，皮部棕色，木部淡棕色，有的中间有数个同心环纹，中央有髓或中空。根略呈纺锤形，长约 10 cm，直径 1～1.3 cm；表面灰棕色，有纵皱纹及横长皮孔；断面粉性。气微，味淡，有黏性。（图 15-17）

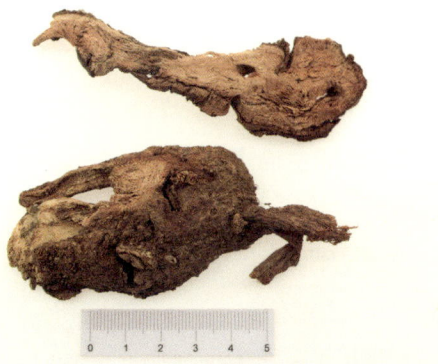

图 15-17　苎麻根药材图

【化学成分】 主要含三萜类、黄酮类、生物碱等化合物。三萜类主要有委陵菜酸、常春藤皂苷元、马斯里酸、2α-羟基乌苏酸；黄酮类有 2,4,4′-三羟基查耳酮、芦丁、三油酸甘油酯、白桦酸、齐墩果酸、大黄素、儿茶素等物质。除此之外还有绿原酸、咖啡酸、奎宁酸等化合物。

【药理作用】

1. 抗病毒作用 苎麻根提取物能有效减少乙型肝炎病毒的数量，从而达到抗乙型肝炎病毒的目的。

2. 抑菌作用 苎麻根中含有的有机酸和生物碱在体外均有抑制对革兰氏菌的作用。其中溶血性链球菌、肺炎球菌、大肠埃希菌、炭疽杆菌对有机酸盐高度敏感，沙门氏菌对生物碱高度敏感。

3. 抗氧化作用 新鲜苎麻根 95% 乙醇提取物对 2,2-联氮-双-(3-乙基苯并噻唑-6-磺酸)二铵盐（ABTS）自由基和 1,1-二苯基-2-肼基（DPPH）自由基均有清除作用，且其清除能力是维生素衍生物的 1/3 倍,从而表现出抗氧化作用。

4. 抗糖苷酶作用 对苎麻根乙酸乙酯和正丁醇部位进行研究,观察到其中含有重要的 DPPH 自由基清除活性,正丁醇部分对 α-葡萄糖苷酶表现出高度的抑制作用,乙酸乙酯部分对 β-葡萄糖苷酶表现出最大的抑制作用。

5. 其他作用 除上述作用之外,苎麻根还具有保肝、安胎、升高白细胞、止血等药理作用。

【性味归经】 甘,寒。归肝、心、膀胱经。

【功能主治】 凉血止血,清热安胎,利尿,解毒。用于血热妄行所致的咯血,吐血,衄血,血淋,便血,崩漏,紫癜,胎动不安,胎漏下血,小便淋沥,痈疮肿毒,虫蛇咬伤。

【用法用量】 内服:煎汤,5~30 g;或捣汁。外用:适量,鲜品捣敷;或煎汤熏洗。

【注意事项】 无实热者慎用。

茜草

【别名】 茹芦、蒨草、茜根。

【来源】 茜草科植物茜草 *Rubia cordifolia* L. 的干燥根和根茎。

【原植物形态】 多年生草质攀缘藤本。根数条至数十条丛生,外皮紫红色或橙红色。茎数至十条,丛根状茎的节上发出,细长,四棱形,棱上生多数倒生的小皮刺,中部以上多分枝。叶 4,轮生,纸质,具长柄;叶片形状变化较大,卵形、三角状卵形、宽卵形至窄卵形,长 2~6 cm,宽 1~4 cm,先端渐尖,有时钝尖,基部心形,面粗糙,下面沿中脉及叶柄均有倒刺,全缘,基出脉 3 条,极少外侧有 1 对很小的基出脉。聚伞花序圆锥状,腋生及顶生,多回分枝,有花 10 余朵至数十朵,花序和分枝均细瘦,有微小皮刺;花小,黄白色,5 数;花萼不明显;花冠辐状,直径约 4 mm,5 裂,裂片卵状三角形,先端急尖;雄蕊 5,着生在花冠管上;花冠淡黄色,干时淡褐色;子房下位,2 室。无毛。浆果球形,直径 5~6 mm,成熟时呈橘红色。花期 6—9 月,果期 8—10 月。(图 15 - 18)

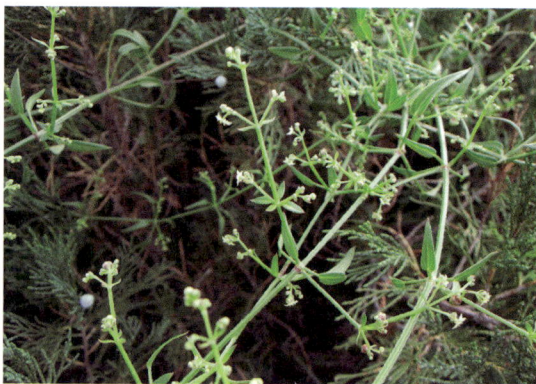

图 15 - 18 茜草原植物图

【生境与分布】 生于山坡路旁、沟沿、田边、灌丛及林缘。分布于全国大部分地区。

【采收加工】 春、秋二季采挖,除去泥沙,干燥。

【药材性状】 本品根茎呈结节状,丛生粗细不等的根。根呈圆柱形,略弯曲,长 10~25 cm,直径 0.2~1 cm;表面红棕色或暗棕色,具细纵皱纹和少数细根痕;皮部脱落处呈黄红色。质脆,易折断,断面平坦皮部狭,紫红色,木部宽广,浅黄红色,导管孔多数。气微,味微苦,久嚼刺舌。(图 15 - 19)

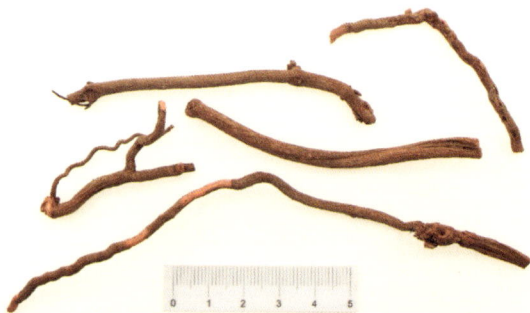

图 15 - 19 茜草药材图

【化学成分】　主要含醌类、环己肽类及多糖类等化合物。醌类主要有茜草素、茜草酸、羟基茜草素、甲基异茜草素、大叶茜草素、茜草内酯、萘二酚二聚体、皂草苷等;环己肽类主要是以茜草学名命名的 RA 系列单体;茜草多糖均由 L-鼠李糖、L-阿拉伯糖、D-木糖、D-甘露糖、D-葡萄糖和 D-半乳糖单糖组成。

【药理作用】

1. 止血作用　茜草可通过缩短复钙时间、凝血酶时间和活化部分凝血活酶时间,延长凝血酶原时间,起到明显的促凝血作用。茜草经炒炭后,寒性降低、药性收敛,收敛止血作用增强。

2. 抗氧化作用　茜草乙醇提取物能够提高超氧化物歧化酶、过氧化氢酶的活力以及还原型谷胱甘肽的含量,抑制脂质过氧化;水提取物可以提高心肌线粒体中多种抗氧化酶的活力并降低丙二醛和皮质醇含量;茜草多糖具有明显的清除自由基的作用,表现出抗氧化性。

3. 抗菌消炎作用　茜草水提取液在体外对金黄色葡萄球菌、白色葡萄球菌、肺炎球菌、流感嗜血杆菌及部分皮肤真菌具有抑制作用,其还能明显减轻小鼠耳脓肿,表现出其抗菌消炎的作用。

4. 抗肿瘤作用　茜草中环己肽类成分 RA 单体是发挥抗肿瘤作用的重要物质基础。能够对小鼠白血病、腹水瘤、黑素瘤、结肠癌、Lewis 肺癌等相关癌细胞的增殖起到明显抑制作用,显示出良好的抗肿瘤活性。

5. 免疫调节作用　茜草乙醇提取物能够提高巨噬细胞的数目和吞噬指数、免疫球蛋白水平以及与 B 细胞功能相关的空斑形成细胞数目,对免疫系统进行调节。

6. 其他作用　除上述作用之外,茜草还具有抗感染、神经保护、保肝、祛痰、抗乙酰胆碱、抗心肌梗死等药理作用。

【常用饮片】

茜草片(段)　本品呈不规则的厚片或段。根呈圆柱形,外表皮红棕色或暗棕色,具细纵纹;皮部脱落处呈黄红色。切面皮部狭,紫红色,木部宽广,浅黄红色,导管孔多数。气微,味微苦,久嚼刺舌。(图 15-20)

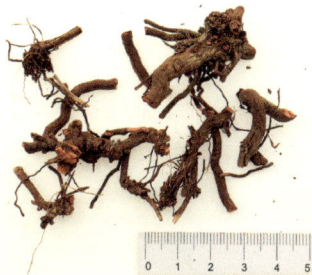

图 15-20　茜草药材图

茜草炭　本品形如茜草片或段,表面黑褐色,内部棕褐色。气微,味苦、涩。

【性味归经】　苦,寒。归肝经。

【功能主治】　凉血,祛瘀,止血,通经。用于吐血,衄血,崩漏,外伤出血,瘀阻经闭,关节痹痛,跌扑肿痛。

【用法用量】　内服:煎汤,6～10 g。

【注意事项】　脾胃虚寒、无瘀滞者慎用。

蒲黄

【别名】　蒲花、蒲厘花粉、蒲草黄。

【来源】　香蒲科植物水烛香蒲 *Typha angustifolia* L.、东方香蒲 *Typha orientalis* Presl 或同属植物的干燥花粉。

【原植物形态】

水烛香蒲　多年生,水生或沼生草本,高 1.5～3 m。根茎匍匐,须根多。地上茎直立,粗壮。叶狭线形,宽5～8 mm,稀达10 mm,长54～120 cm,上部扁平,中部以下腹面微凹,背面向下逐渐隆起呈凸形,下部横切面呈半圆形,细胞间隙大,呈海绵状;叶鞘抱茎。花小,单性,雌雄同株;穗状花序长圆柱形,褐色;雌雄花序离生,相距2.5～6.9 cm;雄花序在上部,长20～30 cm;花序轴具褐色扁柔毛,单出,或分叉;叶状苞片1～3枚,花后脱落;雌花序在下部,长9～28 cm,基部具1枚叶状苞片,通常比叶片宽,花后脱落;雄花由3枚雄蕊合生,有时2枚或4枚组成,花药长约2 mm,长距圆形,花粉粒单生;雌花具小苞片,匙形,较柱头短,绒毛早落,约与小苞片等长,柱头线形或线状圆柱形。果穗直径10～15 mm,坚果细小,具褐色斑点,无槽,不开裂,外果皮下分离。种子深褐色,长1～1.2 mm。花期6—7月,果期7—8月。(图15-21)

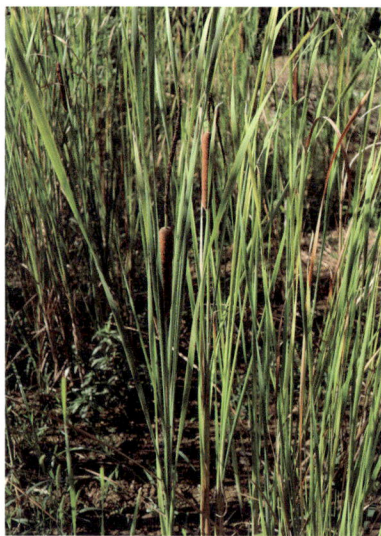

图15-21 水烛香蒲原植物图

东方香蒲 与上种相似,主要区别为:叶条形,宽5～10 mm,基部鞘状抱茎。穗状花序圆柱状,雄花序与雌花序彼此连接;雄花序在上,长3～5 cm,雄蕊2～4;雌花序在下,长6～15 cm,雌花无小苞片,有多数基生的白色长毛,毛与柱头近等长,柱头匙形,不育雌蕊圆柱形。

小坚果有一纵沟。

【生境与分布】

水烛香蒲 生于湖泊、河流、池塘浅水处,水深稀达1 m或更深,沼泽、沟渠亦常见。分布于东北、华北、西北、华东地区及河南、湖北、广西、四川、贵州、云南等地。

东方香蒲 生于湖泊、池塘、沟渠、沼泽及河流湿缓带。分布于东北、华北、华东及陕西、湖南、广东、贵州、云南等地。

【采收加工】 夏季采收蒲棒上部的黄色雄花序,晒干后碾轧,筛取花粉。

【药材性状】 本品为黄色粉末。体轻,放水中则漂浮水面。手捻有滑腻感,易附着于手指上。气微,味淡。(图15-22)

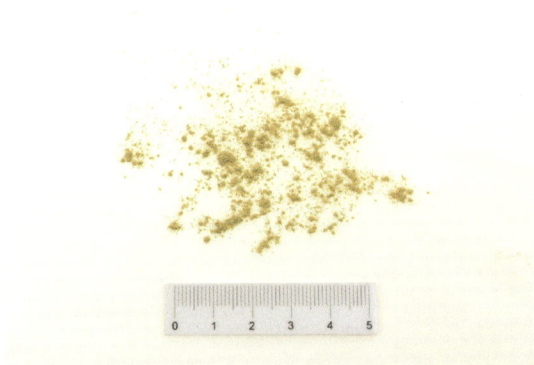

图15-22 蒲黄药材图

【化学成分】 主要含黄酮类、烷烃类、有机酸类、多糖类、挥发油、甾体类等化合物。黄酮类主要有香蒲新苷、异鼠李素-3-O-新橙皮苷、儿茶素等;烷烃类主要有二十五烷、三十一烷-6-醇、7-甲基-4-三十烷酮、二十五烷醇等;有机酸类主要有柠檬酸、琥珀酸、硬脂酸、二十烷酸、棕榈酸等。

【药理作用】

1. 止血作用 蒲黄黄酮类化合物中有6种可以缩短家兔体外血浆凝血酶原时间和血浆凝血酶时间,其中有4种可以使家兔体外血浆中的活化部分凝血活酶时间延长,推测蒲黄中的黄酮类成分具有抑制凝血的作用。蒲黄炒炭后止血作用增强。

2. 镇痛作用 蒲黄水提液和醇提液均有显著的镇痛作用,醇提物的镇痛作用优于水提取物,初步推断其活性成分是黄酮类成分。

3. 抗动脉粥样硬化作用 蒲黄具有较好的降低血清胆固醇和甘油三酯作用,保护动脉壁细胞和平滑肌细胞,增加血小板数目、缩短凝血酶时间和血液凝固时间,通过调整脂质代谢,保护血管内皮细胞,抗血小板聚集和血栓形成等途径实现抗动脉粥样硬化的作用。

4. 抗肿瘤作用 蒲黄水提取物能抑制肺癌移植瘤的生长。醇提取物对 C57BL/6 荷瘤小鼠的免疫器官有保护作用,能够增强脾淋巴细胞的增殖能力,从而表现出抗肿瘤作用。

5. 兴奋子宫作用 蒲黄水煎剂能增强怀孕后大鼠离体子宫的收缩活动;蒲黄黄酮能增强雌激素 α、β-受体和孕激素受体的表达,并能抑制三苯氧胺作用,同时通过增加血中雌二醇和孕酮的水平促进子宫的生长发育。

6. 其他作用 除上述作用之外,蒲黄还具有双向影响心血管系统、改善糖代谢、调节免疫、消炎、调节肠道、抗微生物的作用。外用可治疗皮肤病、烧烫伤等。

【常用饮片】

蒲黄炭 本品形如蒲黄,表面棕褐色或黑褐色。具焦香气,味微苦、涩。

【性味归经】 甘,平。归肝、心包经。

【功能主治】 止血,化瘀,通淋。用于吐血,衄血,咯血,崩漏,外伤出血,经闭痛经,胸腹刺痛,跌扑肿痛,血淋涩痛。

【用法用量】 内服:煎汤,5~9 g。外用:适量,敷患处。

【注意事项】 孕妇慎用。

白及

【别名】 甘根、连及草、白根。

【来源】 兰科植物白及 *Bletilla striata* (Thunb.) Reichb. f. 的干燥块茎。

【原植物形态】 多年生草本,高 15~70 cm。假鳞茎三角状扁球形或不规则菱形,上面具荸荠似的环带,肉质,肥厚,富黏性,常数个相连。茎粗壮,劲直。叶 3~5 枚,披针形或宽披针形,长 8~30 cm,宽 1.5~4 cm,先端渐尖,基部下延成长鞘状,全缘。总状花序顶生,具花 3~8,常不分枝或极罕分枝;花序轴长 4~12 cm,或多或少呈"之"字状曲折;苞片披针形,长 1.5~2.5 cm,早落;花大,紫红色或粉红色,直径 3~4 cm;萼片和花瓣等长,狭长圆形,长 2.8~3 cm,先端急尖;唇瓣倒卵形,长 2.3~2.8 cm,白色或具紫纹,上部 3 裂,中裂片边缘有波状齿,先端内凹,中央具 5 条褶片,侧裂片直立,合抱蕊柱,稍伸向中裂片,但不及中裂片的一半;雄蕊与雌蕊合为蕊柱,合蕊柱长 18~20 mm,柱状,两侧有狭翅,柱头顶端着生 1 雄蕊,花药块 4 对,扁而长;子房下位,圆柱状,扭曲。蒴果圆柱形,长 3.5 cm,直径约 1 cm,两端稍尖,具 6 纵肋。花期 4—5 月,果期 7—9 月。(图 15-23)

【生境与分布】 生于海拔 100~3200 m 的常绿阔叶林,桦树林、针叶林、路边草丛或岩石缝中。分布于陕西南部、甘肃东南部及江苏、安徽、浙江、江西、福建、湖北、湖南、广东、广西、四川和贵州。

【采收加工】 夏、秋二季采挖,除去须根,洗净,置沸水中煮或蒸至无白心,晒至半干,除去外皮,晒干。

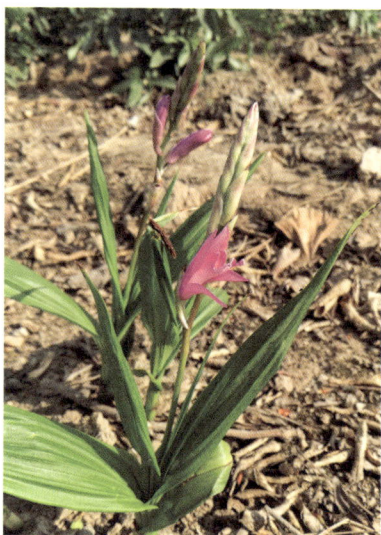

图 15-23　白及原植物图

【药材性状】　本品为不规则扁圆形,多有2～3个爪状分枝,长 1.5～5 cm,厚 0.5～3 cm。表面灰白色至灰棕色,或黄白色,有数圈同心环节和棕色点状须根痕,上面有突起的茎痕,下面有连接另一块茎的痕迹。质坚硬,不易折断,断面类白色,角质样。气微,味苦,嚼之有黏性。(图 15-24)

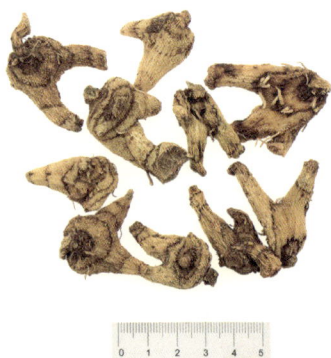

图 15-24　白及药材图

【化学成分】　主要含多糖类、联苯类、二氢菲类、联菲类等化合物。联菲类化合物有 1,1′-联菲、1,3′-联菲、7,8′-联菲醚等。

【药理作用】

1. 止血作用　白及不仅可以内服治疗呕血、咯血,还可外敷治疗局部受伤皮肤的小面积创伤性出血。白及根中提取的螺甾烷甾体皂苷及块茎中提取的白及多糖、壳聚糖和藻酸盐多孔微球复合冻干制成的复合止血海绵,能够缩短全血的凝血时间。

2. 促进创口愈合作用　高浓度的白及煎剂上清液能促进角质形成细胞游走等功能,在创伤愈合和创面覆盖中起着关键作用。白及促进愈合作用的重要机制是白及可提高创面组织中蛋白质含量和羟脯氨酸含量,并能增加伤口巨噬细胞数量。

3. 抗菌作用　白及块茎中分离的联菲和双氢菲类化合物,对枯草杆菌、金黄色葡萄球菌、白念珠菌、发癣菌及耐甲氧西林金黄色葡萄球菌均有抑制作用。

4. 抗肿瘤作用　白及多糖腹腔注射能抑制小鼠子宫颈癌、大鼠瓦克癌、小鼠艾氏腹水癌实体型、小鼠肝癌、肉瘤。白及醇提物能够诱导人早幼粒白血病细胞凋亡,三氯甲烷层诱导效果最佳。

5. 保护胃黏膜作用　白及多糖通过增强胃黏膜抗氧化能力,促进溃疡局部胃黏膜上皮细胞增生,抑制自由基生成,加强损伤组织修复,达到治疗大鼠乙酸性胃溃疡的作用。

6. 免疫调节作用　白及多糖能够诱导脾细胞增殖,加强吞噬细胞的吞噬能力,且白及多糖对非特异性免疫和特异性免疫均有效果。

【常用饮片】

白及片　本品呈不规则的薄片。外表皮灰白色至灰棕色,或黄白色。切面类白色至黄白色,角质样,半透明,维管束小点状,散生。质脆。气微,味苦,嚼之有黏性。(图 15-25)

【性味归经】　苦、甘、涩,微寒。归肺、肝、胃经。

【功能主治】　收敛止血,消肿生肌。用于咯血,吐血,外伤出血,疮疡肿毒,皮肤皲裂。

【用法用量】　内服:煎汤,6～15 g;研末吞服,3～6 g。外用适量。

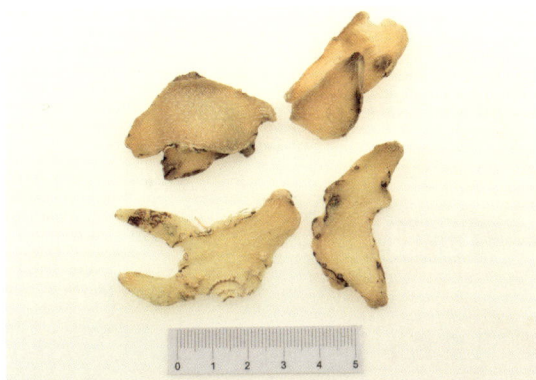

图 15 - 25　白及饮片图

【注意事项】　不宜与川乌、制川乌、草乌、制草乌、附子同用。

仙鹤草

【别名】　鹤草芽、龙牙草。

【来源】　蔷薇科植物龙芽草 *Agrimonia pilosa* Ledeb. 的干燥地上部分。

【原植物形态】　多年生草本,高 30～120 cm,全体密被长柔毛。根茎短,基部常有 1 或数个地下芽。茎被疏柔毛及短柔毛。奇数羽状复叶互生;托叶镰形,稀卵形;小叶有大小两种,相间生于叶轴上,较大的小叶 3～4 对,稀 2 对,向上减少至 3 小叶,小叶几无柄,倒卵形至倒卵状披针形,长 1.5～5 cm,宽 1～2.5 cm,上面绿色,被疏柔毛,下面淡绿色,脉上伏生疏柔毛,稀脱落无毛,有显著腺点。总状花序单一或 2～3 个生于茎顶,花序轴被柔毛,花梗长 1～5 mm,被柔毛;苞片通常 3 深裂,裂片带形,小苞片对生,卵形,全缘或边缘分裂;花直径 6～9 mm,萼片 5,三角卵形;花瓣 5,长圆形,黄色;雄蕊 5～15;花柱 2,丝状,柱头头状。瘦果倒卵圆锥形,外面有 10 条肋,被疏柔毛,先端有数层钩刺。花期 7—9 月,果期 9—10 月。(图 15 - 26)

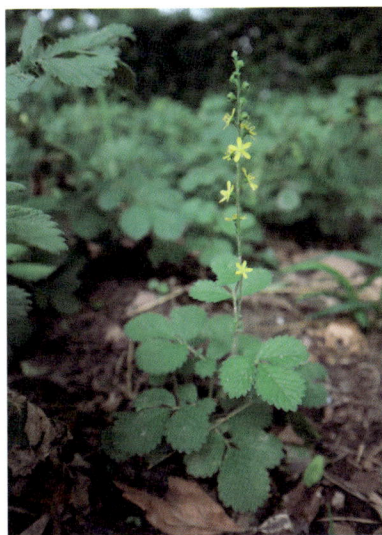

图 15 - 26　龙芽草原植物图

【生境与分布】　生于溪边、路旁、草地、灌丛、林缘及疏林下,全国各地均有分布。

【采收加工】　夏、秋二季茎叶茂盛时采割,除去杂质,干燥。

【药材性状】　本品长 50～100 cm,全体被白色柔毛。茎下部圆柱形,直径 4～6 mm,红棕色,上部方柱形,四面略凹陷,绿褐色,有纵沟和棱线,有节;体轻,质硬,易折断,断面中空。单数羽状复叶互生,暗绿色,皱缩卷曲;质脆,易碎;叶片有大小两种,相间生于叶轴上,顶端小叶较大,完整小叶片展平后呈卵形或长椭圆形,先端尖,基部楔形,边缘有锯齿;托叶 2,抱茎,斜卵形。总状花序细长,花萼下部呈筒状,萼筒上部有钩刺,先端 5 裂,花瓣黄色。气微,味微苦。(图 15 - 27)

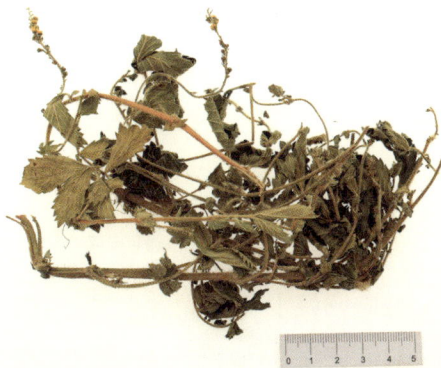

图 15 - 27　仙鹤草药材图

【化学成分】 主要有黄酮类、酚类、香豆素类、挥发油、三萜类和有机酸类等。黄酮类主要含有山柰酚、槲皮素、木樨草素和芹菜素及其苷类化合物;二氢黄酮醇类有花旗松素及其苷类化合物。

【药理作用】

1. 抗肿瘤作用 仙鹤草总黄酮提取物对人肝癌细胞 HepG2 有抑制作用。仙鹤草水提液可以促进胰腺癌细胞 BXPC-3 和 PANC-1 的凋亡。

2. 对糖尿病的治疗作用 仙鹤草水提取物可以改善高脂饮食引起的糖代谢异常。仙鹤草中的黄酮类和三萜类化合物达到一定浓度后可以改善 IR-HepG2 细胞对葡萄糖的摄取和利用。研究表明,仙鹤草能够有效降低小鼠血糖。

3. 抗菌、驱虫作用 仙鹤草乙醚提取物中分离得到的酚类化合物对金黄色葡萄球菌、芽孢杆菌和诺卡氏菌均有显著的抑制活性。

4. 其他 除上述作用之外,仙鹤草还具有消炎、抗氧化等药理作用。

【常用饮片】

仙鹤草段 本品为不规则的段,茎多数方柱形,有纵沟和棱线,有节。切面中空。叶多破碎,暗绿色,边缘有锯齿;托叶抱茎。有时可见黄色花或带钩刺的果实。气微,味微苦。(图 15-28)

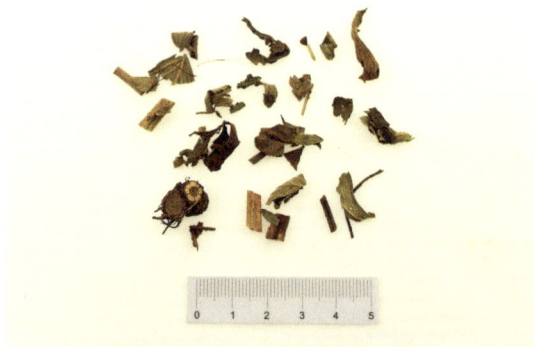

图 15-28 仙鹤草饮片图

【性味归经】 苦、涩,平。归心、肝经。

【功能主治】 收敛止血,截疟,止痢,解毒,补虚。用于咯血,吐血,崩漏下血,疟疾,血痢,痈肿疮毒,阴痒带下,脱力劳伤。

【用法用量】 内服:煎汤,6～12 g。外用:适量。

【注意事项】 非出血不止者不用。

棕榈

【别名】 棕毛、棕皮、棕板。

【来源】 棕榈科植物棕榈 *Trachycarpus fortunei*（Hook.）H. Wendl. 的干燥叶柄。

【原植物形态】 常绿乔木,高达 10 m。茎秆圆柱形,粗壮挺立,有残留的褐色纤维状老叶鞘层层包被于茎秆上,脱落后呈环状的节。叶簇生于茎顶,向外展开;叶柄坚硬,长约 1 m,横切面近三角形,边缘有小齿,基部具纤维状叶鞘,新叶柄直立,老叶柄常下垂;叶片近圆扇状,直径 60～100 cm,具多数皱褶,掌状分裂至中部,有裂片,各裂片先端浅 2 裂,上面绿色,下面具蜡粉,革质。肉穗花序,自茎顶叶腋抽出,基部具多数大型鞘状苞片,淡黄色,具柔毛。雌雄异株;雄花小,多数,淡黄色,花被 6,2 轮,宽卵形,雄蕊 6,花丝短,分离;雌花花被同雄花,子房上位,密被白柔毛,花柱 3 裂。核果球形或近肾形,直径约 1 cm,熟时外果皮灰蓝色,被蜡粉。花期 4—5 月,果期 10—12 月。(图 15-29)

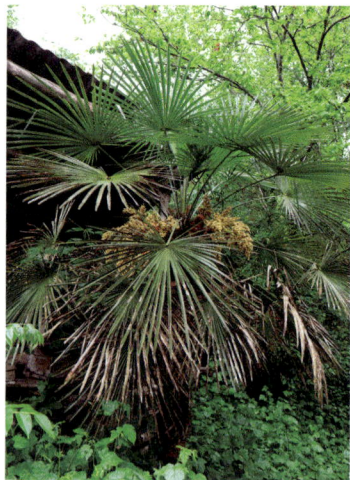

图 15-29 棕榈原植物图

【生境与分布】 栽培于村边、溪边、田边、丘陵地或山地,长江以南各地多有分布。

【炮制】 采棕时割取旧叶柄下延部分和鞘片,除去纤维状的棕毛,晒干。

【药材性状】 本品呈长条板状,一端较窄而厚,另一端较宽而稍薄,大小不等。表面红棕色,粗糙,有纵直皱纹;一面有明显的凸出纤维,纤维的两侧着生多数棕色绒毛。质硬而韧,不易折断,断面呈纤维性。气微,味淡。(图15-30)

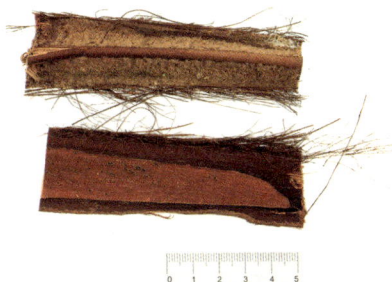

图 15-30 棕榈药材图

【化学成分】 主要含有对羟基苯甲酸、D-儿茶素、原儿茶酸、原儿茶醛、没食子酸等。

【药理作用】 可缩短凝血时间,具有止血作用。

【常用饮片】

棕榈炭 本品呈不规则块状,大小不一。表面黑褐色至黑色,有光泽,有纵直条纹;触之有黑色炭粉。内部焦黄色,纤维性。略具焦香气,味苦涩。(图15-31)

【性味归经】 苦、涩,平。归肺、肝、大肠经。

【功能主治】 收敛止血。用于吐血、衄血,尿血,便血,血淋,血崩,外伤出血。

【用法用量】 内服:煎汤,3~9 g。一般炮制后用。

【注意事项】 出血诸证瘀滞未尽者不宜单独使用。

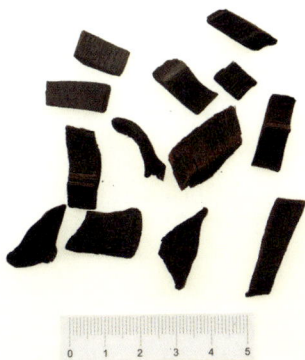

图 15-31 棕榈饮片图

艾叶

【别名】 艾蒿、白艾、白蒿。

【来源】 菊科植物艾 *Artemisia argyi* Lévl. et Vant. 的干燥叶。

【原植物形态】 多年生草本,高50~120 cm。全株密被白色绒毛,中部以上或仅上部有开展及斜升的花序枝。叶互生,下部叶在花期枯萎;中部叶卵状三角形或椭圆形,长6~9 cm,宽4~8 cm;叶片羽状或浅裂,侧裂片约2对,常楔形,中裂片又常三裂,裂片边缘有齿,上面被蛛丝状毛,有白色腺点;上部叶渐小,三裂或不分裂,无梗。头状花序多数,排列成复总状,长约3 mm,花后下倾;总苞片卵形,4~5层,边缘膜质;花带红色,多数,外层雌性,内层两性。瘦果无毛。花期7—10月。(图15-32)

【生境与分布】 生于荒地林缘,全国大部分地区均有分布。

【采收加工】 夏季花未开时采摘,除去杂质,晒干。

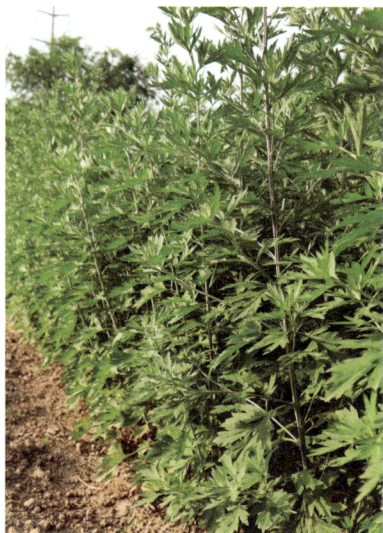

图 15－32　艾原植物图

【药材性状】　本品多皱缩、破碎，有短柄。完整叶片展平后呈卵状椭圆形，羽状深裂，裂片椭圆状披针形，边缘有不规则的粗锯齿；上表面灰绿色或深黄绿色，有稀疏的柔毛和腺点；下表面密生灰白色绒毛。质柔软。气清香，味苦。(图 15－33)

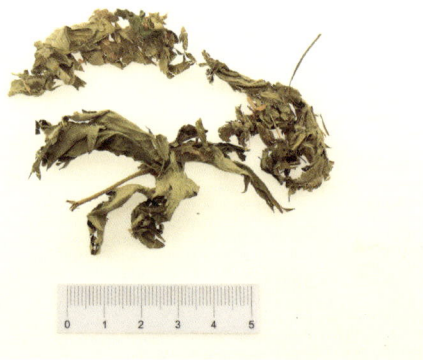

图 15－33　艾叶药材图

【化学成分】　主要含有挥发油、黄酮类、苯丙素类、萜类等化合物。挥发油主要有桉叶素、樟脑、龙脑、松油醇、石竹烯、α-侧柏酮等。

【药理作用】

1.抗菌、抗病毒作用　艾叶挥发油、艾叶提取物对多种细菌、真菌有杀灭或抑制作用。艾叶挥发油对金黄色葡萄球菌、枯草芽孢杆菌、大肠埃希菌、沙门菌、肺炎球菌、白喉棒状杆菌、炭疽杆菌等均有很好的抑制作用。

2.消炎作用　艾叶精油通过抑制炎症介质的产生而发挥消炎作用。艾叶及其倍半萜类化合物对脂多糖诱导的急性肺损伤小鼠模型中气道炎症有抑制作用。

3.抗肿瘤作用　艾叶异泽兰黄素可抑制神经胶质瘤细胞的活力和增殖，减弱其迁移和侵袭，并抑制体内肿瘤的生长。艾叶多糖能明显抑制肝癌细胞的增殖，提高 TNF 对靶细胞的活性，增强 NK 细胞对靶细胞的杀伤力，具有显著的抗肿瘤细胞作用。

4.止血与抗凝血作用　艾叶中的鞣质类成分具有较强的凝血作用，为艾叶中最有效的凝血物质，鞣质能凝固蛋白质，有止血的功能。艾叶水提取物有显著的抑制活性，可影响抗凝血酶对凝血酶的抑制作用。

5.止咳平喘　艾叶中的 α-萜品烯醇对组胺引起的豚鼠哮喘具有保护作用，能明显延长豚鼠哮喘潜伏期，抑制枸橼酸引起的豚鼠咳嗽反应，并促进小鼠气道酚红排泌。

【常用饮片】

醋艾炭　本品呈不规则的碎片，表面黑褐色，有细条状叶柄。具醋香气。

【性味归经】　辛、苦，温；有小毒。归肝、脾、肾经。

【功能主治】　温经止血，散寒止痛；外用祛湿止痒。用于吐血，衄血，崩漏，月经过多，胎漏下血，少腹冷痛，经寒不调，宫冷不孕；外治皮肤瘙痒。醋艾炭温经止血，用于虚寒性出血。

【用法用量】　内服：煎汤，3～9 g；或入丸、散；或捣汁。外用：适量，捣绒作炷或制成艾条熏灸；或捣敷；或煎水熏洗；或炒热温熨。

【注意事项】　阴虚血热者及宿有失血病者慎用。

马鞭草

【别名】　铁马鞭、龙牙草。

【来源】 马鞭草科植物马鞭草 *Verbena officinalis* L.的干燥地上部分。

【原植物形态】 多年生草本，植株高30～120 cm。茎四方形，节及枝上有硬毛。叶对生，叶片卵圆形或长圆状披针形，长2～8 cm，宽1～5 cm，基生叶的边缘通常有粗锯齿及缺刻；茎生叶多为3深裂，裂片边缘有不整齐锯齿，两面均被硬毛。穗状花序顶生或腋生；花小，无柄，初密集，结果时疏离；每朵花有1苞片，花萼管状，膜质，有5棱，具5齿；花冠淡紫色或蓝色，先端5裂，裂片长圆形；雄蕊4，着生于花冠管的中部，花丝短；子房无毛。果长圆形，约2 mm，成熟后4瓣裂。花期6—8月，果期7—9月。(图15-34)

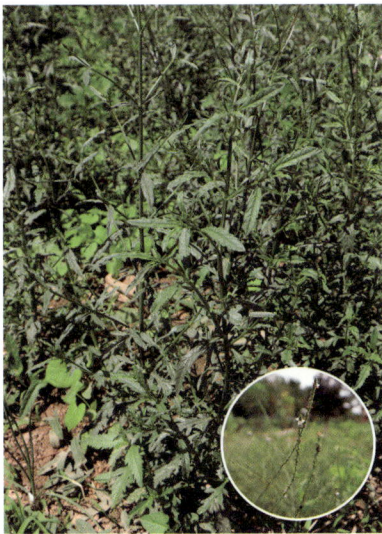

图15-34 马鞭草原植物图

【生境与分布】 生于山坡、路边、溪旁或林边。分布于陕西、山西、甘肃、新疆、江苏、安徽、浙江、江西、福建及中南、西南地区等。

【采收加工】 6—8月花开时采割，除去杂质，晒干。

【药材性状】 本品茎呈方柱形，多分枝，四面有纵沟，长0.5～1 m；表面绿褐色，粗糙；质硬而脆，断面有髓或中空。叶对生，皱缩，多破碎，绿褐色，完整者展平后叶片3深裂，边缘有锯齿。穗状花序细长，有小花多数。气微，味苦。(图15-35)

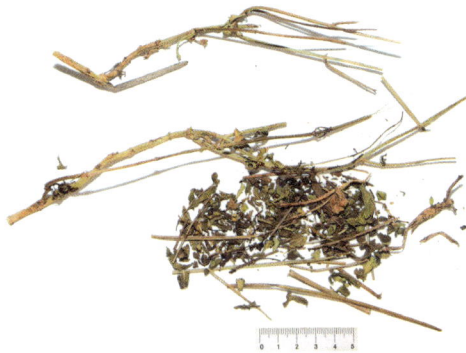

图15-35 马鞭草药材图

【化学成分】 主要含有黄酮类、环烯醚萜类、苯乙醇类、三萜类、甾醇类等化合物。黄酮类包括山柰酚、槲皮素、芹菜素、4'-羟基汉黄芩素等；环烯醚萜类包括马鞭草苷、戟叶马鞭草苷、3,4-二氢马鞭草苷等；三萜类有熊果酸等。

【药理作用】

1. 抗肿瘤作用 马鞭草对肿瘤有明显抑制作用。马鞭草水提取物能很好地抑制荷瘤小鼠体内肿瘤的生长，并且能降低小鼠质量及脾脏质量，还可与顺铂共同发挥抗瘤作用，增强疗效。此外，马鞭草中的挥发油及柠檬醛具有诱导慢性淋巴性白血病细胞凋亡的作用。

2. 消炎镇痛作用 马鞭草的水提取物或醇提取物对家兔结膜囊内炎症均有消炎作用，且醇提物的消炎止痛作用较水提取物明显。有研究发现，马鞭草的甲醇、三氯甲烷、石油醚等提取物均具有抗感染作用。

3. 调节免疫作用 马鞭草醇提物可增强小鼠IL-2活性，还可以使其T细胞、B细胞的活性增强，提高增殖能力和抗体分泌能力。

4. 抗菌、抗氧化作用 马鞭草有较强的抗菌、抗氧化作用。马鞭草中的黄酮类成分对金黄色葡萄球菌、枯草芽孢杆菌、大肠埃希菌等多种细菌有很好地抑制作用。

5. 其他作用 马鞭草还具有抗早孕、镇咳、神经保护等作用。

【常用饮片】

马鞭草段 本品呈不规则状。茎方柱形，四面有纵沟，表面绿褐色，粗糙。切面有髓或中空。叶多破碎，绿褐色，完整者展平后叶片 3 深裂，边缘有锯齿。穗状花序，有小花多数。气微，味苦。(图 15 - 36)

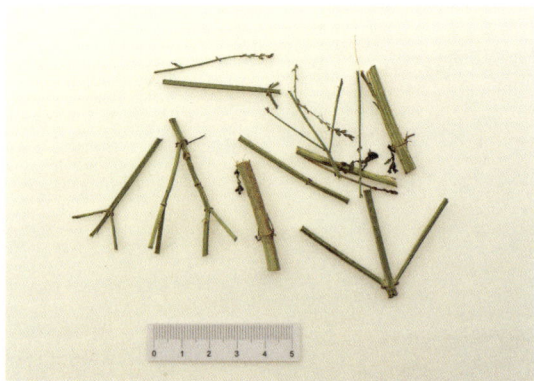

图 15 - 36 马鞭草饮片图

【性味归经】 苦，凉。归肝、脾经。

【功能主治】 活血散瘀，解毒，利水，退黄，截疟。用于癥瘕积聚，痛经经闭，喉痹，痈肿，水肿，黄疸，疟疾。

【用法用量】 内服：煎汤，5～10 g；或入丸、散。外用：捣敷；或煎水洗。

【注意事项】 孕妇慎用。

鸡冠花

【别名】 鸡髻花、鸡公花、鸡角枪。

【来源】 苋科植物鸡冠花 Celosia cristata L. 的干燥花序。

【原植物形态】 一年生直立草本，高30～80 cm，全株无毛，粗壮。单叶互生，叶片长椭圆形至卵状披针形，长 5～13 cm，宽 2～6 cm，先端渐尖，基部渐窄成柄，全缘。穗状花序顶生，扁平肉质鸡冠状，中部以下多花；花被片淡红色至紫红色、黄白或黄色；苞片、小苞片和花被片干膜质，宿存；花被片 5，椭圆状卵形，端尖；雄蕊 5，花丝下部合生成杯状。胞果卵形，长约 3 mm，盖裂，包于宿存花被内。种子肾形，黑色，光泽。花期 5—8 月，果期 8—11 月。(图 15 - 37)

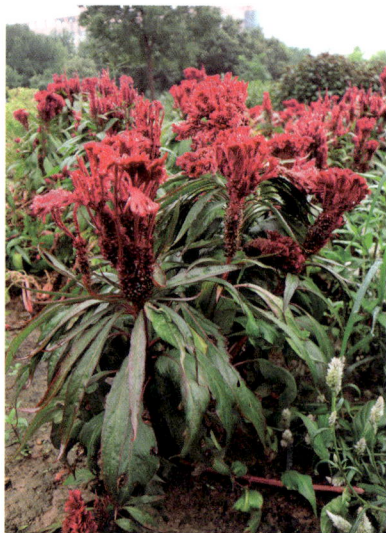

图 15 - 37 鸡冠花原植物图

【生境与分布】 原产于亚洲热带地区。我国南北各地区均有栽培，广布于温暖地区。

【采收加工】 秋季花盛开时采收，晒干。

【药材性状】 本品为穗状花序，多扁平而肥厚，呈鸡冠状，长 8～25 cm，宽 5～20 cm，上缘宽，具皱褶，密生线状鳞片，下端渐窄，常残留扁平的茎。表面红色、紫红色或黄白色。中部以下密生多数小花，每花宿存的苞片和花被片均呈膜质。果实盖裂，种子扁圆肾形，黑色，有光泽。体轻，质柔韧。气微，味淡。(图 15 - 38)

【化学成分】 主要含黄酮类、皂苷类、有机酸、甾体类和萜类成分。其中黄酮类包含槲皮素、山奈酚、异鼠李素、木樨草素、芹菜素等；皂苷类有鸡冠花苷、青葙苷 A～D 等。

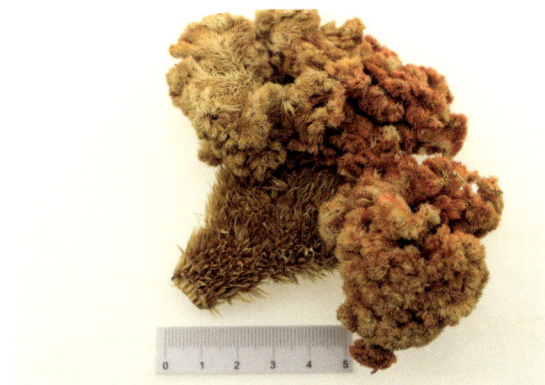

图 15-38　鸡冠花药材图

【药理作用】

1. 止血作用　鸡冠花具有显著的止血作用。鸡冠花提取物的止血作用是通过影响凝血系统和抑制纤溶酶活性而产生的,止血部位为鸡冠花正丁醇部位和乙酸乙酯部位。鸡冠花炒炭后能明显减少胃、肝、肺的出血状况,增强止血作用。

2. 抗肝损伤作用　鸡冠花苷对肝脏损伤具有显著的保护作用。鸡冠花提取物通过增强肝细胞抗氧化能力预防氧化应激诱导的肝损伤。

3. 防治糖尿病　鸡冠花黄酮提取物能够降低机体内巨噬细胞的吞噬能力,从而达到防治糖尿病的目的。

4. 防治骨质疏松　鸡冠花的黄酮类化合物能提高成骨细胞的增殖、分化和矿化,促进成骨细胞分泌 TGF-β1 并促进成骨细胞 IGF-1 的表达;能够促进失用性骨质疏松大鼠的骨质代谢,预防骨质疏松。

5. 提高免疫力　鸡冠花具有拮抗环磷酰胺的作用并能够有效增强机体免疫功能。

6. 其他作用　除上述作用外,鸡冠花还具有镇痛、抗衰老、抗阴道滴虫、防止动脉粥样硬化等药理作用。

【常用饮片】

鸡冠花块　本品为不规则的块段。扁平、有的呈鸡冠状。表面红色、紫红色或黄白色。

可见黑色扁圆肾形的种子。气微,味淡。

鸡冠花炭　本品形如鸡冠花。表面黑褐色,内部焦褐色。可见黑色种子。具焦香气,味苦。

【性味归经】　甘、涩,凉。归肝、大肠经。

【功能主治】　收敛止血,止带,止痢。用于吐血,崩漏,便血,痔血,赤白带下,久痢不止。

【用法用量】　内服:煎汤,6～12 g;或入丸、散。外用:煎水熏洗。

白三七

【别名】　豌豆七、一代宗、打不死。

【来源】　景天科植物云南红景天 *Rhodiola yunnanensis* (Franch.) S. H. Fu 的全草。

【原植物形态】　又名菱叶红景天。多年生草本,高 30～40 cm。全株无毛。根茎肉质,肥厚,褐色,被有披针状三角形鳞片。茎直立,单一或成丛,淡绿色。叶 3 片轮生,无柄;叶片卵状菱形至椭圆状菱形,长 1～3 cm,宽 0.8～2 cm,先端急尖,基部宽楔形至圆形,边缘有疏锯齿,膜质。聚伞圆锥花序,雌雄异株;雄花萼片 4,线状披针形,长约 1 mm;花瓣 4,黄绿色,长圆状披针形,长 2 mm;雄蕊 8,2 轮,淡黄绿色;雌花花萼、花瓣数同雄花,花瓣线状长圆形,鳞片 4,褐色,匙状四方形,先端微缺;心皮 4,花柱长 4.5～5 mm,基部稍合生。蓇葖果,上部叉开呈星芒状。种子狭卵形至长圆形,褐色,两端有翅。花期 5—6 月,果期 7—8 月。(图 15-39)

【生境与分布】　生于海拔 1000～3300 m 的山坡沟边阴湿岩石上或林中。分布于陕西、甘肃、河南、湖北、四川等地。

【采收加工】　夏季采收全草,鲜用或晒干。

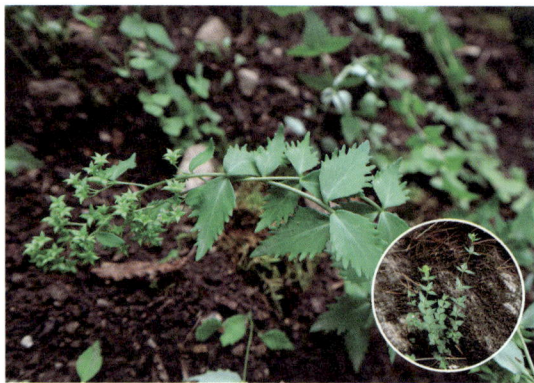

图 15‐39 云南红景天原植物图

【药材性状】 根茎略呈圆柱形而弯曲,或为不规则凹凸不平的块状,有的有分枝,长3～7 cm,直径0.3～0.8 cm,表面棕褐色,密生略突起的环纹,残留有多数细根和须根,质坚脆,易折断,断面红棕色,周围有数个灰白色圆形小点(维管束)。茎圆柱形,长20～36 cm,表面光滑,中空,3叶轮生。叶片多皱缩破碎,叶展平后呈卵状菱形,有的可见顶生的聚伞圆锥花序,花黄绿色,或已结果。果实呈星芒状,气微,味淡微涩。

【化学成分】 主要含有三萜类、酚类、多糖类等化合物。三萜类有乙酸异莫替醇酯、乙酰蒲公英萜醇等;酚类有红景天苷、酪醇。多糖类有菱叶红景天粗多糖。

【药理作用】

1. 改善记忆力作用 白三七醇提取物可显著促进实验动物学习记忆力。

2. 抗缺氧作用 白三七醇提物可显著延长实验动物的耐常压缺氧存活时间,且存在量效关系。

3. 抗疲劳作用 白三七多糖具有抗疲劳作用。

4. 对心肌损伤的保护作用 红景天苷具有保护缺血再灌注心肌细胞的作用。

【性味归经】 微辛、甘、涩,平。归肝、肾经。

【功能主治】 散瘀止痛,止血,安神。用于跌扑损伤,骨折,外伤出血,月经不调,痛经,失眠。

【用法用量】 内服:煎汤,6～9 g;或泡酒。外用:适量,鲜品捣敷。

狮子七

【别名】 红景天、狮子草、九头狮子七。

【来源】 景天科植物狭叶红景天 *Rhodiola kirilowii* (Regel) Maxim. 的根及根茎。

【原植物形态】 多年生草本,高25～50 cm,全株无毛。根粗壮,直立。根茎肥厚,块状多歧,褐色,先端被三角形鳞片。茎直立,1～2枝或成丛,淡绿白色。叶互生,无柄;叶片条形至条状披针形,长4～6 cm,宽2～5 mm,先端急尖,边缘有疏锯齿,有时近全缘。聚伞花序伞房状,花多数,雌雄异株:萼片4～5,三角状卵形,具棕色斑纹,先端急尖;花瓣4～5,绿黄色,条状披针形至倒披针形,长3～4 mm;雄花有雄蕊10或8,与花瓣同长或稍长,花药黄色,鳞片4～5,近正方形或长方形,先端钝或微缺;心皮4～5,直立,近基部合生。蓇葖果长7～8 mm,上部开展,有短而向外弯曲的喙。种子呈长圆状披针形,褐色,具翅。花期6—8月,果期8—10月。(图15‐40)

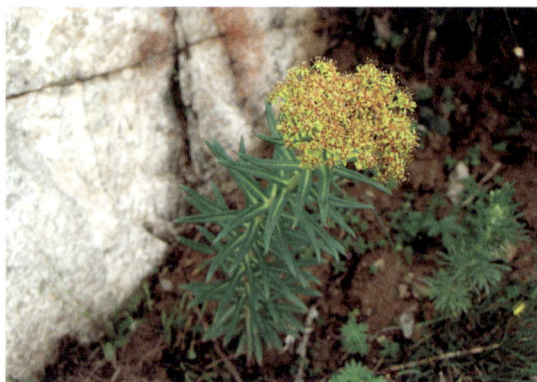

图 15‐40 狭叶红景天原植物图

【生境与分布】 生于海拔2000～5600 m的高山灌丛、多石草地或石坡上。分布于河北、山西、陕西、甘肃、青海、新疆、四川、云南、西藏等地。

【采收加工】 秋季采挖,除去残叶、须根,洗净,晒干。

【药材性状】 根茎块状,不规则,直径3～6 cm。表面灰棕色,凹凸不平,有甚多芽眼突起,栓皮薄而皱缩,易脱落;质硬,芽眼处较松,断面紫棕色,有多数孔隙,呈海绵状。根部较细,质硬,不易破碎,断面圆形,红棕色,其中有多数浅色花纹。气微,味酸涩而苦。(图15-41)

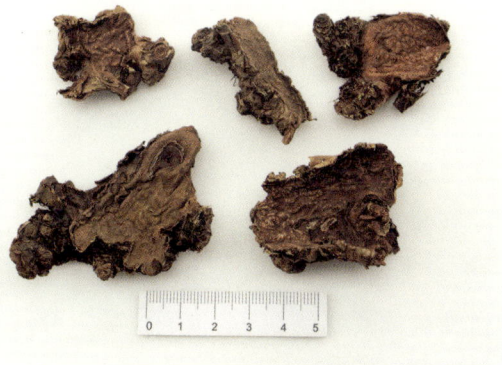

图15-41 狮子七药材图

【化学成分】 主要含有黄酮类、有机酸类、挥发油、甾体类及微量元素等化合物。黄酮类有槲皮素、木樨草素;有机酸类有没食子酸、咖啡酸;挥发油有香叶醇、正辛醇等;甾体类成分有β-谷甾醇、胡萝卜苷、豆甾醇等。

【药理作用】

1. 对心血管系统的作用 狮子七能有效地抑制进入高原后大鼠心、肺组织中心钠素含量的降低。

2. 抗血栓素形成 狮子七能有效地抑制大鼠进入高原后血栓烷B_2的升高及6-酮-前列腺$F_{1\alpha}$的降低,以及血栓烷B_2/6-酮-前列腺$F_{1\alpha}$比值增大的趋势,证实了该药的活血化瘀作用。对人类高红症可能也具预防作用。

3. 对物质代谢的作用 狮子七醇浸膏可显著降低小鼠的整体耗氧量。狮子七醇浸膏可显著降低大鼠血乳酸、心肌乳酸及脑乳酸的含量,表明本品能够改善缺氧动物的有氧代谢。

4. 增强对低氧环境耐受能力 狮子七能降低氧耗速度,加大动、静脉血的氧压差,增加供氧,从而改善耐缺氧能力。

5. 抗辐射作用 狮子七水提取物可显著提高小鼠照射后的存活率,拮抗照射造成的急性骨髓造血及免疫功能的损伤,有明显的辐射保护作用。

6. 预防高原反应的作用 该药能改善动物的供氧状态,提高机体对氧的利用率和对缺氧的耐受性。狮子七能有效地预防高原低氧环境对人体心、肺功能的影响,效果同生脉饮相类似。

7. 降血糖作用 狮子七对正常小鼠的血糖水平无明显影响,对葡萄糖、肾上腺素、四氧嘧啶所致高血糖小鼠有明显降血糖作用。

【性味归经】 苦、涩,温。归肝、肾经。

【功能主治】 养心安神,活血化瘀,止血,清热解毒。用于气虚体弱,短气乏力,心悸失眠,头昏眩晕,胸闷疼痛,跌扑损伤,月经不调,崩漏,吐血,痢疾,腹泻。

【用法用量】 内服:煎汤,9～12 g。

【注意事项】 孕妇慎用。

朱砂七

【别名】 红药、黄药子、朱砂莲。

【来源】 蓼科植物毛脉首乌 *Fallopia multiflora* (Thunb.) Harald. var. *ciliinervis* (Nakai) Yonekura & H. Ohashi 的块根。

【原植物形态】 也称毛脉蓼。多年生蔓

性草本。根茎膨大成块状,木质。茎细长,中空,先端分枝。叶互生;叶柄长 0.5～5 cm,上面具沟,下面具黏质乳头状突起或具小纤毛;托叶鞘膜质,褐色,近乎透明;叶片长圆状椭圆形,长 6～11 cm,宽 3～6 cm。圆锥花序腋生或顶生;花梗明显;花被 5 裂,白色或淡紫色,外侧裂片主脉具翅;雄蕊 8;柱头 3,盾状。小坚果三棱形,黑紫色,为扩大的膜质翅的花被所包。花期夏季。(图 15 - 42)

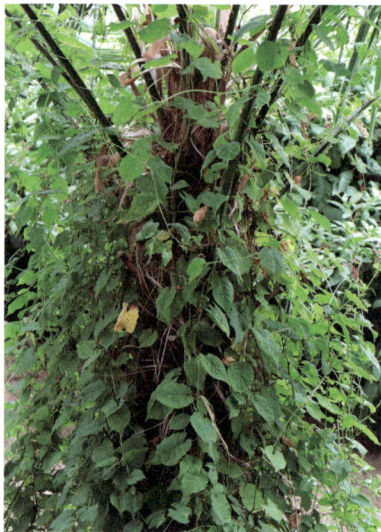

图 15 - 42　毛脉首乌原植物图

【生境与分布】 生于山坡、路边、滩地或乱石中。分布于陕西、甘肃、湖北、湖南、四川、贵州等地。

【采收加工】 全年均可采挖,除去茎叶及须根,洗净泥沙,晒干。块根大者,切片晒干备用。

【药材性状】 块根呈不规则块状或略呈圆柱形,长 8～15 cm 或以上,直径 3～7 cm。表面棕黄色,根头部有多数茎基呈疙瘩状。质极坚硬,难折断,剖面深黄色;木质部浅黄色呈环状,近髓部有分散的木质束。气微,味苦。(图 15 - 43)

【化学成分】 含有蒽醌及其衍生物、二苯乙烯类、黄酮类、核苷类及其他化合物。蒽醌及其衍生物主要有大黄素、大黄素甲醚、6-羟基芦荟大黄素、大黄素-8-O-β-D-葡萄糖苷等;黄酮类有儿茶酸、表儿茶素、槲皮苷、金丝桃苷、芦丁等。

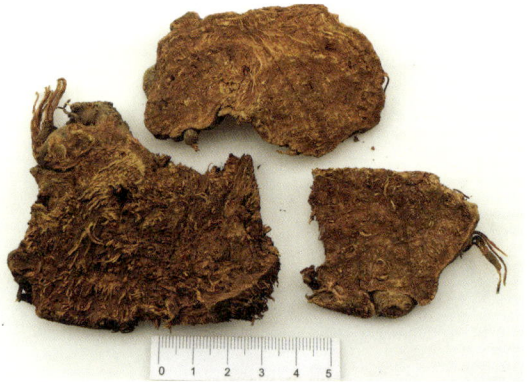

图 15 - 43　朱砂七药材图

【药理作用】

1. 抗菌作用 朱砂七煎剂在试管内对金黄色葡萄球菌、白色葡萄球菌、大肠埃希菌、铜绿假单胞菌、变形杆菌、伤寒沙门菌、副伤寒沙门菌、痢疾志贺菌、肺炎球菌、卡他奈瑟菌和乙型溶血性链球菌等有不同程度的抗菌作用。

2. 消炎作用 朱砂七水煎液对二甲苯致小鼠耳郭肿胀有明显的消炎作用。

3. 抗病毒作用 朱砂七水煎液对多种呼吸道及肠道病毒有广谱抗病毒作用。

4. 镇痛作用 朱砂七水煎液可减少小鼠的扭体次数,具有一定的镇痛作用。

5. 免疫调节作用 朱砂七多糖作用于正常小鼠或者环磷酰胺致小鼠免疫抑制模型时,均具有提高实验动物腹腔巨噬细胞吞噬功能的作用。

【性味归经】 苦、微涩,凉;有小毒。归肺、大肠、肝经。

【功能主治】 清热解毒,凉血,活血。用于上呼吸道感染,扁桃体炎,急性菌痢,急性肠炎,泌尿系感染,多种出血,跌扑损伤,月经不调,风湿痹痛,热毒疮疡,烧伤。

【用法用量】 内服:煎汤,3～5 g;研粉,1～2 g。外用:适量,研粉敷。

【注意事项】 孕妇慎用。

荞麦七

【别名】 白药子、石天荞、荞麦蔓、珠沙莲。

【来源】 蓼科植物翼蓼 *Pteroxygonum giraldii* Dammer et Diels 的块根。

【原植物形态】 多年生蔓性草本。茎蔓延,不分枝,长达 2 m 以上。叶通常 2～4 个簇生,叶柄长 3～8 cm,红色;具托叶鞘;叶片三角形或三角状卵形,长 4～8 cm,宽 3～5 cm,先端尾尖或渐尖,基部凹入,两侧基角呈耳形或圆形,全缘;具 5～7 条基出脉,背脉上微有毛。总状花序腋生;总花梗可伸长达 20 cm;花为单被花;花被 5 裂,裂片椭圆形或卵形,果时宿存,不增大;雄蕊 8,排成 2 轮;子房上位,柱头 3 叉,头状。果实三角形,下垂,顶部有 3 翅,基部有 3 角,果梗有 2 翼,其下具披针形膜质苞片。花期 6—8 月,果期 8—9 月。(图 15 - 44)

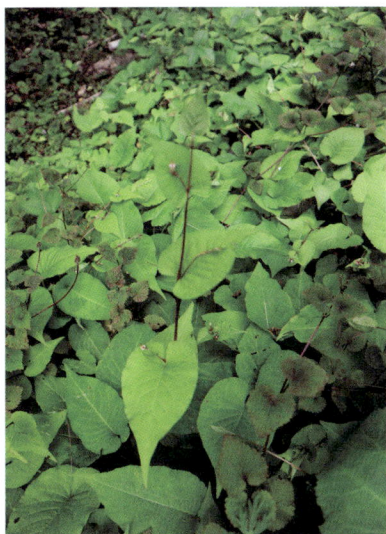

图 15 - 44 翼蓼原植物图

【生境与分布】 生于高山密林或山坡灌丛中。分布于河北、山西、陕西、甘肃、河南、四川等地。

【采收加工】 秋季挖出块根,去掉茎叶及须根,洗净泥土,切片晒干。

【药材性状】 块根近圆柱形,长约 10 cm,直径 2～8 cm。根头部留有突起的茎基或支根残基,凹凸不平,有的已切成块片。表面棕红色至棕色,光滑或皱缩,剖面可见纵横走向的维管束及纤维。质坚硬,难折断。气微,味苦。(图 15 - 45)

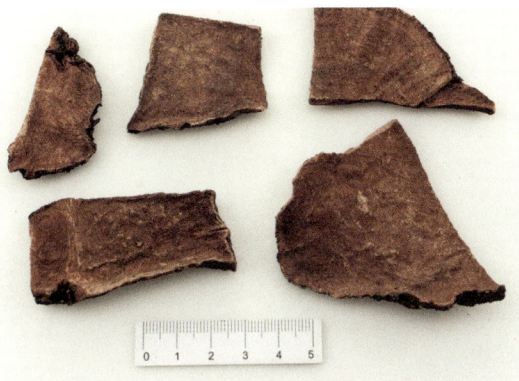

图 15 - 45 荞麦七药材图

【化学成分】 含有蒽醌类、生物碱、挥发油、黄酮类、甾体类、酚酸类等化合物。蒽醌类主要为大黄素及大黄素甲醚等游离蒽醌;生物碱有左旋异紫堇定、千金藤碱、异粉防己碱、小檗胺等;挥发油主要有表蓝桉醇、甲苯、反式橙花叔醇等;黄酮类主要有荞麦七素、4′,5,5′,7-四羟基-3-甲氧基-3′-O-α-L-吡喃阿拉伯糖基黄酮、杨梅素等;甾体类有 β-谷甾醇、β-胡萝卜苷、酚酸有没食子酸、2-(4-羟苄基)酒石酸-4-正丁酯等。

【药理作用】

1. 抗菌作用 荞麦七煎剂在试管内对金黄色葡萄球菌有较强的抗菌作用,其抗菌效价在 1∶128 以上。千金藤碱在试管内有中度抑制结核分枝杆菌的作用,但对小白鼠的实验性结核并无确实疗效。异粉防己碱能抑制角叉菜胶所致的实验性关节肿胀。

2. 解毒作用 千金藤碱对乙醇中毒有良好的解毒作用,对小鼠的四氯化碳中毒的作用(延迟死亡)较甲硫氨酸或葡萄糖醛酸更佳。对南美毒蛇的蛇毒有解毒作用。对破伤风杆菌、白喉棒状杆菌、肉毒杆菌的外毒素及河豚毒素对小鼠或豚鼠的致死作用也有一定保护作用。对某些过敏性休克有一定的抑制作用。小剂量时能促进蟾蜍网状内皮细胞的功能,大剂量则有抑制作用;与抗原性物质一样,它能激活淋巴结,引起浆母细胞及浆细胞的增多并使此等细胞的核糖核酸重量及浓度增加。其碘甲基化物有箭毒样作用。

3. 其他作用 千金藤碱静脉注射可引起狗血压下降,脾容积增加,能抑制离体兔心,故降血压乃心脏抑制、血管扩张的结果。荞麦七中的异汉防己碱毒性很低,有消炎、镇痛、退热作用,与保泰松、汉防己甲素相似。能抑制毛细血管通透性,口服作用较差。对大鼠有镇痛和解热作用,并能降低其血中尿酸含量;又能拮抗组胺和乙酰胆碱对大鼠离体回肠的收缩作用。

【性味归经】 苦、涩、辛,凉。入肝经。

【功能主治】 清热解毒,凉血止血,除湿止痛。用于咽喉肿痛,疮疖肿毒,烧伤,吐血,衄血,便血,崩漏,痢疾,泄泻,风湿痹痛。

【用法用量】 内服:煎汤,6～15 g;或研末。外用:适量,捣敷;或研末调敷。

【注意事项】 脾胃虚寒者慎用。

蝎子七

【别名】 马目毒公、天臼、独脚莲。

【来源】 蓼科植物珠芽蓼 *Bistorta vi-* *vipara*（L.）Gray、圆穗蓼 *Bistorta macro-* *phyllum*（D. Don）Sojak、大海蓼 *Bistorta mil-* *letii* H. Lév. 的根茎。

【原植物形态】

珠芽蓼 多年生草本,高 10～40 cm。根茎粗,肥厚,下部上卷,状如蝎子;茎直立,不分枝,细弱,常有 2～3 个芽由根茎生出。根生叶与茎下部叶具长柄;叶片长圆形、卵形或披针形,长 3～6 cm,宽 0.5～3 cm,先端急尖或渐尖,基部圆形或楔形,有时微心形,边缘叶脉增厚,略反卷,革质,两面无毛,稀有白柔毛;茎生叶较小,披针形,无柄;托叶鞘长圆筒状,膜质,棕褐色,先端斜形。总状花序穗状,顶生,长 3～7.5 cm,花密生;苞膜质,淡褐色,广卵形,锐尖,其中着生 1 珠芽或 1～2 花;珠芽广卵圆形,褐色,通常生于花穗之下半部;花被 5 裂,裂片广椭圆形或近倒卵形,白色或粉红色;雄蕊 8,花药暗紫色;花柱 3。瘦果三棱状卵形,长 2.5～3 mm,深棕色,有光泽。花期 5—6 月,果期 7—8 月。(图 15 - 46)

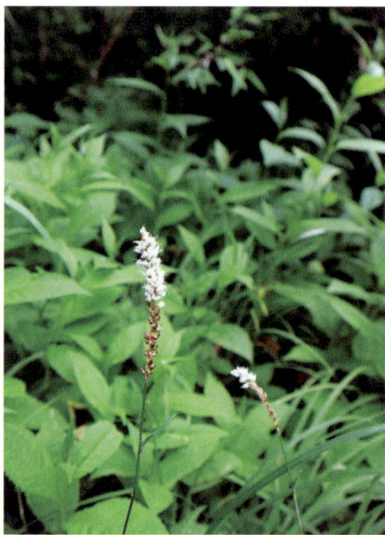

图 15 - 46 珠芽蓼原植物图

圆穗蓼 多年生草本,高 10～35 cm,根茎肥厚。茎不分枝,直立,通常 2～3,自根茎发出。基生叶有长柄;叶矩圆形或披针形,长 5～

15 cm,宽 1～2 cm,先端急尖,基部近圆形,边缘微向下反卷,无毛或下面有柔毛;茎生叶近无柄,较小,狭披针形或条形;托叶鞘筒状,膜质,有明显的叶脉。穗状花序顶生;花排列紧密,白色或淡红色;花被 5 深裂,裂片矩圆形,背部有一条明显的脉;雄蕊 8,长于花被;花柱 3,柱头头状。瘦果卵形,有 3 棱,黄褐色,有光泽。花期夏季。

大海蓼 又名太白蓼。多年生草本,高 30～50 cm。根状茎粗壮,弯曲,黑褐色。茎直立,高 30～50 cm,不分枝,无毛,通常 2～3 条,自根状茎发出。基生叶披针形或长披针形,近革质,长 10～20 cm,宽 1.5～3 cm,顶端渐尖,基部楔形,沿叶柄下延成狭翅状,边缘全缘,脉端增厚,外卷,上面绿色,无毛,下面淡绿色,无毛或被短柔毛,中脉粗壮;叶柄长达 12 cm;茎生叶 3～4,披针形,较小,具短柄或近无毛;托叶鞘筒状,膜质,下部绿色,上部褐色,顶端偏斜,开裂至中部,无缘毛。总状花序呈穗状,顶生,紧密,长 2～4 cm,直径 1～1.5 cm;苞片卵状披针形,膜质,褐色,顶端渐尖,长 3～4 mm;花梗细弱,长 4～6 mm,比花被长;花被紫红色,5 深裂,花被片椭圆形,顶端钝,长 4～5 mm;雄蕊 8,比花被长,花药黑褐色;花柱 3,中下部合生,柱头头状。瘦果卵形,具 3 棱,褐色,有光泽,长 3～4 mm,包于宿存花被内。花期 7—8 月,果期 9—10 月。

【生境与分布】

珠芽蓼 生于海拔 2300～4000 m 的潮湿草地、河滩、灌丛等地。分布于东北地区及内蒙古、陕西、甘肃、青海、四川、新疆、西藏等地。

圆穗蓼 生于高山草地。分布于西南地区及陕西、甘肃、青海、湖北等地。

大海蓼 生于海拔 1700～3900 m 山坡草地、山顶草甸、山谷水边。产于云南、四川及陕西西南部。

【采收加工】 秋季采挖其根茎,除去须根及杂质,洗净,晾干,切片备用。

【药材性状】 本品呈团块状或不规则扁圆柱形,长 2～9 cm,直径 0.6～1.5 cm。表面褐色至黑褐色,环节较明显,有残留的细根或根痕。根茎顶端常有残留的茎痕或叶柄残迹。质硬,不易折断,断面呈灰棕色至浅棕紫色。气微,味苦、涩。

【化学成分】 主要含黄酮类、挥发油及其他成分。黄酮类有紫丁香苷、5,8,2'-三羟基-5'-甲氧基双氢黄酮、异鼠李素、槲皮素-3-O-鼠李素、山奈素-3-O-β-D-葡萄糖苷、洋芹素-7-O-β-D-葡萄糖苷等;挥发油有香茅醇、香叶醇、法呢醇乙酸酯、葎草烯、3-辛酮、α-桉醇、β-榄香烯、甲基环己烷、2-庚醇、α-里哪醇、苯乙醇、α-紫罗兰酮等;其他有 β-谷甾醇、胡萝卜苷、6-O-没食子酰熊果苷、蔗糖、绿原酸、新绿原酸、没食子酸等。

【药理作用】

1. 抗菌作用 蝎子七醇提取物有较强抗菌作用,抗菌效价在 1∶128 以上的病原微生物有金黄色葡萄球菌、甲型溶血性链球菌和乙型溶血性链球菌、肺炎链球菌、福氏志贺菌和大肠埃希菌等;珠芽蓼煎剂对金黄色葡萄球菌、卡他奈瑟氏球菌、福氏志贺菌、甲型副伤寒沙门菌有较强抗菌作用,除鞣质后抗菌作用减弱。此外,对白念珠菌和热带念珠菌有较弱的抗真菌作用。

2. 抗病毒作用 珠芽蓼根茎的除鞣煎剂对亚洲甲型流感病毒(京科 68-1)及 I 型副流感病毒(仙台株)有明显的抗病毒作用。太白蓼根茎是抗轮状病毒的有效药物,用于治疗婴幼儿秋季腹泻。

3. 抗氧化作用 珠芽蓼根茎蒸馏水提取物

第十五章 理血药

和丙酮提取物均对羟自由基有清除作用,其中丙酮提取物的作用最强。

4.抗癌作用 从珠芽蓼全草中提取的 α-榄香烯、香叶醇和香茅醇均具有抗癌活性。

5.消炎作用 蝎子七可以作为潜在治疗与炎症相关疾病的药物。

【性味归经】 苦、涩,凉。归脾、胃、大肠经。

【功能主治】 清热解毒,止血,活血。用于咽喉肿痛,乳蛾,痈疮肿毒,湿热泄泻,痢疾,赤白带下,吐血,衄血,崩漏,肠风下血,外伤出血,跌扑损伤,腰痛,关节疼痛。

【用法用量】 内服:煎汤,6～15 g;或浸酒。外用:适量,研末撒或调敷;或磨汁涂;或鲜品捣敷。

芋儿七

【别名】 狮儿七、鱼儿七、头顶一颗珠。

【来源】 百合科植物延龄草 *Trillium tschonoskii* Maxim. 的根茎。

【原植物形态】 多年生草本,高 15～50 cm。根茎粗短。茎直立,不分枝。基部有褐色膜质鞘。叶 3 枚,轮生于茎顶端;无柄;叶片菱状圆形或菱形,长 6～15 cm,宽 5～15 cm。花单生于叶轮中央;花梗长 1～4 cm;花被片 6,2 轮,外轮花被 3 片,卵状披针形,长 1.5～2 cm,宽 5～9 mm,绿色,内轮花被 3 片,卵状披针形,长 1.5～2.2 cm,宽 4～6 mm,白色,少有淡紫色;雄蕊 6,花药短于花丝或与花丝近等长,先端有稍突出的药隔;子房圆锥状卵形,3 室,柱头 3 裂,反卷。浆果圆球形,直径 1.5～1.8 cm,黑紫色。种子多数。花期 4—6 月,果期 7—8 月。(图 15-47)

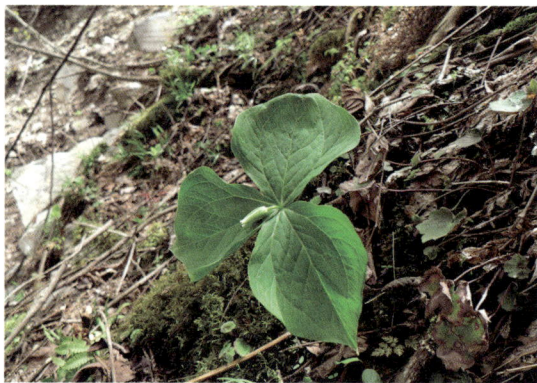

图 15-47 延龄草原植物图

【生境与分布】 生于海拔 1300～3200 m 的林下、山谷阴湿处、山坡或路旁岩石下。分布于陕西、甘肃、安徽、浙江、湖北、四川、云南和西藏等地。

【采收加工】 夏、秋季采挖,除去叶及须根,洗净,晒干或鲜用。

【药材性状】 本品呈短圆柱形,少数为不规则长圆形或短圆锥形,较顺直或稍向一侧弯曲,肉质肥厚,直径 1～2 cm。表面黄棕色至棕褐色,无明显环节,上端有棕色膜质鳞片及残留的茎基,下方具凹陷的根痕及残留根。残留根细柱状,表面有细密皱缩环纹,松软弯曲;灰黄色根皮易断裂。质较坚实,断面不平坦,黄白色,略显粉性。气微,味微苦,口尝有辛辣不适感。(图 15-48)

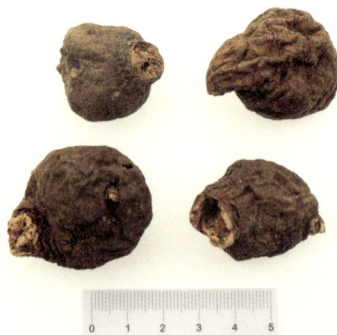

图 15-48 芋儿七药材图

【化学成分】 芋儿七中含有皂苷类、倍半萜类、黄酮类、苯丙素类、糖类、脂肪酸、氨基酸、微量元素等化合物。皂苷类有薯蓣皂苷、偏诺皂苷、延龄草皂苷等;倍半萜类有 7,11-二甲基-3-亚甲基-1,6-十二碳二烯、10,11-二醇-10-O-β-D-吡喃葡萄糖、$(1 \rightarrow 4)$-O-β-D-吡喃葡萄糖、$(1 \rightarrow 4)$-O-β-D-吡喃葡萄糖苷;黄酮类有山柰酚、槲皮素、异鼠李素及其苷等;脂肪酸有甲基十六碳-9-烯酸、油酸、(Z)-9-十八烷烯酸等脂肪酸类成分;微量元素有锌、铁、锰、铜、铯、钴、镍、铅、镉等。

【药理作用】

1. 降血压作用 芋儿七煎剂及醇提物对麻醉猫及兔均有急性降血压作用。

2. 镇痛作用 芋儿七乙醇提取物、正丁醇萃取物和醋酸乙酯萃取物均有显著的镇痛作用。芋儿七水煎液还能够提高小鼠产生疼痛反应的痛阈值。

3. 消炎作用 芋儿七水煎液和醇提液对巴豆油致小鼠耳郭炎症和无菌棉球引起大鼠肉芽组织增生都有明显的消炎作用。提取物可明显抑制巴豆油致小鼠耳郭肿胀及角叉菜胶引起的大鼠足跖肿胀,能显著抑制大鼠棉球肉芽肿的增重。

4. 促凝血作用 芋儿七乙醇提物、正丁醇萃取物和乙酸乙酯萃取物均有明显的促凝血作用,其中乙酸乙酯萃取物的效果最为明显。

5. 免疫调节作用 芋儿七可增强单核巨噬细胞的吞噬功能,有一定的免疫调节作用,能明显抑制 2,4-二硝基苯引起的小鼠迟发型超敏反应。芋儿七注射液能增加衰老小鼠体内的 IL-2 和 IL-6 的含量,增强衰老小鼠的免疫功能。

6. 抗衰老作用 芋儿七能维持实验大鼠的学习记忆能力,并显著提高实验大鼠血、肝、肾、海马体、脑皮质超氧化物歧化酶、谷胱甘肽过氧化物酶的表达量,能提高抗氧化酶表达作用。

7. 抗肿瘤作用 芋儿七总提物和总皂苷对 A549 增殖有显著的抑制作用;在体内芋儿七总提取物和总皂苷对 H22 细胞的生长有明显的抑制作用,能延长小鼠的存活时间,抑制腹水生成,抑制肿瘤生长和提高荷瘤小鼠脾指数。

8. 保护心肌作用 芋儿七总皂苷可减轻糖尿病大鼠体内炎症反应,抑制心肌细胞凋亡从而保护糖尿病心肌病损伤,有一定的消炎、抗凋亡作用。

9. 抗氧化作用 芋儿七水煎液使血中谷胱甘肽过氧化物酶、超氧化物歧化酶、过氧化氢酶的活性增强,活性氧簇的含量降低,从而增加抗氧化的能力。

【性味归经】 甘、微辛,温;小毒。归肝经。

【功能主治】 镇静,止痛,活血,止血。用于高血压病,神经衰弱,眩晕头痛,腰腿疼痛,月经不调,崩漏,外伤出血,跌扑损伤。

【用法用量】 内服:煎汤,6~9 g;研末 3 g。外用:适量,或研末敷;或鲜品捣敷。

【注意事项】《陕西中草药》:"反枇杷芋、金背枇杷叶及猪油。"

太白三七

【别名】 甜七。

【来源】 伞形科植物城口东俄芹 *Tongoloa silaifolia* (de Boiss.) Wolff 的干燥根。

【原植物形态】 多年生草本,高 30~60 cm。根短圆锥形,褐色。茎直立光滑无毛,略带淡紫色。基生叶和茎下部叶有柄,柄长 6~12 cm,叶鞘膜质,抱茎;叶片轮廓阔披针形,长 5~8 cm,宽约 5 cm,二至三回羽状分裂,第一回羽片有短柄,末回裂片长 5~10 mm,宽 1.5~2 mm,先端尖,边缘略增厚,茎上部的叶柄鞘状,叶片一至二回羽状分裂,裂片长 1.5~

2.5 cm,宽约 1 mm,先端裂片远长于侧面裂片,全缘。序托叶叶柄鞘状,裂片 1～3,线形。复伞形花序顶生或侧生;伞辐 8～22;小总苞片无或少数;小伞形花序有花 10～25;萼齿细小,卵形;花瓣紫红色,长倒卵形,基部狭窄呈爪状,顶端向内微凹;花药卵圆形,紫红色;花柱基圆盘状,花柱短,向外反曲。分生果阔卵形,长约 2 mm,宽不足 1.5 mm,主棱 5,丝状,每棱槽中有油管 3。花期 8 月,果期 10—11 月。(图 15-49)

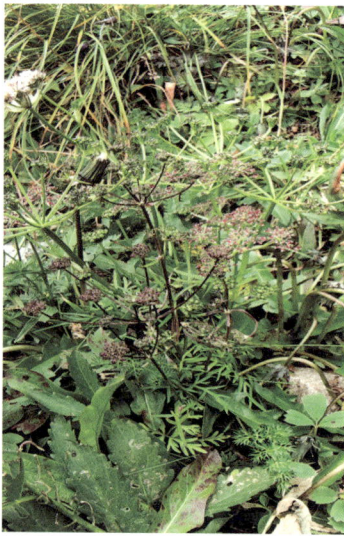

图 15-49　城口东俄芹植物图

【生境与分布】　生长于海拔 2230～3350 m 的潮湿草地。分布于陕西、四川等地。

【采收加工】　秋季采挖,除去茎叶及泥土,洗净晒干。

【药材性状】　根呈圆锥形或圆柱形。长 3～5 cm,直径 0.3～1.5 cm。表面灰黄色至黄棕色。顶端有根茎痕,周围有瘤状突起,侧面有断续的纵皱纹及支根痕。质地坚实,断面白色至灰白色,皮部颜色较浅,木部颜色较深,微显放射状纹理。气微,味甘、苦。(图 15-50)

【化学成分】　含有皂苷类、香豆素类、黄酮类、甾体类等化合物。皂苷类有人参皂苷 Rg1、人参皂苷 Rb1、人参皂苷 R1、人参皂苷 Re、人参皂苷 Rd、人参皂苷 Re、人参皂苷 Rh、七叶内酯、三七皂苷 R1、三七皂苷 R2、三七皂苷 R3、三七皂苷 R4、三七皂苷 R6 等;香豆素类主要有 7,8-二羟基香豆素、异欧前胡素、异虎耳草素等;黄酮类有芹菜素、7-羟基-8-甲氧基香豆素、佛手内酯等;甾体类有 β-谷甾醇。

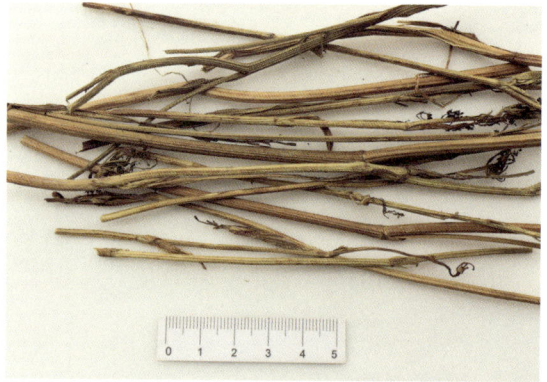

图 15-50　太白三七药材图

【药理作用】　太白三七 5% 浸液均有溶血作用,其溶血作用与远志相当。

【性味归经】　甘、苦,平。归肝经。

【功能主治】　化瘀止血,祛风湿,强筋骨。用于跌扑损伤,瘀血肿痛,外伤出血,崩漏,风湿痹痛,筋骨酸软,劳伤腰痛。

【用法用量】　内服:煎汤,6～9 g;或泡酒;或研末。外用:适量,研末敷。

【注意事项】　孕妇及月经过多者慎用。

红三七

【别名】　荞叶七、荞麦三七、散血丹。

【来源】　蓼科植物支柱蓼 *Polygonum suffultum* Maxim. 的根茎。

【原植物形态】　多年生草本,高 15～40 cm。根茎较肥厚,棕褐色或紫褐色,密被残存的托叶鞘,须根甚多。茎细弱,3～5 丛生,直立或斜升,不分枝,有条纹,稍被短毛。基生叶有长柄,长可达 25 cm,叶片较薄,卵状心形,长

7～15 cm,宽4～9 cm,先端渐尖,有时急尖,基部心形或近平钝,全缘,或稍有波状弯曲;茎生叶的叶柄向上渐短,上部叶抱茎;托叶鞘膜质,浅棕色,长达1.5～2 cm,无缘毛。总状花序穗状,较短,顶生或生于上部叶腋,总梗长3～5 cm,花序长1～2 cm,着花较疏,苞片膜质,卵状披针形,长2～3 mm,小花白色或带紫色,花梗长约1 mm;花被片长椭圆形,花被5深裂,裂片椭圆形;雄蕊8,与花冠近等长或稍伸出冠外,子房卵状三角形,花柱3,基部合生,柱头头状。瘦果卵状椭圆形,有3棱,黄棕色,有光泽。花期4—9月,果期7—11月。(图15-51)

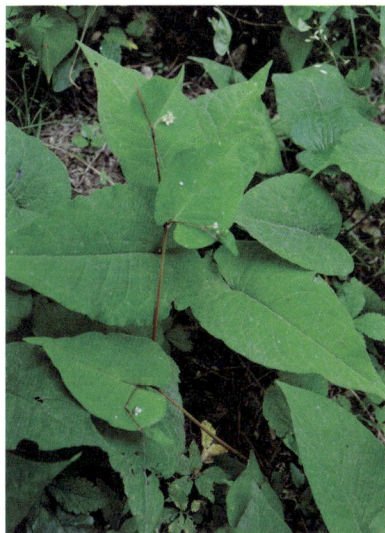

图15-51 支柱蓼原植物图

【生境与分布】 生于海拔800～2500 m的林下潮湿处或沟边。分布于河北、山西、浙江、江西、河南、湖北、陕西、甘肃、四川、贵州等地。

【采收加工】 秋季采挖根茎,除去茎叶及细根,晒干。

【药材性状】 根茎圆柱形,常具连珠状结节,结节扁球形,6～16节,直或稍弯曲,长2～10(～15) cm,直径0.5～1.2 cm。表面棕褐色至紫褐色,被残留须根和点状须根痕,顶端有时有较多黄棕色叶鞘及茎的残基,有时节间明显变细延长。质硬,易折断,断面淡粉红色或黄白

色,近边缘有10～32个黄白色小点(维管束)排列成断续环状。气微、味涩。(图15-52)

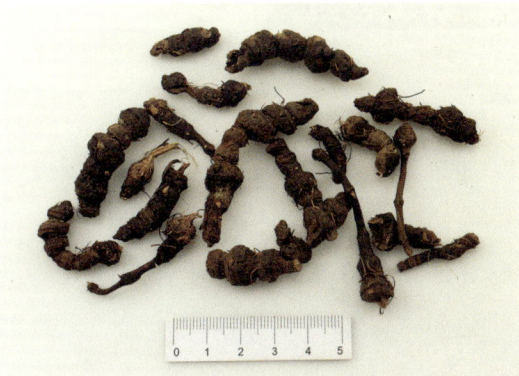

图15-52 红三七药材图

【化学成分】 主要含有黄酮类、蒽醌及其衍生物、木脂素类等化合物。黄酮类有芦丁、金丝桃苷、槲皮苷、杨梅黄酮、山柰酚、紫杉叶素等;木脂素类有红蓼脂素、牛蒡苷等;蒽醌及其衍生物有大黄素、大黄酸、大黄酚、芦荟大黄素、大黄素甲醚等。另外,其还含有原花色素、没食子酸、绿原酸等化合物。

【药理作用】

1.抗氧化作用 黄酮类化合物及酚类化合物均显示出一定清除二酰基磷化氢自由基活性。

2.抗肿瘤作用 蒽醌类化合物大黄素对蛋白质酪氨酸激酶(PTK)具有很强的抑制作用,而PTK是调制癌细胞生长的靶子,表明该化合物具有抗癌作用。也有报道指出该化合物可作为患白血病老鼠的抗癌剂,具有较强的抑制肿瘤细胞生长活性。

3.抗菌、杀虫作用 红三七提取物具有较好的昆虫拒食活性,也有一定的抗菌作用。

【性味归经】 苦、涩,凉。归肝、脾经。

【功能主治】 收敛止血,止痛生肌,活血调经,除湿清热。用于跌扑损伤,外伤出血,便血,崩漏,痢疾,脱肛,月经不调,劳伤。

【用法用量】 内服:煎汤,9～15 g;研末,6～9 g;或浸酒。外用:适量,研末调敷。

景天三七

【别名】 费菜、土三七。

【来源】 景天科植物费菜 Phedimus aizoon (L.)'t Hart 的根或全草。

【原植物形态】 多年生肉质草本,无毛,高可达80cm。根状茎粗厚,近木质化,地上茎直立,不分枝。叶互生,或近乎对生;广卵形至倒披针形,长5~8 cm,顶端渐尖,基部楔形,边缘有不整齐的锯齿,几无柄。伞房状聚伞花序顶生,分枝平展;花密生;萼片5,不等长,线形至披针形;花瓣5,黄色,长圆状披针形,先端具短尖;雄蕊10,较花瓣短;心皮5,卵状矩圆形,基部合生,腹面有囊状突起。蓇葖果5枚,星芒状排列。种子平滑,边缘具窄翼,顶端较宽。花期6—8月,果期7—9月。(图15-53)

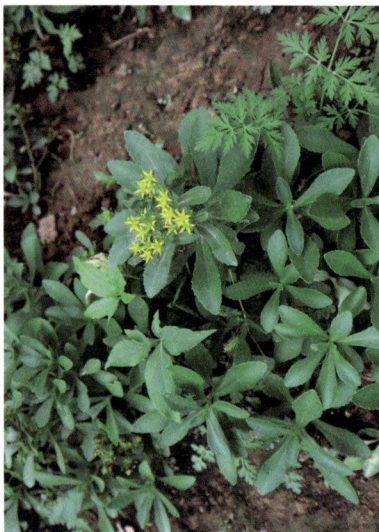

图15-53 费菜原植物图

【生境与分布】 生于温暖向阳的山坡岩石或草地。分布于江苏、浙江、江西、安徽、辽宁、黑龙江、河北、山东、山西、陕西等地。

【采收加工】 春、秋季采挖根部,洗净晒干。全草随用随采,或秋季采后晒干。

【药材性状】 根茎较短,略呈块状。根数条,粗细不等,表面灰棕色,质硬,断面暗棕色或类灰白色。茎圆柱形,长30~50 cm,表面暗棕色或紫棕色;质脆,易折断,断面中空。叶皱缩,常脱落,互生或近对生,展平后呈倒披针形,灰绿色或棕褐色。聚伞花序顶生,花黄色。气微,味微涩。(图15-54)

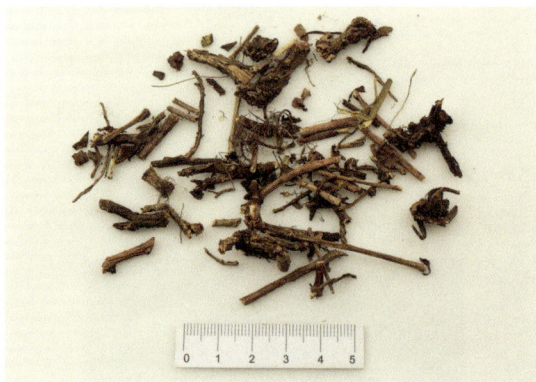

图15-54 景天三七药材图

【化学成分】 主要含有黄酮类、酚酸类、挥发油、生物碱等化合物。黄酮类有山柰酚、木樨草素、3′,4′,5,7-四羟基二氢黄酮、杨梅素、异鼠李素、杨梅素-3-O-β-D-吡喃葡萄糖苷等;酚酸类有原儿茶酸、咖啡酸、对羟基苯甲酸、没食子酸等;挥发油主要有六氢法呢基丙酮、异植物醇、油酸甲酯、棕榈酸甲酯等。

【药理作用】

1. 止血作用 有研究表明,景天三七止血成分可能为没食子酸、香草酸和木樨草素。其作用机制是由增加血小板数量、增强血小板聚集和释放功能而达到的。此外,景天三七全草对金黄色葡萄球菌、铜绿假单胞菌等感染均有较强的抗菌消炎作用。

2. 消炎作用 景天三七乙酸乙酯部位的原儿茶酸、香草酸、咖啡酸、槲皮素、木樨草素都具有消炎的作用。

3. 抗癌作用 景天三七中的杨梅素-3-O-β-D-吡喃葡萄糖苷有一定的抗癌作用。

【性味归经】 甘、微酸,平。归心、肝经。

【功能主治】 散瘀,止血,宁心安神,解毒。用于吐血、衄血、便血、尿血、崩漏、紫癜、外伤出血、跌扑损伤、心悸、失眠、疮疖痈肿、烫伤、毒虫螫伤。

【用法用量】 内服:煎汤,15~30 g;或鲜品绞汁,30~60 g。外用:适量,鲜品捣敷;或研末撒敷。

【注意事项】 脾胃虚寒者禁服。

扫帚七

【别名】 蝎子花菜、扫帚草、苍蝇花。

【来源】 白花丹科植物二色补血草 *Limonium bicolor* (Bunge) Kuntze 的带根全草。

【原植物形态】 多年生草本,高达60 cm,全体光滑无毛。茎丛生,直立或倾斜。根肥大,圆柱形,棕褐色。基生叶匙形或长倒卵形,长2~14 cm,宽1~4.5 cm,近于全缘,基部窄狭成翅柄,近于全缘。花茎直立,多分枝,花序着生于枝端而位于一侧,或近于头状花序;萼筒漏斗状,棱上有毛,缘部5裂,折叠,干膜质,白色或淡黄色,宿存;花瓣5,匙形至椭圆形;雄蕊5,着生于花瓣基部;子房上位,1室,花柱5,分离,柱头头状。蒴果具5棱,包于萼内。花期6—8月,果期7—10月。(图15-55)

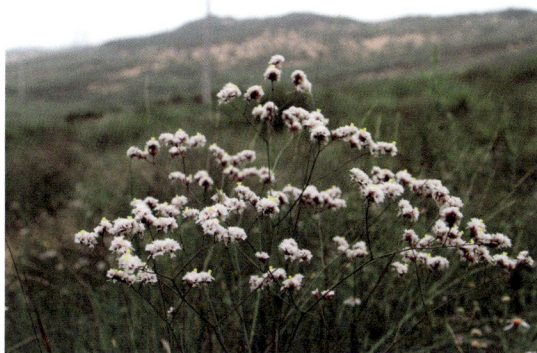

图 15-55 二色补血草原植物图

【生境与分布】 生于海拔500~2000 m的海滨碱滩草地、沙丘。分布于陕西、甘肃、山东、山西、河南、河北、江苏、内蒙古等地。

【采收加工】 夏季开花前采挖全草,洗净,鲜用或晒干。

【药材性状】 根圆柱形,棕褐色。茎丛生,细圆柱形,呈“之”字形弯曲,长30~60 cm,光滑无毛,断面中空。叶多脱落,基生叶匙形或长倒卵形,长约20 cm,宽1~4 cm,近于全缘,基部渐窄成翅状。外苞片长圆状宽卵形,边缘狭膜质,第一内苞片与外苞片相似,边缘宽膜质。花萼漏斗状,沿脉密生细硬毛,萼檐紫色、粉红色或白色,花冠黄色。气微,味微苦(图15-56)。

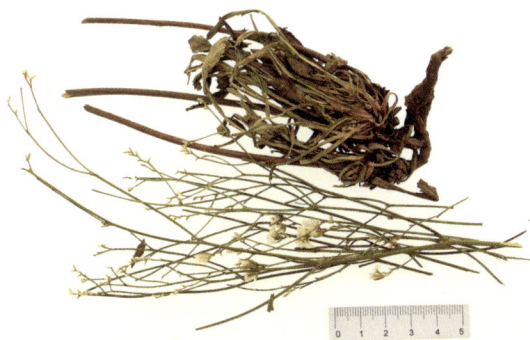

图 15-56 扫帚七药材图

【化学成分】 地上部分含有没食子酸、北美圣草素、高北美圣草素、木樨草素、槲皮素、黄烯和黄烷醇、山柰酚-3-O-α-L-鼠李糖苷、山柰酚-3-O-β-D-葡萄糖苷、对羟基苯甲酸乙酯、β-谷甾醇、胡萝卜苷、麦角甾-5-烯-3-烯-醇、杨梅素-3-O-鼠李糖苷、山柰酚-3-O-阿拉伯糖苷等。挥发油主要有 N,N-二苯肼基-甲酰胺、7-二-甲基-3,5-辛烯-1-醇、1,3-二环己基-1-丁烯、1-乙酰氧基-3,7-二甲基-6,11-十二烯等。

【药理作用】

1. 止血作用 扫帚七总黄酮主要通过激活

内源性凝血途径,提高血小板聚集力而发挥止血作用。

2. 抗肿瘤作用 扫帚七中的水溶性多糖LP有较强的体外抗子宫颈癌活性;其所含的黄酮类化合物黄烯有抑制子宫颈癌细胞生长的作用。

3. 抗菌作用 扫帚七水煎剂及醇提取物对伤寒沙门菌H、痢疾志贺菌及金黄色葡萄球菌有抑菌作用。扫帚七甲醇提取物对革兰氏阳性菌有较强的抑制作用。扫帚七的挥发油成分对大肠埃希菌、变形杆菌及金黄色葡萄球菌具有不同程度的抑菌活性。

4. 抗衰老、抗氧化作用 扫帚七水煎剂对五龄期家蚕的耐饥饿、耐缺氧及蚕蛾的寿命试验证明,扫帚七使雌性家蚕及蚕蛾寿命明显延长,同时有延长雌蛹期时间、抗缺氧及耐饥饿的作用。

【**性味归经**】 甘、微苦,微温。归脾、肝、膀胱经。

【**功能主治**】 补血,止血,散瘀,调经,益脾,健胃。用于崩漏,尿血,月经不调。

【**用法用量**】 内服:煎汤,30~50 g。

秤杆七

【**别名**】 黄药子、索骨丹、老汉球。

【**来源**】 虎耳草科植物七叶鬼灯檠 *Rodgersia aesculifolia* Batalin 的根茎。

【**原植物形态**】 多年生草本,高达150 cm。根茎短,圆柱形,粗壮,外皮棕褐色,断面粉红色,具鳞片状毛。茎直立,中空不分枝无毛。基生叶通常1~2;叶柄长10~30 cm;茎生叶2,掌状复叶;小叶3~7,狭倒卵形或倒披针形,长8~27 cm,宽3~9 cm,先端渐尖或急尖,

基部楔形,边缘有不整齐重锯齿,上面无毛,下面沿叶脉有毛;近花序处的叶柄仅 3 cm,基部呈鞘状抱茎。圆锥花序顶生;花梗短,有细毛;萼筒浅杯状,5 深裂,裂片卵形,白色或淡黄色;花冠缺;雄蕊 10,花丝短;花柱 2,分离。蒴果,有 2 喙,喙间裂开。种子多数。花期 6—7 月,果期 8—9 月。(图 15 - 57)

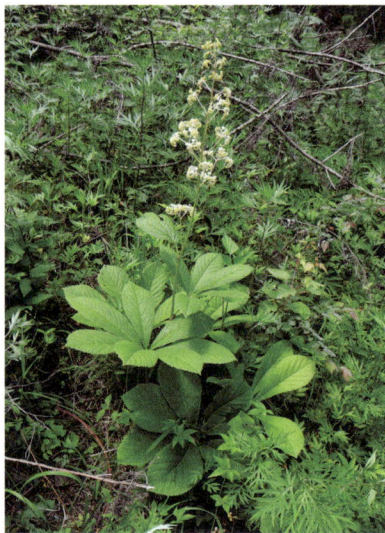

图 15 - 57 七叶鬼灯檠原植物图

【**生境与分布**】 生于海拔 1100~3400 m 的山地林下灌丛、草甸或阴湿处。分布于陕西、甘肃、宁夏、四川、云南、河南等地。

【**采收加工**】 秋季采挖根茎,除去茎叶、须根,洗净,切片晒干或鲜用。

【**药材性状**】 本品呈圆柱形,略弯曲,长8~25 cm,直径 1.5~3 cm。表面红棕色或灰棕色,有横沟及纵皱纹,上端有棕黄色鳞毛及多数细根及根痕,质坚硬,难折断。断面粉性,红棕色或棕褐色,并可见棕色或黑色维管束小点呈同心性圆环状排列。气微,清香,味微苦、涩。以片薄、色红棕、质坚实者为佳。(图 15 - 58)

【**化学成分**】 主要含多酚类、黄酮类、蒽醌类、木脂素类、有机酸类等化合物。多酚类主要有岩白菜素、7 -甲氧基岩白菜素、2,6 -二羟基苯乙酸甲酯、丁香酸、熊果苷、没食子酸等;黄

酮类有(＋)-儿茶素、原花色苷元 B -单没食子酸酯、槲皮素等；木脂素类有二糖苷；有机酸有丁酸、2,3,6 -三甲基茴香醚、香茅醛、棕榈酸、戊酸、己酸、辛酸、癸酸、月桂酸等。

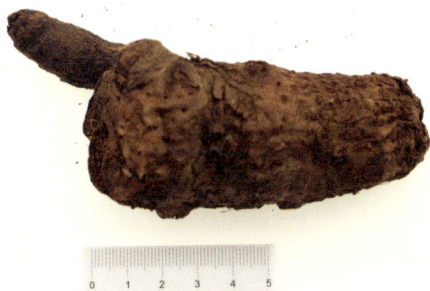

图 15 - 58　秤杆七药材图

【药理作用】

1. 抗病毒作用　秤杆七乙醇浸膏不仅能抑灭 DNA 病毒，而且抑制 RNA 病毒。

2. 抗菌作用　秤杆七对表皮葡萄球菌、巨大芽孢杆菌、凝结芽孢杆菌、肺炎克雷伯氏菌、白色葡萄球菌、酿酒酵母、黏红酵母和解脂假丝酵母具有不同强度抑制作用。

3. 增强免疫作用　秤杆七的主要有效成分岩白菜素可提高小鼠血清溶血素含量，增强绵羊红细胞诱发的小鼠迟发性超敏反应，提高血清溶菌酶含量和全血白细胞的吞噬能力。

4. 抗氧化活性　秤杆七多酚提取物具有一定的抗氧化活性。

【性味归经】　苦、涩，凉。归胃、脾、肝、肾、大肠经。

【功能主治】　清热解毒，凉血止血，收敛。用于泻痢，白浊，带下，衄血，吐血，咯血，崩漏，便血，外伤出血，咽喉肿痛，疮毒，烫火伤，脱肛，子宫脱垂。

【用法用量】　内服：煎汤，5～10 g，或研末，每次 3～6 g。外用：适量，捣敷；或煎水洗；或研末撒。

第二节　活血药

延胡索

【别名】　玄胡索、元胡索、元胡。

【来源】　罂粟科植物延胡索 *Corydalis yanhusuo* W. T. Wang 的干燥块茎。

【原植物形态】　多年生草本，全株无毛。块茎球形，茎高 9～20 cm，近基部具鳞片 1 枚，其上生 3～4 叶。叶片轮廓宽三角形，二回三出全裂，一回裂片具柄，二回裂片近无柄，不分裂或二至三全裂或深裂，末回裂片披针形或狭卵形。总状花序，苞片卵形；萼片 2，细小，早落；花冠淡紫红色，花瓣 4，上部舒展成宽倒卵形的兜状瓣片，中下部延伸成长距；下瓣基部具浅囊状突起。雄蕊 6；子房条形。蒴果条形。种子 1 列，细小，扁长圆形，黑色，有光泽，表面密布小凹点。花期 3—4 月，果期 4—5 月。(图 15 - 59)

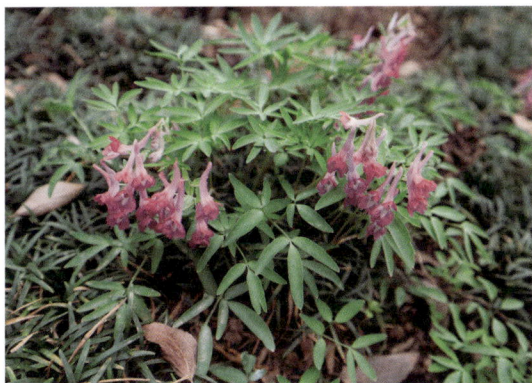

图 15 - 59　延胡索原植物图

【生境与分布】 生于山地林下,或为栽培,产于浙江、江苏、河北、山东等地。陕西地区有引种栽培。

【采收加工】 夏初茎叶枯萎时采挖,除去须根,洗净,置沸水中煮或蒸至恰无白心时取出,晒干。

【药材性状】 本品呈不规则的扁球形,直径0.5~1.5 cm。表面黄色或黄褐色,有不规则网状皱纹。顶端有略凹陷的茎痕,底部常有疙瘩状突起。质硬而脆,断面黄色,角质样,有蜡样光泽。气微,味苦。(图15-60)

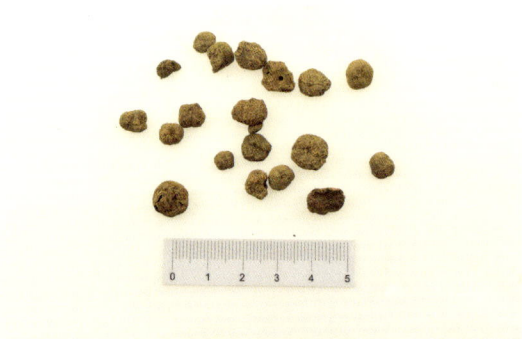

图15-60 延胡索药材图

【化学成分】 主要含生物碱、甾体类、有机酸类和糖类等化合物。生物碱包含异喹啉生物碱、阿朴啡类生物碱、原小檗碱类生物碱等。此外,延胡索中还有核苷类,如腺苷、鸟苷,以及铜、铁、锌等微量元素成分。

【药理作用】

1.镇静、抗焦虑作用 延胡索有较强的镇静及抗焦虑的作用。延胡索乙素可抑制杏仁体释放多巴胺进而调节印防己毒素对大鼠自主与被动活动及旋转次数的影响,且对大鼠大脑匀浆乙酰胆碱无明显抑制作用。研究表明,延胡索乙素可增强巴比妥的镇静作用,增加其镇静时间,拮抗苯丙胺,兴奋中枢系统,同时降低苯丙胺毒性。

2.镇痛作用 左旋延胡索乙素对神经性疼痛具有显著的抑制作用,同时可有效改善抗肿瘤药物奥沙利铂在抗肿瘤过程中所产生的疼痛。醋制及酒制的延胡索消炎镇痛效果更加显著。

3.抗心律失常作用 延胡索乙素可拮抗钙离子通道,降低去甲肾上腺素、儿茶酚胺含量,进而起到抗心律失常的作用。

4.抗心肌缺血作用 延胡索总碱对心肌缺血具有较好的保护作用,其所含的去氢延胡索甲素可扩张实验动物的冠状动脉血管,同时增加其血流量,增强心肌抗缺氧能力,起到预防心肌缺血的作用。

5.抗肿瘤作用 延胡索的多种成分如延胡索碱、延胡索乙素、黄连碱可抑制癌细胞及其因子表达,起到抗肿瘤的作用。

【常用饮片】

延胡索片 本品呈不规则的圆形厚片。外表皮黄色或黄褐色,有不规则细皱纹。切面或断面黄色,角质样,具蜡样光泽。气微,味苦。

醋延胡索 本品形如延胡索或片,表面和切面黄褐色,质较硬。微具醋香气。

【性味归经】 辛、苦,温。归肝、脾经。

【功能主治】 活血,行气,止痛。用于胸胁、脘腹疼痛,胸痹心痛,经闭痛经,产后瘀阻,跌扑肿痛。

【用法用量】 内服:煎汤,3~10 g;研末吞服,1.5~3 g;或入丸、散。

【注意事项】 孕妇慎用。

丹参

【别名】 赤参、山参。

【来源】 唇形科植物丹参 *Salvia miltiorrhiza* Bge. 的干燥根和根茎。

【原植物形态】 多年生草本,高30~80

cm,全株密被柔毛。根圆柱形,砖红色;茎四棱形,多分枝。叶对生,奇数羽状复叶,小叶3～7对,呈卵形;侧生小叶较小,叶片卵形或椭圆状卵形,边缘具锯齿。轮伞花序集成顶生或腋生总状花序;苞片披针形;花萼钟状,二唇形;花冠二唇形,紫蓝色,筒内有斜向毛环,檐部二唇形;能育雄蕊2,着生于下唇的中部,伸出花冠外,退化雄蕊2,线形。小坚果4,椭圆形,棕色或黑色,包于宿萼中。花期5—8月,果期8—9月。(图15-61)

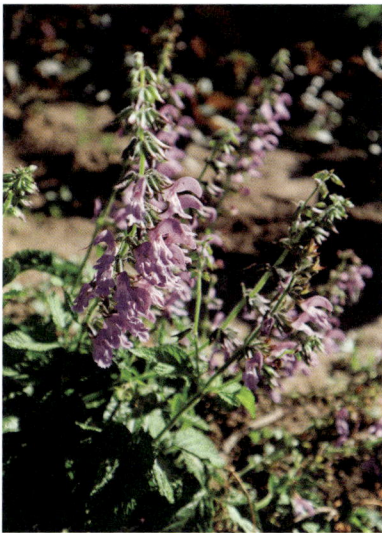

图 15-61 丹参原植物图

【生境与分布】 生长在山坡、林下草地或沟边。主要分布于华东、华北地区,陕西各地均有栽培。

【采收加工】 春、秋二季采挖,除去泥沙,干燥。

【药材性状】 本品根茎短粗,顶端有时残留茎基。根数条,长圆柱形,略弯曲,有的分枝并具须状细根,长10～20 cm,直径0.3～1 cm。表面棕红色或暗棕红色,粗糙,具纵皱纹。老根外皮疏松,多显紫棕色,常呈鳞片状剥落。质硬而脆,断面疏松,有裂隙或略平整而致密,皮部棕红色,木部灰黄色或紫褐色,导管束黄白色,呈放射状排列。气微,味微苦涩。

栽培品较粗壮,直径0.5～1.5 cm。表面红棕色,具纵皱纹,外皮紧贴不易剥落。质坚实,断面较平整,略呈角质样。(图15-62)

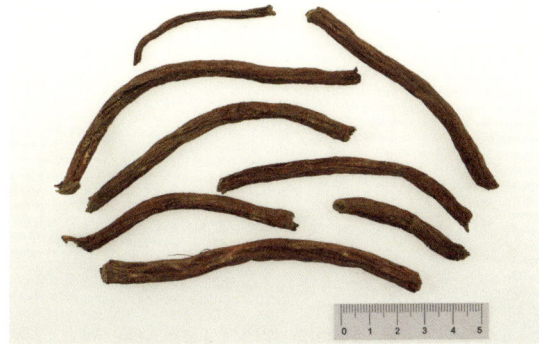

图 15-62 丹参药材图

【化学成分】 主要含萜醌类、酚酸类等。萜醌类有丹参酮Ⅰ、丹参酮ⅡA、丹参酮ⅡB、丹参酮Ⅴ、丹参酮Ⅵ、隐丹参酮、异丹参酮Ⅰ、异丹参酮Ⅱ、异隐丹参酮、丹参新酮、丹参酸甲酯、羟基丹参酮、二氢丹参酮、丹参新醌甲、丹参新醌乙、丹参新醌丙、次甲丹参醌和鼠尾草酚等;酚酸类含有原儿茶醛、丹参素、咖啡酸及原儿茶酸等。

【药理作用】

1. 保护心血管系统 丹参具有抗动脉粥样硬化、抗高血脂、抗高血压以及保护心肌细胞的作用。丹参甲醇提取物能显著降低高脂血症小鼠血中甘油三酯含量,使其恢复到正常水平。

2. 抗氧化作用 丹参的醇提取物与水提取物具有较强的抗氧化活性。丹参醇提取物可以降低肾组织中丙二醛的水平,升高 SOD、谷胱甘肽过氧化物酶的水平而对铅诱导的肾氧化应激发挥保护作用。

3. 消炎作用 丹参有非常好的消炎效果。丹参素对人永生化表皮细胞(HaCaT)有消炎和保护作用,可以减轻酯多糖诱导的人 HaCaT 细胞的炎性损伤。

4. 抗肿瘤作用 丹参酮类成分具有较好的抗肿瘤活性,其中丹参酮ⅡA和隐丹参酮对多种肿瘤细胞具有抑制作用。

5. 抗肝损伤 丹参的脂溶性成分丹参酮 II_A 不仅能改善脂质代谢,降低脂质过氧化浓度,还能抵抗氧化损伤,清除自由基,控制炎症反应,对肝功能损害后的预后具有保护作用。

【常用饮片】

丹参片 本品呈类圆形或椭圆形的厚片。外表皮棕红色或暗棕红色,粗糙,具纵皱纹。切面有裂隙或略平整而致密,有的呈角质样,皮部棕红色,木部灰黄色或紫褐色,有黄白色放射状纹理。气微,味微苦涩。(图 15 - 63)

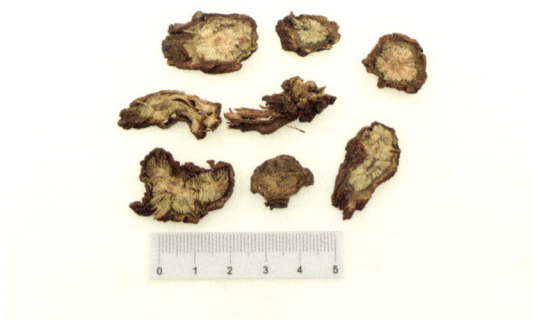

图 15 - 63 丹参饮片图

酒丹参 本品形如丹参片,表面红褐色,略具酒香气。

【性味归经】 苦,微寒。归心、肝经。

【功能主治】 活血祛瘀,通经止痛,清心除烦,凉血消痈。用于胸痹心痛,脘腹胁痛,癥瘕积聚,热痹疼痛,心烦不眠,月经不调,痛经经闭,疮疡肿痛。

【用法用量】 内服:煎汤,10～15 g;或入丸、散。外用:熬膏涂,或煎水熏洗。

【注意事项】 不宜与藜芦同用。

红花

【别名】 红蓝花、刺红花、草红花。

【来源】 菊科植物红花 *Carthamus tinctorius* L. 的干燥花。

【原植物形态】 一年生草本,高 50～100 cm。茎直立,上部分枝,白色或淡白色,无毛。叶互生,无柄,中下部茎生叶卵形或卵状披针形,长 7～15 cm,边缘羽状齿裂,齿顶有针刺。头状花序多数,排列成伞房花序;总苞近球形;外层苞片卵状披针形,边缘无针刺或具篦齿状针刺;内层硬膜质,卵形,边缘无刺;管状花,红色、橘红色,全部为两性。瘦果倒卵形,乳白色,长约 5 mm,有 4 棱,无冠毛。花期 5—7 月,果期 7—9 月。(图 15 - 64)

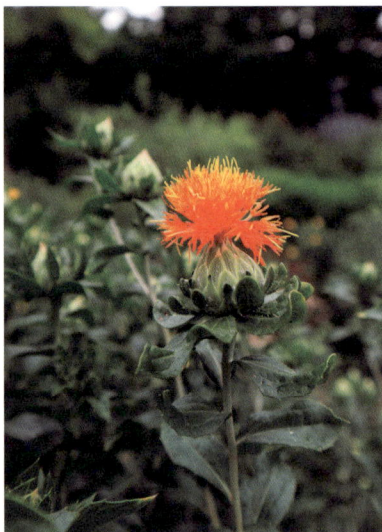

图 15 - 64 红花原植物图

【生境与分布】 产于我国东北、华北、西北地区及山东、浙江、贵州、四川、西藏等地,陕西亦有栽培。

【采收加工】 夏季花由黄变红时采摘,阴干或晒干。

【药材性状】 本品为不带子房的管状花,长1～2 cm。表面红黄色或红色。花冠筒细长,先端 5 裂,裂片呈狭条形,长 5～8 mm;雄蕊 5,花药聚合成筒状,黄白色;柱头长圆柱形,顶端微分叉。质柔软。气微香,味微苦。(图 15 - 65)

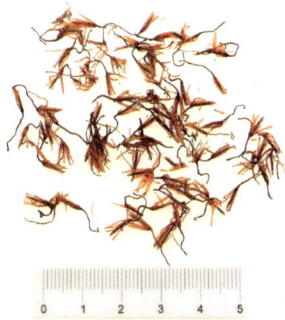

图 15-65　红花药材图

【化学成分】　主要含黄酮类、生物碱、聚炔、亚精胺、甾醇类、木脂素类、多糖等化合物。黄酮类有芦丁、槲皮素、木犀草素、山柰酚、6-羟基山柰酚等。

【药理作用】

1. 调节免疫作用　红花注射液能提高外周血内的 T 细胞百分率,能促进细胞介导的免疫功能。另外,红花多糖能促进人外周血单个核细胞增殖,具有抗肿瘤、调节免疫作用。

2. 抗氧化作用　红花籽油可保护由乙醇所致的机体过氧化性损伤,同时具有清除氧自由基、抑制脂质过氧化的作用

3. 抗心肌缺血、调节血流动力学作用　红花醇提取物能够改善高血压大鼠的血流动力学,减轻主动脉重构,同时可明显降低收缩压、心肌内小块冠状动脉重构和心脏指数,减轻左室肥厚和纤维化程度。另外,红花提取物可减少氧化应激引起的损伤和细胞凋亡,通过清除部分活性氧,调节磷脂酰肌醇 3-激酶信号通路,从而起到对心肌缺血的预防作用。

4. 神经保护作用　红花黄色素通过调控 p38 丝裂原活化蛋白激酶通路,减轻过氧化氢诱导的星形胶质细胞损伤,从而发挥神经保护作用。

【性味归经】　辛,温。归心、肝经。

【功能主治】　活血通经,散瘀止痛。用于经闭,痛经,恶露不行,癥瘕痞块,胸痹心痛,瘀滞腹痛,胸胁刺痛,跌扑损伤,疮疡肿痛。

【用法用量】　内服:煎汤,3～10 g。

【注意事项】　孕妇慎用。

附:红花子

【来源】　又名红蓝子、白平子,为红花的干燥种子。

【采收加工】　8—9 月采收后,阴干,备用。

【药材性状】　瘦果,长 7～8 mm,宽 6～7 mm,厚 4～5 mm,呈倒卵圆形,外面白色而光滑,具 4 肋,前端截形,四角鼓起,中央微凸,基脚钝而狭,侧面有一凹点。果壳坚脆,里面黑褐色而有光泽。种子淡黄白色,充满胚乳;切面白色,角质状,无甚气味,嚼之略有油样感。

【化学成分】　种子油中含亚油酸、油酸、肉豆蔻酸、棕榈酸、硬脂酸、棕榈油酸;去油的种仁含蛋白质。

【性味归经】　辛,微寒。归心、肝经。

【功能主治】　活血解毒。用于痘出不快,妇女血气瘀滞腹痛。

【用法用量】　内服:煎汤或入丸、散。

【注意事项】　本品对胃有害,矫正药为洋茴香。

桃仁

【别名】　桃核仁。

【来源】　蔷薇科植物桃 *Prunus persica* (L.) Batsch 或山桃 *Prunus davidiana* (Carr.) Franch. 的干燥成熟种子。

【原植物形态】

桃　落叶小乔木,高 3～8 m。小枝绿色或半边红褐色,无毛。叶互生,在短枝上呈簇生

状;叶片椭圆状披针形至倒卵状披针形,边缘具细锯齿,两面无毛;叶柄长 7～12mm,具腺点。花通常单生,直径 2.5～3.5 cm,具短梗;萼片5,基部合生成短萼筒,外被绒毛;花瓣5,倒卵形,粉红色;雄蕊多数;子房 1 室。花柱细长,柱头小,圆头状。核果近球形,有短绒毛;果肉白色或黄色;离核或黏核。种子1,扁卵状心形。花期 3—4 月,果期 6—7 月。(图 15－66)

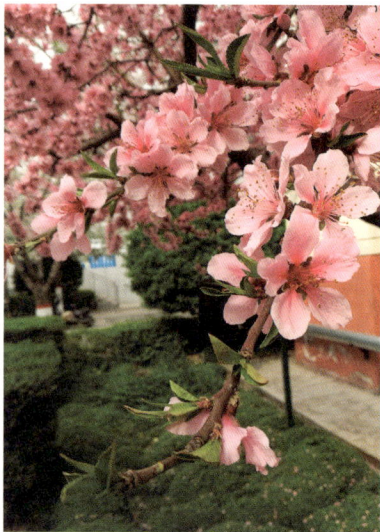

图 15－66 桃原植物图

山桃 落叶小乔木,高 5～9 m。叶互生;托叶早落;叶柄长 1.5～3 cm;叶片卵状披针形,长 4～8 cm,宽 2～3.5 cm。花单生,萼片5,花瓣5,阔倒卵形,粉红色至白色。核果近圆形,黄绿色,表面被黄褐色柔毛。果肉离核;核小,坚硬。种子 1 颗,棕红色。花期 3—4 月,果期 6—7 月。

【生境与分布】 生于较温湿的肥沃土壤中,多栽培于平地或丘陵地带。主产于四川、陕西、河北等地。

【采收加工】 果实成熟后采收,除去果肉和核壳,取出种子,晒干。

【药材性状】

桃仁 呈扁长卵形,长 1.2～1.8 cm,宽 0.8～1.2 cm,厚 0.2～0.4 cm。表面黄棕色至红棕色,密布颗粒状突起。一端尖,中部膨大,另一端钝圆稍偏斜,边缘较薄。尖端一侧有短线形种脐,圆端有颜色略深不甚明显的合点,自合点处散出多数纵向维管束。种皮薄,子叶 2,类白色,富油性。气微,味微苦。(图 15－67)

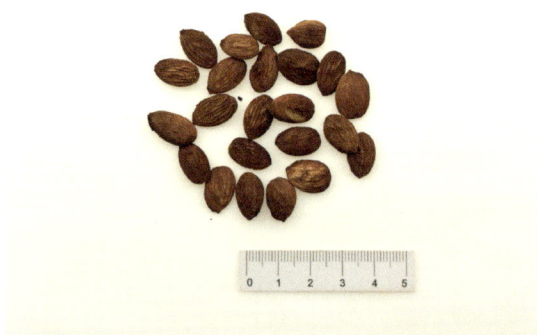

图 15－67 桃仁药材图

山桃仁 呈类卵圆形,较小而肥厚,长约 0.9 cm,宽约 0.7 cm,厚约 0.5 cm。

【化学成分】 主要含有挥发油、氰苷、黄酮类、脂肪酸、甾醇类、蛋白质等化合物。桃仁中含有丰富的挥发油,其芳香族小分子化合物以苯甲醛为主、还包括 β-生育酚、维生素 E 等。黄酮类化合物包括槲皮素、柚皮苷、山奈酚-3-O-芸香糖苷、儿茶素、洋李苷、柚皮素、山奈酚等。

【药理作用】

1. 保护心脑血管系统 现代药理研究表明,桃仁具有明显的抗凝血、抑制血小板聚集与改善血液流变学作用。桃仁乙酸乙酯提取物具有明显的抗血栓作用。

2. 抗动脉粥样硬化作用 桃仁油能抑制肿瘤坏死因子-α 诱导的转铁蛋白升高,提高人脐静脉内皮细胞活性,保护内皮细胞,下调组织因子蛋白的表达,从而抑制动脉粥样硬化斑块的形成。

3. 抗肿瘤作用 桃仁乙醇提取物可抑制小鼠 S180 移植性肿瘤的生长。桃仁提取物苦杏仁苷能抑制 HT－29 结肠癌细胞生长,对离体人结肠癌细胞具有抗增殖作用。

4. 保肝作用　桃仁乙醇提取物对急性肝损伤有一定的保护作用。

5. 其他作用　除上述作用之外,桃仁还具有消炎、保护神经、调节免疫等药理作用。

【常用饮片】

燀桃仁　本品呈扁长卵形,长 1.2～1.8 cm,宽 0.8～1.2 cm,厚 0.2～0.4 cm。表面浅黄白色,一端尖,中部膨大,另一端钝圆稍偏斜,边缘较薄。子叶 2,富油性。气微香,味微苦。(图 15－68)

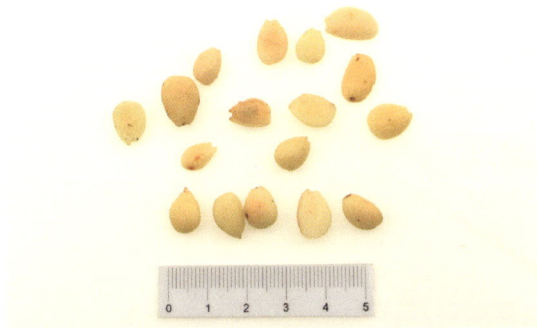

图 15－68　燀桃仁饮片图

炒桃仁　整体形态同燀桃仁,只是表面黄色至棕黄色,可见焦斑。

炒山桃仁　2 枚子叶多分离,完整者呈类卵圆形,较小而肥厚。长约 1 cm,宽约 0.7 cm,厚约 0.5 cm。

【性味归经】　苦、甘,平。归心、肝、大肠经。

【功能主治】　活血祛瘀,润肠通便,止咳平喘。用于经闭痛经,癥瘕痞块,肺痈肠痈,跌扑损伤,肠燥便秘,咳嗽气喘。

【用法用量】　内服:煎汤,5～10 g;或入丸、散。外用:捣敷。

【注意事项】　孕妇慎用。

益母草

【别名】　益母蒿、茺蔚、益明。

【来源】　唇形科植物益母草 *Leonurus japonicus* Houtt. 的新鲜或干燥地上部分。

【原植物形态】　一年或二年生草本,高60～100 cm。茎直立,四棱形,被微毛。叶对生,一年生植物基生叶具长柄,叶片略呈圆形,直径 4～8 cm,5～9 浅裂,基部心形;茎中部叶有短柄,掌状 3 全裂,裂片近披针形,先端渐尖,边缘疏生锯齿或近全缘;上面绿色,被糙伏毛,下面淡绿色,被疏柔毛及腺点。轮伞花序腋生,具花 8～15 朵;小苞片针刺状,无花梗;花萼钟形,外面贴生微柔毛,先端 5 齿裂,具刺尖;花冠唇形,淡红色或紫红色,外面被柔毛;雄蕊 4,二强,着生在花冠内面近中部,花丝疏被鳞状毛,花药 2 室;雌蕊 1;子房 4 裂;柱头 2 裂。小坚果褐色,三棱形。花期 6—9 月,果期 7—10 月。(图 15－69)

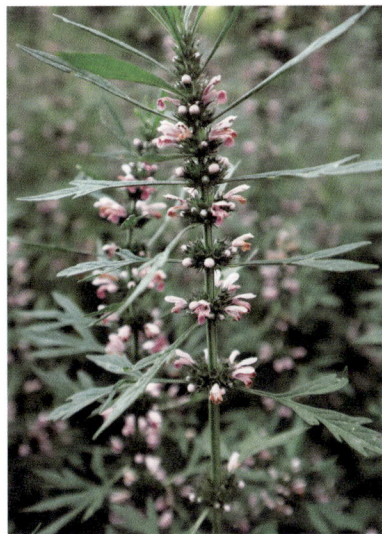

图 15－69　益母草原植物图

【生境与分布】　生于田埂、路旁、溪边或山坡草地,尤以向阳地带为多,全国各地均有野生或栽培。

【采收加工】 鲜品春季幼苗期至初夏花前期采割;干品夏季茎叶茂盛、花未开或初开时采割,晒干,或切段晒干。

【药材性状】

鲜益母草 幼苗期无茎,基生叶圆心形,5～9浅裂,每裂片有2～3钝齿。花前期茎呈方柱形,上部多分枝,四面凹下成纵沟,长30～60 cm,直径0.2～0.5 cm;表面青绿色;质鲜嫩,断面中部有髓。叶交互对生,有柄;叶片青绿色,质鲜嫩,揉之有汁;下部茎生叶掌状3裂,上部叶羽状深裂或浅裂3片,裂片全缘或具少数锯齿。气微,味微苦。

益母草 茎表面灰绿色或黄绿色;体轻,质韧,断面中部有髓。叶片灰绿色,多皱缩、破碎,易脱落。轮伞花序腋生,小花淡紫色,花萼筒状,花冠二唇形。切段者长约2 cm。(图15-70)

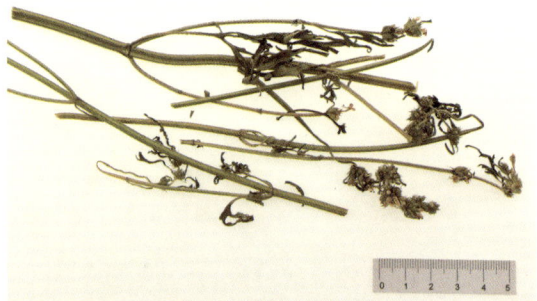

图15-70 益母草药材图

【化学成分】 主要含生物碱、黄酮类、萜类成分。生物碱有益母草碱、水苏碱等;黄酮类成分包含异槲皮苷、金丝桃苷、芹菜素、槲皮素、山奈酚等。

【药理作用】

1. 改善血液流变学及微循环 益母草注射液对失血性休克时的淋巴微循环障碍有改善作用。益母草改善血液流变学、改善微循环和抗血栓等作用可能与其所含的生物碱、萜类等化合物密切相关。

2. 消炎作用 益母草碱在器官、组织中通过不同通路降低炎症因子表达,发挥消炎作用。此外,益母草中的一些萜类物质也具有消炎作用。

3. 抗氧化作用 益母草碱有抗氧化作用。益母草多糖具有较强的清除超氧离子和羟基自由基的作用。而益母草色素对β-胡萝卜素-亚油酸氧化体系有一定的抗氧化作用,并对超氧阴离子、DPPH自由基亦有一定清除能力。

4. 其他作用 除上述作用之外,益母草还具有保护心肌、促进子宫收缩等作用。

【常用饮片】

益母草段 本品呈不规则的段。茎方形,四面凹下成纵沟,灰绿色或黄绿色。切面中部有白髓。叶片灰绿色,多皱缩、破碎。轮伞花序腋生,花黄棕色,花萼筒状,花冠二唇形。气微,味微苦。(图15-71)

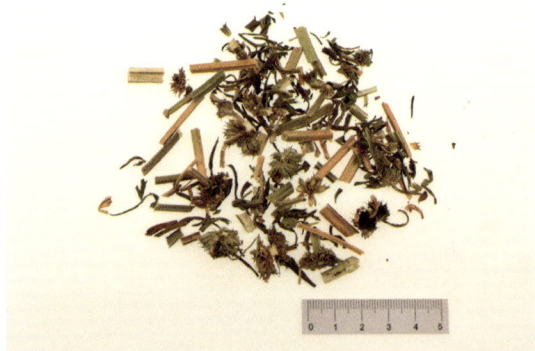

图15-71 益母草饮片图

【性味归经】 苦、辛,微寒。归肝、心包、膀胱经。

【功能主治】 活血调经,利尿消肿,清热解毒。用于月经不调,痛经经闭,恶露不尽,水肿尿少,疮疡肿毒。

【用法用量】 内服:煎汤,9～30 g;鲜品12～40 g;熬膏或入丸、散。外用:适量,煎水洗或鲜草捣敷。

【注意事项】 孕妇慎用。阴虚血少者

忌用。

泽兰

【别名】 虎兰、龙枣、水香、虎薄。

【来源】 唇形科植物毛叶地瓜儿苗 *Lycopus lucidus* Turcz. var. *hirtus* Regel 的干燥地上部分。

【原植物形态】 多年生草本，高 40～100 cm。根茎横走，其节上有鳞片和须根。茎直立，不分枝，四棱形，节上多呈紫红色，无毛或在节上有毛丛。叶交互对生，披针形，具极短柄或无柄，近革质，上面略有光泽，无毛，下面密被腺点。轮伞花序腋生；苞片卵状披针形，边缘有毛；萼钟形，长约 4 mm，先端 5 裂，裂片狭披针形，先端芒刺状；花冠钟形白色，长 4.5～5 mm，外面有腺点；能育雄蕊 2；子房矩形，4 深裂，着生于花盘上，花柱顶端 2 裂，伸出。小坚果扁平。花期 7—9 月，果期 9—10 月。(图 15-72)

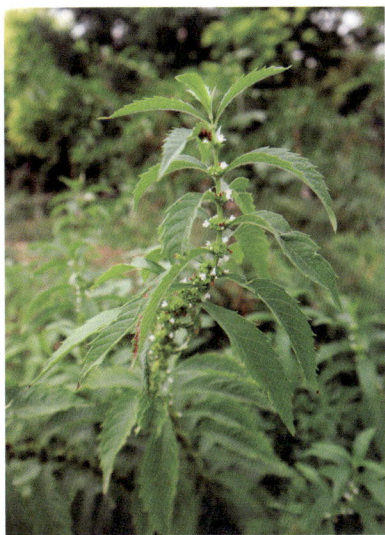

图 15-72 毛叶地瓜儿苗原植物图

【生境与分布】 生于山野的低洼地或溪流沿岸的灌丛及草丛中。分布于东北地区及陕西、河北、贵州、云南、四川等地。全国大部地区均产。

【采收加工】 夏、秋二季茎叶茂盛时采割，晒干。

【药材性状】 本品茎呈方柱形，少分枝，四面均有浅纵沟，长 50～100 cm，直径 0.2～0.6 cm；表面黄绿色或带紫色，节处紫色明显，有白色绒毛；质脆，断面黄白色，髓部中空。叶对生，有短柄或近无柄；叶片多皱缩，展平后呈披针形或长圆形，长 5～10 cm；上表面黑绿色或暗绿色，下表面灰绿色，密具腺点，两面均有短毛；先端尖，基部渐狭，边缘有锯齿。轮伞花序腋生，花冠多脱落，苞片和花萼宿存，小包片披针形，有缘毛，花萼钟形，5 齿。气微，味淡。(图 15-73)

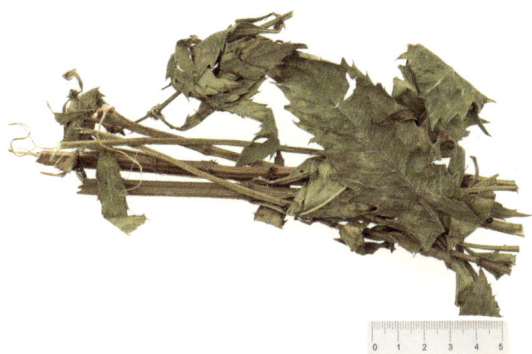

图 15-73 泽兰药材图

【化学成分】 主要含酚酸类、黄酮类等化合物。酚酸类化合物包括原儿茶醛、原儿茶酸、咖啡酸、迷迭香酸等；黄酮类化合物有芹菜苷、木樨草素-7-O-β-D-葡萄糖苷、木樨草素等。

【药理作用】

1. 保肝作用 泽兰有较好的抗实验性大、小鼠肝硬化形成的作用，对正常大鼠有显著的利胆作用。此外，泽兰水提取物对小鼠肝纤维化有一定的防治作用。

2. 抗氧化作用 泽兰的乙酸乙酯部位和正丁醇部位具有较强的清除超氧阴离子自由基能力、抑制脂质过氧化能力和还原 Fe^{3+} 能力，其中起抗氧化活性的主要化学成分是迷迭香酸,另外,泽兰中的挥发油也具有抗氧化作用。

3. 降血脂作用 泽兰能明显降低家兔血清总胆固醇和甘油三酯水平。另外,连续喂食高脂饲料和泽兰,可使实验性高血脂大鼠血清甘油三酯水平显著降低。

4. 增强免疫作用 泽兰具有明显抑制小鼠免疫力的作用,泽兰叶子中的多糖具有提高机体免疫力的作用。

5. 其他作用 除上述作用之外,泽兰还具有抗凝血、改善慢性肾衰竭、改善红细胞变性等药理作用。

【常用饮片】

泽兰段 本品呈不规则的段。茎呈方柱形,四面均有浅纵沟,表面黄绿色或带紫色,节处紫色明显,有白色绒毛。切面黄白色,中空。叶多破碎,展平后呈披针形或长圆形,边缘有锯齿。有时可见轮伞花序。气微,味淡。(图 15-74)

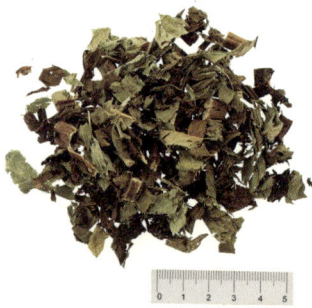

图 15-74 泽兰饮片图

【性味归经】 苦、辛,微温。归肝、脾经。

【功能主治】 活血调经,祛瘀消痈,利水消肿。用于月经不调,经闭,痛经,产后瘀血腹痛,疮痈肿毒,水肿腹水。

【用法用量】 内服:煎汤,6～12 g;或入丸、散。外用:捣敷或煎水熏洗。

【注意事项】 无瘀血者慎用。

牛膝

【别名】 怀牛膝、怀夕。

【来源】 苋科植物牛膝 *Achyranthes bidentata* Bl. 的干燥根。

【原植物形态】 多年生草本,高 20～70 cm。根圆柱形;茎有棱角或四方形,绿色或带紫色,节部膨大。单叶对生,叶片椭圆形或椭圆状披针形,全缘,两面被柔毛。穗状花序顶生及腋生,花向下折而贴近总花梗;花多数,密生;苞片宽卵形,先端长渐尖;小苞片刺状,先端弯曲,基部两侧各有 1 卵形膜质小裂片;花被片 5,披针形,光亮,先端急尖,有 1 中脉;雄蕊 5,退化雄蕊先端平圆,波状。胞果长圆形,黄褐色,光滑。种子长圆形。花期 7—9 月,果期 9—10 月。(图 15-75)

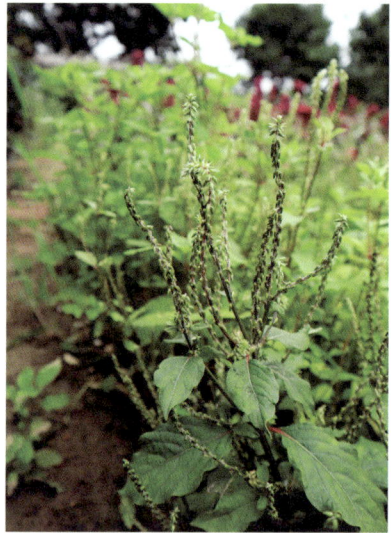

图 15-75 牛膝原植物图

【生境与分布】 生于屋旁、林缘、山坡草丛中。除东北外全国各地均有分布。

【采收加工】 冬季茎叶枯萎时采挖,除去须根和泥沙,捆成小把,晒至干皱后,将顶端切齐,晒干。

【药材性状】 呈细长圆柱形,挺直或稍弯曲,长15～70 cm,直径0.4～1 cm。表面灰黄色或淡棕色,有微扭曲的细纵皱纹、排列稀疏的侧根痕和横长皮孔样的突起。质硬脆,易折断,受潮后变软,断面平坦,淡棕色,略呈角质样而油润,中心维管束木质部较大,黄白色,其外周散有多数黄白色点状维管束,断续排列成2～4轮。气微,味微甜而稍苦涩。(图15-76)

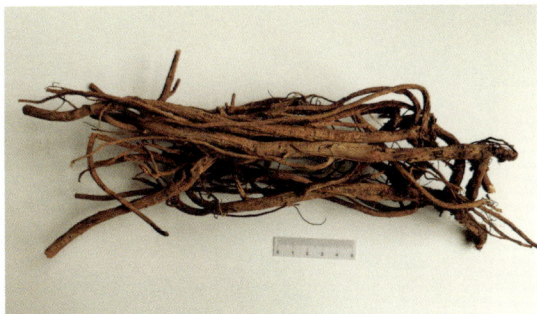

图15-76 牛膝药材图

【化学成分】 牛膝中含有皂苷类、甾体类、多糖类、氨基酸、生物碱及香豆素类等化合物,并含有钾等多种微量元素。甾体类主要有蜕皮甾酮、牛膝甾酮、紫茎牛膝甾酮等。

【药理作用】

1.抗肿瘤作用 牛膝总皂苷、甾酮类化合物具有抗肿瘤作用。有研究表明,牛膝总皂苷对小鼠肉瘤 S_{180} 腹水性及肝癌实体瘤细胞有抑制作用。

2.消炎镇痛作用 怀牛膝中的甾酮类成分对辐射诱导的口腔黏膜炎的大鼠模型有治疗作用。怀牛膝皂苷对 IL-1β 诱导的软骨细胞炎症和凋亡的软骨细胞具有保护作用。

3.抗骨质疏松作用 牛膝在体外有促进人成骨细胞增殖的作用。怀牛膝总皂苷可升高骨质疏松大鼠血 Ca^{2+} 含量、增加碱性磷酸酶活性、提高血清骨钙素水平及降低尿中羟脯氨酸水平,改善骨质疏松大鼠的骨代谢。

4.降血糖作用 牛膝中的蜕皮甾酮能增加葡萄糖消耗量;蜕皮甾酮在胰岛素抵抗细胞模型中能增加胰岛素的敏感性,改善糖代谢。

【常用饮片】

牛膝段 本品呈圆柱形段。外表皮灰黄色或淡棕色,有微细的纵皱纹及横长皮孔。质硬脆,易折断,受潮变软。切面平坦,淡棕色或棕色,略呈角质样而油润,中心维管束木部较大,黄白色,其外围散有多数黄白色点状维管束,断续排列成2～4轮。气微,味微甜而稍苦涩。(图15-77)

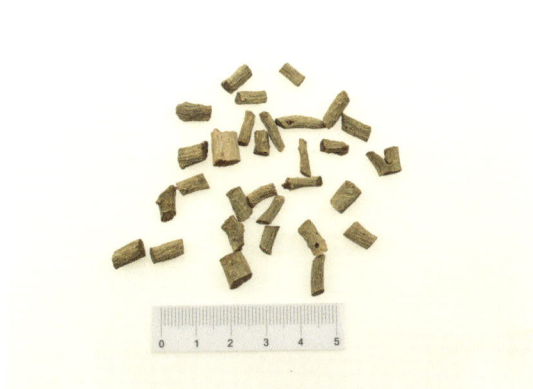

图15-77 牛膝饮片图

酒牛膝 本品形如牛膝段,表面色略深,偶见焦斑。微有酒香气。

【性味归经】 苦、甘、酸,平。归肝、肾经。

【功能主治】 逐瘀通经,补肝肾,强筋骨,利尿通淋,引血下行。用于经闭,痛经,腰膝酸痛,筋骨无力,淋证,水肿,头痛,眩晕,牙痛,口疮,吐血,衄血。

【用法用量】 内服:煎汤,5～12 g;或浸酒;或入丸、散。外用:适量,捣敷;捣汁滴鼻;或研末撒入牙缝。

【注意事项】 孕妇慎用。

王不留行

【别名】 麦蓝子、留行子。

【来源】 石竹科植物麦蓝菜 *Vaccaria*

segetalis (Neck.) Garcke 的干燥成熟种子。

【原植物形态】 一年或二年生草本,高30～70 cm。全株平滑无毛。茎直立,上部呈二叉状分枝,近基部节间粗壮而较短,节间略膨大,表面乳白色。单叶对生,无柄,叶片呈卵状椭圆形至卵状披针形,微抱茎,全缘。疏生聚伞花序着生于枝顶,花梗细长,下有鳞片状小苞片2枚;花萼圆筒状,花后增大呈5棱状球形,顶端5齿裂;花瓣5,粉红色,倒卵形,先端有不整齐小齿;雄蕊10,不等长;子房上位,1室,花柱2。蒴果包于宿存花萼内,成熟后先端呈4齿状开裂。种子多数,暗黑色,球形,有明显的疣状突起。花期4—6月,果期5—7月。(图15-78)

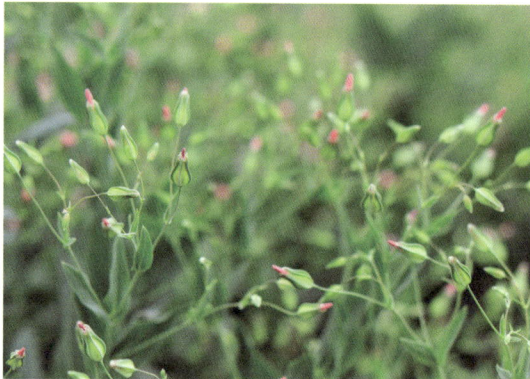
图15-78 麦蓝菜原植物图

【生境与分布】 生于山坡、路旁,尤以麦田中最多。除华南地区外,其余各地几乎都有分布。

【采收加工】 夏季果实成熟、果皮尚未开裂时采割植株,晒干,打下种子,除去杂质,再晒干。

【药材性状】 呈球形,直径约2 mm。表面黑色,少数红棕色,略有光泽,有细密颗粒状突起,一侧有1凹陷的纵沟。质硬。胚乳白色,胚弯曲成环,子叶2。气微,味微涩、苦。(图15-79)

【化学成分】 主要含三萜皂苷类、黄酮类等。三萜皂苷类主要有泽漆苷B、泽漆苷C、泽漆苷D等;黄酮类主要有槲皮素、山奈酚、王不留行黄酮苷等。

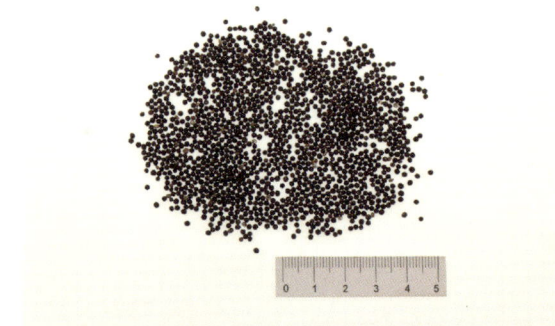
图15-79 王不留行药材图

【药理作用】

1. 催乳作用 王不留行具有雌激素样活性,可以促进泌乳。王不留行中的增乳活性单体邻苯二甲酸二丁酯不仅可以促进乳腺上皮细胞的增殖、提高细胞活力,还可以通过提高乳腺上皮细胞β-酪蛋白的表达,引起泌乳增加,使乳糖的分泌提高。

2. 抗骨质疏松作用 王不留行能抑制破骨细胞功能,从而抑制骨质丢失,起到防治骨质疏松的作用。王不留行既可以促进骨的形成,又可以抑制骨的吸收,对去势大鼠骨质疏松有较好的防治作用。

3. 抗肿瘤作用 王不留行与其他中草药配伍使用时,因为具有败毒抗癌作用,所以被用作治疗乳腺癌、甲状腺癌、颅内肿瘤等疾病。

4. 消炎、镇痛作用 王不留行水煎液还具有较好的消炎镇痛作用。它可消肿止痛,用于治疗睾丸炎肿、痈疮疔肿、针入疼痛等,并且可以得到良好的效果。

5. 其他作用 除上述作用之外,王不留行还具有抗氧化、抗凝血、收缩血管平滑肌等作用。

【常用饮片】

炒王不留行 本品呈类球形爆花状,表面白色,质松脆。

【性味归经】 苦,平。归肝、胃经。

【功能主治】 活血通经,下乳消肿,利尿通淋。用于经闭,痛经,乳汁不下,乳痈肿痛,淋证涩痛。

【用法用量】 内服:煎汤,5~10 g。

【注意事项】 孕妇慎用。

北刘寄奴

【别名】 细白花草、九牛草、苦连婆。

【来源】 玄参科植物阴行草 *Siphonostegia chinensis* Benth. 的干燥全草。

【原植物形态】 一年生草本,高30~70 cm。全株密被锈色短毛。根有分枝。茎单一,直立,上部多分枝,稍具棱角,茎上部带淡红色。叶对生,无柄或具短柄;叶片二回羽状全裂,裂片条形或条状披针形。花对生于茎枝上部,成疏总状花序;花梗极短,有1对小苞片,线形;萼筒有10条显著的主脉,萼齿5;花冠上唇红紫色,下唇黄色,筒部伸直,上唇镰状弯曲,额稍圆,背部密被长纤毛,下唇先端3裂,褶襞高拢成瓣状。蒴果宽卵圆形,先端稍偏斜,包于宿存萼内。种子黑色。花期7—8月,果期8—10月。(图15-80)

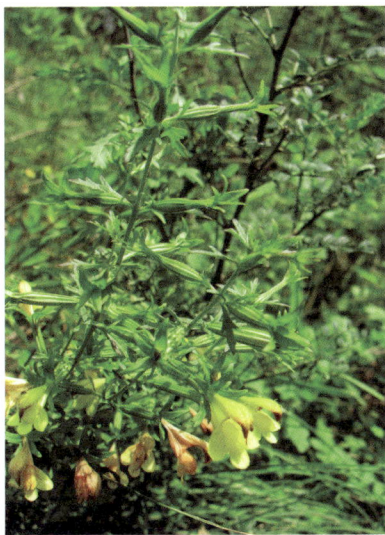

图15-80 阴行草原植物图

【生境与分布】 生于林缘、灌丛、河岸旁。广布于我国中部至南部各地。

【采收加工】 秋季采收,除去杂质,晒干。

【药材性状】 本品长30~80 cm,全体被短毛。根短而弯曲,稍有分枝。茎圆柱形,有棱,有的上部有分枝,表面棕褐色或黑棕色;质脆,易折断,断面黄白色,中空或有白色髓。叶对生,多脱落破碎,完整者羽状深裂,黑绿色。总状花序顶生,花有短梗;花萼长筒状,黄棕色至黑棕色,有明显10条纵棱,先端5裂;花冠棕黄色,多脱落。蒴果狭卵状椭圆形,较萼稍短,棕黑色。种子细小。气微,味淡。(图15-81)

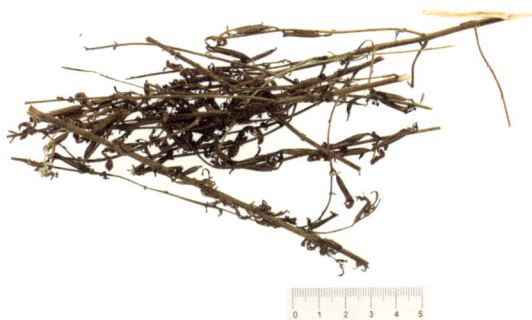

图15-81 北刘寄奴药材图

【化学成分】 含有多种挥发油、黄酮类、生物碱等化合物。挥发油主要有香树烯、ι-β-甜没药烯、(+)-δ-荜澄茄烯、ν-广藿香烯、薄荷酮、1-辛烯-3-醇、芳樟醇、1-薄荷醇、胡薄荷酮、α-松油醇、己酸、苯甲醇、苯乙醇等;黄酮类有芹菜素、芹菜苷、木樨草素、木樨草苷、5,3'-二羟基-6,7,4'-三甲氧基黄酮、5,7-二羟基-3',4'二甲氧基黄酮等;奎尼酸酯类化合物分别为3,4-二咖啡酰基奎尼酸、3,4,5-三咖啡酰基奎尼酸甲酯、灰毡毛忍冬素F等;生物碱有刘寄奴醇、内酯类成分黑麦草内酯等。此外,还含有木脂素类成分丁香脂素。

【药理作用】

1. 利胆作用 北刘寄奴水煎剂由十二指肠给药,有明显的利胆作用。

2. 抗菌作用 北刘寄奴水煎剂在试管内对金黄色葡萄球菌、炭疽杆菌、乙型溶血性链球菌、白喉棒状杆菌、伤寒沙门菌、铜绿假单胞菌和痢疾志贺菌有不同程度的抗菌作用。

3. 降低血清胆固醇作用 北刘寄奴煎剂有明显的降低血清胆固醇的作用。

4. 保肝作用 北刘寄奴煎剂对四氯化碳所致的肝损伤大鼠有明显降低转氨酶作用。

【常用饮片】

北刘寄奴段 本品呈不规则的段。茎呈圆柱形,有棱,表面棕褐色或黑棕色,被短毛。切面黄白色,中空或有白色髓。花萼长筒状,黄棕色至黑棕色,有明显10条纵棱,先端5裂。蒴果狭卵状椭圆形,较萼稍短,棕黑色,种子细小。(图15-82)

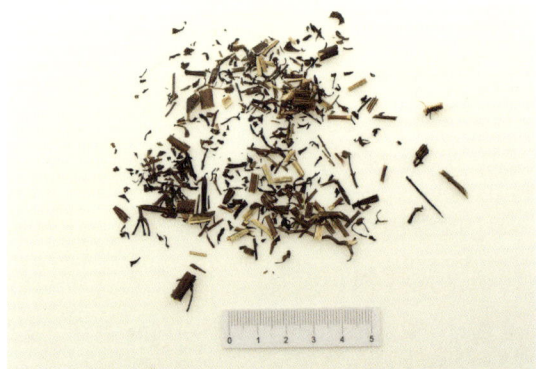

图 15-82 北刘寄奴饮片图

【性味归经】 苦,寒。归脾、胃、肝、胆经。

【功能主治】 活血祛瘀,通经止痛,凉血,止血,清热利湿。用于跌扑损伤,外伤出血,瘀血经闭,月经不调,产后瘀痛,癥瘕积聚,血痢,血淋,湿热黄疸,水肿腹胀,白带过多。

【用法用量】 内服:煎汤,6~9 g。

白屈菜

【别名】 山黄连、土黄连、小野人血草。

【来源】 罂粟科植物白屈菜 *Chelidonium majus* L. 的干燥全草。

【原植物形态】 多年生草本。主根圆锥状,土黄色。茎直立,高30~100 cm,多分枝,有白粉,疏生白色细长柔毛,断之有黄色乳汁。叶互生,1~2回单数羽状全裂;基生叶长10~15 cm,全裂片2~5对,不规则深裂,深裂片边缘具不规则缺刻,顶端裂片广倒卵形,基部楔形而下延,上面近无毛,下面疏生短柔毛,有白粉;茎生叶与基生叶形相同。花数朵,近伞状排列,苞片小,卵形,长约1.5 mm,花柄丝状,有短柔毛;萼片2,早落,椭圆形,外面疏生柔毛;花瓣4,黄色,卵圆形,长约9 mm;雄蕊多数,花丝黄色;雌蕊1,无毛,花柱短。蒴果呈条状圆柱形,长达3.5 cm。种子多数,卵形,细小,黑褐色,有光泽及网纹。花期5—7月,果期6—8月。(图15-83)

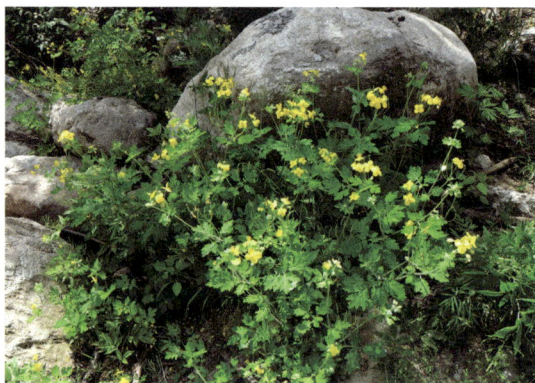

图 15-83 白屈菜原植物图

【生境与分布】 生于山坡或山谷林边草地。我国大部分省区均有分布。

【采收加工】 夏、秋二季采挖,除去泥沙,阴干或晒干。

【药材性状】 本品根呈圆锥状,多有分

枝,密生须根。茎干瘪中空,表面黄绿色或绿褐色,有的可见白粉。叶互生,多皱缩、破碎、完整者为1～2回羽状分裂,裂片近对生,先端钝,边缘具不整齐的缺刻;上表面黄绿色,下表面绿灰色,具白色柔毛,脉上尤多。花瓣4,卵圆形,黄色。蒴果呈细圆柱形。种子多数,卵形,细小,黑色。气微,味微苦。(图15-84)

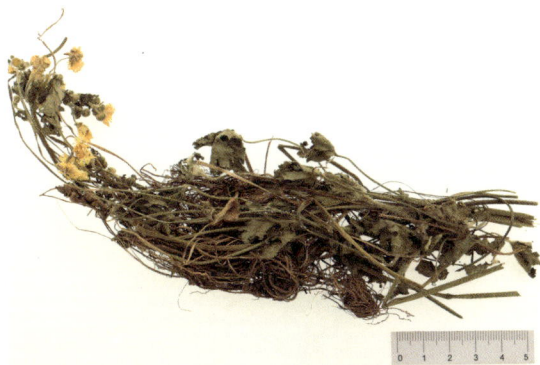

图 15-84　白屈菜药材图

【化学成分】　含有白屈菜碱、原阿片碱、消旋金罂粟碱、左旋金罂粟碱、别隐品碱、白屈菜玉红碱、血根碱、白屈菜红碱、黄连碱、左旋金罂粟碱β-甲羟化物、左旋金罂粟碱α-甲羟化物、小聚碱、刻叶紫堇明碱、鹰爪豆碱、羟基血根碱、羟基白屈菜碱、高白屈菜碱等生物碱、还含白屈菜醇。茎叶还含胆碱、甲胺、组胺、酪胺、皂苷及游离黄酮醇等。

【药理作用】

1. **镇静、镇痛作用**　白屈菜碱有显著的镇痛作用,血根碱具有短效麻醉作用。

2. **抑菌作用**　从白屈菜中提取的白屈菜红碱对9种供试植物病原真菌均有一定的抑制作用。

3. **抗癌作用**　白屈菜红碱能有效地诱导BGC823细胞凋亡,并且其诱导的凋亡具有周期依赖性。

4. **保护心血管作用**　不同浓度白屈菜红碱可逆转葡萄糖诱导的乳鼠心肌细胞肥大,对高

糖环境中的心肌细胞具有保护作用。

5. **其他作用**　白屈菜对肝脏有保护作用;对平滑肌有抑制作用;对 PC12 细胞 IACh 有快速抑制作用。

【常用饮片】

白屈菜段　本品为不规则的段。根呈黑褐色,有的可见须根。茎干瘪中空,表面黄绿色或绿褐色,有的可见白粉。叶多破碎,上表面黄绿色,下表面绿灰色,具白色柔毛,脉上尤多。有时可见黄色小花。气微,味微苦。(图15-85)

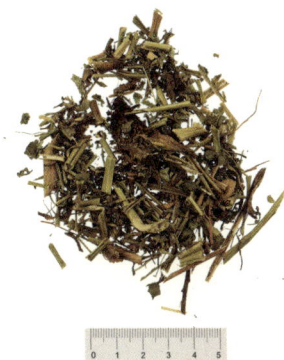

图 15-85　白屈菜饮片图

【性味归经】　苦,凉;有毒。归肺、心、肾经。

【功能主治】　解痉止痛,止咳平喘。用于胃脘挛痛,咳嗽气喘,百日咳。

【用法用量】　内服:煎汤,9～18 g。外用:适量,捣汁涂;或研粉调涂。

【注意事项】　脾胃虚寒及阴虚发热而无实火者慎用。

卷柏

【别名】　一把抓、老虎爪、长生草、万年松。

【来源】　卷柏科植物卷柏 *Selaginella tamariscina* (Beauv.) Spring 或垫状卷柏 *Sel-*

aginella pulvinata (Hook. et Grev.) Maxim. 的干燥全草。

【原植物形态】

卷柏 呈垫状。根托只生于茎的基部,长0.5～3 cm,直径 0.3～1.8 mm,根多分叉,密被毛,和茎及分枝密集形成树状主干,有时高达数十厘米。各枝丛生,直立,干后拳卷,密被覆瓦状叶,各枝扇状分枝至 2～3 回羽状分枝。叶小,异型,交互排列;侧叶披针状钻形,长约3 mm,基部龙骨状,先端有长芒,近轴的一边全缘,宽膜质,远轴的一边膜质缘极狭,有微锯齿;中叶两行,卵圆披针形,长 2 mm,先端有长芒,斜向,左右两侧不等,边缘有微锯齿,中脉在叶上面下陷。孢子囊穗生于枝顶,四棱形;孢子叶三角形,先端有长芒,边缘有宽的膜质;孢子囊肾形,大小孢子的排列不规则。(图 15 - 86)

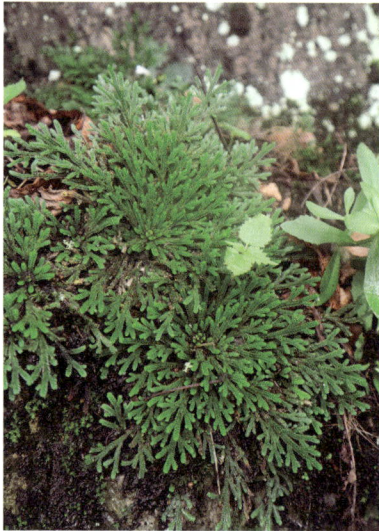

图 15 - 86　卷柏原植物图

垫状卷柏 垫状卷柏形态与卷柏相似,主要区别为根散生,分枝多而密。腹叶并行,指向上方,肉质,全缘。

【生境与分布】

卷柏 生于向阳山坡或岩石缝内。分布于东北、华北、华东、中南地区及陕西、四川。

垫状卷柏 多生于向阳的干旱岩石缝中。

全国大部分地区均有分布。

【采收加工】 全年均可采收,除去须根及泥沙,晒干。

【药材性状】 全体紧缩如拳形,基部的须根大多已剪除,或剪短,仅留须根残基,或簇生众多棕色至棕黑色须根,长短不一,长者可达10 cm。枝丛生,扁而有分枝,绿色或棕黄色,向内卷曲,枝上密生鳞片小叶,叶片卵形,长1.5～2.5 mm,宽约 1 mm,先端锐尖,有浅绿色至浅棕色长芒,叶缘膜质,有不整齐的细锯齿,中叶斜列。质脆,易折断。气微,味淡。(图 15 - 87)

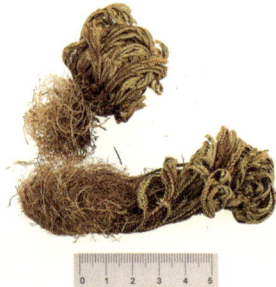

图 15 - 87　卷柏药材图

【化学成分】 含黄酮类、酚类、多糖类及鞣质等。黄酮类成分有芹菜素、穗花杉双黄酮、扁柏双黄酮、异柳杉素等。

【药理作用】

1. 抗癌作用 卷柏对化学抗癌剂或放射治疗敏感瘤均有效,常用于治疗绒毛膜上皮癌、恶性葡萄胎、鼻癌、肺癌、肝癌等;对小鼠艾氏腹水癌有一定的抑制作用,并能延长移植肿瘤动物的寿命。

2. 止血作用 卷柏炒炭具有促凝血作用,且随着浓度的增加效果更为显著。其炒碳品的止血作用强于生品、炒黄品和炒焦品。

3. 抑菌作用 卷柏煎剂对金黄色葡萄球菌有抑制作用。

4. 解痉作用 卷柏所含的芹菜苷元对平滑

肌有中度解痉作用。经豚鼠和大鼠实验表明还有较弱的抗胃溃疡作用。

【常用饮片】

卷柏段 本品呈卷缩的段状,枝扁而有分枝,绿色或棕黄色,向内卷曲,枝上密生鳞片状小叶。叶先端具长芒。中叶(腹叶)两行,卵状矩圆形或卵状披针形,斜向或直向上排列,叶缘膜质,有不整齐的细锯齿或全缘;背叶(侧叶)背面的膜质边缘常呈棕黑色。气微,味淡。

卷柏炭 本品形如卷柏,呈卷缩段状。表面焦黑色,微具光泽。质脆,具焦香气,味微苦。

【性味归经】 辛,平。归肝、心经。

【功能主治】 活血通经。用于经闭痛经,癥瘕痞块,跌扑损伤。卷柏炭化瘀止血。用于吐血,崩漏,便血,脱肛。

【用法用量】 内服:煎汤,5~10 g;浸酒或入丸、散。外用:捣敷或研末撒。

【注意事项】 孕妇忌用。

红毛七

【别名】 金丝七、红毛三七、鸡骨升麻。

【来源】 小檗科植物红毛七 *Caulophyllum robustum* Maxim. 的根及根茎。

【原植物形态】 多年生草本,高 40~70 cm。根茎粗壮,具不明显的节,须根多数,密生,红褐色。茎生两叶,叶互生,着生于茎顶端,为二至三回羽状复叶;一回和二回小叶柄分别长 10~25 cm 和 2~8 cm,三回侧生小叶近无柄,顶生小叶柄长 1~5 cm;小叶片卵形或椭圆状披针形,长 3.5~9 cm,宽 1.4~5 cm,先端渐尖,基部宽楔形,全缘或有时 2~3 裂,两侧通常不对称,上面绿色,下面灰白色。短圆锥花序顶生,小花梗细长,基部有卵状披针形小苞片;花黄色,小形,直径约 1 cm,萼片 6,花瓣状;花瓣 6,退化或线形;雄蕊 6,花药先端 2 瓣裂;雌蕊 1,子房 1 室,内含 2 胚珠,花柱短,柱头侧生。蓇葖果极易开裂,露出 2 个种子呈果实状。种子球形,成熟后蓝黑色,外面微被白粉。花期 4—6 月,果期 7—8 月。(图 15 - 88)

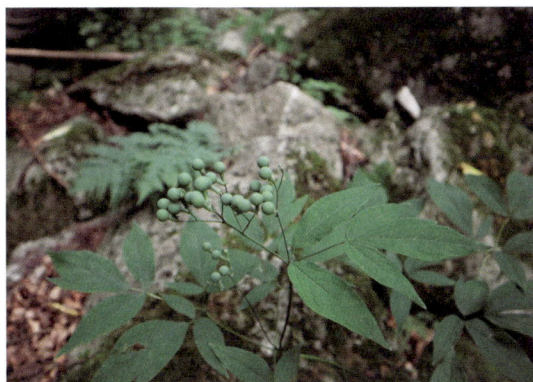

图 15 - 88 红毛七原植物图

【生境与分布】 生于海拔 950~3500 m 的山坡阴湿处及山林中。分布于东北地区及陕西、甘肃、河北、河南、浙江、湖北、贵州、西藏等地。

【采收加工】 夏、秋季采挖,除去茎叶、泥土,洗净,晒干用。

【药材性状】 根茎呈横向的结节状,上有数个至十几个圆形茎基连生,长短不一,直径 0.5~1.8 cm。表面棕褐色或红褐色,有环纹;上有大而凹陷的茎痕,茎痕处稍膨大,常有残留的茎基。坚硬。须根丛生,细长圆柱形,下部有分枝,长 5~20 cm,直径 0.1 cm。表面棕褐色或红棕色。质韧,折断时可抽出黄色木心。气微,味辛苦、微涩。以须根多、色棕褐、味苦者为佳。(图 15 - 89)

【化学成分】 红毛七中含有生物碱、皂苷类、脂肪酸、黄酮类及甾醇类等化合物。生物碱类有 N-甲基金雀花碱、D-羽扇豆烷宁、塔斯品碱、木兰花碱、红毛新碱、鹰爪豆碱等;皂苷类成分有葳严仙皂苷 A、葳严仙皂苷 B、葳严仙皂苷 C、葳严仙皂苷 D、葳严仙皂苷 E、葳严仙皂苷 F、葳严仙皂苷 G 等、其中葳严仙皂苷 A、葳严仙皂苷 C、葳严仙皂苷 D、葳严仙皂苷 E 的苷元是常春藤皂苷元、类叶牡丹苷 A～G、类叶牡丹素 A、类叶牡丹素 B、益母草素 D;脂肪酸成分有棕榈酸、(E,E)-9,12-亚油酸甲酯、十六碳烯酸、10-十一碳烯醛、硬脂酸、棕榈酸等;黄酮类成分有 3,4,5-三甲氧基-7,8-二甲氧基异黄烷酮;甾醇类成分有 β-豆甾醇、羽扇豆醇、胆甾醇、α-菠菜甾醇。

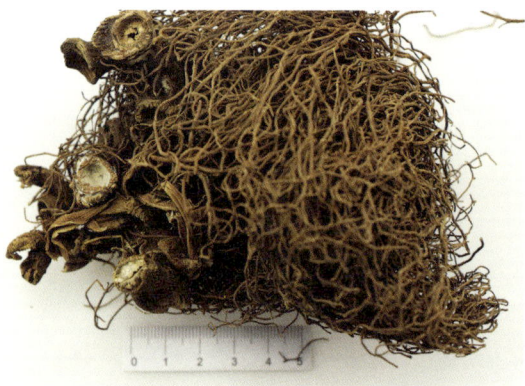

图 15-89 红毛七药材图

【药理作用】 红毛七浸剂或酊剂毒性很小,能收缩子宫,对血管也有收缩作用。塔斯品碱有显著的抑菌作用,并对小鼠实验性结核病有治疗作用。

【性味归经】 辛、苦,温。归肝、胃经。

【功能主治】 活血散瘀,祛风除湿,行气止痛,降血压,止血,解草乌中毒。用于月经不调,经期少腹疼痛,产后瘀血疼痛,关节炎,劳伤,扁桃体炎,高血压。

【用法用量】 内服:煎汤,3～15 g;或浸酒或研末。

【注意事项】 孕妇禁服。

八角七

【别名】 鬼臼、独脚莲、旱八角。

【来源】 小檗科植物八角莲 Dysosma versipellis(Hance)M. Cheng ex Ying 的根及根茎。

【原植物形态】 多年生草本。根茎横生,棕褐色,具粗壮须状根。茎直立,高 30～50 cm,不分枝,淡绿色。茎生叶 1,有时 2,分别着生于茎近顶处或中部;叶片盾状,圆形,直径 30～40 cm,5～9 裂,裂片宽三角状卵圆形或卵状长圆形,长 5～8 cm,宽 5～7 cm,先端锐尖,下面疏生柔毛或无毛,边缘有针刺状细齿;叶柄长 10～15 cm。伞形花序有花 8～10 朵,簇生于茎顶叶的叶柄基部,下垂;萼片 6,椭圆形,外面有疏长毛;花瓣 6,2 轮,长约 2 cm,深红色;雄蕊 6,花丝开张,花药内向;子房上位,1 室,柱头大,盾状。浆果椭圆形或卵形。种子多数。花期 5—6 月,果期 8—10 月。(图 15-90)

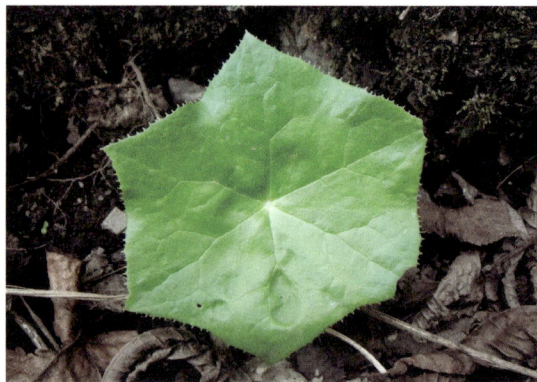

图 15-90 八角莲原植物图

【生境与分布】 生于海拔 300～2200 m 的山坡林下阴湿处。产于湖南、湖北、浙江、江西、安徽、广东、广西、云南、贵州、四川、河南、陕西。

【采收加工】 春、秋季采挖根茎,去净泥土,晒干或鲜用。

【药材性状】 本品根茎结节状,结节圆盘形,大小不一,长约 6～10 cm,直径 0.7～1.5 cm,表面黄棕色,上方具较大圆形凹陷茎痕,周围环节明显,呈同心圆状排列,色较浅,下方有环节及不规则皱纹或裂纹,可见圆点状须根痕或须根,直径约 1 mm,浅棕黄色。质极硬,不易折断,断面略平坦,颗粒状,角质样,浅黄红色;横切面平坦,可借鉴维管束小点排列;气微,味苦。(图 15 - 91)

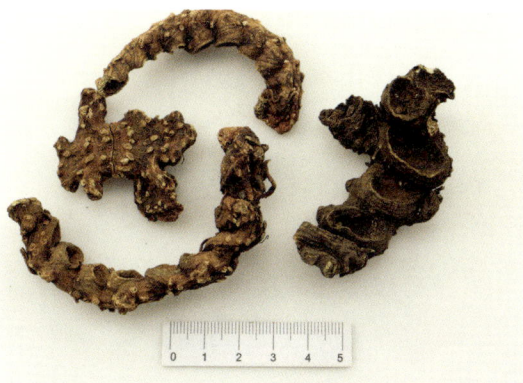

图 15 - 91 八角七药材图

【化学成分】 主要含有木脂素类、黄酮类等化合物。木脂素类有鬼臼毒素、山荷叶素、去氧鬼臼毒素、4'-去甲基鬼臼毒素、鬼臼毒酮、异苦鬼臼苦酮、去氢鬼臼毒素等;黄酮类成分有山柰黄素-3-O-β-D-吡喃葡萄糖、槲皮素、异槲皮苷、山柰酚、芦丁、槲皮素-3-O-β-D-吡喃葡萄糖苷等。此外,还含有大黄素甲醚、八角莲蒽醌、4'-甲基八角莲蒽醌、丙基柏木醚等。

【药理作用】

1. 抗肿瘤作用 鬼臼毒素是八角莲的主要活性成分,研究发现其对大多数癌症细胞都具有强烈的细胞毒性作用。

2. 抗病毒作用 体外抗病毒活性研究显示八角莲中的黄酮类化合物多具有一定的抗病毒活性。

【性味归经】 苦、辛,凉;有毒。归肺、肝经。

【功能主治】 化痰散结,祛瘀止痛,清热解毒。主治痈肿疔疮,瘰疬,咽喉肿痛,咳嗽,瘿瘤,痹症,跌扑损伤,毒蛇咬伤。

【用法用量】 内服:煎汤,6~12 g;磨汁,或入丸、散。外用:研末调敷、捣敷或浸酒涂敷。

【注意事项】 孕妇禁服,体质虚弱者慎用。

麻布七

【别名】 破布七、麻布袋、统天袋、九连环。

【来源】 毛茛科植物高乌头 Aconitum sinomontanum Nakai 的根。

【原植物形态】 多年生草本。具直根,长达 20 cm,圆柱形,粗达 2 cm。茎直立,高(60~)95~150 cm,略有棱,中空,上生稍弯曲的短柔毛,中部以下几无毛,生 4~6 枚叶,不分枝或分枝。基生叶 1 枚,有长柄,叶柄基部呈鞘状;叶片肾形或圆肾形,长 12~14.5 cm,宽 20~28 cm,基部宽心形,5~7 掌状深裂,裂片倒楔形,又有 2 浅裂,边缘有锐头缺刻,下面叶脉被金黄色短毛,边缘较密,上面除边缘外,无毛;叶柄长 30~50 cm,具浅纵沟,几无毛;茎生叶较小,柄极短。总状花序顶生及腋生,具密集的花;轴及花梗多少密被紧贴的短柔毛;苞片比花梗长,下部苞片叶状,其他的苞片不分裂,线形,长 0.7~1.8 cm;下部花梗长 2~5 cm,中部以上的长 0.5~1.4 cm;小苞片通常生花梗中部,狭线形,长 3~9 mm;萼片 5,蓝紫色或淡紫色,外面密被短曲柔毛,内面顶端密生硬毛,上萼片圆筒形,侧萼片扁圆,下萼片卵圆形;花瓣 2,无毛,具长爪,唇舌形,长约 3.5 mm;雄蕊多数,无毛,花丝基部扩大成长椭圆形翼;心皮 3,无毛。蓇葖果长 1.1~1.7 cm。种子倒卵形,具 3 条棱,长约 3 mm,褐色,密生横狭翅。花期 6—9 月。(图 15 - 92)

【生境与分布】 生于海拔 1000~3700 m

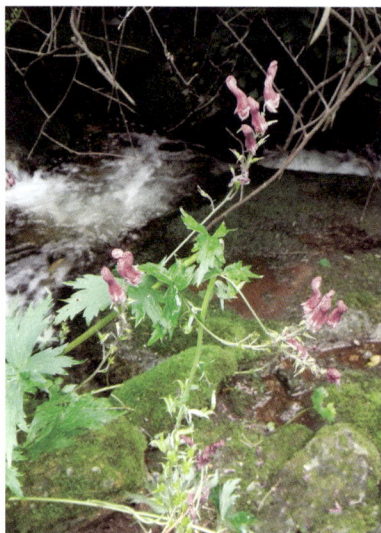

图 15 - 92　高乌头原植物图

的山坡草地或林中。分布于湖北西部、青海东部、甘肃南部及陕西、山西、四川、贵州、河北等地。

【采收加工】　夏秋季采挖,鲜用或去残茎、须根,洗净泥土,或将根撕开,除去内附黑皮,晒干。

【药材性状】　本品呈圆柱形或圆锥形,有的从根头处分枝,长 10～20 cm,中部直径 1～2.5 cm。表面暗棕色,粗糙,或因栓化细胞脱落而可见多数裂生细根纵向排列或似网状。质坚硬,能折断,断面淡黄棕色,有的根中央已枯朽成空洞状。气微,味辛、苦、微麻。(图 15 - 93)

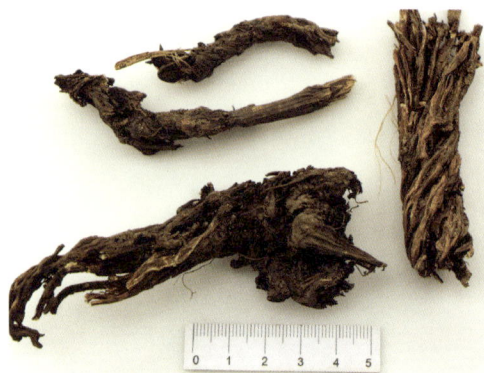

图 15 - 93　麻布七药材图

【化学成分】　含有生物碱、黄酮类、甾体类、糖和苷类等化合物。其中生物碱是特征性成分,主要有高乌头甲碱、高乌头乙碱、高乌头丙碱、高乌甲素、牛扁酸单甲酯、N -去乙酰高乌甲素、刺乌宁、刺乌定、冉乌碱、N -去乙酰冉乌碱、高乌宁甲、高乌宁乙、高乌宁丙、高乌宁碱丁、高乌宁碱戊、高乌宁碱己、高乌宁碱庚、高乌宁碱辛、高乌宁碱壬、高乌亭甲、高乌亭乙等。

【药理作用】

1. 消炎作用　麻布七中含有的刺乌头碱及 N -脱乙酰刺乌头碱均具有显著的消炎活性,对急、慢性炎症均能产生抑制作用。

2. 镇痛作用　高乌甲素的镇痛范围广、作用强,且不会产生如上瘾、呼吸抑制等阿片类药物的不良反应。高乌甲素贴片对骨科术后具有较强的镇痛作用。高乌甲素作为经腹子宫切除术患者的超前镇痛和术后辅助用药,能够有效缓解患者疼痛程度,抑制机体应激反应。右美托咪定联合高乌甲素联合用药后,对食管癌根治术术后镇痛效果较舒芬太尼更为确切,且不良反应发生率少,安全系数更高。

3. 解热作用　高乌甲素的解热作用可分为降温解热和消炎解热。高乌甲素还能显著降低病毒感染所引起的体温升高。

4. 局部麻醉作用　高乌甲素的局部麻醉作用与可卡因相当,浸润麻醉作用也远强于可卡因和普鲁卡因。

5. 抗肿瘤作用　高乌甲素可抑制肺癌原发灶和转移灶细胞的生殖和增长适应于抗肿瘤和缓解肿瘤疼痛等。氢溴酸高乌甲素对小鼠肝癌、小鼠 S180 的均有一定抑制作用,且对小鼠体重无明显影响,还能增强小鼠的细胞免疫力。高乌甲素、硫酸高乌甲素可显著抑制 HepG2 细胞、宫颈癌 HeLa 细胞的增殖。

6. 抗心律失常作用　氢溴酸高乌甲素口服能有效提高乌头碱诱发大鼠心律失常的阈值,能显著改善犬心肌缺血性心律失常,降低心律失常的发生率。氢溴酸高乌甲素有明显的抗心律失常作用。

7. 抗菌作用 刺乌头碱对铜绿假单胞菌和伤寒沙门菌具有较强的抑制作用。从高乌头中分离得到的二萜生物碱去亚甲光飞燕草碱和来本宁也具有抗菌作用。

8. 其他作用 刺乌头碱对大鼠心肌缺血或再灌注损伤具有保护作用。刺乌头碱及其盐类化合物中的生物碱具有清除自由基的作用，表明其具有抗氧化作用。刺乌头碱具有抑制酪氨酸激酶活性。

【**性味归经**】 苦、辛，温；有毒。归心、肝、肺、脾经。

【**功能主治**】 祛风除湿，理气止痛，活血散瘀。用于湿腰腿痛，关节肿痛，跌扑损伤，胃痛，胸腹胀满，急、慢性菌痢，急、慢性结肠炎，瘰疬，疮疖。

【**用法用量**】 内服：煎汤，3～9 g；或浸酒服，或入散剂。外用：适量，捣敷；或浸酒搽。

【**注意事项**】 本品有毒，内服宜慎。

長安
醫學

第十六章

补益药

第一节 补气药

西洋参

【别名】 洋参、西参、花旗参。

【来源】 五加科植物西洋参 *Panax quinquefolius* L. 的干燥根。

【原植物形态】 多年生草本,高 25～30 cm。根肉质,纺锤形,时有分枝。茎圆柱形,具纵条纹。掌状复叶,通常 3～4 枚轮生茎顶;叶柄压扁状,长 5～7 cm;小叶通常 5,稀 7 片,下方 2 片较小;小叶柄长 1～2 cm;小叶片倒卵形、宽卵形或阔椭圆形,长 4～9 cm,宽 2～5 cm,先端急尾尖,基部下延楔形,边缘具粗锯齿,上面叶脉有稀疏细刚毛。伞形花序单一顶生,有小花 20～80 朵集成圆球形,总药梗长 10～20 cm,苞片卵形;萼钟状,绿色,5 齿裂;花冠绿白色,5 瓣,长圆形;雄蕊 5,花丝基部稍扁;雌蕊 1,子房下位,2 室,花柱 2,上部分离,环状花盘,肉质。核果状浆果,扁球形,多数,集成头状,成熟时鲜红色。花期 5—6 月,果期 6—9 月。(图 16 - 1)

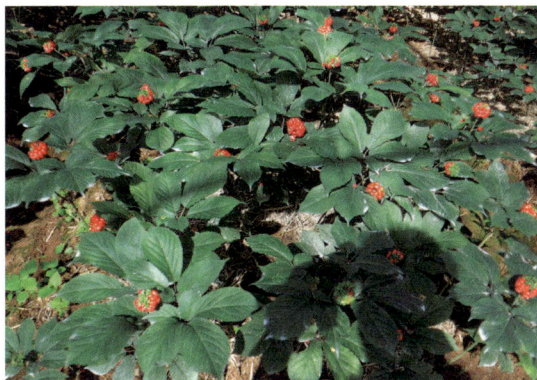

图 16 - 1 西洋参原植物图

【生境与分布】 原产北美洲。我国东北地区及北京、陕西、江西等地有栽培。

【采收加工】 秋季采挖,洗净,晒干或低温干燥。

【药材性状】 本品呈纺锤形、圆柱形或圆锥形,长 3～12 cm,直径 0.8～2 cm。表面浅黄褐色或黄白色,可见横向环纹和线形皮孔状突起,并有细密浅纵皱纹和须根痕。主根中下部有一至数条侧根,多已折断。有的上端有根茎(芦头),环节明显,茎痕(芦碗)圆形或半圆形,具不定根(芋)或已折断。体重,质坚实,不易折断,断面平坦,浅黄白色,略显粉性,皮部可见黄棕色点状树脂道,形成层环纹棕黄色,木部略呈放射状纹理。气微而特异,味微苦、甘。(图 16 - 2)

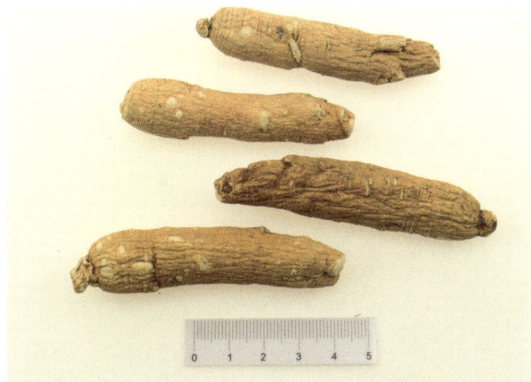

图 16 - 2 西洋参药材图

【化学成分】 主要含人参皂苷 R_0、人参皂苷 Rb_1、人参皂苷 Rb_2、人参皂苷 Rc、人参皂苷 Rd、人参皂苷 Re、人参皂苷 Rg_1 以及假人参皂苷 F_1、尚含精氨酸、天冬氨酸等 18 种氨基酸;又含挥发油、树脂等。

【药理作用】

1. 抗疲劳作用 西洋参皂苷 60 mg/kg 腹腔注射有抗疲劳作用,可延长小鼠游泳时间。

2. 抗利尿作用 西洋参皂苷 60 mg/kg 腹腔注射,对大鼠有抗利尿作用。

3. 耐缺氧作用 西洋参皂苷 60 mg/kg 腹腔注射,可延长缺氧小鼠的存活时间。

4. 抗惊厥作用 西洋参皂苷 60 mg/kg 腹腔注射,对戊四氮惊厥及士的宁惊厥死亡率均有降低。

【常用饮片】

西洋参片 本品呈长圆形或类圆形薄片。外表皮浅黄褐色。切面淡黄白至黄白色,形成层环棕黄色,皮部有黄棕色点状树脂道,近形成层环处较多而明显,木部略呈放射状纹理。气微而特异,味微苦、甘。

【性味归经】 甘、微苦,凉。归心、肺、肾经。

【功能主治】 补气养阴,清火生津。用于气虚阴亏,虚热烦倦,咳嗽痰血,内热消渴,口燥咽干。

【用法用量】 内服:煎汤,3～6 g,另煎兑服。

【注意事项】 不宜与藜芦同用。

【附注】《中国药典》(2020 年版)亦收载桔梗科植物素花党参 *Codonopsis pilosula* Nannf. var. *modesta* (Nannf.) L. T. Shen 或川党参 *Codonopsis tangshen* Oliv. 的干燥根作为党参使用。

党参

【别名】 东党、台党、潞党、口党。

【来源】 桔梗科植物党参 *Codonopsis pilosula* (Franch.) Nannf. 的干燥根。

【原植物形态】 多年生草本。根呈长圆柱形,直径 1～1.7 cm,顶端有一膨大的根头,具多数瘤状的茎痕,外皮乳黄色至淡灰棕色,有纵横皱纹。茎缠绕,长而多分歧,下部疏生白色粗糙硬毛,上部光滑或近于光滑。叶对生、互生或假轮生;具柄,叶柄长 0.5～4 cm,被疏柔毛;叶片卵形或广卵形,长 1～7 cm,宽 0.8～5.5 cm,先端钝或尖,基部截形或浅心形,全缘或微波状,上面绿色,被粗伏毛,下面粉绿色,密被疏柔毛。花单生,具细花梗;花萼绿色,具 5 裂片,裂片长圆状披针形,先端钝,光滑或稍被绒毛;花冠广钟形,直径 2～2.5 cm,淡黄绿色,且有淡紫堇色斑点,先端 5 裂,裂片三角形至广三角形,直立;雄蕊 5,花丝中部以下扩大;子房上位,3 室,胚珠多数,花柱短,柱头 3,极阔,呈漏斗状。蒴果圆锥形,3 室,有宿存花萼。种子小,褐色有光泽。花期 8—9 月,果期 9—10 月。(图 16-3)

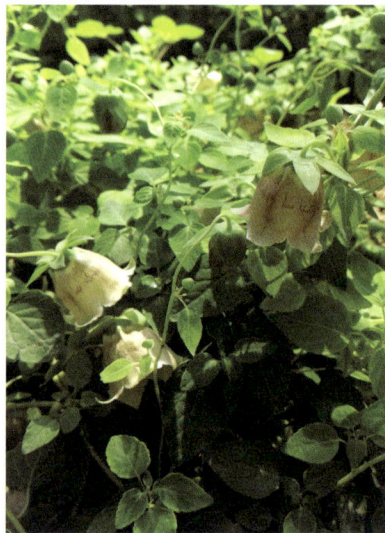

图 16-3 党参原植物图

【生境与分布】 生于山地灌丛及林缘。分布于东北地区及河北、河南、山西、陕西、甘肃、内蒙古、青海等地。

【采收加工】 秋季采挖,洗净晒干。

【药材性状】 本品呈长圆柱形,稍弯曲,长 10～35 cm,直径 0.4～2 cm。表面灰黄色、黄棕色至灰棕色,根头部有多数疣状突起的茎痕及芽,每个茎痕的顶端呈凹下的圆点状;根头下有致密的环状横纹,向下渐稀疏,有的达全长的一半,栽培品环状横纹少或无;全体有纵皱纹及散在的横长皮孔样突起,支根断落处常有黑褐色胶状物。质稍柔软或稍硬而略带韧性,断面稍平坦,有裂隙或放射状纹理,皮部淡黄白色至淡棕色,木部淡黄色。有特殊香气,味微甜。(图16-4)

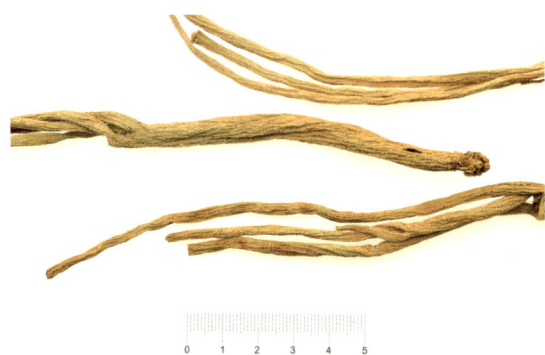

图16-4 党参药材图

【化学成分】 主要含皂苷类,以及微量生物碱、蔗糖、葡萄糖、菊糖、淀粉及树脂等化合物。

【药理作用】

1. 对血细胞的影响 党参的醇、水浸膏口服或皮下注射,可使正常兔的红细胞及血红蛋白略有增加;摘除脾脏后,作用显著减弱,故推测其补血作用可能与脾脏有关,但白细胞则有减少倾向。党参浸液在试管内无溶血现象,但与红细胞作用后,可变色,发生浑浊、沉淀。

2. 升血糖作用 对兔腹部皮下注射党参浸膏,可使血糖升高;但如注射发酵后的浸膏或灌胃给药,则无升高作用,故认为其升高血糖乃因根中含多量糖分所致。党参灌胃亦能升高血糖。

3. 降血压作用 党参醇、水浸膏静脉或腹腔注射,能降低麻醉犬的血压,并有抗肾上腺素作用;党参水浸液或醇、水浸出液也有降低麻醉动物血压的作用,并能抑制离体蟾蜍心脏。

【常用饮片】

党参片 本品呈类圆形厚片。外表皮灰黄色、黄棕色至灰棕色,有时可见根头部有多数疣状突起的茎痕和芽。切面皮部淡棕黄色至黄棕色,木部淡黄色至黄色,有裂隙或放射状纹理。有特殊香气,味微甜。

米炒党参片 本品形如党参片,表面深黄色,偶有焦斑。

【性味归经】 甘,平。归脾、肺经。

【功能主治】 健脾益肺,养血生津。用于脾肺气虚,食少倦怠,咳嗽虚喘,气血不足,面色萎黄,心悸气短,津伤口渴,内热消渴。

【用法用量】 内服:煎汤,9~30 g;或熬膏、入丸、散。生津、养血宜生用;补脾益肺宜炙用。

【注意事项】 不宜与藜芦同用。

太子参

【别名】 孩儿参、四叶参、米参。

【来源】 石竹科植物孩儿参 *Pseudostellaria heterophylla* (Miq.) Pax 的干燥块根。

【原植物形态】 多年生草本,高15~20 cm。块根长纺锤形。茎下部紫色,近四方形,上部近圆形,绿色,有2列细毛,节略膨大。叶对生,略带肉质,下部叶匙形或倒披针形。先端尖,基部渐狭,上部叶卵状披针形至长卵形,茎端的叶常4枚相距较大,呈“十”字形排列,边缘略呈波状。花腋生,二型;闭锁花生茎下部叶腋,小型,花梗细,被柔毛;萼片4;无花瓣。花1~3朵顶生,白色;花梗长1~4 cm,紫色;萼片5,披针形,背面有毛;花瓣5,倒卵形,顶端2齿裂;雄蕊10,花药紫色;雌蕊1,花柱3,柱头头状。蒴果近球形,熟时5瓣裂。种子扁圆形,有疣状

突起。花期4—5月，果期5—6月。（图16-5）

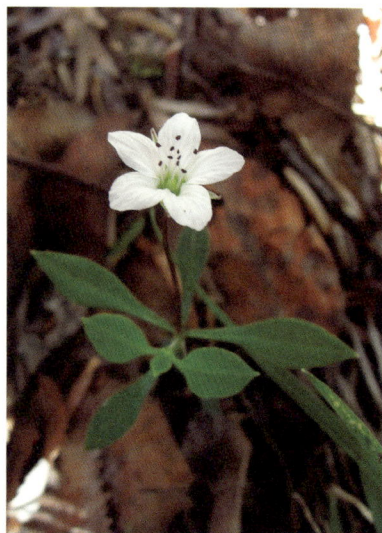

图16-5 孩儿参原植物图

【生境与分布】 生于林下富腐殖质的深厚土壤中。分布于华东、华中、华北、东北和西北地区等。

【采收加工】 夏季茎叶大部分枯萎时采挖，洗净，除去须根，置沸水中略烫后晒干或直接晒干。

【药材性状】 本品呈细长纺锤形或细长条形，稍弯曲，长3～10 cm，直径0.2～0.6 cm。表面灰黄色至黄棕色，较光滑，微有纵皱纹，凹陷处有须根痕。顶端有茎痕。质硬而脆，断面平坦，周边淡黄棕色，中心淡黄白色，角质样。气微，味微甘。（图16-6）

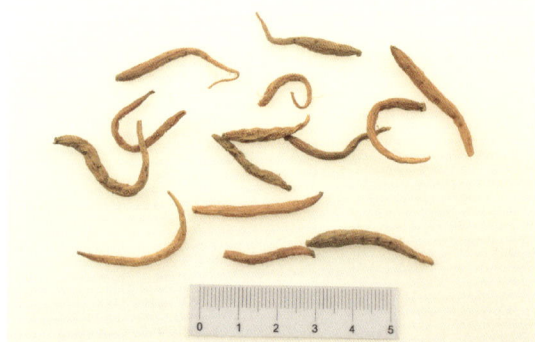

图16-6 太子参药材图

【化学成分】 太子参中主要含有棕榈酸、亚油酸、1-亚油酸甘油酯、吡咯-2-羧酸-3′-呋喃甲醇酯、山萮酸、2-吡咯甲酸、β-谷甾醇、另含糖、氨基酸、微量元素和太子参环肽A及太子参环肽B等。

【药理作用】

1. 免疫调节作用 太子参蛋白质水解产物中的异形肽可促进肿瘤坏死因子的分泌，还可提高细胞内Ca^{2+}浓度、增强钙调神经磷酸酶活性及促进活化T细胞mRNA的表达，证明其有免疫调节作用。

2. 降血糖作用 太子参多糖具有较好的降血糖作用，其中部分多糖可明显改善胰岛素耐受，发挥胰岛素增敏作用。

3. 抗氧化作用 太子参内生真菌具有一定的抗肿瘤、抗氧化活性，可作为筛选抗肿瘤先导化合物的潜在资源。

4. 保护心肌作用 太子参提取物皂苷类和多糖类均可减轻氯化钴刺激心肌细胞H9c2带来的缺氧损伤，提示其作用机制可能为通过保护细胞膜及抗氧化应激来保护细胞免受氧化损伤。

5. 抗应激作用 太子参皂苷提取物通过抗氧化应激及下调C-fos、Bax基因的表达水平，抑制光凝后视网膜细胞凋亡，从而起到对视网膜激光损伤的保护及治疗作用。

6. 消炎作用 太子参可抑制LPS诱导产生的炎症反应和细胞凋亡，可作为治疗炎症性疾病的潜在靶点。

7. 抗肿瘤作用 太子参环肽已被证明是太子参抑制3种人类肿瘤细胞MGC803、HepG2和RKO细胞活性的主要活性成分。

8. 镇咳作用 太子参乙酸乙酯部位能使慢性阻塞性肺疾病大鼠的肺气道阻力下降、动态肺顺应性升高，血清IL-8、粒细胞-巨噬细胞集落刺激因子、肿瘤坏死因子、内皮素1水平下降,其作用机制与调节多种细胞因子水平及减轻气道炎症而改善肺功能有关。

【性味归经】 甘、微苦,平。归脾、肺经。

【功能主治】 益气健脾,生津润肺。用于脾虚体倦,食欲不振,病后虚弱,气阴不足,自汗口渴,肺燥干咳。

【用法用量】 内服:煎汤,9～30 g。

【注意事项】 表实邪盛者不宜用。

黄芪

【别名】 绵芪、绵黄芪。

【来源】 豆科植物膜荚黄芪 *Astragalus membranaceus*(Fisch.)Bge. 或蒙古黄芪 *Astragalus membranaceus*(Fisch.)Bge. var. *mongholicus*(Bge.)Hsiao 的干燥根。

【原植物形态】

膜荚黄芪 多年生草本,高 0.5～1.5 m。主根肥厚,木质,常分枝,灰白色。茎直立,上部多分枝,有细棱,被白色柔毛。单数羽状复叶互生,叶柄基部有披针形托叶,叶轴被毛;小叶13～31,卵状披针形或椭圆形,长 0.8～3 cm,先端稍钝,有短尖,基部楔形,全缘,两面被有白色长柔毛,无小叶柄。夏季叶腋抽出总状花序,较叶稍长;花萼 5 浅裂,筒状;蝶形花冠淡黄色,长约 1.6 cm,旗瓣三角状倒卵形,翼瓣和龙骨瓣均有柄状长爪。荚果膜质,膨胀,卵状长圆形,长 2 cm 余,先端有喙,被黑色短柔毛。种子5～6,肾形,棕褐色。花期 6—8 月,果期 7—9 月。(图 16-7)

蒙古黄芪 形似上种,唯其托叶呈三角状卵形,小叶 25～37,小叶片短小而宽,呈椭圆形。花冠黄色,长不及 2 cm。荚果无毛,有显著网纹。

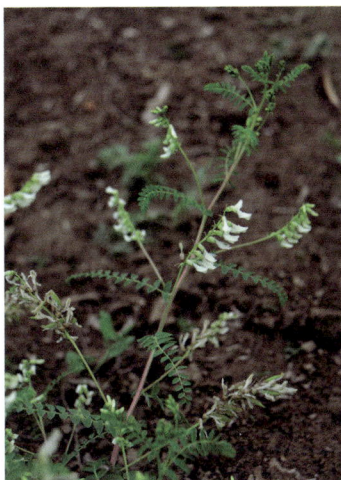

图 16-7 膜荚黄芪原植物图

【生境与分布】

膜荚黄芪 生于林缘、灌丛或疏林下,亦见于山坡草地或草甸中。产于东北、华北及西北。全国各地多有栽培。

蒙古黄芪 生于向阳草地及山坡上。产于黑龙江、内蒙古、河北、山西、陕西等地。

【采收加工】 春、秋季采挖,除去泥土、须根及根头,晒至六七成干,理直扎捆后晒干。

【药材性状】 本品呈圆柱形,有的有分枝,上端较粗,长 30～90 cm,直径 1～3.5 cm。表面淡棕黄色或淡棕褐色,有不整齐的纵皱纹或纵沟。质硬而韧,不易折断,断面纤维性强,并显粉性,皮部黄白色,木部淡黄色,有放射状纹理和裂隙,老根中心偶呈枯朽状,黑褐色或呈空洞。气微,味微甜,嚼之微有豆腥味。(图 16-8)

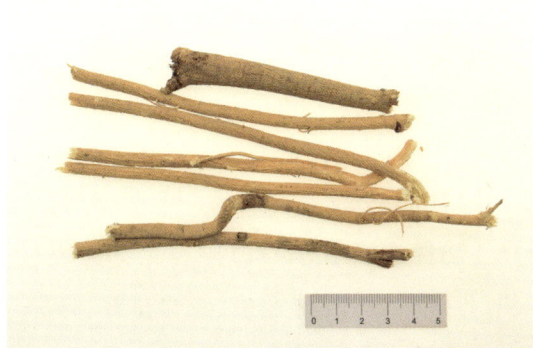

图 16-8 黄芪药材图

【化学成分】 主要含黄酮类成分毛蕊异黄酮、3-羟基-9,10-二甲氧基紫檀烷、2′,4′二羟基-5,6-二甲氧基异黄酮,还含黄芪皂苷。

【药理作用】

1. 强心作用 黄芪能加强正常心脏收缩,对衰竭的心脏有强心作用。

2. 降血压作用 黄芪能使管状血管和肾脏血管扩张,并使全身末梢血管扩张,皮肤循环通畅,使高血压患者血压下降。

3. 利尿作用 实验证明黄芪有中等的利尿作用。

4. 消炎作用 黄芪磨成粉末加入饲料给大白鼠喂服 3 日,有阻抑实验性肾炎的作用。

5. 镇静作用 黄芪对小白鼠有镇静作用,能维持数小时。

6. 降血糖作用 家兔口服黄芪可使血糖明显下降。

7. 收缩子宫作用 黄芪对大白鼠离体子宫具有兴奋收缩作用。

8. 抑菌作用 黄芪在体外对志贺氏痢疾志贺菌、炭疽杆菌、甲型溶血性链球菌、乙型溶血性链球菌、白喉棒状杆菌、假白喉棒状杆菌、肺炎球菌、金黄色葡萄球菌、柠檬色葡萄球菌、枯草杆菌等均有抑制作用。

【常用饮片】

黄芪片 本品呈类圆形或椭圆形厚片,外表皮黄白色至淡棕褐色,可见纵皱纹或纵沟。切面皮部黄白色,木部淡黄色,有放射状纹理及裂隙,有的中心偶有枯朽状,黑褐色或呈空洞。气微,味微甜,嚼之有豆腥味。(图 16-9)

【性味归经】 甘,微温。归肺、脾经。

【功能主治】 补气升阳,固表止汗,利水消肿,生津养血,行滞通痹,托毒排脓,敛疮生肌。用于气虚乏力,食少便溏,中气下陷,久泻脱肛,便血崩漏,表虚自汗,气虚水肿,内热消

渴,血虚萎黄,半身不遂,痹痛麻木,痈疽难溃,久溃不敛。

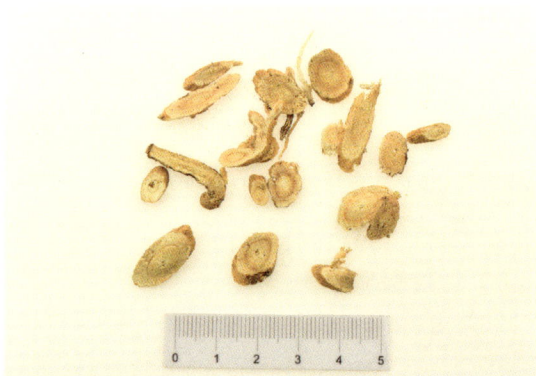

图 16-9 黄芪饮片图

【用法用量】 内服:煎汤,9～30 g。

附:炙黄芪

【来源】 黄芪的炮制加工品。

【药材性状】 本品呈圆形或椭圆形的厚片,直径 0.8～3.5 cm,厚 0.1～0.4 cm,外表皮淡棕黄色或淡棕褐色,略有光泽,可见纵皱纹或纵沟。切面皮部黄白色,木部淡黄色,有放射状纹理和裂隙,有的中心偶有枯朽状,黑褐色或呈空洞。具蜜香气,味甜,略带黏性,嚼之微有豆腥味。

【性味归经】 甘,温。归肺、脾经。

【功能主治】 益气补中。用于气虚乏力,食少便溏。

【用法用量】 内服:煎汤,9～30 g。

白术

【别名】 山精、冬白术。

【来源】 菊科植物白术 *Atractylodes macrocephala* Koidz. 的干燥根茎。

【原植物形态】 多年生草本,高 30～80 cm。根茎粗大,略呈拳状。茎直立,上部分枝,基部木质化,具不明显纵槽。单叶互生;茎

下部叶有长柄,叶片 3 深裂,偶为 5 深裂,中间裂片较大,椭圆形或卵状披针形,两侧裂片较小,通常为卵状披针形,基部不对称;茎上部叶的叶柄较短,叶片不分裂,椭圆形至卵状披针形,长 4～10 cm,宽 1.5～4 cm,先端渐尖,基部渐狭下延成柄状,叶缘均有刺状齿,上面绿色,下面淡绿色,叶脉突起。头状花序顶生,直径 2～4 cm;总苞钟状,总苞片 7～8 列,膜质,覆瓦状排列;基部叶状苞 1 轮,羽状深裂,包围总苞;花多数,着生于平坦的花托上;花冠管状,下部细,淡黄色,上部稍膨大,紫色,先端 5 裂,裂片披针形,外展或反卷;雄蕊 5,花药线形,花丝离生;雌蕊 1,子房下位,密被淡褐色绒毛,花柱细长,柱头头状,顶端中央有 1 浅裂缝。瘦果长圆状椭圆形,微扁,长约 8 mm,直径约 2.5 mm,被黄白色绒毛,顶端有冠毛残留的圆形痕迹。花期 9—10 月,果期 10—11 月。(图 16 - 10)

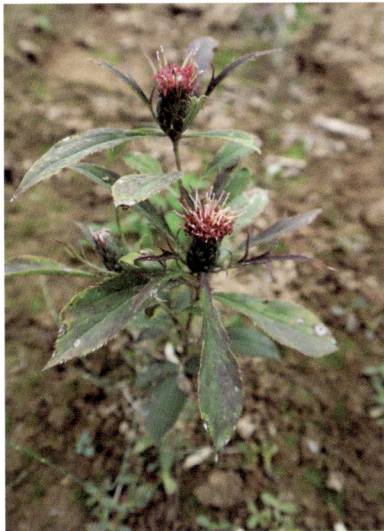

图 16 - 10 白术原植物图

【生境与分布】 生于山坡草地及山坡林下。现广为栽培,安徽、江苏、浙江、福建、江西、湖南、湖北、四川、陕西、贵州等地均有,而以浙江栽培数量最大。

【采收加工】 冬季下部叶枯黄、上部叶变脆时采挖,除去泥沙,烘干或晒干,再除去须根。

【药材性状】 本品为规则的肥厚团块,长 3～13 cm,直径 1.5～7 cm。表面灰黄色或灰棕色,有瘤状突起及断续的纵皱和沟纹,并有须根痕,顶端有残留茎基和芽痕。质坚硬不易折断,断面不平坦,黄白色至淡棕色,有棕黄色的点状油室散在;烘干者断面角质样,色较深或有裂隙。气清香,味甘、微辛,嚼之略带黏性。以个大、质坚实、断面黄白色、香气浓者为佳。(图 16 - 11)

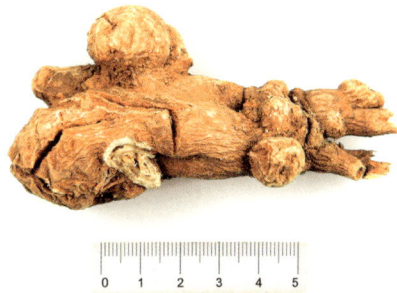

图 16 - 11 白术药材图

【化学成分】 主要含挥发油,有 α-葎草烯及 β-葎草烯、β-榄香醇、α-姜黄烯、苍术酮、3β-乙酰氧基苍术酮、芹子二烯酮、桉叶醇、棕榈酸、茅术醇、β-芹子烯等。还含有倍半萜内酯类化合物、多炔类化合物、东莨菪素、果糖、菊糖、甘露聚糖 AM-3 以及多种氨基酸。

【药理作用】

1. 利尿作用 白术具有明显而持久的利尿作用,对各种动物都有作用。

2. 降血糖作用 家兔灌胃白术煎剂或浸膏可使血糖稍有降低。大鼠灌胃煎剂有加速体内葡萄糖的同化因而降低血糖。小鼠内服白术煎剂有保护肝脏,防止四氯化碳引起的肝糖原减少作用。

3. 调节免疫作用 白术煎剂灌胃能促进小鼠体重增加和增强游泳耐力,白术能增强网状内皮系统的吞噬功能,对小鼠网状内皮系统有活化作用,促进小鼠腹腔巨噬细胞的吞噬功能,使巨噬细胞的吞噬百分率、吞噬指数及其溶酶体消化平均较对照组显著增加。在白细胞减少时,白术有升白细胞作用。白术还能提高淋巴细胞转化率和自然玫瑰花形成率,促进细胞免疫功能。

4. 抗凝血作用 白术对血小板聚集有明显的抑制作用,白术煎剂灌胃能显著延长大鼠凝血酶原的时间。

5. 对心血管系统的作用 白术有血管扩张作用。对心脏呈抑制作用,剂量过大时可致停搏。

6. 抗肿瘤作用 体外试验表明,白术挥发油中的中性油对食管癌细胞有明显抑制作用。

7. 对胃肠平滑肌的作用 白术煎剂灌胃能明显促进小肠蛋白质的合成。白术提取物灌胃给药,对动物水浸束缚应激性溃疡有显著抑制效果。

8. 抗菌作用 白术水浸液在试管内对絮状表皮癣菌、星形诺卡菌有抑制作用。白术煎剂对脑膜炎球菌亦有抑制作用。据报道白术煎剂和四君子汤对伤寒沙门菌、甲型副伤寒沙门菌、福氏志贺菌、大肠埃希菌、铜绿假单胞菌等均有不同程度的抑菌作用,而无杀菌作用。

9. 促进造血功能 白术煎剂皮下注射能促进小鼠骨髓红系造血祖细胞的生长。对于用化学疗法或放射疗法引起的白细胞下降,有使其升高的作用。

10. 促进蛋白质合成 白术煎剂灌胃能明显促进小鼠小肠蛋白质的合成。

【常用饮片】

生白术片 本品呈不规则的厚片。外表皮灰黄色或灰棕色。切面黄白色至淡棕色,散生棕黄色的点状油室,木部具放射状纹理;烘干者

切面呈角质样,色较深或有裂隙。气清香,味甘、微辛,嚼之略带黏性。(图 16-12)

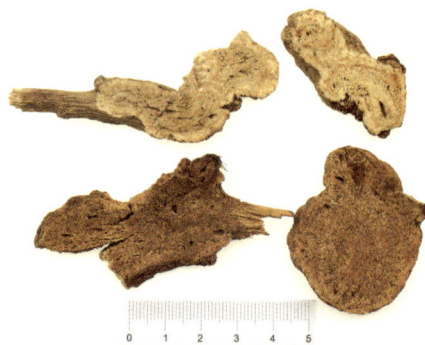

图 16-12 白术饮片图

麸炒白术片 本品形如白术片,表面黄棕色,偶见焦斑。略有焦香气。

【性味归经】 苦、甘,温;归脾、胃经。

【功能主治】 健脾益气,燥湿利水,止汗,安胎。用于脾虚食少,腹胀泄泻,痰饮眩悸,水肿,自汗,胎动不安。

【用法用量】 内服:煎汤,3～15 g;或熬膏;或入丸、散。

【注意事项】 阴虚燥渴,气滞胀闷者忌用。

山药

【别名】 薯蓣、山芋、怀山药。

【来源】 薯蓣科植物薯蓣 *Dioscorea opposita* Thunb. 的干燥根茎。

【原植物形态】 多年生缠绕草质藤本。块茎长圆形,垂直生长,长可达 1 m,新鲜时断面白色,富黏性,干后白色粉质。茎通常带紫红色,右旋,无毛。单叶,在茎下部的互生,中部以上的对生,很少 3 叶轮生;叶片变异大,卵状三角形至宽卵状戟形,长 3～9 cm,宽 2～7 cm,先

端渐尖,基部深心形、宽心形或戟形至近截形,边缘常3浅裂至3深裂,中裂片卵状椭圆形至披针形,侧裂片耳状、圆形、近方形至长圆形。幼苗时一般叶片为宽卵形或卵圆形,基部深心形。叶腋内常有珠芽(零余子)。雌雄异株。雄花序为穗状花序,长2～8 cm,近直立;2～8个着生于叶腋,偶呈圆锥状排列;花序轴明显地呈"之"字形曲折;苞片和花被片有紫褐色斑点;雄花的外轮花瓣片宽卵形,内轮卵形;雄蕊6。雌花序为穗状花序,1～3个着生于叶腋。蒴果不反折,三棱状扁圆形或三棱状圆形,长1.2～2.0 cm,宽1.5～3.0 cm,外面有白粉。种子着生于每室中轴中部,四周有膜质翅。花期6—9月,果期7—11月。(图16-13)

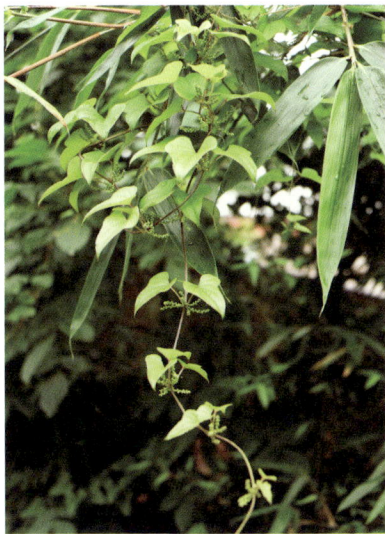

图16-13 薯蓣原植物图

【生境与分布】 栽培或野生于山地向阳处,全国大部分地区均有分布。主产于河南、山西、河北、陕西等地。

【采收加工】 冬季茎叶枯萎后采挖,切去根头,洗净,除去外皮和须根,干燥,习称"毛山药";或除去外皮,趁鲜切厚片,干燥,称为"山药片";也有选择肥大顺直的干燥山药,置清水中,浸至无干心,闷透,切齐两端,用木板搓成圆柱状,晒干,打光,习称"光山药"。

【药材性状】

毛山药 本品略呈圆柱形,弯曲而稍扁,长15～30 cm,直径1.5～6 cm。表面黄白色或棕黄色,有纵沟、纵皱纹及须根痕,偶有浅棕色外皮残留。体重,质坚实,不易折断,粉性。气微,味淡、微酸,嚼之发黏。(图16-14)

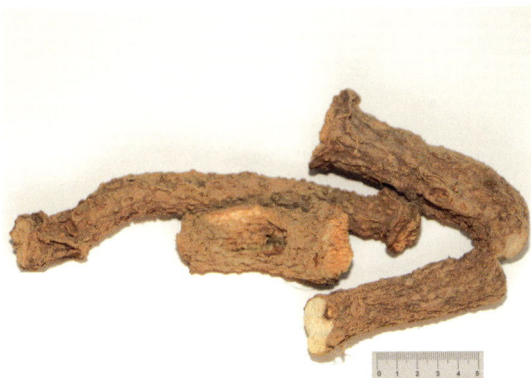

图16-14 毛山药药材图

光山药 本品呈圆柱形,两端平齐,长9～18 cm,直径1.5～3 cm。表面光滑,白色或黄白色。

【化学成分】 山药含有蛋白质、氨基酸、多糖、薯蓣皂苷元、多巴胺、盐酸山药碱、多酚氧化酶、尿囊素、儿茶酚胺,以及胆甾醇、麦角甾醇、菜油甾醇、豆甾醇、β-谷甾醇、止杈素Ⅱ等化合物。

【药理作用】

1. 降血糖作用 山药可显著降低正常小鼠和四氧嘧啶糖尿病小鼠的血糖,可明显对抗肾上腺素、血氧嘧啶及外源葡萄糖引起的小鼠血糖升高。

2. 调节机体对非特异刺激反应性作用 山药能显著延长缺氧小鼠存活时间,具有极显著的常压耐缺氧作用;能明显减轻小鼠脏器受缺氧环境的损害,提高耐受性。

3. 调节免疫作用 山药可显著增加小鼠的脾脏重量,而对胸腺无明显作用。山药可显著增强小鼠碳粒廓清作用,生品又强于麸炒品和土炒品,提示补气用山药生品为宜。山药多糖能够有效地对抗环磷酰胺的抑制免疫作用。

【常用饮片】

山药片 本品为不规则的厚片,皱缩不平,切面白色或黄白色,质坚脆,粉性。气微,味淡、微酸。(图16－15)

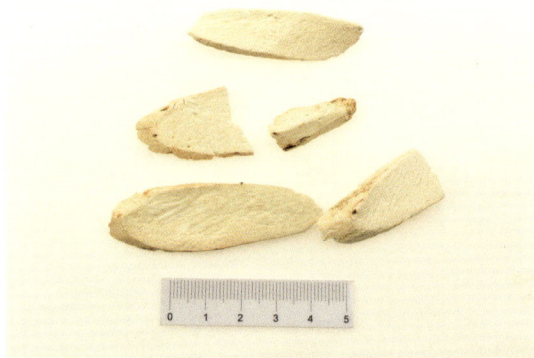

图16－15 山药饮片图

麸炒山药 本品形如毛山药片或光山药片,切面黄白色或微黄色,偶见焦斑,略有焦香气。

【性味归经】 甘,平。归脾、肺、肾经。

【功能主治】 补脾养胃,生津益肺,补肾涩精。用于脾虚食少,久泻不止,肺虚喘咳,肾虚遗精,带下,尿频,虚热消渴。麸炒山药补脾健胃。用于脾虚食少,泄泻便溏,白带过多。

【用法用量】 内服:煎汤,15～30 g,大剂量60～250 g;或入丸、散。外用:适量,捣敷。补阴,宜生用;健脾止泻,宜炒黄用。

【注意事项】 湿盛中满或有实邪、积滞者禁用。

白扁豆

【别名】 眉豆。

【来源】 豆科植物扁豆 *Dolichos lablab* L. 的干燥成熟种子。

【原植物形态】 一年生缠绕草质藤本。茎常呈淡紫色或淡绿色。三出复叶;叶柄长4～14 cm;托叶披针形或三角状卵形,被白色柔毛;顶生小叶柄长1.5～3.5 cm,两侧小叶柄较短,长2～3 mm,均被白色柔毛;顶生小叶宽三角状卵形,长5～10 cm,宽约与长相等,先端尖,基部广楔形或截形,全缘,两面均被短柔毛,沿叶脉处较多,基出3主脉,侧脉羽状;侧生小叶斜卵形,两边不均等。总状花序腋生,长15～25 cm,直立,花序轴较粗壮;花丛生于花序轴的节上,小苞片舌状,2枚,早落;花萼宽钟状,先端5齿,上部2齿几乎完全合生,其余3齿近相等,边缘密被白色柔毛;花冠蝶形,白色或淡紫色,长约2 cm,旗瓣广椭圆形,先端向内微凹,翼瓣斜椭圆形,近基部处一侧有耳状突起,龙骨瓣舟状,弯曲几呈直角;二体雄蕊,将雌蕊包被;子房线形,有绢毛,基部有腺体,花柱近先端有白色髯毛,柱头头状。荚果镰形或倒卵状长椭圆形,扁平,先端较宽,顶上具一向下弯曲的喙,边缘粗糙。种子2～5,扁椭圆形,白色、红褐色或近黑色,种脐与种脊长而隆起,一侧边缘有隆起的白色半月形种阜。花期6—8月,果期9月。(图16－16)

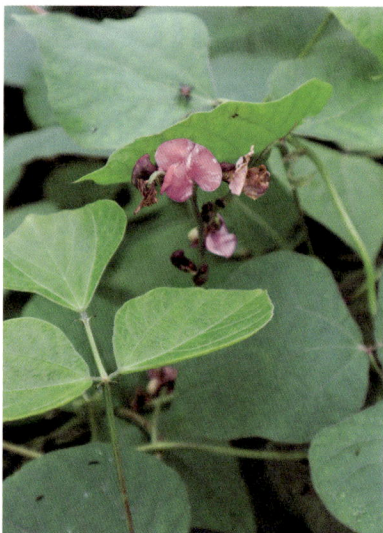

图16－16 扁豆原植物图

【生境与分布】 全国各地均有栽培。主要分布于辽宁、河北、山西、陕西、山东、江苏、安徽、浙江、江西、福建、台湾、河南、湖北、湖南、广东、海南、广西、四川、贵州、云南等地。

【采收加工】 秋、冬二季采收成熟果实，晒干，取出种子，再晒干。

【药材性状】 本品呈扁椭圆形或扁卵圆形，长 0.8～1.3 cm，宽 6～9 mm，厚约 7 mm。表面淡黄白色或淡黄色，平滑，略有光泽，一侧边缘有隆起的白色眉状种阜。质坚硬，种皮薄而脆，子叶 2，肥厚，黄白色。气微，味淡，嚼之有豆腥气。(图 16-17)

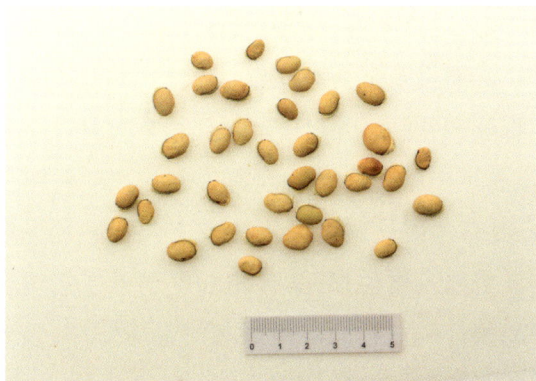

图 16-17 白扁豆药材图

【化学成分】 含有棕榈酸、亚油酸、反油酸、油酸、硬脂酸、花生酸、山萮酸等有机酸；又含葫芦巴碱、蛋氨酸、亮氨酸、苏氨酸、维生素 B_1、维生素 C、胡萝卜素、蔗糖、葡萄糖、水苏糖、麦芽糖、棉子糖、L-2-哌啶酸和具有毒性的植物凝集素及甾体类成分。

【药理作用】

1. 抗菌、抗病毒作用 白扁豆煎剂对痢疾志贺菌有抑制作用；对食物中毒引起的呕吐、急性胃肠炎等有解毒作用。白扁豆水提取物对小鼠 Columbia SK 病毒有抑制作用。

2. 调节免疫作用 白扁豆冷盐浸液对活性 E-玫瑰花环的形成有促进作用，即增强 T 细胞的活性，提高细胞的免疫功能。

3. 毒性 白扁豆中含有人的红细胞非特异性植物凝集素。该凝集素不溶于水，有抗胰蛋白酶活性，可抑制实验动物生长，故属毒性成分。

【性味归经】 甘、微温；归脾、胃经。

【功能主治】 健脾化湿，和中消暑。用于脾胃虚弱，食欲不振，大便溏泻，白带过多，暑湿吐泻，胸闷腹胀。

【用法用量】 内服：煎汤，10～15 g；或生品捣研水绞汁；或入丸、散。外用：适量，捣敷。

甘草

【别名】 美草、蜜甘、蜜草。

【来源】 豆科植物甘草 *Glycyrrhiza uralensis* Fisch. 的干燥根和根状茎。

【原植物形态】 多年生草本，高 30～100 cm。根粗壮，呈圆柱形，味甜，外皮红棕色或暗棕色。茎直立，基部带木质，被白色短毛和刺毛状腺体。单数羽状复叶互生，叶柄长约 6 cm，托叶早落；小叶 7～17，卵状椭圆形，长 2～5.5 cm，宽 1～3 cm，先端钝圆，基部浑圆，两面被腺体及短毛。夏日叶腋抽出总状花序，花密集；花萼钟状，被短毛和刺毛状腺体；蝶形花冠淡红紫色，长 1.4～2.5 cm，旗瓣大，矩状椭圆形，基部有短爪，翼瓣及龙骨瓣均有长爪，二体雄蕊。荚果条状长圆形，常密集，有时呈镰状以至环状弯曲，宽 6～9 mm，密被棕色刺毛状腺体；种子 2～8，扁圆形或稍肾形。花期 6—8 月，果期 7—10 月。(图 16-18)

【生境与分布】 生于干燥草原及向阳山坡。分布于东北、华北地区及陕西、甘肃、青海、新疆、山东等地。

【采收加工】 野生品秋季采挖，栽培品

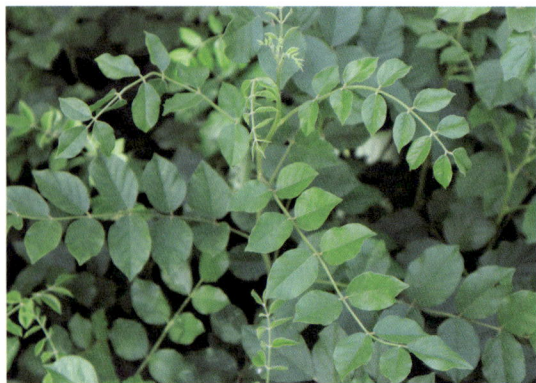

图 16 - 18　甘草原植物图

于播种 3～4 年后,在秋季采挖,除去残茎,按粗细分别晒干。

【药材性状】　本品呈长圆柱形,长 25～100 cm,直径 0.6～3.5 cm。外皮松紧不一。表面红棕色或灰棕色,具显著的纵皱纹、沟纹、皮孔及稀疏的细根痕。质坚实,断面略显纤维性,黄白色,粉性,形成层环纹明显,射线放射状,有的有裂隙。根茎呈圆柱形,表面有芽痕,断面中部有髓。气微,味甜而特殊。以皮细紧、色红棕、质坚实、断面色黄白、粉性足者为佳。(图 16 - 19)

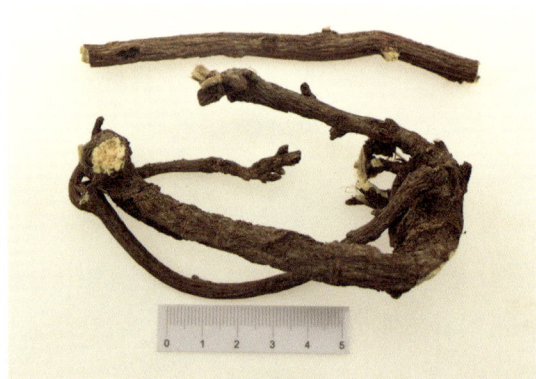

图 16 - 19　甘草药材图

【化学成分】　主要含有三萜类、黄酮类、生物碱成分。三萜类主要有甘草甜素,系甘草酸的钾、钙盐,为甘草甜味的成分;尚含甘草次酸、甘草次酸甲酯、甘草内酯、乌拉内酯、18α-羟基甘草次酸甲酯以及甘草皂苷 A_3、甘草皂苷 B_2、甘草皂苷 C_2、甘草皂苷 D_3、甘草皂苷 F_3、甘草皂苷 G_2、甘草皂苷 H_2、甘草皂苷 J_2 和甘草皂苷 K_2 等;黄酮类化合物有甘草苷、甘草苷元、异甘草苷、异甘草苷元、新甘草苷、新异甘草苷、甘草利酮,尚有 5-O-甲基甘草定、芒柄花黄素、甘草定等;生物碱有 5,6,7,8-四氢-2,4-二甲基喹啉、5,6,7,8-四氢-4-甲基喹啉。此外、含有甘露醇、葡萄糖、蔗糖、苹果酸、桦木酸、天冬酰胺、烟酸、挥发油及淀粉等。

【药理作用】

1. 解毒作用　甘草甜素或其钙盐有较强的解毒作用,对白喉毒素、破伤风毒素有较强的解毒作用,对于一些过敏性疾病、动物实验性肝炎、河豚毒及蛇毒亦有解毒作用。

2. 消炎及抗变态反应　甘草次酸对大白鼠的棉球肉芽肿、甲醛性浮肿,结核分枝杆菌素反应、皮下肉芽肿性炎症均有抑制作用。甘草酸铵、甘草次酸钠能有效影响皮下肉芽肿性炎症的渗出期及增生期,其作用强度弱于或接近于可的松。甘草酸的各种制剂的消炎作用,以琥珀酸盐的活性较高,但毒性亦大。

3. 祛痰、镇咳作用　甘草能促进咽喉及支气管的分泌,使痰容易咯出。甘草次酸衍化物对豚鼠及猫的实验性咳嗽均有显著的镇咳作用。

4. 抑制胃溃疡作用　甘草的水提取物有保护胃黏膜,治疗胃溃疡的作用。据临床与实验室药理观察,甘草水提取物能增加胃黏膜细胞的己糖胺成分,使胃黏膜不受伤害。

5. 对胃液分泌的影响　甘草流浸膏灌胃后能吸附胃酸,降低胃酸浓度,但吸收后也能发挥作用。对胃酸的基础分泌量亦有抑制作用。

6. 解痉作用　甘草煎剂、流浸膏对动物离体肠管均有松弛作用,对乙酰胆碱、氯化钡、组胺等引起的肠痉挛有解痉作用。

7. 抗肝损伤作用　甘草对于动物实验性肝

损伤,使其肝脏变性和坏死明显减轻,肝细胞内蓄积的肝糖原及核糖核酸含量大部恢复或接近正常,血清谷丙转氨酶活力显著下降。

8. 肾上腺皮质激素样作用 甘草能使多种动物的尿量及钠的排出减少,钾排出增加,血钠上升,血钙降低,肾上腺皮质小球带萎缩。甘草能使尿中游离型17-羟皮质类固醇排泄增加,结合型减少,小剂量表现胸腺萎缩,肾上腺重量增加,束状层幅度加宽,肾上腺维生素C含量降低等。甘草能显著增强和延长可的松的作用。

【常用饮片】
甘草片 本品呈类圆形或椭圆形的厚片。外表皮红棕色或灰棕色,具纵皱纹。切面略显纤维性,中心黄白色,有明显放射状纹理及形成层环。质坚实,具粉性。气微,味甜而特殊。

【性味归经】 甘,平。归心、肺、脾、胃经。

【功能主治】 补脾益气,清热解毒,祛痰止咳,缓急止痛,调和诸药。用于脾胃虚弱,倦怠乏力,心悸气短,咳嗽痰多,脘腹、四肢挛急疼痛,痈肿疮毒,缓解药物毒性、烈性。

【用法用量】 内服:煎汤,2～10 g,调和诸药用量宜小,作为主药用量宜稍大,可用10 g左右;用于中毒抢救,可用30～60 g。凡入补益药中宜炙用,入清泻药中宜生用。外用:适量,煎水洗、渍;或研末敷。

【注意事项】 不宜与海藻、京大戟、红大戟、甘遂、芫花同用。

【附注】 《中国药典》(2020年版)亦收载豆科植物胀果甘草 *Glycyrrhiza inflata* Bat. 或光果甘草 *Glycyrrhiza glabra* L. 的干燥根和根茎作为甘草入药。

大枣

【别名】 红枣、干赤枣。

【来源】 鼠李科植物枣 *Ziziphus jujuba* Mill. 的干燥成熟果实。

【原植物形态】 落叶灌木或小乔木,高可达10 m。枝平滑无毛,具成对的针刺,直伸或钩曲,幼枝纤弱而簇生,颇似羽状复叶,呈"之"字形曲折。单叶互生;卵圆形至卵状披针形,少有卵形,长2～6 cm,先端短尖而钝,基部歪斜,边缘具细锯齿,3主脉自基部发出,侧脉明显。花小型,短聚伞花序,丛生于叶腋,黄绿色;萼5裂,上部呈花瓣状,下部连成筒状,绿色;花瓣5;雄蕊5,与花瓣对生;子房2室,花柱突出于花盘中央,先端2裂,核果呈卵形至长圆形,长1.5～5 cm,熟时深红色,果肉味甜,核两端锐尖。花期4—5月,果期7—9月。(图16-20)

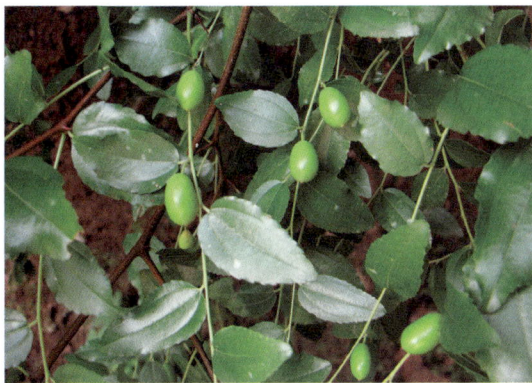

图16-20 枣原植物图

【生境与分布】 一般多为栽培。全国大部分地区有产,主产于河北、河南、山东、四川、贵州等地。

【采收加工】 秋季果实成熟时采收。拣净杂质,晒干。

【药材性状】 本品呈椭圆形或球形,长2～3.5 cm,直径1.5～2.5 cm。表面暗红色,略带光泽,有不规则皱纹。基部凹陷,有短果梗。外果皮薄,中果皮棕黄色或淡褐色,肉质,柔软,富糖性而油润。果核纺锤形,两端锐尖,质坚硬。气微香,味甜。以色红、肉厚、饱满、核小、味甜者为佳。(图16-21)

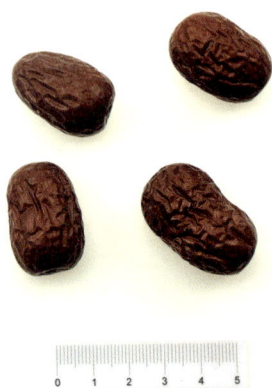

图 16 - 21　大枣药材图

【化学成分】　主要含有皂苷类、黄酮类、糖和苷类、生物碱等化合物。皂苷类主要有大枣皂苷Ⅰ、大枣皂苷Ⅱ、大枣皂苷Ⅲ、酸枣仁皂苷 B 等;生物碱主要有无刺枣碱 A、滇刺枣碱 A、滇刺枣碱 D 等;黄酮类主要有芦丁、当药黄素、棘苷、槲皮素等;糖和苷类主要有无刺枣苄苷Ⅱ、长春花苷等。

【药理作用】

1. 增强免疫的作用　大枣对放疗小鼠免疫功能具有一定的保护作用。

2. 抑制肿瘤作用　大枣提取物能明显增加调控细胞增殖的信号小分子在细胞间流通,抑制癌细胞的大量增生。

3. 抗氧化作用　枣皮红色素中含有抗氧化活性成分,且与其抗氧化活性呈一定正相关。

4. 抗过敏作用　大枣具有抗过敏的作用,其机制可能是大枣可使白细胞内环腺苷含量增高,故口服含有大枣的方剂,其靶细胞内的环腺苷/环磷酸鸟苷值均明显升高。

5. 其他作用　大枣具有一定的抗疲劳、耐缺氧作用等。

【性味归经】　甘,温。归脾、胃、心经。

【功能主治】　补中益气,养血安神。用于脾虚食少,乏力便溏,妇人脏躁。

【用法用量】　内服:煎汤,6～15 g。

【注意事项】　凡有湿痰、积滞、齿病、虫病者均不宜使用。

第二节　补血药

当归

【别名】　干归、马尾当归、秦归、云归。

【来源】　伞形科植物当归 *Angelica sinensis*(Oliv.) Diels 的干燥根。

【原植物形态】　多年生草本,高 0.4～1 m。茎直立,紫色,有显明的纵直槽纹,光滑无毛。叶二至三回单数羽状分裂,叶柄长 3～11 cm,基部叶鞘膨大;叶片卵形;小叶 3 对,近叶柄的 1 对小叶柄长 0.5～1.5 cm,近顶端的一对无柄,呈一至二回分裂,裂片边缘有缺刻。复伞形花序,顶生,伞梗 10～14,长短不等,基部有 2 枚线状总苞片,或缺如;小总苞片 2～4 枚,线形;小伞形花序有花 12～36,小伞梗长 0.3～1.5 cm,密被细柔毛;萼齿 5,细卵形;花瓣 5,白色,呈长卵形,先端狭尖,略向内折,无毛;雄蕊 5,花丝向内弯;子房下位,花柱短,花柱基部圆锥形。双悬果椭圆形,长 4～6 mm,宽 3～4 mm,成熟后易从合生面分开;分果有果棱 5 条,背棱线形隆起,侧棱发展成宽而薄的翅,翅边缘淡紫色;横切面背部扁平,每棱槽中有油管 1 个,接合面有油管 2 个。花期 6—7 月,果期 7—8 月。(图 16 - 22)

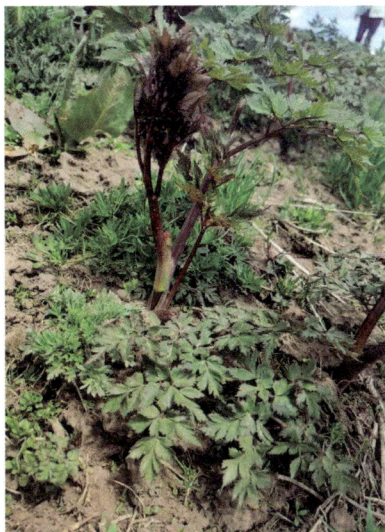

图 16-22 当归原植物图

【生境与分布】 主产于甘肃、云南,陕西、四川、湖北、贵州等地。各地均有栽培。

【采收加工】 秋末采挖,除去须根及泥沙,待水分稍蒸发后,捆成小把,上棚,用烟火慢慢熏干。

【药材性状】 本品略呈圆柱形,下部有支根 3~5 条或更多,长 15~25 cm。表面浅棕色至棕褐色,具纵皱纹及横长皮孔。根头(当归头)直径 1.5~4 cm,具环纹,上端圆钝,或具数个明显突出的根茎痕,有紫色或黄绿色的茎及叶鞘的残基;主根(归身)表面凹凸不平;支根(归尾)直径 0.3~1 cm,上粗下细,多扭曲,有少数须根痕。质柔韧,断面黄白色或淡黄棕色,皮部厚,有裂隙及多数棕色点状分泌腔,木部色较淡,形成层环黄棕色。有浓郁的香气,味甘、辛、微苦。(图 16-23)

【化学成分】 主要含挥发油、黄酮类、氨基酸、有机酸和多糖等。挥发油类主要有藁本内酯、当归酮等;黄酮类主要有木樨草素-7-O-芸香糖苷、木樨草素-7-O-β-D-葡萄糖苷等;氨基酸主要有吉氨酸、赖氨酸、色氨酸、蛋氨酸、亮氨酸、精氨酸等;有机酸主要有阿魏酸、香草酸、棕榈酸等。

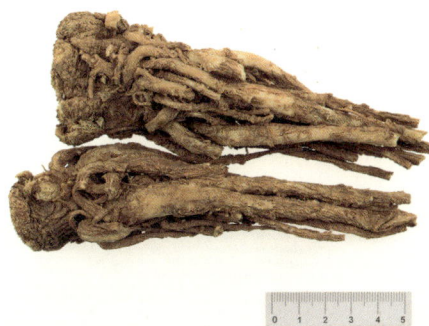

图 16-23 当归药材图

【药理作用】

1. 消炎作用 当归的消炎作用主要是通过 IL-6、二氧化氮、肿瘤坏死因子、IL-1β 和前列腺素 E_2 等炎性介质的释放,阻断核因子-κB(NF-κB)和丝裂原活化蛋白激酶等炎症信号通路中相关基因、蛋白的表达,维持宿主体内免疫细胞对外来刺激的高度敏感性而发挥消炎作用。

2. 抗肿瘤作用 当归挥发油可有效地抑制肿瘤细胞的生长,随着当归挥发油浓度的增加,肿瘤细胞数量减少越快。

3. 对造血功能的作用 当归对造血功能的影响主要是通过抑制人体造血细胞的衰老和促进造血细胞的生成和增殖分化。有研究表明,当归多糖可以重建造血衰竭小鼠的造血功能,并且可以在移植后维持长期造血。

4. 保肝、护肾作用 当归多糖可以拮抗四氯化碳与乙醇导致的肝损伤,对肝脏的解毒功能有一定的促进作用。当归对肾脏有保护作用,尤其是在肾小球的过滤与肾小管的重吸收作用中有很明显的效果,减轻肾损伤。

5. 免疫调节作用 当归中的多糖能够增强人体非特异性免疫功能,有效提高单核巨噬细胞的吞噬功能,帮助吞噬细胞迅速对异物进行识别和吞噬。除此之外,当归的水提取物对机体的非特异性及特异性免疫功能都有增强作用。

6. 其他 当归可以对子宫平滑肌产生双向调节,可以对子宫起到一定的兴奋作用。此外,当归还具有平喘等作用。

【常用饮片】

当归片 本品呈圆形、椭圆形或不规则薄片。外表皮浅棕色至棕褐色。切面浅棕黄色或黄白色,平坦,有裂隙,中间有浅棕色的形成层环,并有多数棕色的油点,香气浓郁,味甘、辛、微苦。

酒当归片 本品形如当归片。切面深黄色或浅棕黄色,略有焦斑。香气浓郁,并略有酒香气。

柴性大、干枯无油或断面呈绿褐色者不可供药用。

【性味归经】 甘、辛,温。归肝、心、脾经。

【功能主治】 补血活血,调经止痛,润肠通便。用于血虚萎黄,眩晕心悸,月经不调,经闭痛经,虚寒腹痛,肠燥便秘,风湿痹痛,跌扑损伤,痈疽疮疡。酒当归活血通经,用于经闭痛经,风湿痹痛,跌扑损伤。

【用法用量】 内服:煎汤,6～12 g;浸酒、熬膏或入丸、散。

【注意事项】 湿阻中满及大便溏泄者慎用。

白芍

【别名】 金芍药、白芍药、芍药。

【来源】 毛茛科植物芍药 *Paeonia lacti-flora* Pall. 的干燥根。

【原植物形态】 多年生草本,高50～80 cm。根肥大,通常呈圆柱形或略呈纺锤形。茎直立,光滑无毛。叶互生;具长柄;二回三出复叶,小叶片椭圆形至披针形,长8～12 cm,宽

2～4 cm,先端渐尖或锐尖,基部楔形,全缘,叶缘具极细乳突,上面深绿色,下面淡绿色,叶脉在下面隆起,叶基部常带红色。花甚大,单生于花茎的分枝顶端,每花茎有2～5朵花,花茎长9～11 cm;萼片3,叶状;花瓣10片左右或更多,倒卵形,白色、粉红色或红色;雄蕊多数,花药黄色;心皮3～5,分离。蓇葖果3～5,卵形,先端钩状向外弯。花期5—7月,果期6—7月。(图16-24)

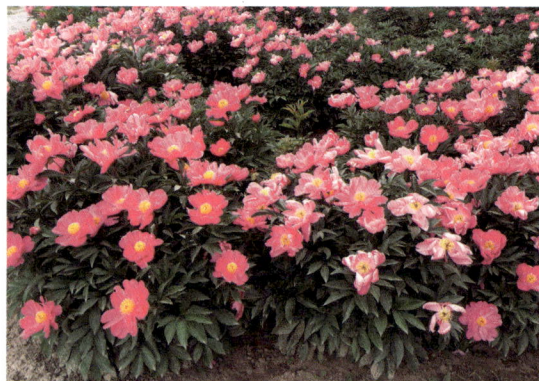

图16-24 芍药原植物图

【生境与分布】 生于海拔1000～2300 m的山坡、山谷灌木丛或草丛中。分布于黑龙江、吉林、辽宁、河北、河南、山东、山西、陕西、内蒙古等地。全国各地均有栽培。

【采收加工】 夏、秋二季采挖,洗净,除去头尾及细根,置沸水中煮后除去外皮或去皮后再煮,晒干。

【药材性状】 本品呈圆柱形,平直或稍弯曲,两端平截,长5～18 cm,直径1～2.5 cm。表面类白色或淡棕红色,光洁或有纵皱纹及细根痕,偶有残存的棕褐色外皮。质坚实,不易折断,断面较平坦,类白色或微带棕红色,形成层环明显,射线放射状。气微,味微苦、酸。(图16-25)

【化学成分】 本品所含单萜及其苷类主要有芍药内酯苷、脱苯甲酰芍药苷、氧化芍药苷、氧化芍药苷亚硫酸酯、芍药苷磺酸酯、芍药苷亚硫酸酯等;三萜及其苷类主要有3β-羟基-

11-氧代齐墩果-12-烯-28-酸、11α,12α-环氧-3β,23-二羟基齐墩果-28,13β-交酯、23-羟基白桦脂酸、齐墩果酸、白桦脂酸、常春藤皂苷元等;黄酮类成分主要有山柰酚-3,7-二-O-β-D-葡萄糖苷、山柰酚-3-O-β-D-葡萄糖苷儿茶素、儿茶酸、山柰酚、二氢芹菜素、花青素等;除此之外,还有鞣质类成分,如没食子酸、没食子酸甲酯、没食子酸乙酯、1,2,3,6-O-四没食子酰基葡萄糖、1,2,3,4,6-O-五没食子酰葡萄糖等。

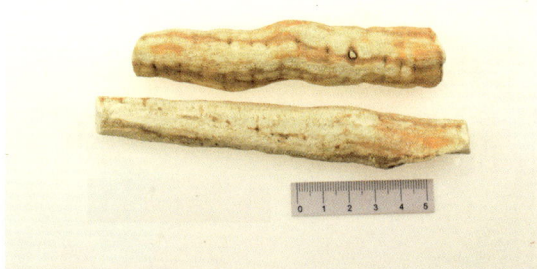

图 16-25　白芍药材图

【药理作用】

1. 抗惊厥、解热作用　白芍有明显镇痛、镇静作用,有较弱的抗戊四氮所致的惊厥作用,芍药浸膏能对抗士的宁惊厥。芍药苷对小鼠正常体温和人工发热动物均有较弱的降温和解热作用。

2. 解痉作用　白芍或芍药苷对平滑肌有抑制或解痉作用,能抑制豚鼠离体小肠的自发性收缩,使其张力降低,并能对抗氯化钡引起的豚鼠和兔离体小肠的收缩。此外,白芍或芍药苷对支气管和子宫平滑肌也有一定抑制作用,并能对抗催产素所致子宫收缩。

3. 消炎、抗溃疡作用　白芍或芍药苷有较弱的消炎作用,对酵母性、角叉菜胶性和右旋糖酐性足跖肿胀有不同程度抑制作用。白芍中所含牡丹酚、苯甲酰芍药苷及氧化芍药苷也有消炎作用。芍药苷对大鼠应激性溃疡有预防作用,幽门结扎大鼠与FM100合用在抑制胃液分泌方面有协同作用,但芍药提取液使胃液酸度轻度上升。

4. 调节免疫作用　白芍在体内和体外均能促进巨噬细胞的吞噬功能,对细胞免疫和体液免疫均有增强作用。

5. 对心血管系统的影响和耐缺氧作用　白芍和芍药苷有扩张血管、增加器官血流量的作用。芍药苷能扩张犬冠状血管和肢体血管,对豚鼠有剂量相关性降血压作用。白芍总苷能显著提高动物的耐缺氧能力,能直接改善细胞呼吸;其耐缺氧作用也可能与白芍的降温作用有关。

6. 对血液系统的作用　白芍提取物凝聚素能改善急性失血所致家兔贫血,醋酸泼尼松龙可拮抗此作用。芍药苷在体外或静脉注射,对二磷酸腺苷诱导的大鼠血小板聚集有抑制作用,苯甲酰芍药苷也有抑制血小板聚集的作用。

7. 抗菌作用　白芍的抗菌作用较强,抗菌谱较广。在试管内对金黄色葡萄球菌、溶血性链球菌等有不同程度的抑制作用。白芍在体外对堇色毛癣菌、同心性毛癣菌等皮肤真菌也有不同程度的抑制作用。此外,芍药煎剂1:40在试管内对京科68-1病毒和疱疹病毒有抑制作用。芍药中所含1,2,3,4,6-五没食子酰基葡萄糖有抗病毒活性。

8. 保肝和解毒作用　白芍提取物对D-半乳糖胺和黄曲霉毒素B_1所致大鼠肝损伤与谷丙转氨酶升高,对后者所致乳酸脱氢酶及其同工酶的总活性升高,均有明显抑制作用。

9. 抗诱变与抗肿瘤作用　白芍提取物能干扰S9混合液的酶活性,并能使苯并芘的代谢物失活而抑制苯并芘的诱变作用。没食子酸和五没食子酰基葡萄糖能使苯并芘的代谢物失活,没食子酰葡萄糖能抑制S9混合液的酶活性。

10. 其他作用　芍药苷元酮0.04%对小鼠

膈肌的神经肌肉接头有去极化型抑制作用。另外，白芍可拮抗胰腺腺泡细胞膜上的胆囊收缩素受体。白芍提取物对脑啡肽受体、α-肾上腺素受体等有不同程度的抑制作用。

【常用饮片】

白芍片 本品呈类圆形的薄片。表面淡棕红色或类白色。切面微带棕红色或类白色，形成层环明显，可见稍隆起的筋脉纹呈放射状排列。气微，味微苦、酸。

炒白芍片 本品形如白芍片，表面微黄色或淡棕黄色，有的可见焦斑。气微香。（图 16-26）

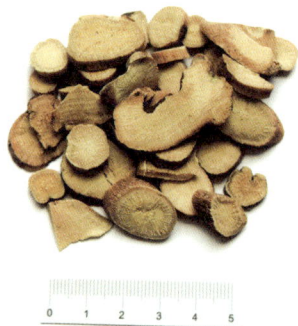

图 16-26 炒白芍饮片图

酒白芍片 本品形如白芍片，表面微黄色或淡棕黄色，有的可见焦斑。微有酒香气。

【性味归经】 苦、酸，微寒。归肝、脾经。

【功能主治】 柔肝止痛，平抑肝阳，养血调经，敛阴止汗。用于头痛眩晕，胁痛，腹痛，四肢挛痛，血虚萎黄，月经不调，自汗，盗汗。

【用法用量】 内服：煎汤，5～12 g；或入丸、散；大剂量可用 15～30 g。

【注意事项】 不宜与藜芦同用。虚寒腹痛泄泻者慎用。

何首乌

【别名】 首乌、赤首乌、铁秤砣、红内消。

【来源】 蓼科植物何首乌 *Polygonum multiflorum* Thunb. 的干燥块根。

【原植物形态】【生境与分布】 见"首乌藤"项下。

【采收加工】 栽后 3～4 年春、秋采挖，洗净，切去两端，大者对半剖开，或切厚片，晒干、烘干或煮后晒干。

【药材性状】 本品呈团块状或不规则纺锤形，长 6～15 cm，直径 4～12 cm。表面红棕色或红褐色，皱缩不平，有浅沟，并有横长皮孔样突起和细根痕。体重，质坚实，不易折断，断面浅黄棕色或浅红棕色，显粉性，皮部有 4～11 个类圆形异型维管束环列，形成云锦状花纹，中央木部较大，有的呈木心。气微，味微苦而甘涩。（图 16-27）

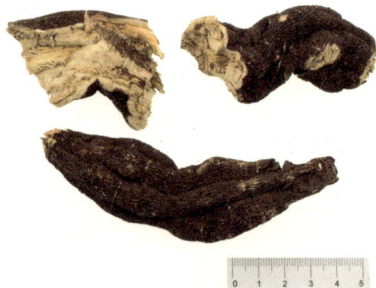

图 16-27 何首乌药材图

【化学成分】 主要含蒽醌类、芪类化合物成分。蒽醌类主要有大黄素、大黄酚、大黄素甲醚等；芪类化合物主要有白藜芦醇、白藜芦醇苷、云杉新苷等。

【药理作用】

1. 对中枢神经系统作用 何首乌煎剂灌胃对东莨菪碱所致小鼠记忆获得障碍有显著对抗作用。

2. 抗动脉粥样硬化作用 何首乌醇提物灌胃连续 6 周，可抑制高脂血症鹌鹑血浆总胆固醇、甘油三酯、游离胆固醇和胆固醇酯的升高，延缓动脉粥样硬化的形成和发展。

3.对代谢的作用　制首乌可使去肾饥饿小鼠肝糖原含量增加6倍,生首乌则无此作用。何首乌注射液对大鼠乳鼠肝细胞DNA复制有明显的增强作用。

【常用饮片】

何首乌片(块)　本品呈不规则的厚片或块。外表皮红棕色或红褐色,皱缩不平,有浅沟,并有横长皮孔样突起及细根痕。切面浅黄棕色或浅红棕色,显粉性;横切面有的皮部可见云锦状花纹,中央木部较大,有的呈木心。气微,味微苦而甘涩。(图16-28)

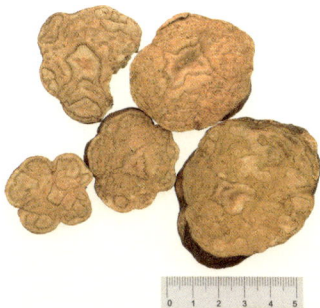

图16-28　何首乌饮片图

【性味归经】　苦、甘、涩,微温。归肝、心、肾经。

【功能主治】　解毒,消痈,截疟,润肠通便。用于疮痈,瘰疬,风疹瘙痒,久疟体虚,肠燥便秘。

【用法用量】　内服:煎汤,3~5 g;熬膏、浸酒或入丸、散。外用:煎水洗、研末撒或调涂。

【注意事项】　大便溏泄及有湿痰者不宜。

附:制何首乌

【来源】　何首乌的炮制加工品。

【药材性状】　本品呈不规则皱缩状的块片,厚约1 cm。表面黑褐色或棕褐色,凹凸不平。质坚硬,断面角质样,棕褐色或黑色。气微,味微甘而苦涩。

【性味归经】　苦、甘、涩,微温。归肝、心、肾经。

【功能主治】　补肝肾,益精血,乌须发,强筋骨,化浊降脂。用于血虚萎黄,眩晕耳鸣,须发早白,腰膝酸软,肢体麻木,崩漏带下,高脂血症。

【用法用量】　内服:煎汤,6~12 g。

第三节　补阴药

玉竹

【别名】　玉参、甜草根、靠山竹。

【来源】　百合科植物玉竹 *Polygonatum odoratum* (Mill.) Druce 的干燥根茎。

【原植物形态】　多年生草本,高20~50 cm。地下根茎横走,黄白色,直径0.5~1.3 cm,密生多数细小的须根。茎单一,自一边倾斜,光滑无毛,具棱。叶互生于茎的中部以上,无柄;叶片略带革质,椭圆形或狭椭圆形,罕为长圆形,长6~12 cm,宽3~6 cm,先端钝尖或急尖,基部楔形,全缘,上面绿色,下面淡粉白色,叶脉隆起。花腋生,花梗长1~1.4 cm,着生花1~2;花被筒状,长1.4~1.8 cm,白色,先端6裂,裂片卵圆形或广卵形,淡绿色;雄蕊6,着生于花被筒中央,花丝扁平,花药狭长圆形,黄色;子房上位,具细长花柱,柱头头状。浆果球形,直径4~7 mm,成熟后呈紫黑色。花期4—5月,果期8—9月。(图16-29)

【生境与分布】　生于山野林下或石隙间,喜阴湿处。全国大部分地区有分布,并有栽培。产于河南、江苏、辽宁、湖南、浙江、安徽、江西、山东、陕西、广西、广东等地。

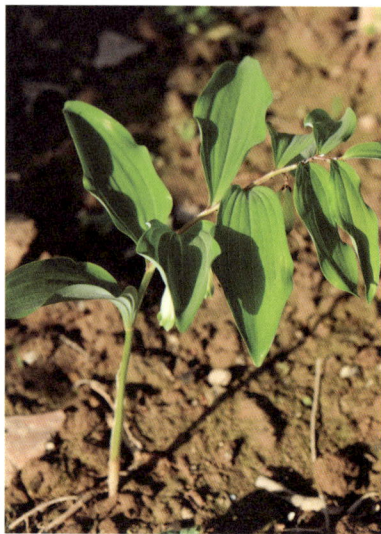

图 16-29 玉竹原植物图

【采收加工】 秋季采挖,除去须根,洗净,晒至柔软后,反复揉搓、晾晒至无硬心,晒干;或蒸透后,揉至半透明,晒干。

【药材性状】 本品呈长圆柱形,略扁,少有分枝,长 4～18 cm,直径 0.3～1.6 cm。表面黄白色或淡黄棕色,半透明,具纵皱纹及微隆起的环节,有白色圆点状的须根痕和圆盘状茎痕。质硬而脆或稍软,易折断,断面呈角质样或显颗粒性。气微,味甘,嚼之发黏。(图 16-30)

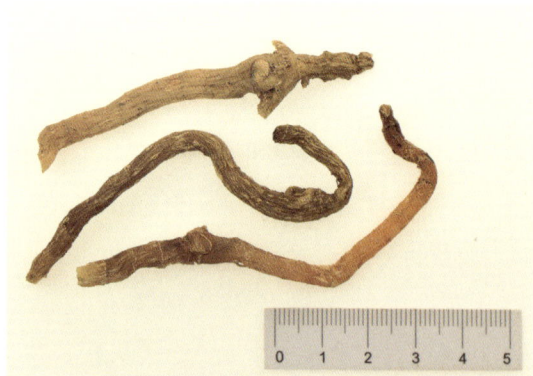

图 16-30 玉竹药材图

【化学成分】 主要含有多糖类、皂苷类、黄酮类、挥发油等化合物。多糖类主要有玉竹黏多糖、玉竹果聚糖 A、玉竹果聚糖 B、玉竹果聚糖 C、玉竹果聚糖 D 等;皂苷类主要有黄精螺甾醇苷 Pob、黄精螺甾醇苷 Poc、黄精螺甾醇苷 PO_1、黄精螺甾醇苷 PO_2、黄精螺甾醇苷 PO_3、黄精螺甾醇苷 PO_4、黄精螺甾醇苷 PO_5 等。此外,还有氮杂环丁烷-2-羧酸,β-谷甾醇等。

【药理作用】

1. 对血压的作用 较大剂量的 20% 玉竹煎剂可使麻醉兔血压缓慢上升,但静脉注射麻醉犬可使血压短暂下降。100% 玉竹注射液和 10% 玉竹根浸膏对麻醉犬、兔均有短暂降血压作用。

2. 对心脏的作用 20% 玉竹煎剂或玉竹酊剂对离体蛙心小剂量使心搏收缩增强,振幅加大,大剂量可使心搏减弱并迅速停止。另有报道表明,小剂量 100% 玉竹注射液对离体蛙心无影响,大剂量则有抑制作用;对离体心脏的收缩力先抑制而后增强,对心率无影响。玉竹注射液 0.2 mL/kg 静脉注射于家兔,对在位心脏收缩力和心率均无明显作用。对垂体后叶激素所致的兔急性心肌缺血有一定保护作用。玉竹含有的甾苷对心肌的作用与铃兰制剂类似。玉竹苷对离体蛙心有强心作用,玉竹煎剂的作用与玉竹苷类似。

3. 对血糖的影响 家兔以 0.5 g/kg 玉竹浸剂肌肉注射,可使血糖上升;而口服其浸膏,血糖呈现先升后降。玉竹甲醇提取物的水溶部分和正丁醇部分对诱发糖尿小鼠分别在 4 小时后使血糖产生有意义的下降。玉竹甲醇提取物对肾上腺素所致高血糖小鼠的血糖具有明显降低作用,并显示有改善耐糖功能的倾向。亦有报道,用玉竹灌胃大鼠对葡萄糖和四氧嘧啶引起的大鼠血糖升高有抑制作用。

4. 扩血管作用 100% 玉竹注射液对蟾蜍下肢血管有扩张作用。离体兔耳血管灌流实验表明,静脉注射 100% 玉竹注射液 0.4 mL/kg

可使血管扩张。

5.调节免疫作用 玉竹的醇提物可明显提高小鼠血清溶血素抗体水平,增强腹腔巨噬细胞的吞噬功能,改善脾淋巴细胞对刀豆蛋白A的增殖反应,说明玉竹可能是一种以增强体液免疫及吞噬功能为主的免疫增强剂。

6.对平滑肌的影响 20％玉竹煎剂可使小鼠离体肠管先兴奋后抑制。对小鼠离体子宫仅有缓和的刺激作用。

7.其他作用 腹腔注射100％玉竹注射液,可延长小鼠耐缺氧的时间,但死亡仍未超过30分钟。给实验性结核病小鼠饲以含2.5％玉竹的饲料,每日食入药物50～75 mg,相当于2.5～3.7 g/kg,结果能降低其死亡率,但病变减轻不明显。

【常用饮片】

玉竹段 本品呈不规则厚片或段。外表皮黄白色至淡黄棕色,半透明,有时可见环节。切面呈角质样或显颗粒性。气微,味甘,嚼之发黏。

【性味归经】 甘,微寒。归肺、胃经。

【功能主治】 养阴润燥,生津止渴。用于肺胃阴伤,燥热咳嗽,咽干口渴,内热消渴。

【用法用量】 内服:煎汤,6～12 g;或熬膏、浸酒;或入丸、散。外用:适量,鲜品捣敷;或熬膏涂。

【注意事项】 痰湿气滞者禁用,脾虚便溏者慎用。

麦冬

【别名】 麦门冬、沿阶草。

【来源】 百合科植物麦冬 *Ophiopogon japonicus* (L. f) Ker Gawl. 的干燥块根。

【原植物形态】 多年生草本,高20～30 cm。根较粗,中间或近末端常膨大成椭圆形或纺锤形的小块根;小块根长1～1.5 cm,或更长些,宽5～10 mm,淡褐黄色;地下走茎细长,直径1～2 mm,节上具膜质的鞘。茎很短,叶基生成丛,禾叶状,长10～50 cm,少数更长些,宽1.5～3.5 mm,具3～7条脉,边缘具细锯齿。花葶长6～15(～27)cm,通常比叶短得多,总状花序长2～5 cm,或有时更长些,具几朵至十几朵花;花单生或成对着生于苞片腋内;苞片披针形,先端渐尖,最下面的长可达7～8 mm;花梗长3～4 mm,关节位于中部以上或近中部;花被片常稍下垂而不展开,披针形,长约5 mm,白色或淡紫色;花药三角状披针形,长2.5～3 mm;花柱长约4 mm,较粗,宽约1 mm,基部宽阔,向上渐狭。种子球形,直径7～8 mm。花期5—8月,果期8—9月。(图16-31)

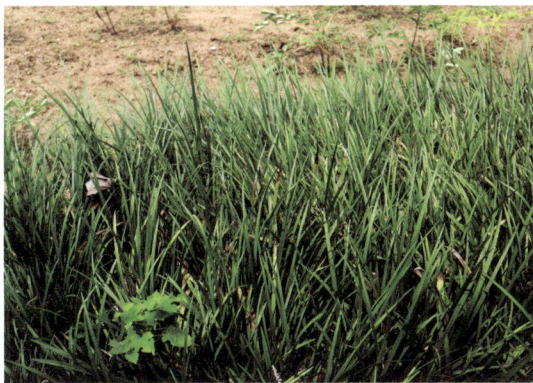

图16-31 麦冬原植物图

【生境与分布】 生于海拔2000 m以下的山坡阴湿处、林下或溪旁。产于河北、山西、甘肃、陕西、山东、河南、湖北、湖南、台湾等地。

【采收加工】 夏季采挖,洗净,反复暴晒、堆置,至七八成干,除去须根,干燥。

【药材性状】 本品呈纺锤形,两端略尖,长15～3 cm,直径0.3～0.6 cm。表面淡黄色或灰黄色,有细纵纹。质柔韧,断面黄白色,半透明,中柱细小。气微香,味甘,微苦。(图16-32)

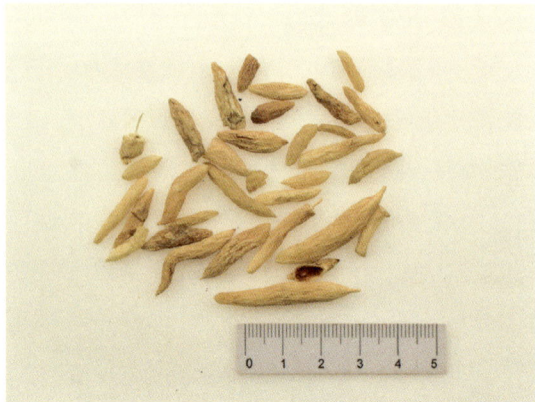

图 16 - 32　麦冬药材图

【化学成分】　主要有甾体皂苷类、多糖类、黄酮类等化合物,以及含多种氨基酸、维生素、微量元素等。甾体皂苷类有麦冬皂苷B～D等;高异黄酮类有甲基麦冬黄烷酮 A、甲基麦冬黄烷酮 B 等化合物。

【药理作用】

1. 保护心肌缺血作用　研究提示,麦冬皂苷 D 可降低 H9C2 大鼠心肌细胞的凋亡率,其机制可能为调节蛋白激酶 B /肝糖合成酶激酶-3β 来抑制半胱天冬蛋白酶 - 3 凋亡通路,从而减轻大鼠心肌损伤。同时,该成分可通过上调钙调蛋白表达水平、维持胞内钙离子浓度来抑制内质网应激介导的大鼠心肌细胞凋亡。

2. 抗氧化作用　麦冬多糖可增强大鼠内源性心肌抗氧化剂活性,维持抗氧化酶水平,保护大鼠免受心肌缺血坏死及相关氧化应激的影响。麦冬多糖还可提高心肌缺血模型大鼠体内的超氧化物歧化酶活性,降低丙二醛水平以发挥对心肌缺血的保护作用。

3. 促进血管再生作用　麦冬多糖 MDG - 1 可明显提高心肌 I/R 大鼠内皮祖细胞数量,降低缺血修饰白蛋白表达,加快损伤血管的修复,其机制可能与增强垂体肾上腺皮质系统功能有关。该成分还可加速心肌缺血区域形成新生血管,其机制与激活 S1P/Akt/Erk 信号通路及提高碱性成纤维细胞生长因子的表达水平有关。

4. 消炎作用　研究提示,麦冬皂苷 D 可通过消炎作用缓解心肌肥大,其消炎机制与诱导细胞色素 P450 表氧化酶 2J3 的表达及增加环氧-二十碳三烯酸的含量有关。麦冬多糖可通过抑制炎症反应对心肌缺血再灌注损伤产生保护作用。

5. 对心脏毒性的保护作用　麦冬皂苷对阿霉素诱导的慢性心力衰竭具有明显的保护作用。同时,麦冬皂苷 D 可通过减少阿霉素诱导线粒体损伤产生的细胞内活性氧、抑制内质网应激和激活 c - Jun N 端激酶、细胞外调节蛋白激酶通路发挥心肌保护作用。

6. 镇静催眠作用　研究提示,麦冬水煎剂大剂量灌胃给药能明显延长戊巴比妥钠阈下剂量处理的小鼠睡眠时间,其与艾司唑仑联合应用时,对小鼠的镇静催眠作用更加明显,并可减少艾司唑仑的用量从而降低其带来的不良反应。

7. 抗衰老作用　麦冬水煎剂、麦冬注射液可通过提高大鼠脑皮质中超氧化物歧化酶、谷胱甘肽过氧化物酶含量发挥抗衰老作用。此外,麦冬多糖可降低 D -半乳糖诱导衰老模型小鼠脑内单胺氧化酶 B 的活力,增加血清溶血素含量,提高衰老小鼠的体液免疫功能,发挥抗衰老的作用。

【常用饮片】

麦冬片　本品形如麦冬,或为轧扁的纺锤形块片。表面淡黄色或灰黄色,有细纵纹。质柔韧,断面黄白色,半透明,中柱细小。气微香,味甘、微苦。

【性味归经】　甘、微苦,微寒。归心、肺、胃经。

【功能主治】　养阴生津,润肺清心。用于肺燥干咳,阴虚痨嗽,喉痹咽痛,津伤口渴,内热消渴,心烦失眠,肠燥便秘。

【用法用量】 内服:煎汤,6~12 g。

【注意事项】 脾胃虚寒泄泻、胃有痰饮湿浊及暴感风寒咳嗽者均忌用。

天冬

【别名】 天门冬、明天冬、天冬草。

【来源】 百合科植物天门冬 *Asparagus cochinchinensis* (Lour.) Merr. 的干燥块根。

【原植物形态】 攀缘状多年生草本。根在中部或近末端成纺锤状膨大,膨大部分长3~5 cm,粗1~2 cm。茎细,有纵槽纹。叶状枝2~3枚簇生叶腋,线形,扁平,长1~3 cm,宽1 mm左右,叶退化为鳞片,主茎上的鳞状叶常变为下弯的短刺。花1~3朵簇生叶腋,黄白色或白色;花被片6;雌蕊1,子房3室。浆果球形,熟时红色。花期5—6月,果期8—10月。(图16-33)

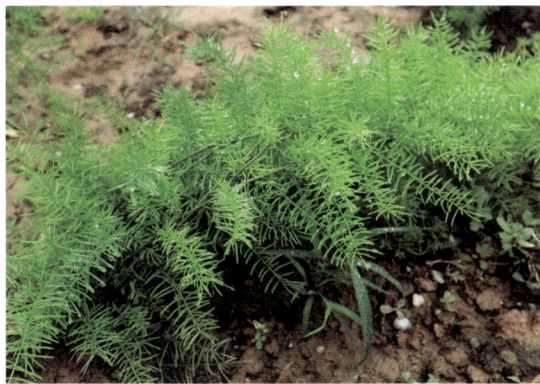

图 16-33 天门冬原植物图

【生境与分布】 生于海拔1750 m以下的山坡、路旁、疏林、山谷或荒地。从河北、山西、陕西、甘肃等省的南部至华东、中南、西南区均有分布。

【采收加工】 秋、冬二季采挖,洗净,除去茎基和须根,置沸水中煮或蒸至透心,趁热除去外皮,洗净,干燥。

【药材性状】 本品呈长纺锤形,略弯曲,长5~18 cm,直径0.5~2cm。表面黄白色至淡黄棕色,半透明,光滑或具深浅不等的纵皱纹,偶有残存的灰棕色外皮。质硬或柔润,有黏性,断面角质样,中柱黄白色。气微,味甜、微苦。(图16-34)

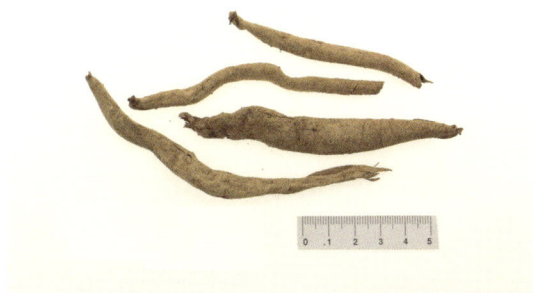

图 16-34 天门冬药材图

【化学成分】 主要含有多糖类、氨基酸、木脂素类、甾体类等化合物。多糖类主要为asparagus polysaccharide A~D 等;氨基酸主要为天冬酰胺,另有瓜氨酸、丝氨酸等;木脂素类有(+)-尼艾酚、3″-甲氧基尼艾酚等化合物;甾体类含有β-谷甾醇、菝葜皂苷元、薯蓣皂苷元等化合物。

【药理作用】

1.抗氧化作用 研究表明,天门冬酸性多糖具有一定的还原性和清除羟自由基的能力,具有较好的清除超氧阴离子的能力;贵州产天门冬醇提取液对超氧阴离子自由基具有显著的清除及抑制作用,对羟自由基也有一定的清除作用,清除作用呈现浓度依赖性。

2.抗肿瘤作用 天冬水煎剂、乙醇制剂在肿瘤组织培养液中对人体分离的直肠癌、结肠癌、纤维肉癌细胞有抑制作用;对白血病患者的细胞的呼吸与脱氢酶也有一定抑制作用。

3.抗抑郁和神经保护作用 天冬提取物具

第十六章

补益药

有抗抑郁和神经保护作用。

4. 消炎作用 实验表明,天冬提取物可诱导炎症细胞因子(肿瘤坏死因子、IL-1β和IL-6)、炎性介质(NF-κB和iNOS)的恢复,还改善了乙酰胆碱酯酶的活性水平,肌球蛋白轻链的磷酸化以及毒蕈碱型乙酰胆碱受体 M_2/M_3 及其介体的表达。

5. 过敏性哮喘 天门冬总皂苷通过抑制炎症细胞浸润,显著抑制气道高反应性并减轻肺哮喘反应。

【常用饮片】

天冬片 本品呈类圆形或不规则形的片。外表面黄白色至淡黄棕色,半透明,光滑或具深浅不等的纵皱纹,偶有残存的灰棕色外皮。质硬或柔润,有黏性。切面角质样,中柱黄白色。气微,味甜、微苦。(图 16-35)

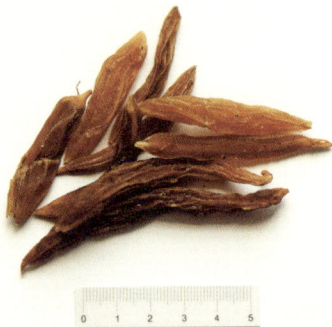

图 16-35 天冬饮片图

【性味归经】 甘、苦,寒。归肺、肾经。

【功能主治】 养阴润燥,清肺生津。用于肺燥干咳,顿咳痰黏,腰膝酸痛,骨蒸潮热,内热消渴,热病津伤,咽干口渴,肠燥便秘。

【用法用量】 内服:煎汤,6～12 g。

头发七

【别名】 人头七、树头发、树胡子。

【来源】 松萝科植物亚洲树发 *Alectoria asiatica* Du Rietz、树发 *Alectoria jubata* (L.) Ach 的地衣体。

【原形态】

亚洲树发 寄生地衣植物。全体呈细丝状,黄褐色或淡棕黑色,全株长 10～20 cm,基部着生于大树枯木上,悬垂向下。侧枝甚多,细而短,另一端紧贴于其他侧枝上。具粉芽,子囊盘侧生于分枝上,圆盘形。

树发 地衣体悬垂型,细丝状,多次分枝,体长 10～30 cm,主枝粗 0.5 mm,小枝粗 0.1 mm,圆柱状,基部黄褐色、赭褐色,枝部的中上部呈灰绿色、石青色,枝顶端逐渐窄细,呈头状,有时扭曲;无假杯点,有时有白色粉芽;髓部白色,疏松,遇 5%～10% 氢氧化钾溶液微呈红色。(图 16-36)

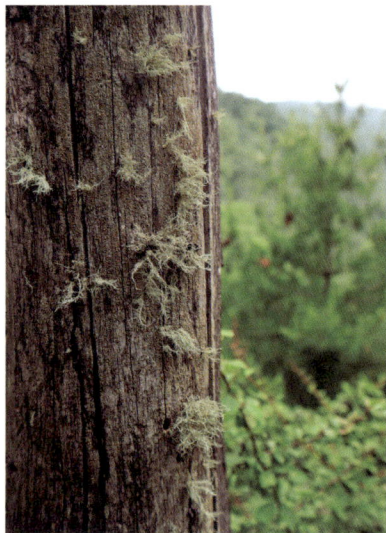

图 16-36 树发原形态图

【生境与分布】

亚洲树发 寄生于海拔 3000～3550 m 的阔叶树枯木上。分布于陕西、四川等地。

树发 生于针叶树的树干或树枝上。分布于东北及内蒙古、陕西、甘肃、台湾、云南等地。

【采收加工】 全年可采,去杂质,洗净,晒干。

【药材性状】 为不规则的团块状,完整者呈细丝状,长 10～20 cm,多分枝。外表黄褐色或棕黑色,基部黑色,略有光泽,中上部具浅白色点状粉芽。侧枝较多,短而细,分枝上具稀少的纤毛,分枝末梢常生长有点状子器,直径 1 mm,暗褐色或黄棕色。质轻松较脆易折断,断面灰白色。气微,味微苦。(图 16 - 37)

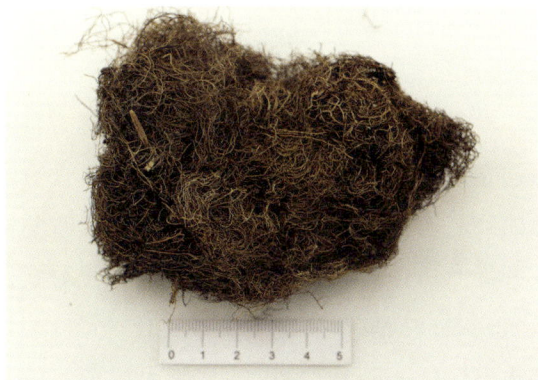

图 16 - 37　头发七药材图

【化学成分】 主要含有多糖类和挥发油。多糖主要是由葡萄糖、鼠李糖、阿拉伯糖、木糖、甘露糖和半乳糖聚合而成的杂多糖,通过 α-(1→B),α-(1→3)苷键连接而成。挥发油成分主要包括 4-戊烯-2-酮、顺-7-十四烯醇、3,7-二甲基辛烯、新己烷和大牻牛儿烯 D 等。

【性味归经】 淡,平。归肝、肾、膀胱经。

【功能主治】 滋肾养肝,涩精止汗,利水消肿,收湿敛疮。用于肾虚体弱,头目眩晕,心悸,遗精,盗汗,淋证,水肿,黄水疮。

【用法用量】 内服:煎汤,9～15 g。外用:适量,研末调敷;或撒布。

凤尾七

【别名】 凤尾草、小丛红景天。

【来源】 景天科植物小丛红景天 Rhodiola dumulosa (Franch.) S. H. Fu 的全草和根。

【原植物形态】 多年生肉质草本,高 9～20 cm。全株无毛。根茎粗壮,有分枝,半木质化。茎直立,多丛生,基部常有残存的老枝和褐色鳞片状叶。叶互生,密集,线形至宽线形,长 7～12 mm,宽 1～2 mm,先端急尖,基部无柄,全缘。聚伞状花序,顶生,有花 4～7;萼片 5,线状披针形,长 4～5 mm,宽 0.7～0.9 mm;花瓣 5,白色或淡红色,披针状长圆形,长 8～11 mm,宽 2～3 mm,先端渐尖,向外弯曲;雄蕊 10,2 轮,较花瓣短,花药紫色;鳞片 5,横长方形;心皮 5,卵状长圆形,基部稍合生,柱头短小。蓇葖果直立或上部稍开展。种子少数,长圆形或狭倒卵形,褐色,有微乳头状突起,具狭翅。花期 6—7 月,果期 9—10 月。(图 16 - 38)

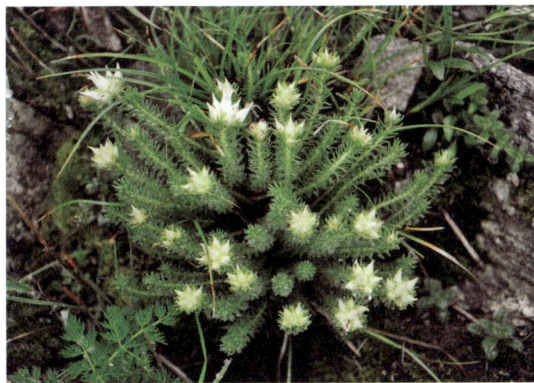

图 16 - 38　小丛红景天原植物图

【生境与分布】 生于海拔 1600～3900 m 的高山向阳山坡的岩石上及石隙中。分布于吉林、内蒙古、河北、山西、陕西、甘肃、青海、湖北、四川等地。

【采收加工】 秋季采挖,除去残茎叶及须根,洗净泥土,晒干。

【药材性状】 根茎粗壮,黑褐色,长 3～10 cm,直径约 1.5 cm,上端有环节,下端常有分枝 2～3 条,浅褐色或黄色,多扭曲。根茎顶端有许多残留的老枝,黑褐色,中叶痕不明显。根茎顶端还常有红褐色的芽。叶细小,暗褐色,互生,无柄,常脱落,展开后,长不及 5 mm,宽

约 1 mm。花红褐色,聚生茎顶。气微,味微苦。(图 16-39)

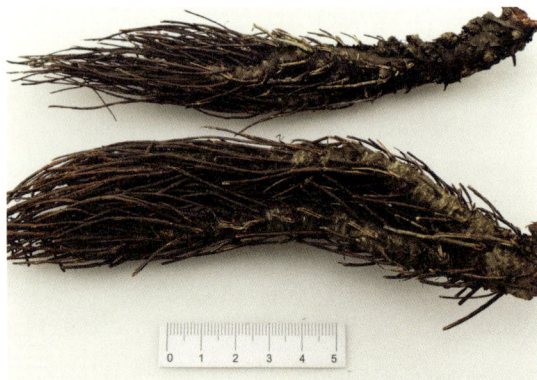

图 16-39 凤尾七药材图

【化学成分】 含有黄酮类、甾体类、挥发油、有机酸、香豆素类等化合物。黄酮类有山柰酚、草质素-8-甲醚、槲皮素等;甾体类有 β-谷甾醇、胡萝卜苷、β-谷甾醇-3-O-β-D-葡萄糖苷、大花红景天苷;挥发油有棕榈酸甲酯、二十四烷酸甲酯、2-乙基-2-甲基-十三醇等。有机酸类有没食子酸、肉豆蔻酸;香豆素类有 7-羟基香豆素、莨菪素等;无机元素主要含有磷、镁、钙、钾等 35 种;多种人体必需的常量和微量元素,如铁、铬、锌、钴、钼、钛、铜、锰等。此外,还含有天门冬氨酸、苏氨酸、丝氨酸、谷氨酸等多种氨基酸。

【药理作用】

1. 调节免疫、抗肿瘤作用 大量的动物实验和临床研究表明,凤尾七具有防突变、修复细胞核内 DNA、干扰细胞代谢、抑制肿瘤细胞增殖的功能。

2. 抗病毒、消炎镇痛作用 红景天酪醇可增强模型小鼠免疫抗病毒能力。红景天苷能提高机体清除氧自由基的能力,从而抑制前列腺素的合成,导致痛阈升高,发挥其镇痛作用。

3. 改善记忆、镇静催眠、保护神经细胞 红景天素可显著提高大鼠学习记忆的能力。红景天苷对大鼠睡眠呈现明显的改善作用,可以有效地延长大鼠的总睡眠时间,且效应与剂量呈显著的线性关系。此外,红景天苷可促进新生大鼠海马神经干细胞向神经元分化,在降低细胞内 Ca^{2+} 浓度的同时减少乳酸脱氢酶的释放,可稳定线粒体膜电位、抑制细胞凋亡。

4. 抗衰老作用 凤尾七具有清除自由基的作用,从而增进细胞代谢与合成,促进细胞生长,提高细胞生命活力,达到抗衰老的目的。

5. 其他作用 凤尾七挥发油中羟基香豆素有防紫外线损伤和抗辐射的作用,天然香豆素衍生物具有抗菌、扩血管、抗凝血、抗组胺的释放和降血压作用。邻苯二甲酸酯有驱虫避蚊及抗氧化、抗癌、抗菌活性。红景天苷对肾间质纤维化有较好的防治作用,能抑制大鼠肾小管上皮细胞及间质细胞向肌成纤维细胞转化,有效地缓解肾间质的损伤。

【性味归经】 甘、微苦,平。归肾、肝经。

【功能主治】 补肾益肝,养心安神,调经活血,明目。用于劳热骨蒸,干血痨,头晕目眩,月经不调。

【用法用量】 内服:煎汤,6～12 g。

南沙参

【别名】 沙参、白沙参、泡沙参。

【来源】 桔梗科植物沙参 *Adenophora stricta* Miq. 的干燥根。

【原植物形态】 多年生草本。茎单一或有分枝,高 50～100 cm,有毛。叶互生;叶片卵形,长 2.5～5 cm,宽 1.5～2.5 cm,边缘有重锯齿,上面绿色,下面淡绿色。圆锥花序少分枝;花梗和苞片上皆有毛;萼齿披针形,有毛;花冠宽钟形,蓝紫色,外面带有毛;花柱略露出花冠

外,微有毛;花盘粗短,长及宽均为 1.5 mm。花期 8—10 月。(图 16-40)

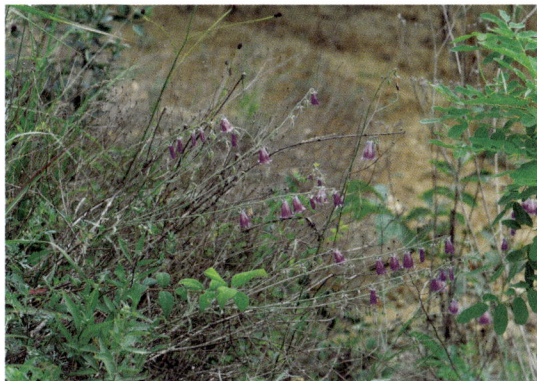

图 16-40　沙参原植物图

【生境与分布】　生于海拔 600～2000 m 的草地或林缘草地中。分布于安徽、江苏、浙江、湖南、陕西、湖北等地。

【采收加工】　春、秋二季采挖,除去须根,洗后趁鲜刮去粗皮,洗净,干燥。

【药材性状】　本品呈圆锥形或圆柱形,略弯曲,长 7～27 cm,直径 0.8～3 cm。表面黄白色或淡棕黄色,凹陷处常有残留粗皮,上部多有深陷横纹,呈断续的环状,下部有纵纹和纵沟。顶端具 1 或 2 个根茎。体轻,质松泡,易折断,断面不平坦,黄白色,多裂隙。气微,味微甘。(图 16-41)

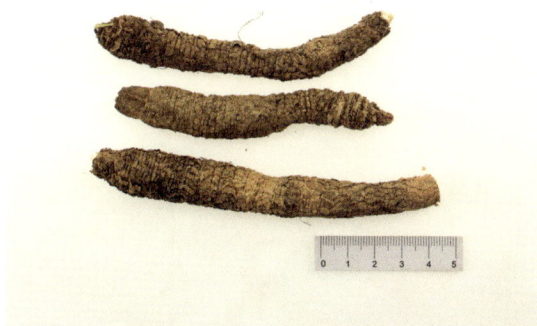

图 16-41　南沙参药材图

【化学成分】　主要含有三萜类、酚苷类、磷脂类等化合物。三萜类主要有蒲公英萜酮、羽扇豆烯酮、木栓酮等;酚苷类主要有沙参苷 Ⅰ、沙参苷 Ⅱ、沙参苷 Ⅲ、紫丁香苷等;磷脂类主要有磷脂酰胆碱、磷脂酰乙醇胺等化合物。

【药理作用】

1. 调节免疫作用　南沙参多糖对实验小鼠的吞噬作用会产生明显的效果,并且能够对血清抗体水平产生显著的提高作用,表明南沙参的水煎剂和醇沉液及多糖成分对小鼠免疫功能有一定的调节作用。

2. 抗氧化作用　南沙参的水提取物对人体的红细胞溶血功能具有很强的抑制作用;南沙参正丁醇提取物对脂质过氧化作用也有很强的抑制作用。

3. 抗衰老作用　南沙参所含有的多糖成分能够有效地增加老龄小鼠血清当中的睾酮含量,降低小鼠血清皮质醇含量,不断降低老龄小鼠脑干当中的氧化酶活性。南沙参多糖成分所产生的效应,可以有效地控制老龄小鼠血清当中丙二醇的生成,进一步对过氧化物酶的活性及自由基清除产生影响,表明南沙参所含有的多糖成分具有抗衰老作用。

【常用饮片】

南沙参片　本品呈圆形、类圆形或不规则形厚片。外表皮黄白色或淡棕黄色,切面黄白色,有不规则裂隙。气微,味微甘。(图 16-42)

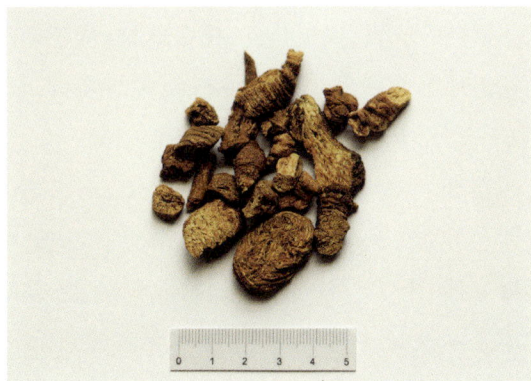

图 16-42　南沙参饮片图

【性味归经】　甘,微寒。归肺、胃经。

【功能主治】　养阴清肺,益胃生津,化痰,益气。用于肺热燥咳,阴虚劳嗽,干咳痰黏,胃阴不足,食少呕吐,气阴不足,烦热口干。

【用法用量】 内服:水煎,9~15 g;或入丸、散。

【注意事项】 不宜与藜芦同用。

百合

【别名】 野百合、喇叭筒、山百合、药百合、家百合。

【来源】 百合科植物卷丹 *Lilium lancifolium* Thunb.、百合 *Lilium brownii* F. E. Brown var. *viridulum* Baker 或山丹 *Lilium pumilum* DC. 的干燥肉质鳞叶。

【原植物形态】

卷丹 多年生草本,高1~1.5 m。鳞茎卵圆状扁球形,高 4~7 cm,直径 5~8 cm。茎直立,淡紫色,被白色绵毛。叶互生,无柄;叶片披针形或长圆状披针形,长 5~20 cm,宽 0.5~2 cm,向上渐小成苞片状,上部叶腋内常有紫黑色珠芽。花 3~6 朵或更多,生于近顶端处,下垂,橘红色,花蕾时被白色绵毛;花被片披针形向外反卷,内面密被紫黑色斑点;雄蕊 6,短于花被,花药紫色;子房长约1.5 cm,柱头 3 裂,紫色。蒴果长圆形至倒卵形,长 3~4 cm。种子多数。花期 6—7 月,果期 8—10 月。(图 16-43)

百合 多年生草本,高 70~150 cm。茎上有紫色条纹,无毛;鳞茎球形,直径约 5 cm,鳞茎瓣广展,无节,白色。叶散生,具短柄;上部叶常小于中部叶,叶片倒披针形至倒卵形,长 7~10 cm,宽 2~3 cm,先端急尖,基部余窄,全缘,无毛,有 3~5 条脉。花 1~4,喇叭形,有香味;花被片 6,倒卵形,长 15~20 cm,宽 3~4.5 cm,多为白色,背面带紫褐色,无斑点,先端

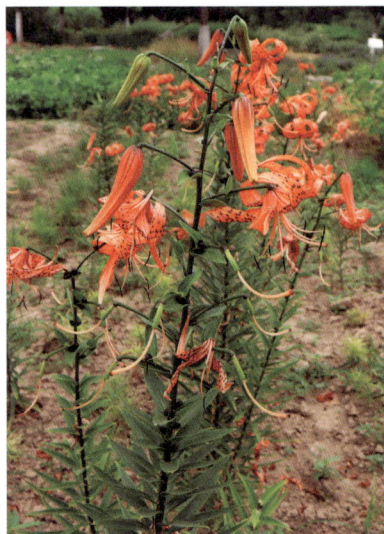

弯而不卷,蜜腺两边具小乳头状突起;雄蕊 6,前弯,花丝长 9.58~11 cm,具柔毛,花药椭圆形,丁字着生,花粉粒褐红色;子房长柱形,长约 3.5 cm,花柱长 11 cm,无毛,柱头 3 裂。蒴果长圆形,长约 5 cm,宽约 3 cm,有棱。种子多数。花、果期 6—9 月。(图 16-44)

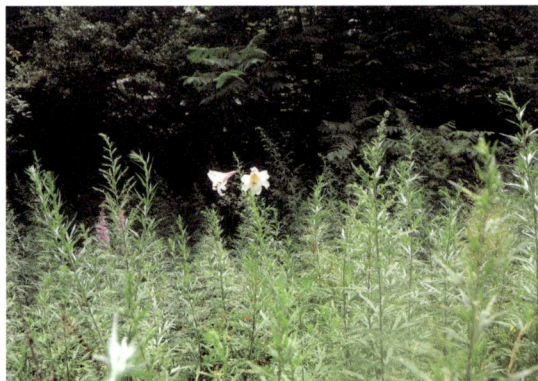

图 16-44 百合原植物图

山丹 多年生草本,高 20~60 cm。鳞茎广椭圆形,长 2.5~4 cm,直径 1.5~3 cm。茎细,圆柱形,绿色。叶 3~5 列互生,至茎顶渐少而小;无柄;叶片窄线形,长 3~14 cm,宽 1~3 mm,先端锐尖,基部渐狭。花单生于茎顶,或在茎顶叶腋间各生一花,形成总状花序状,俯垂;花梗粗壮,长 6 cm 左右;花被 6 片,红色,向外反卷;雄蕊 6,短于花被;雌蕊 1,子房细长,先

端平截,花柱细长,先端扩展,柱头浅裂。蒴果椭圆形,长2～3 cm。花期6—8月,果期9—10月。(图16-45)

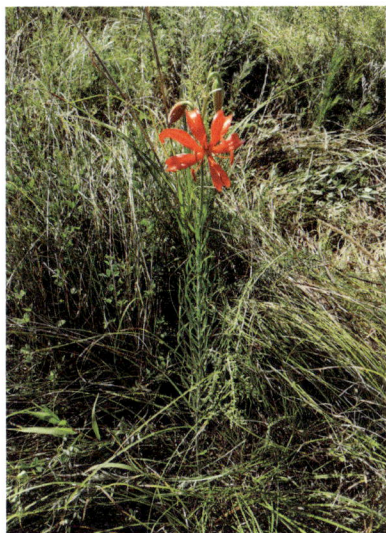

图16-45　山丹原植物图

波状,略向内弯曲。质硬而脆,断面较平坦,角质样。气微,味微苦。(图16-46)

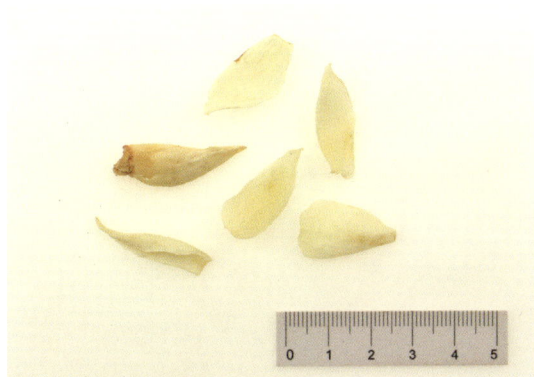

图16-46　百合药材图

【生境与分布】

卷丹　生于海拔2500 m以下的林缘路旁及山坡草地。分布于河北、陕西、甘肃、山东、江苏、安徽、浙江、江西、河南、湖北、湖南、广东、四川、贵州、云南、西藏等地。

百合　生于海拔900 m以下的山坡草丛、石缝或村舍附近,也有栽培。分布于河北、山西、陕西、安徽、浙江、江西、河南、湖北、湖南等地。

山丹　生于海拔400～2600 m的山坡林下及山地岩石间。分布于黑龙江、吉林、辽宁、河北、河南、山东、山西、陕西、甘肃、青海、内蒙古等地。

【采收加工】　秋、冬采挖,除去地上部分,洗净泥土,剥取鳞片,用沸水捞过或微蒸后,焙干或晒干。

【药材性状】　本品呈长椭圆形,长2～5 cm,宽1～2 cm,中部厚1.3～4 mm。表面类白色、淡棕黄色或微带紫色,有数条纵直平行的白色维管束。顶端稍尖,基部较宽,边缘薄,微

【化学成分】　主要含有多糖类、生物碱、甾体皂苷类、黄酮类等化合物。多糖类有百合多糖Ⅰ、百合多糖Ⅱ、百合多糖Ⅲ等;生物碱有秋水仙碱、β1-澳洲茄边碱、β2-澳洲茄边碱、小蘗碱等;甾体皂苷类有去酰百合皂苷、薯蓣皂苷、卷丹皂苷A等;黄酮类主要有细叶百合苷A、细叶百合苷B等化合物。

【药理作用】

1. 止咳祛痰作用　百合具有明显的止咳、祛痰作用,且百合蜜炙后止咳作用显著提升。

2. 镇静催眠作用　中医认为百合有清心安神之功,这与镇静催眠的药理作用相吻合,通过药理学实验也证实百合具有镇静催眠的作用。

3. 免疫调节作用　百合具有较好的免疫调节作用,且其药效物质基础主要为百合多糖。

4. 抗氧化作用　百合鳞茎中的黄酮类、黄烷醇、酚酸、酚酸甘油酯等均具有良好的抗氧化作用。百合发挥抗氧化作用的主要有效成分为黄酮及酚酸类成分,这些化合物对 DPPH 具有较好的清除作用。

5. 抗抑郁作用　百合在历代本草中均有清心安神功效的记载,张仲景在《金匮要略》中以百合治疗"百合病变发热",而现代医学的抑郁

证属于"百合病"的范畴。根据近年研究,总皂苷为百合抗抑郁药理作用的主要成分之一。

6. 抗肿瘤作用 百合总皂苷能抑制肿瘤细胞增殖、诱导细胞周期阻滞、抑制侵袭和转移、抑制血管生成、加速凋亡、诱导分化、逆转多药耐药以及预防或降低化疗或放疗诱导的毒性,发挥肿瘤抑制功能。

7. 消炎作用 卷丹百合水提取物可显著降低烟熏模型小鼠肺泡灌洗液中巨噬细胞和中性粒细胞的水平,且能降低小鼠肺组织中炎症因子,如肿瘤坏死因子、IL-6、IL-1β和MCP-1、MMP-12的表达水平,提示百合水提取物消炎作用显著。

8. 降血糖作用 百合的降血糖作用显著,其降血糖的作用机制与促进胰岛β-细胞的分泌增殖功能以及促进体内糖类代谢有关,降血糖活性成分主要为百合多糖及甾体皂苷。

【常用饮片】

蜜百合 本品形如百合,表面棕黄色,偶见焦斑,略带黏性。味甜。

【性味归经】 甘,寒。归心、肺经。

【功能主治】 养阴润肺,清心安神。用于阴虚燥咳,劳嗽咳血,虚烦惊悸,失眠多梦,精神恍惚。

【用法用量】 内服:煎汤,6～12g;或入丸、散。

【注意事项】 风寒咳嗽及中寒便溏者忌用。

黄精

【别名】 老虎姜、鸡头参、山姜。

【来源】 百合科植物黄精 *Polygonatum sibiricum* Red. 或多花黄精 *Polygonatum cyr-* *tonema* Hua 的干燥根茎。按形状不同,习称"鸡头黄精""姜形黄精"。

【原植物形态】

黄精 多年生草本。根茎横走,肥大肉质,黄白色,略呈扁圆柱形。有数个茎痕,茎痕处较粗大,最粗处直径可达2.5 cm,生少数须根。茎直立,圆柱形,单一,高50～80 cm,光滑无毛。叶无柄;通常4～5枚轮生;叶片线状披针形至线形,长7～11 cm,宽5～12 mm,先端渐尖并卷曲,上面绿色,下面淡绿色。花腋生,下垂,花梗长1.5～2 cm,先端二歧,着生花2朵;苞片小,远较花梗短;花被筒状,长8～13 mm,白色,先端6齿裂,带绿白色;雄蕊6,着生于花被管的中部,花丝光滑;雌蕊1,与雄蕊等长,子房上位,柱头上有白色毛。浆果球形,直径7～10 mm,成熟时黑色。花期5—6月,果期8—9月。(图16-47)

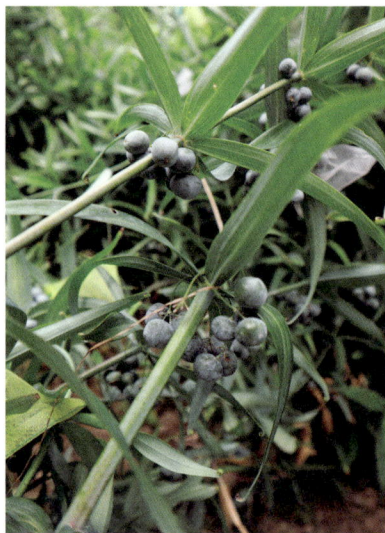

图 16-47 黄精原植物图

多花黄精 本种与黄精的区别在于:植株高大粗壮。根茎通常稍带结节状或连珠状。叶互生。通常有花3～7朵,总花梗长1～4 cm。(图16-48)

【生境与分布】

黄精 生于荒山坡、山地杂木林、灌丛的边缘。分布于黑龙江、吉林、辽宁、河北、山东、江苏、河南、山西、陕西、内蒙古等地。

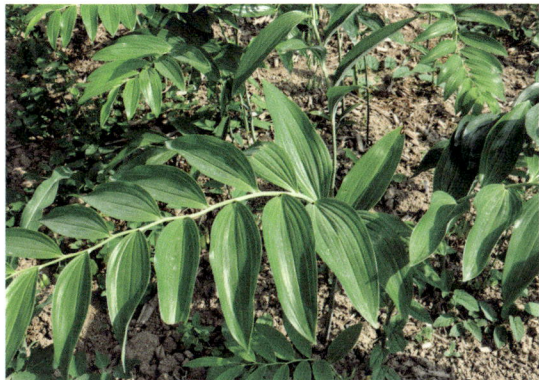

图 16-48　多花黄精原植物图

多花黄精　生于海拔 500~2100 m 的林下、灌丛或山坡阴处。分布于江苏、安徽、浙江、湖北、江西、湖南、广东、广西、河南等地。

【采收加工】　春、秋二季采挖，除去须根，洗净，置沸水中略烫或蒸至透心，干燥。

【药材性状】

鸡头黄精　呈结节状弯柱形，长 3~10 cm，直径 0.5~1.5 cm。结节长 2~4 cm，略呈圆锥形，常有分枝。表面黄白色或灰黄色，半透明，有纵皱纹，茎痕圆形，直径 5~8 mm。(图 16-49)

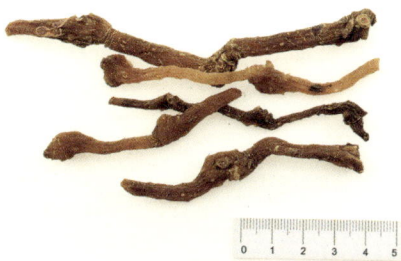

图 16-49　鸡头黄精药材图

姜形黄精　呈长条结节块状，长短不等，常数个块状结节相连。表面灰黄色或黄褐色，粗糙，结节上侧有突出的圆盘状茎痕，直径 0.8~1.5 cm。(图 16-50)

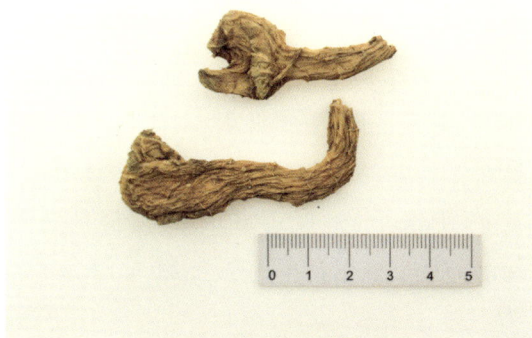

图 16-50　姜形黄精药材图

【化学成分】　主要含黄精多糖、生物碱、皂苷类、黄酮类、蒽醌类、挥发油、植物甾醇类、木脂素类以及氨基酸等化合物。黄精的根状茎含甾体皂苷，主要有西伯利亚蓼苷 A、14α-羟基西伯利亚蓼苷 A、西伯利亚蓼苷 B、新巴拉次薯蓣皂苷元-A_3-O-β-石蒜四糖苷。另含黄精多糖 A、黄精多糖 B、黄精多糖 C、黄精低聚糖 A、黄精低聚糖 B、黄精低聚糖 C 等。

【药理作用】

1. 抗菌作用　黄精在试管内对抗酸菌有抑制作用，其煎剂用于实验性结核病的豚鼠，在感染结核分枝杆菌同时给药与感染后淋巴肿大再给药，均有显著的抑菌效果，且能改善健康状况，其疗效与异烟肼接近。其 1:10 浓度对腺 2 病毒有延缓作用，对疱疹病毒有抑制作用。

2. 抗真菌作用　黄精醇提水溶液 2% 以上浓度便开始对多种真菌有抑制作用，如堇色毛癣菌、红色表皮癣菌等，其水抽出物对石膏样毛癣菌及考夫曼-沃尔夫氏表皮癣菌有抑制作用。

3. 降血压作用　黄精的水浸出液、乙醇-水浸出液和 30% 乙醇浸出液均有降低麻醉动物血压的作用。

4. 抗衰老作用　黄精煎剂 20% 浸泡桑叶喂养家蚕，有延长家蚕幼虫期的作用。

5. 止血作用　黄精甲醇提取物腹腔注射，对干冰-甲醇冷冻小鼠尾部 1 分钟，切尾法实验表明有止血作用,使小鼠出血量减少。

6. 对心血管系统的作用 黄精水浸膏 0.16~0.26 g/kg 静脉注射,明显增加麻醉犬冠脉流量;1.5 g/kg 静脉注射,对垂体后叶素引起的兔心肌缺血有对抗作用,对抗垂体后叶素引起的 T 波增高,促进 T 波异常提前恢复;12 g/kg 腹腔注射,可增强小鼠对缺氧的耐受力。

7. 抗病毒作用 黄精多糖 0.2% 滴眼液滴眼,6 次/天,或加服黄精多糖 10 mg/kg,2 次/天,对兔实验性单纯疱疹病毒性角膜炎均有治疗作用。

【常用饮片】

黄精片 本品呈不规则的厚片,外表皮淡黄色至黄棕色。切面略呈角质样,淡黄色至黄棕色,可见多数淡黄色筋脉小点。质稍硬而韧。气微,味甜,嚼之有黏性。

酒黄精 本品呈不规则的厚片。表面棕褐色至黑色,有光泽,中心棕色至浅褐色,可见筋脉小点。质较柔软。味甜,微有酒香气。

【性味归经】 味甘,平。归脾、肺、肾经。

【功能主治】 补气养阴,健脾,润肺,益肾。用于脾胃虚弱,体倦乏力,胃阴不足,口干食少,肺虚燥咳,精血不足,腰膝酸软,须发早白,内热消渴。

【用法用量】 内服:煎汤,9~15 g。

【注意事项】 味苦者不可药用。中寒泄泻,痰湿痞满气滞者忌用。

【附注】 《中国药典》(2020 年版)亦收载百合科植物滇黄精 *Polygonatum kzngzanum* Coll. et Hemsl. 的干燥根茎作为黄精入药,习称"大黄精"。

桑椹

【别名】 桑实、桑枣、桑果。

【来源】 桑科植物桑 *Morus alba* L. 的干燥果穗。

【原植物形态】 【生境与分布】 见"桑叶"项下。

【采收加工】 4—6 月当果实呈红紫色时采收,晒干或略蒸后晒干。

【药材性状】 本品为聚花果,由多数小瘦果集合而成,呈长圆形,长 1~2 cm,直径 0.5~0.8 cm。黄棕色、棕红色或暗紫色,有短果序梗。小瘦果卵圆形,稍扁,长约 2 mm,宽约 1 mm,外具肉质花被片 4 枚。气微,味微酸而甜。(图 16-51)

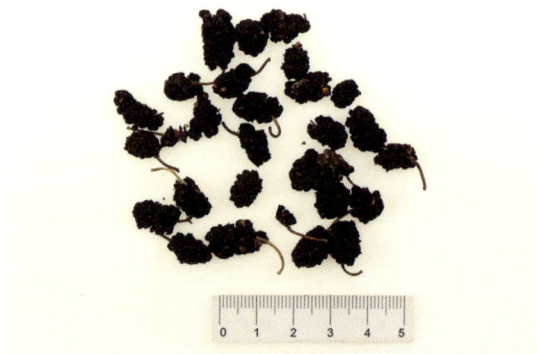

图 16-51 桑椹药材图

【化学成分】 主要含花色苷类、黄酮类、酚酸类、多糖类等化合物。花色苷类有矢车菊素-3-葡萄糖苷、矢车菊素-3-芸香葡萄糖苷、天竺葵-3-O-葡萄糖苷等;黄酮类成分有芦丁、异槲皮苷、黄芪甲苷、异槲皮素等;酚酸类有原儿茶酸、新绿原酸、绿原酸等。此外,还含有维生素 B_1、维生素 B_2、维生素 C、胡萝卜素、亚油酸、硬脂酸、油酸等。

【药理作用】

1. 保肝作用 桑椹水提取物可使肝肿瘤模型小鼠肿瘤变小;桑椹花色苷成分可改善乙醇性肝病模型小鼠棕色脂肪组织的形态学改变和功能抑制;桑椹花青素成分可通过对核因子相关因子 2 及其下游靶点的调节,恢复高糖诱导的人正常肝细胞的损伤,通过改善抗氧化防御系统,在体内、外预防葡萄糖诱导的损伤。桑葚多糖可下调肝组织中肿瘤坏死因子、IL-1β 水平及核因子-κB P65 蛋白的表达,抑制肝脏炎性反应的发生,对急性肝损伤起保护作用。

2. 降血压作用　桑椹多糖通过增加内皮一氧化氮的产生,降低大鼠的正常血压和继发性高血压大鼠的平均动脉血压。

3. 免疫调节作用　桑椹多糖能提高免疫低下模型小鼠的淋巴细胞转化功能和抗体细胞生成功能,提高血清溶血素水平,具有免疫保护作用。

4. 抗氧化作用　桑椹水提取物可提高 SOD 和过氧化氢酶,降低丙二醛水平,提高肝糖原水平,降低尿素氮水平和血乳酸水平,具抗氧化、抗疲劳作用。加压处理会使桑椹汁总酚酸、总

黄酮和花色苷含量降低,同时其对铁离子还原能力、ABTS＋和 DPPH 自由基的清除能力均降低,初步说明总酚酸、总黄酮和花色苷具有抗氧化能力。

5. 其他作用　桑椹还具有消炎、抗焦虑、调节肾功能、保护神经、抗癌、抗动脉粥样硬化等作用。

【**性味归经**】　甘、酸,寒。归心、肝、肾经。

【**功能主治**】　滋阴补血,生津润燥。用于肝肾阴虚,眩晕耳鸣,心悸失眠,须发早白,津伤口渴,内热消渴,肠燥便秘。

【**用法用量**】　内服:煎汤,9～15 g;熬膏、生啖或浸酒。外用:浸水洗。

【**注意事项**】　脾胃虚寒作泄者勿用。

第四节　补阳药

杜仲

【**别名**】　思仙、思仲、木棉。

【**来源**】　杜仲科植物杜仲 *Eucommia ul-moides* Oliv. 的干燥树皮。

【**原植物形态**】　落叶乔木,高达 20 m。树皮灰褐色,粗糙,折断拉开有多数细丝。幼枝有黄褐色毛,后变无毛,老枝有皮孔。单叶互生;叶柄长 1～2 cm,上面有槽,被散生长毛;叶片椭圆形、卵形或长圆形,长 6～15 cm,宽 3.5～6.5 cm,先端渐尖,基部圆形或阔楔形,上面暗绿色,下面淡绿,老叶略有皱纹,边缘有锯齿;侧脉 6～9 对。花单性,雌雄异株,花生于当年枝基部,雄花无花被,花梗无毛;雄蕊长约 1 cm,无毛,无退化雌蕊;雌花单生,花梗长约 8 mm,子房 1 室,先端 2 裂,子房柄极短。翅果

扁平,长椭圆形,先端 2 裂,基部楔形,周围具薄翅;坚果位于中央,与果梗相接处有关节。早春开花,秋后果实成熟。(图 16‑52)

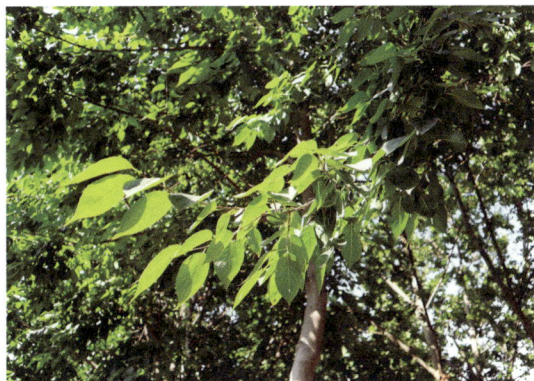

图 16‑52　杜仲原植物图

【**生境与分布**】　生于海拔 300～500 m 的低山、谷地或疏林中。分布于陕西、甘肃、浙江、河南、湖北、四川、贵州、云南等地。

【**采收加工**】　4—6 月剥取,刮去粗皮,堆

置"发汗"至内皮呈紫褐色,晒干。

【药材性状】 呈板片状或两边稍向内卷,大小不一,厚3～7 mm。外表面淡棕色或灰褐色,有明显的皱纹或纵裂槽纹,有的树皮较薄,未去粗皮,可见明显的皮孔。内表面暗紫色,光滑。质脆,易折断,断面有细密、银白色、富弹性的橡胶丝相连。气微,味稍苦。(图16-53)

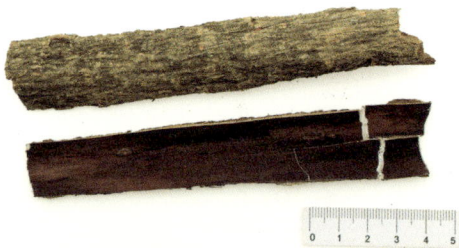

图16-53 杜仲药材图

【化学成分】 主要含木脂素类、环烯醚萜类、苯丙素类、黄酮类等。木脂素类主要有松脂醇二葡萄糖苷、丁香脂素二葡萄糖苷、橄榄素等;环烯醚萜类主要有京尼平苷酸、京尼平苷、桃叶珊瑚苷、筋骨草苷等;苯丙素类主要有咖啡酸、二氢咖啡酸、松柏酸、绿原酸等;黄酮类主要有山柰酚、紫云英苷、陆地锦苷等。此外,还含有杜仲胶、抗真菌蛋白等化合物。

【药理作用】

1.降血压作用 杜仲中松脂醇二葡萄糖苷和丁香脂素4′,4″-二吡喃葡萄糖苷对血压具有双向调节作用,降血压效果尤为明显,而且疗效平稳,无毒副作用。

2.免疫调节作用 杜仲的水提液和乙醇提取液能激活单核巨噬细胞系统和腹腔巨噬细胞系统的活性,又能对迟发型超敏反应起抑制作用,从而对细胞免疫起到双向调节的作用。

3.神经细胞保护作用 杜仲通过部分的抑制乙酰胆碱酯酶活性,起到神经保护作用,可能

用于治疗神经退行性疾病如阿尔茨海默病。杜仲可通过减轻有髓神经的损伤而保护神经根,减轻非机械压迫性髓核对神经根损伤后所导致的机械痛觉过敏,提高痛阈。

4.调节骨代谢作用 杜仲具有促进骨细胞增殖、抗骨质疏松的作用,对骨代谢平衡具有良好的调节作用,同时具有保护关节软骨、抗骨性关节炎的作用。

5.其他作用 杜仲还具有降血糖、降血脂、抗菌、利尿、保肝、镇静催眠等作用。

【常用饮片】

杜仲块(丝) 本品呈小方块或丝条。外表面淡棕色或灰褐色,有明显的皱纹。内表面暗紫色,光滑。断面有细密、银白色、富弹性的橡胶丝相连。气微,味稍苦。

盐杜仲块(丝) 本品形如杜仲块或杜仲丝,表面黑褐色,内表面褐色,折断时胶丝弹性较差。味微咸。

【性味归经】 甘,温。归肝、肾经。

【功能主治】 补肝肾,强筋骨,安胎。用于肝肾不足,腰膝酸痛,筋骨无力,头晕目眩,妊娠漏血,胎动不安。

【用法用量】 内服:煎汤,6～10 g。

【注意事项】 阴虚火旺者慎用。

菟丝子

【别名】 无根草、黄丝藤、无娘藤。

【来源】 旋花科植物菟丝子 *Cuscuta chinensis* Lam. 的干燥成熟种子。

【原植物形态】 一年生寄生草本。茎缠绕,黄色,纤细,直径约1 mm,多分枝,随处可生出寄生根,伸入寄主体内。叶稀少,鳞片状,三角状卵形。花两性,多数簇生成小伞形或小

聚伞花序;苞片小,鳞片状;花梗稍粗壮,长约 1 mm;花萼杯状,长约 2 mm,中部以下连合,裂片 5,三角状,先端钝;花冠白色,壶形,长约 3 mm,5 浅裂,裂片三角状卵形,先端锐尖或钝,向外反折,花冠筒基部具鳞片 5,长圆形,先端及边缘流苏状;雄蕊 5,着生于花冠裂片弯缺微下处,花丝短,花药露于花冠裂片之外;雌蕊 2,心皮合生,子房近球形,2 室,花柱 2,柱头头状。蒴果近球形,稍扁,直径约 3 mm,几乎被宿存的花冠所包围,成熟时整齐地周裂。种子 2~4,黄色或黄褐色卵形,长 1.4~1.6 mm,表面粗糙。花期 7—9 月,果期 8—10 月。(图 16 - 54)

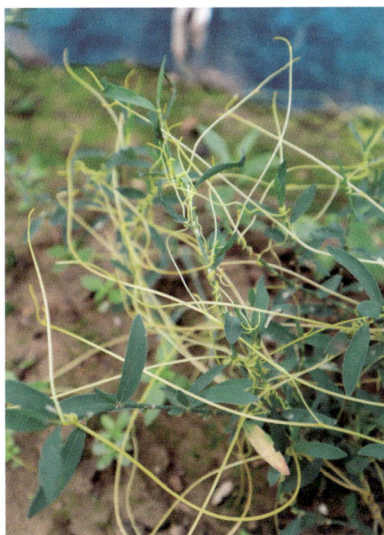

图 16 - 54 菟丝子原植物图

【生境与分布】 生于田边、路边荒地、灌丛、山坡向阳处。全国大部分地区有分布,以北方地区为主。

【采收加工】 秋季果实成熟时采收植株,晒干,打下种子,除去杂质。

【药材性状】 本品呈类球形,直径 1~1.5 mm。表面灰棕色或棕褐色,粗糙,种脐线形或扁圆形。质坚实,不易以指甲压碎。气微,味淡。(图 16 - 55)

【化学成分】 主要含黄酮类、甾体类、挥发油等化合物。黄酮类主要有金丝桃苷、紫云

英苷、槲皮素、槲皮素-3-O-β-D-半乳糖-7-O-β-葡萄糖、山柰酚-3-O-β-D-吡喃葡萄糖苷等;甾体类主要有 β-谷甾醇、β-谷甾醇-3-O-β-D-吡喃木糖苷、豆甾醇、Δ_5-燕麦甾醇、菜油甾醇、胆固醇、豆甾-5-烯-3-O-β-D-吡喃葡萄糖苷四乙酸酯等;挥发油主要有叶醇、1-辛烯-3-醇、3-辛醇、麦芽醇、酞酸二乙酯、石竹烯、壬醛、正辛醇等。

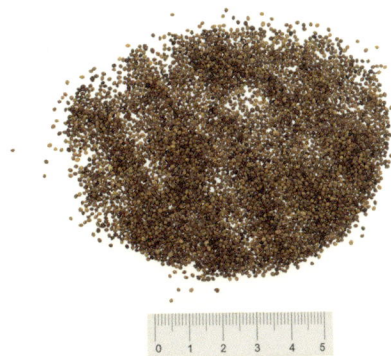

图 16 - 55 菟丝子药材图

【药理作用】

1. 保肝作用 20％菟丝子水煎剂给四氯化碳损伤小鼠灌胃,50 g/kg,能使血液中增加的乳酸、丙酮酸及血清谷丙转氨酶下降,而使下降的肝糖原和肾上腺抗坏血酸上升,有显著的保护肝损伤活性。

2. 助阳和增强性功能作用 20％菟丝子水煎剂 0.5 mL 每日对阳虚小鼠灌胃对症状有一定的恢复作用。用含菟丝子水煎剂的培养基培养,不同浓度均能提高果蝇的性功能。

3. 增加非特异性抵抗力作用 菟丝子水煎剂能延长小鼠负重游泳时间,增强小鼠在常压下的耐缺氧能力,提高其非特异性抵抗力。

4. 其他作用 菟丝子尚具有抗肿瘤、抗病毒、消炎、治疗不育、致泻及抑制中枢神经系统的作用。

【性味归经】 辛、甘,平。归肝、肾、脾经。

【功能主治】 补益肝肾,固精缩尿,安

胎,明目,止泻;外用消风祛斑。用于肝肾不足,腰膝酸软,阳痿遗精,遗尿尿频,肾虚胎漏,胎动不安,目昏耳鸣,脾肾虚泻;外治白癜风。

【用法用量】 内服:煎汤,6～12 g。外用:适量。

淫羊藿

【别名】 三枝九叶草、仙灵脾、牛角花。

【来源】 小檗科植物淫羊藿 *Epimedium brevicornu* Maxim.、箭叶淫羊藿 *Epimedium sagittatum* (Sieb. et Zucc.) Maxim. 或柔毛淫羊藿 *Epimedium pubescens* Maxim. 的干燥叶。

【原植物形态】

淫羊藿 多年生草本,植株高 20～60 cm。根状茎粗短,木质化,暗棕褐色。二回三出复叶基生和茎生,具小叶 9 枚;基生叶 1～3,丛生,具长柄,茎生叶 2,对生;小叶纸质或厚纸质,卵形或阔卵形,长 3～7 cm,宽 2.5～6 cm,先端急尖或短渐尖,基部深心形,顶生小叶基部裂片圆形,近等大,侧生小叶基部裂片稍偏斜,急尖或圆形,上面常有光泽,网脉显著,背面苍白色,光滑或疏生少数柔毛,基出 7 脉,叶缘具刺齿;花茎具 2 枚对生叶,圆锥花序长 10～35 cm,具花 20～50 朵,序轴及花梗被腺毛;花梗长 5～20 mm;花白色或淡黄色;萼片 2 轮,外萼片卵状三角形,暗绿色,长 1～3 mm,内萼片披针形,白色或淡黄色,长约 10 mm,宽约 4 mm;花瓣远较内萼片短,距呈圆锥状,长仅 2～3 mm,瓣片很小;雄蕊长 3～4 mm,伸出,花药长约 2 mm,瓣裂。蒴果长约 1 cm,宿存花柱喙状,长 2～3 mm。花期 5—6 月,果期 6—8 月。(图 16-56)

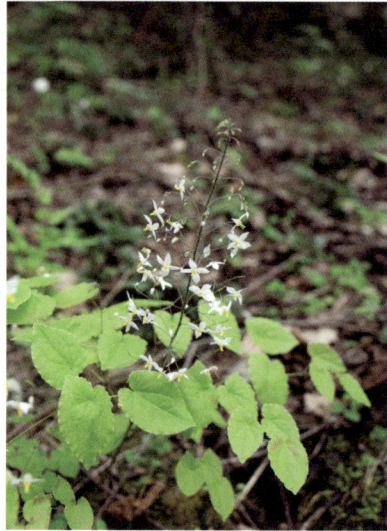

图 16-56 淫羊藿原植物图

箭叶淫羊藿 又名三枝九叶草。多年生草本,植株高 30～50 cm。根状茎粗短,节结状,质硬,多须根。一回三出复叶基生和茎生,小叶 3,革质,卵形至卵状披针形,长 5～19 cm,宽 3～8 cm,但叶片大小变化大,先端急尖或渐尖,基部心形,顶生小叶基部两侧裂片近相等,圆形,侧生小叶基部高度偏斜,外裂片远较内裂片大,三角形,急尖,内裂片圆形,上面无毛,背面疏被粗短伏毛或无毛,叶缘具刺齿;花茎具对生叶 2 枚。圆锥花序长 10～20(～30) cm,宽 2～4 cm,具 200 朵花,通常无毛,偶被少数腺毛;花梗长约 1 cm,无毛;花较小,直径约 8 mm,白色;萼片 2 轮,外萼片 4 枚,先端钝圆,具紫色斑点,其中 1 对狭卵形,长约 3.5 mm,宽 1.5 mm,另 1 对长圆状卵形,长约 4.5 mm,宽约 2 mm,内萼片卵状三角形,先端急尖,长约 4 mm,宽约 2 mm,白色;花瓣囊状,淡棕黄色,先端钝圆,长 1.5～2 mm;雄蕊长 3～5 mm,花药长 2～3 mm;雌蕊长约 3 mm,花柱长于子房。蒴果长约 1 cm,宿存花柱长约 6 mm。花期 4—5 月,果期 5—7 月。

柔毛淫羊藿 多年生草本,植株高 20～70 cm。根状茎粗短,有时伸长,被褐色鳞片。

一回三出复叶基生或茎生;茎生叶 2,对生,小叶 3;小叶叶柄长约 2 cm,疏被柔毛;小叶革质,卵形、狭卵形或披针形,长 3～15 cm,宽 2～8 cm,先端渐尖或短渐尖,基部深心形,有时浅心形,顶生小叶基部裂片圆形,几等大;侧生小叶基部裂片极不等大,急尖或圆形,上面深绿色,有光泽,背面密被绒毛,短柔毛和灰色柔毛,边缘具细密刺齿;花茎具 2 枚对生叶。圆锥花序具 30～100 朵花,长 10～20 cm,通常序轴及花梗被腺毛,有时无总梗;花梗长 1～2 cm;花直径约 1 cm;萼片 2 轮,外萼片阔卵形,长 2～3 mm,带紫色,内萼片披针形或狭披针形,急尖或渐尖,白色,长 5～7 mm,宽 1.5～3.5 mm;花瓣远较内萼片短,长约 2 mm,囊状,淡黄色;雄蕊长约 4 mm,外露,花药长约 2 mm;雌蕊长约 4 mm,花柱长约 2 mm。蒴果长圆形,宿存花柱长喙状。花期 4～5 月,果期 5—7 月。

【生境与分布】

淫羊藿　生于海拔 650～3500 m 的林下、沟边灌丛或山坡阴湿处。分布于陕西、甘肃、山西、河南、青海、湖北、四川等地。

箭叶淫羊藿　生于海拔 200～1750 m 的山坡草丛、林下、灌丛、水沟边或岩边石缝中。分布于浙江、安徽、福建、江西、湖北、湖南、广东、广西、四川、陕西、甘肃等地。

柔毛淫羊藿　生于海拔 300～2000 m 的林下、灌丛、山坡地边或山沟阴湿处。分布于陕西、甘肃、湖北、四川、河南、贵州、安徽等地。

【采收加工】　夏、秋季茎叶茂盛时采收,晒干或阴干。

【药材性状】

淫羊藿　二回三出复叶;小叶片卵圆形,长 3～8 cm,宽 2～6 cm;先端微尖,顶生小叶基部心形,两侧小叶较小,偏心形,外侧较大,呈耳状;边缘具黄色刺毛状细锯齿;上表面黄绿色,下表

面灰绿色,主脉 7～9,基部有稀疏细长毛,细脉两面突起,网脉明显;小叶柄长 1～5 cm。叶片近革质。气微,味微苦。(图 16-57)

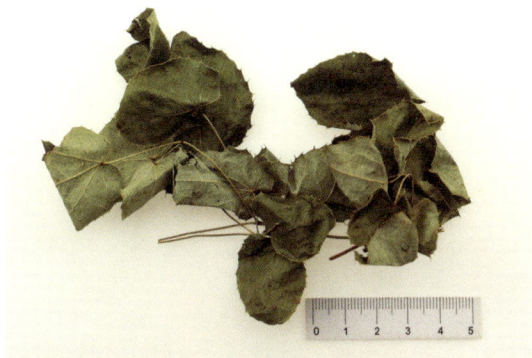

图 16-57　淫羊藿药材图

箭叶淫羊藿　一回三出复叶,小叶片长卵形至卵状披针形,长 4～12 cm,宽 2.5～5 cm;先端渐尖,两侧小叶基部明显偏斜,外侧多呈箭形。下表面疏被粗短伏毛或近无毛。叶片革质。

柔毛淫羊藿　一回三出复叶,叶下表面及叶柄密被绒毛状柔毛。

【化学成分】　主要含有黄酮类、多糖类、木脂素类与挥发油等化合物。黄酮类主要有淫羊藿苷、朝藿定 A、朝藿定 B、朝藿定 C 等;多糖类主要为淫羊藿多糖(EPS),其主要有 EPS-1、EPS-2 和 EPS-3;木脂素类主要有淫羊藿苷 E6、淫羊藿苷 E7、淫羊藿醇 A1、淫羊藿醇 A2、柏木苷 A、(＋)-环橄榄树脂素、(＋)-南烛木树脂酚、(＋)-环橄榄树脂素、(＋)-环磷酰胺甲醛缩合物、(－)-橄榄树脂素-乙酸酯、柏木苷 C 等;挥发油成分主要有 6,10,14-三甲基-2-十五烷酮、植醇、棕榈酸等。还含有木兰碱等生物碱及微量甾醇、色原酮、鞣质、倍半萜、蒽醌等化合物。

【药理作用】

1. 对生殖系统的作用　淫羊藿主要通过对细胞激素和生殖器官的增益起到保护作用,用

于治疗卵巢早衰、少弱精症及男科疾病。

2. 增强免疫作用　淫羊藿对动物的免疫器官有很好的作用,同时可增强特异性和非特异性的免疫作用。淫羊藿苷能增加小鼠血液中红细胞、白细胞数量,提高血红蛋白浓度和 T 细胞比率,从而对小鼠免疫功能产生一定的调节作用。

3. 抗衰老作用　淫羊藿总黄酮通过清除有害物质自由基调控细胞因子达到抗衰老的作用。

4. 抗肿瘤作用　淫羊藿及其化学成分具有多途径、多靶点发挥明显抗肿瘤作用,可以抑制肿瘤细胞的增殖,转移过程,诱导肿瘤细胞凋亡,逆转肿瘤细胞免疫逃逸以及减轻放化疗的不良反应。

5. 降血糖作用　淫羊藿总黄酮能使糖尿病模型小鼠的血糖降低。

6. 对骨骼系统的作用　淫羊藿能够促进成骨细胞形成,增加骨基质的合成分泌,增强骨硬度。淫羊藿苷具有改善血液循环和促进骨代谢等功效,调节骨钙素水平,干预缺血性坏死导致的激素性股骨头坏死发挥成骨作用。淫羊藿中总黄酮通过促进成骨细胞的增殖分化和矿化结节的形成增强骨质。

【常用饮片】

淫羊藿丝　本品呈丝片状。上表面绿色、黄绿色或浅黄色,下表面灰绿色,网脉明显,中脉及细脉突出,边缘具黄色刺毛状细锯齿。近革质。气微,味微苦。

炙淫羊藿　取羊脂油加热熔化,加入淫羊藿丝,用文火炒至均匀有光泽,取出,放凉。

【性味归经】　辛、甘,温。归肝、肾经。

【功能主治】　补肾阳,强筋骨,祛风湿。用于肾阳虚衰,阳痿遗精,筋骨痿软,风湿痹痛,麻木拘挛。

【用法用量】　内服:煎汤,6～10 g;浸酒、熬膏或入丸、散。外用:煎水洗。

【注意事项】　阴虚而相火易动者忌用。

【附注】　《中国药典》(2020 年版)亦收载小檗科植物朝鲜淫羊藿 *Epimedium koreanum* Nakai的干燥叶作为淫羊藿入药。

小竹根七

【别名】　解晕草、土金钗、米腊参。

【来源】　百合科植物吉祥草 *Reineckea carnea*（Andr.）Kunth 带根的全草。

【原植物形态】　常绿多年生草本。根状茎粗 2～3 mm,蔓延于地面,逐年向前延长或发出新枝,节处生根,每节上有一残存的叶鞘,顶端的叶簇由于茎的连续生长,有时似长在茎的中部,两叶簇间相距约 10 cm。叶簇生或在匍匐茎的先端簇生,每簇有 3～8 枚,条形或披针形,长 10～38 cm,宽 0.5～3.5 cm,顶端渐尖,向下渐狭成柄,深绿色。花葶长 5～15 cm;穗状花序长 2～6.5 cm,上部的花有时仅具雄蕊;苞片卵形,淡褐色或带紫色,长 5～7 mm,每苞具花 1 朵;花芳香,粉红色,管部较细,裂片 6,长圆形,长 5～7 mm,顶端钝,稍肉质;雄蕊 6,短于花柱;花药近长圆形,两端微凹,长 2～2.5 mm;子房长约 3 mm,花柱丝状。浆果球形,直径 6～10 mm,熟时鲜红色。花、果期 7—11 月。(图 16 - 58)

【生境与分布】　生于海拔 170～3200 m 的阴湿山坡、山谷或密林下。分布于西南地区及陕西、江苏、安徽、浙江、江西、河南、湖北、湖南、广东、广西等地。

【采收加工】　全年可采,除去杂质,晒干或鲜用。

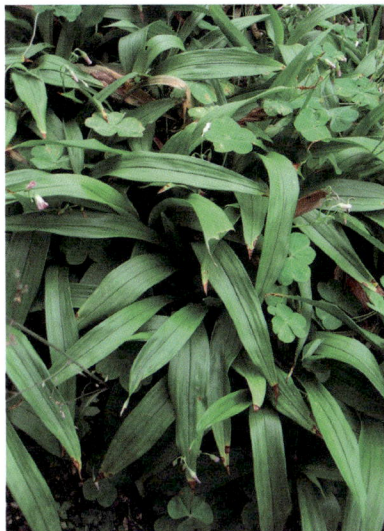

图 16 - 58　吉祥草原植物图

【药材性状】　本品根茎细长，黄褐色，节明显，节上着数条不规定根，可见残留的膜质鳞片。叶片多皱缩，黄绿色或黄棕色，展开后呈线性、卵状披针形或线状披针形，全缘，无柄，先端尖或长尖，基部平阔，长 6～20 cm，宽 5～15 mm，叶脉平行，中脉明显。气微，味甘。（图 16 - 59）

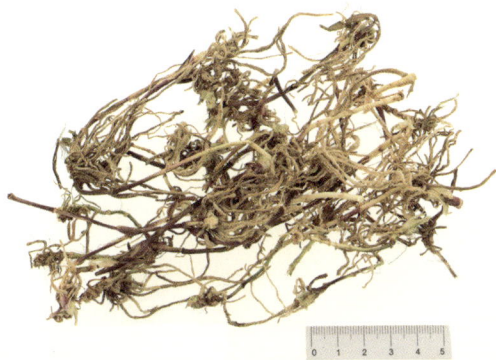

图 16 - 59　小竹根七药材图

【化学成分】　主要含有甾体类、黄酮类、挥发油等化合物。甾体类有奇梯皂苷元-4-O-硫酸酯、26-O-β-D-吡喃葡萄糖基-22-甲氧基-1β，3β，4β，5β，26-五羟基-5β-呋甾烷-4-O-硫酸酯、五羟螺皂苷元-5-O-β-D-吡喃葡萄糖苷、铃兰苦苷元-1-O-α-L-吡喃鼠李糖基（1→2）-β-D-吡喃岩藻糖苷-3-O-α-L-吡喃鼠李糖苷、铃兰苦

苷元-1-O-α-L-吡喃鼠李糖基(1→2)-β-D-吡喃木糖苷-3-O-α-L-吡喃鼠李糖苷等；黄酮类有异鼠李素-3-O-β-D-芸香糖苷、杜鹃素、木樨草素等；挥发油类有反式-石竹烯、芳樟醇 L、松油酮等。还含有二(2-乙基己基)邻苯二甲酸酯、交链孢酚单甲醚、N-反式阿魏酸酪酰胺、三十烷酸等。

【药理作用】

1. 止咳作用　小竹根七总皂苷灌胃给药能延长咳嗽潜伏期，使咳嗽次数减少。

2. 祛痰作用　小竹根七总皂苷灌胃给药具有明显的祛痰作用。

3. 消炎作用　小竹根七总皂苷注射给药能明显抑制二甲苯致小鼠耳郭肿胀，可以减少醋酸引起的炎性渗出，使毛细血管通透性增高，具有一定的消炎作用。

【性味归经】　甘，凉。归肺、肾经。

【功能主治】　清肺止咳，凉血止血，解毒利咽。用于肺热咳嗽，咯血、吐血，衄血，便血，跌扑损伤，疮毒，咽喉肿痛，目赤翳障，痈肿疮疖疳积。

【用法用量】　内服：煎汤，6～12 g，鲜品30～60 g。外用：适量，捣烂酒炒敷患处。

沙苑子

【别名】　蔓黄芪、潼蒺藜、沙苑蒺藜。

【来源】　豆科植物扁茎黄芪 *Astragalus complanatus* R. Br. 的干燥成熟种子。

【原植物形态】　主根圆柱状，长达 1 m；茎平卧，单一至多数，长 20～100 cm，有棱，无毛或疏被粗短硬毛，分枝。羽状复叶具小叶9～25；托叶离生，披针形，长 3 mm；小叶椭圆形或倒卵状长圆形，先端钝或微缺，基部圆形，上面

无毛,下面疏被粗伏毛,小叶柄短;总状花序生花 3~7,较叶长;总花梗长 1.5~6 cm,疏被粗伏毛。苞片钻形;花梗短;小苞片长 0.5~1 mm;花萼钟状,被灰白色或白色短毛,萼筒长 2.5~3 mm,萼齿披针形,与萼筒近等长。花冠乳白色或带紫红色,旗瓣长 10~11 mm,宽 8~9 mm,瓣片近圆形,长 7.5~8mm,先端微缺,基部突然收狭,瓣柄长 2.7~3 mm,翼瓣长 8~9 mm,瓣片长圆形,先端圆形,瓣柄长约 2.8 mm,龙骨瓣长 9.5~10 mm,瓣片近倒卵形,瓣柄长约 3 mm。荚果略膨胀,狭长圆形,长达 35 mm,宽 5~7 mm,两端尖,背腹压扁,微被褐色短粗伏毛,有网纹,果颈不露出宿萼外。种子淡棕色,肾形,平滑。花期 7—9 月,果期 8—10 月。(图 16 - 60)

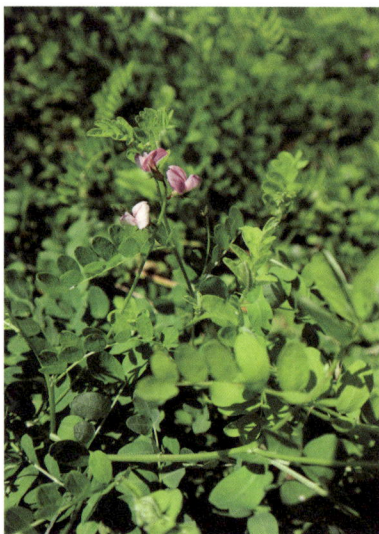

图 16 - 60 扁茎黄芪原植物图

【生境与分布】 生于路边、沟岸、草坡及干草场。分布于东北、华北地区及河南、陕西、宁夏、甘肃、江苏、四川等地。

【采收加工】 秋末冬初果实成熟尚未开裂时采割植株,晒干,打下种子,除去杂质,晒干。

【药材性状】 本品略呈肾形而稍扁,长 2~2.5 mm,宽 1.5~2 mm,厚约 1 mm。表面光滑,褐绿色或灰褐色,边缘一侧微凹处具圆形种脐。质坚硬,不易破碎。子叶 2,淡黄色,胚根弯曲,长约 1 mm。气微,味淡,嚼之有豆腥味。(图 16 - 61)

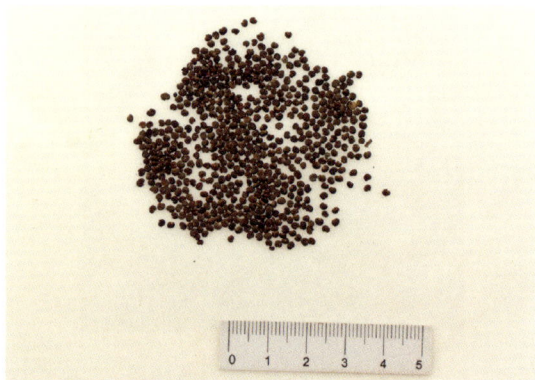

图 16 - 61 沙苑子药材图

【化学成分】 主要含有黄酮类化合物,包括沙苑子苷、沙苑子新苷、沙苑子杨梅苷、杨梅皮素等。此外,还含有三萜类、脂肪酸、氨基酸及微量元素等。

【药理作用】

1. 消炎作用 沙苑子的水煎醇沉液可以抑制关节肿和炎性肉芽肿形成,可以对抗组胺兴奋离体豚鼠肠肌,并可抑制由组胺引起毛细血管通透性的增加。

2. 抗肿瘤作用 沙苑子黄酮化合物与环磷酰胺抗癌药具有相似的功效,在抑制肿瘤生长的同时能明显增强机体的免疫功能,不会影响机体的正常生长。发现沙苑子黄酮化合物对乳腺癌 MCF - 7 细胞增殖具有明显的抑制作用,并能促进乳腺癌 MCF - 7 细胞的凋亡,时效性和量效性良好,与 5 -氟尿嘧啶相当。

3. 保肝降脂作用 沙苑子总黄酮可调节血脂代谢,一方面是通过抑制肝脏固醇调控元件结合蛋白-1c 表达,降低甘油三酯合成途径中限速酶脂肪酸合成酶、乙酰辅酶 A 羟化酶、甘油三磷酸酰基转移酶的活性及水平;另一方面上调过氧化物酶体增殖物激活受体 α 蛋白表达,提高脂肪酸 β 氧化途径中乙酰辅酶 A 氧化酶、肉毒碱棕榈酰转移酶-1α 的表达水平,从两个方面共同发挥抑制肝脏中 TG 合成的作用,达到降脂作用。

4. 其他作用　沙苑子还具有抗氧化、抗衰老、抗疲劳等作用。

【常用饮片】

盐沙苑子　本品形如沙苑子,表面鼓起,深褐绿色或深灰褐色。气微,味微咸,嚼之有豆腥味。

【性味归经】　甘,温。归肝、肾经。

【功能主治】　补肾助阳,固精缩尿,养肝明目。用于肾虚腰痛,遗精早泄,遗尿尿频,白浊带下,眩晕,目暗昏花。

【用法用量】　内服:煎汤,9～15 g;或入丸、散。

【注意事项】　相火炽盛,阳强易举者忌用。

鹿衔草

【别名】　破血丹、纸背金牛草、大肺筋草。

【来源】　鹿蹄草科植物鹿蹄草 *Pyrola calliantha* Andres 或普通鹿蹄草 *Pyrola decorate* Andres 的干燥全草。

【原植物形态】

鹿蹄草　常绿草本状小半灌木,高(10～)15～30 cm;根茎细长,横生,斜升,有分枝。叶4～7,基生,革质;椭圆形或圆卵形,稀近圆形,长(2.5～)3～5.2 cm,宽(1.7～)2.2～3.5 cm,先端钝头或圆钝头,基部阔楔形或近圆形,边缘近全缘或有疏齿,上面绿色,下面常有白霜,有时带紫色;叶柄长 2～5.5 cm,有时带紫色。花

葶有 1～2(～4)枚鳞片状叶,卵状披针形或披针形,长 7.5～8 mm,宽 4～4.5 mm,先端渐尖或短渐尖,基部稍抱花葶。总状花序长 12～16 cm,有花 9～13,密生,花倾斜,稍下垂,花冠广开,较大,直径 1.5～2 cm,白色,有时稍带淡红色;花梗长 5～10 mm,腋间有长舌形苞片,先端急尖;萼片舌形,先端急尖或钝尖,边缘近全缘;花瓣倒卵状椭圆形或倒卵形;雄蕊 10,花丝无毛,花药长圆柱形,有小角,黄色;花柱常带淡红色,倾斜,近直立或上部稍向上弯曲,伸出或稍伸出花冠,顶端增粗,有不明显的环状突起,柱头 5 圆裂。蒴果扁球形。花期 6—8 月,果期 8—9 月。(图 16 - 62)

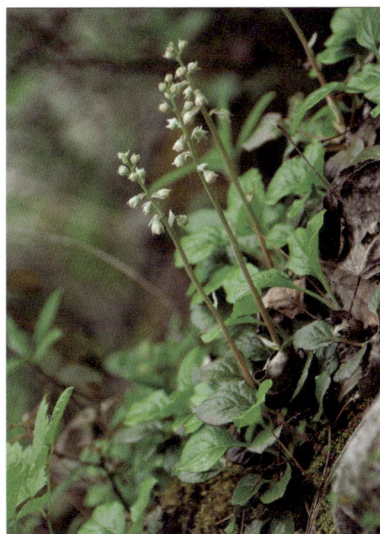

图 16 - 62　鹿蹄草原植物图

普通鹿蹄草　常绿草本状小半灌木,高15～35 cm;根茎细长,横生,斜升,有分枝。叶3～6,近基生,薄革质,长圆形或倒卵状长圆形或匙形,有时为卵状长圆形,长(3～)5～7 cm,宽 2.5～3.5(～4) cm,先端钝尖或圆钝尖,基部楔形或阔楔形,下近于叶柄,上面深绿色,沿叶脉为淡绿白色或稍白色,下面色较淡,常带紫色,边缘有疏齿;叶柄较叶片短或近等长。花葶细,直径 1.5～2 mm,常带紫色,有 1～2(～3)枚褐色鳞片状叶,狭披针形,先端渐尖,基部稍

抱花葶。总状花序长 2.5～4 cm，花 4～10，花倾斜，半下垂，花冠碗形，直径 1～1.5 cm，淡绿色或黄绿色或近白色；花梗长 5～9 mm，腋间有膜质苞片，披针形，与花梗近等长；萼片卵状长圆形，先端急尖，边缘色较浅；花瓣倒卵状椭圆形，先端圆形；雄蕊 10，花丝无毛，长 4～5 mm，花药具小角，黄色；花柱倾斜，上部弯曲，顶端有环状突起稀不明显，伸出花冠，柱头 5 圆裂。蒴果扁球形。花期 6—7 月，果期 7—8 月。

【生境与分布】

鹿蹄草 生于海拔 700～4100 m 的山地针叶林、针阔叶混交林或阔叶林下。分布于陕西、青海、甘肃、山西、山东、河北、河南、安徽、江苏、浙江、福建、湖北、湖南、江西、四川、贵州、云南、西藏。

普通鹿蹄草 生于海拔 600～3000 m 的山地阔叶林或灌丛下。分布于河南、甘肃、陕西、浙江、安徽、江西、湖北、湖南、广西、广东、福建、贵州、四川、云南、西藏。

【采收加工】 全年均可采挖，除去杂质，晒至叶片较软时，堆置至叶片变紫褐色，晒干。

【药材性状】 本品根茎细长。茎圆柱形或具纵棱，长 10～30 cm。叶基生，长卵圆形或近圆形，长 2～8 cm，暗绿色或紫褐色，先端圆或稍尖，全缘或有稀疏的小锯齿，边缘略反卷，上表面有时沿脉具白色的斑纹，下表面有时具白粉。总状花序，花 4～10；花半下垂，萼片 5，舌形或卵状长圆形；花瓣 5，早落，雄蕊 10，花药基部有小角，顶孔开裂；花柱外露，有环状突起的柱头盘。蒴果扁球形，直径 7～10 mm，5 纵裂，裂瓣边缘有蛛丝状毛。气微，味淡、微苦。（图 16-63）

【化学成分】 主要含有黄酮类、酚苷类、醌类、萜类等化合物。黄酮类成分主要有槲皮素、金丝桃苷、2″-O-没食子酰基金丝桃苷、槲皮素-3-O-呋喃阿拉伯糖苷、儿茶素等；酚苷类成分主要有高熊果酚苷、肾叶鹿蹄草苷、6′-O-没食子酰基高熊果酚苷、羟基肾叶鹿蹄草苷、鹿蹄草苷等；鹿蹄草中醌类成分主要有鹿蹄草素、梅笠草素、大黄素、2-(1,4-二氢-2,6-二甲基-1,4-二氧代-3-萘基)-3,4,5-三羟基苯甲酸等。普通鹿蹄草中醌类成分主要有鹿蹄草素、梅笠草素。鹿蹄草中的萜类成分主要有熊果酸、熊果醇、2β,3β,23-三羟基-12-烯-28-乌苏酸、2α,3β,23,24-四羟基-12-烯-28-乌苏酸、水晶兰苷等。普通鹿蹄草中萜类成分主要有熊果酸、齐墩果酸、坡模酸、山楂酸、科罗索酸、地榆皂苷Ⅰ等。此外，还含有氨基酸及其他物质。

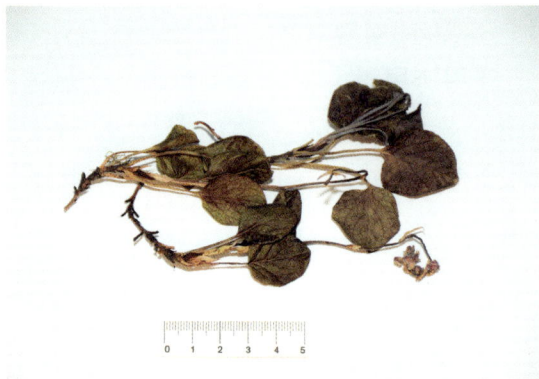

图 16-63　鹿衔草药材图

【药理作用】

1. 抗菌作用 鹿蹄草素具有广谱抑菌作用，对革兰氏阳性菌和革兰氏阴性菌的体外抑菌效果均超过青霉素。鹿蹄草能够抑制新生隐球菌、白色假丝酵母菌、红色毛癣菌、金黄色葡萄球菌的生长。

2. 消炎作用 鹿衔草提取物可以抑制小鼠巨噬细胞系 RAW 264.7 细胞中 p38 MAP 激酶和 NF-κB 的磷酸化，进而抑制诱导型一氧化氮合酶的表达和一氧化氮的产生从而发挥消炎作用。

3. 对心血管系统的作用 鹿衔草水提液可明显增加血管灌注液流量，尤其对抗心脏血流量收缩,其血管扩张作用和毛冬青呈协同作用。

4.抗氧化作用 2″-O-没食子酰基金丝桃苷具有很强的单宁活性,并具有抗氧化、清除脂质过氧自由基和抑制脂质过氧化活性。鹿衔草甲醇提取物、水提取物、三氯甲烷提取物和石油醚提取物对 DPPH 自由基清除能力、总抗氧化性和总酚含量大小有着一致的顺序,高极性溶剂提取物的抗氧化活性较低极性溶剂提取物要强。

5.降血脂作用 鹿衔草提取液经过 7LSA-5B 大孔树脂用体积分数 20% 乙醇洗脱的水溶性部分对高脂血症小鼠的三酰甘油有显著降低作用。

6.抗肿瘤作用 鹿衔草醇提物对 HeLa 肿瘤细胞生长增殖具有非常显著的抑制作用,IC$_{50}$ 为 95.40 mg/L,且具有明显的剂量依赖性。

7.促进成骨细胞增殖作用 鹿衔草三氯甲烷部位和正丁醇部位能推进体外培养成骨细胞周期,从而促进成骨细胞增殖。

【常用饮片】

鹿衔草段 本品为不规则的段或碎片。茎圆柱形,表面棕褐色至黑褐色,有的具纵棱。叶多破碎,完整者长卵圆形或近圆形,表面黄褐色至紫褐色,先端圆或稍尖,全缘或有稀疏的小锯齿,边缘略反卷,上表面有时沿脉具白色的斑纹。气微,味淡、微苦。

【性味归经】 甘、苦,温。归肝、肾经。

【功能主治】 祛风湿,强筋骨,止血,止咳。用于风湿痹痛,肾虚腰痛,腰膝无力,月经过多,久咳劳嗽。

【用法用量】 内服:煎汤,9~15 g;研末或炖肉。外用:捣敷或研末撒。

核桃仁

【别名】 胡桃仁、胡桃肉、核桃。

【来源】 胡桃科植物胡桃 *Juglans regia* L. 的干燥成熟种子。

【原植物形态】 多年生落叶乔木。羽状复叶互生;小叶 5~9,对生,卵形、椭圆形或椭圆状卵形,长 6~15 cm,宽 3~6 cm,先端尖,全缘。花单性同株,与叶同时开放;雄花序下垂,花密生,雄蕊 6~30;雌花序簇生,直立,生于幼枝的顶端,花 1~3,子房下位,密被毛。核果近球形,外果皮肉质,绿色;内果皮骨质,坚硬,有不规则的浅沟。花期 4—5 月,果期 9—10 月。(图 16-64)

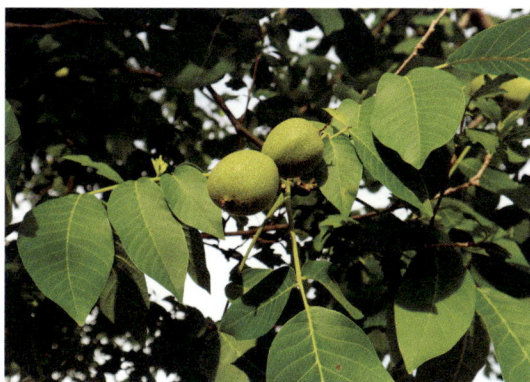

图 16-64 胡桃原植物图

【生境与分布】 生于较湿润的肥沃土壤中,多栽培于平地或丘陵地带。主产于河北、北京、山西、山东、陕西等地。

【采收加工】 秋季果实成熟时采收,除去肉质果皮,晒干,再除去核壳及木质隔膜。

【药材性状】 本品多破碎,为不规则的块状,有皱曲的沟槽,大小不一;完整者类球形,直径 2~3 cm。种皮淡黄色或黄褐色,膜状,维管束脉纹深棕色。子叶类白色。质脆,富油性。气微,味甘;种皮味涩、微苦。(图 16-65)

【化学成分】 主要含脂肪酸、氨基酸、酚类等化合物。脂肪酸主要有亚油酸、亚麻酸、肉豆蔻酸、花生酸等;氨基酸主要有氨基酸、苏氨酸、半胱氨酸、蛋氨酸等;酚类主要有没食子酸、绿原酸、对羟基苯甲酸、槲皮素等。还含有有机酸、醌类、维生素 A、维生素 B_1、维生素 B_2、烟酸等化合物。

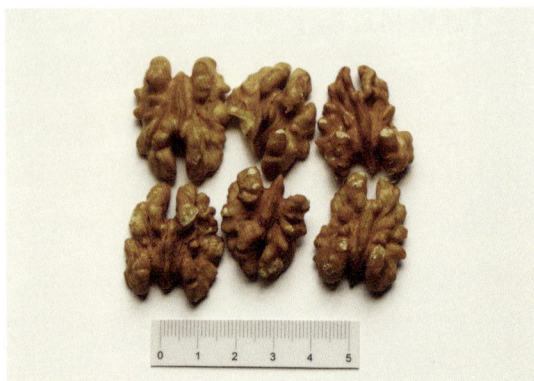

图 16-65　核桃仁药材图

【药理作用】

1. 抗氧化作用　核桃仁各提取物对 DPPH 自由基均有清除作用,以 95% 乙醇提取物最佳,乙酸乙酯提取物次之,而正己烷提取物则表现出促氧化作用。在以 Fe^{2+} 及 Fenton 反应催化的亚油酸酯质过氧化体系中,95% 乙醇提取物的抑制作用强于同浓度的茶多酚。此外,95% 乙醇提取物对碱性连苯三酚体系产生的超氧阴离子自由基有较强的清除作用。

2. 抗肿瘤作用　核桃仁醇提物对培养的骨肉瘤、乳腺癌、卵巢癌和肺癌等肿瘤细胞生长具有不同程度的抑制作用,并呈剂量依赖关系。

3. 其他作用　核桃仁还具有提高免疫力、改善学习记忆能力、治疗急性肝损伤等作用。

【性味归经】　甘,温。归肾、肺、大肠经。

【功能主治】　补肾,温肺,润肠。用于肾阳不足,腰膝酸软,阳痿遗精,虚寒喘嗽,肠燥便秘。

【用法用量】　内服:煎汤,6~9 g。

韭菜子

【别名】　懒人菜、长生韭、壮阳草。

【来源】　百合科植物韭 Allium tuberosum Rottler ex Sprengle 的干燥成熟种子。

【原植物形态】　多年生宿根草本植物,高 20~45 cm。具倾斜的横生根状茎。鳞茎簇生,近圆柱状;鳞茎外皮暗黄色至黄褐色,破裂成纤维状,呈网状或近网状。叶条形,扁平,实心,比花葶短,宽 1.5~8 mm,边缘平滑。花葶圆柱状,常具 2 纵棱,高 25~60 cm,下部被叶鞘;总苞单侧开裂,或 2~3 裂,宿存;伞形花序半球状或近球状,具较稀疏的花;小花梗近等长,比花被片长 2~4 倍,基部具小苞片,且数枚小花梗的基部又为 1 枚共同的苞片所包围;花白色;花被片常具绿色或黄绿色的中脉,内轮的矩圆状倒卵形,稀为矩圆状卵形,先端具短尖头或钝圆,外轮的常较窄,矩圆状卵形至矩圆状披针形,先端具短尖头;花丝等长,为花被片长度的 2/3~4/5,基部合生并与花被片贴生,合生部分高 0.5~1 mm,分离部分狭三角形,内轮的稍宽;子房倒圆锥状球形,具 3 圆棱,外壁具细的疣状突起。花期 7—8 月,果期 8—9 月。(图 16-66)

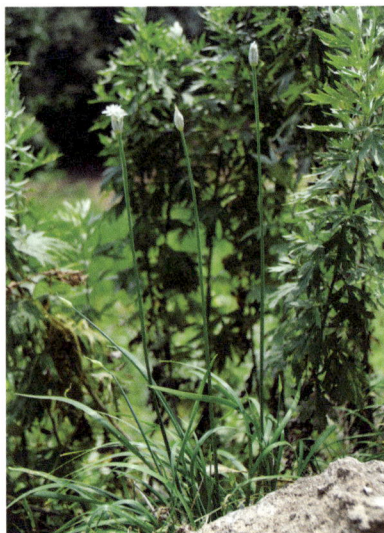

图 16-66　韭原植物图

【生境与分布】 全国广泛栽培。

【采收加工】 秋季果实成熟时采收果序,晒干,搓出种子,除去杂质。

【药材性状】 本品呈半圆形或半卵圆形,略扁,长2~4 mm,宽1.5~3 mm。表面黑色,一面突起,粗糙,有细密的网状皱纹,另一面微凹,皱纹不甚明显。顶端钝,基部稍尖,有点状突起的种脐。质硬,气特异,味微辛。(图16-67)

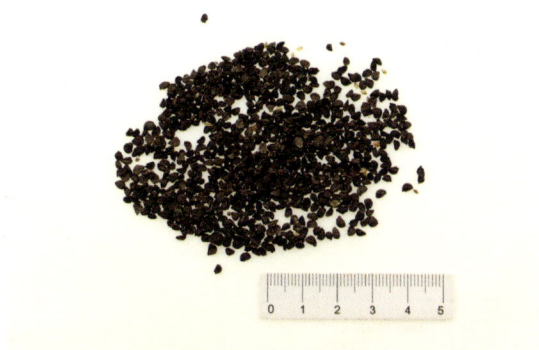

图16-67 韭菜子药材图

【化学成分】 韭菜子主要含生物碱、甾醇类、含氮杂环类、黄酮类、硫化物、皂苷类、核苷类等化合物。生物碱有韭子碱甲和韭子碱乙;含氮杂环类腺嘌呤、尿嘧啶和胸腺嘧啶;核苷类有胸腺嘧啶核苷、腺嘌呤核苷、2-羟基嘌呤核苷、烟草苷;此外,韭菜子中含有罕见的不饱和脂肪酸、如11-烯二十烷酸、奇数碳饱和脂肪酸二十三烷酸。

【药理作用】

1.增强免疫作用 韭菜子可使巨噬细胞活性明显增强,同时显著增强溶血空斑形成细胞数,使免疫水平恢复正常。

2.抗氧化作用 韭菜子黄酮对DPPH有一定的清除作用,且在实验所选浓度范围内,抗氧化能力随浓度的增加而增强。

3.抗衰老作用 韭菜子水煎剂使红细胞膜SOD的活性增强,血清中的过氧化物、肝单胺氧化酶和脑中褐素减少,起到抗衰老的作用。

4.改善性功能作用 韭菜子提取物有温肾助阳的作用,并增加其耐寒、耐疲劳和自主活动的作用。

5.增强乙酰胆碱转移酶活性 韭菜子中的阿魏酸具有增强乙酰胆碱转移酶活性的作用。

6.抗诱变作用 韭菜子的抗诱变效果较好,在一定水煎剂量范围内韭菜子随剂量增大抗诱变效果下降。

【常用饮片】

盐韭菜子 本品形如韭菜子。气特异而微香,味微咸、微辛。

【性味归经】 辛、甘,温。归肝、肾经。

【功能主治】 温补肝肾,壮阳固精。用于肝肾亏虚,腰膝酸痛,阳痿遗精,遗尿尿频,白浊带下。

【用法用量】 内服:煎汤,3~9 g。

【注意事项】 阴虚火旺者不宜使用。

第十七章

其他药

蛇床子

【别名】 蛇床仁、蛇床实、蛇米、蛇珠。

【来源】 伞形科植物蛇床 *Cnidium monnieri* (L.) Cuss. 的干燥成熟果实。

【原植物形态】 一年生草本,高 10～60 cm。根圆锥状,较细长。茎直立或斜上,多分枝,中空,表面具深条棱,粗糙。下部叶具短柄,叶鞘短宽,边缘膜质,上部叶柄全部鞘状;叶片轮廓卵形至三角状卵形,长 3～8 cm,宽 2～5 cm,二至三回三出式羽状全裂,羽片轮廓卵形至卵状披针形,长 1～3 cm,宽 0.5～1 cm,先端常略呈尾状,末回裂片线形至线状披针形,长 3～10 mm,宽 1～1.5 mm,边缘及脉上粗糙。复伞形花序直径 2～3 cm;总苞片 6～10,线形至线状披针形,长约 5 mm,边缘膜质,具细睫毛;伞辐 8～20,不等长,长 0.5～2 cm,棱上粗糙;小总苞片多数,线形,长 3～5 mm,边缘具细睫毛;小伞形花序具花 15～20,萼齿无;花瓣白色,先端具内折小舌片;花柱基略隆起,花柱长 1～1.5 mm,向下反曲。分生果长圆状,长 1.5～3 mm,宽 1～2 mm,横剖面近五角形,主棱 5,均扩大成翅状;每棱槽内油管 1,合生面油管 2;胚乳腹面平直。花期 4—7 月,果期 6—10 月。(图 17 - 1)

【生境与分布】 生于田边、路旁、草地及河边湿地。产于华东、中南、西南、西北、华北及东北地区。

【采收加工】 夏、秋二季果实成熟时采收,除去杂质,晒干。

【药材性状】 本品为双悬果,呈椭圆形,长 2～4 mm,直径约 2 mm。表面灰黄色或灰褐色,顶端有 2 枚向外弯曲的柱基,基部偶有细梗。分果的背面有薄而突起的纵棱 5 条,接合面平坦,有 2 条棕色略突起的纵棱线。果皮松脆,揉搓易脱落。种子细小,灰棕色,显油性。气香,味辛凉,有麻舌感。(图 17 - 2)

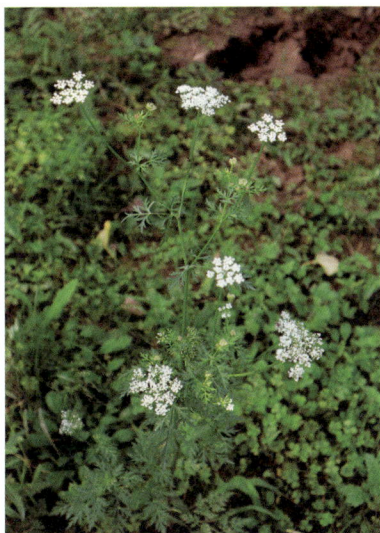

图 17 - 1　蛇床原植物图

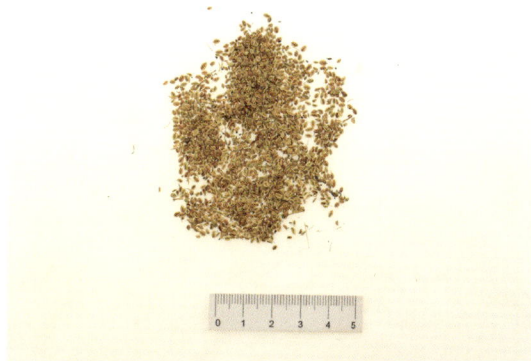

图 17 - 2　蛇床子药材图

【化学成分】 主要含香豆素类、挥发油、黄酮类等化合物。香豆素类主要以简单香豆素与呋喃香豆素为主,如蛇床子素、欧前胡素、佛手柑内酯等;挥发油包括具有异戊二烯结构单元的萜烯类、萜酯类、萜醇类、醛类、烷烃类和一般酯类化合物;黄酮类如前胡色原酮、7-蛇床子原酮等。此外,蛇床子中还存在菜油甾醇、豆甾烯醇等甾体类成分。

【药理作用】

1. 抗心律失常作用 蛇床子总香豆素对三氯甲烷诱发小鼠室颤、氯化钙诱发大鼠心室颤动以及肾上腺素诱发家兔心律失常具有较好的治疗效果。

2. 抗高血压作用 对麻醉犬注射 7.5 mg/kg 和 15 mg/kg 的蛇床子素，结果显示 1～3 分钟中收缩压、舒张压、平均血压均下降，表明蛇床子素有降血压作用且随着剂量加大其作用增强。

3. 镇静、催眠作用 蛇床子镇静催眠有效组分可使大鼠海马组织葡萄糖表达水平显著降低，使 GABA 表达水平显著升高，从而促进神经递质对神经的抑制作用，降低神经的兴奋性。

4. 改善记忆作用 蛇床子素可通过降低海马组织与血清中的丙二醛含量，恢复海马组织中的 SOD 活性，减少海马组织神经细胞的损害来保护睡眠剥夺小鼠的记忆功能。

5. 抗肿瘤作用 不同浓度条件下的蛇床子素均可抑制 B-ALL 697 细胞的增殖，8 μmol 和 32 μmol 的蛇床子素可以诱导 B-ALL697 细胞凋亡和自噬。此外，蛇床子素对胆管癌 QBC939 细胞有明显的增殖抑制作用，也可诱导其凋亡。

6. 抗骨质疏松作用 蛇床子素对 RAW264.7 细胞系向破骨细胞分化有明显的抑制作用，且浓度越高抑制作用越强。

【性味归经】 辛、苦，温；有小毒。归肾经。

【功能主治】 燥湿祛风，杀虫止痒，温肾壮阳。用于阴痒带下，湿疹瘙痒，湿痹腰痛，肾虚阳痿，宫冷不孕。

【用法用量】 内服：煎汤，3～10 g。外用：适量，多煎汤熏洗，或研末调敷。

【注意事项】 下焦有湿热，或肾阴不足，相火易动及精关不固者忌用。

石菖蒲

【别名】 香菖蒲、药菖蒲。

【来源】 天南星科植物石菖蒲 *Acorus tatarinowii* Schott 的干燥根茎。

【原植物形态】 多年生草本，根茎横卧，直径 5～8 mm，外皮黄褐色。叶根生；剑状线形，长 30～50 cm，宽 2～6 mm，罕达 1 cm，先端渐尖，暗绿色，有光泽，叶脉平行，无中脉。花茎高 10～30 cm，扁三棱形；佛焰苞叶状，长 7～20 cm，宽 2～4 mm；肉穗花序自佛焰苞中部旁侧裸露而出，无梗，斜上或稍直立，呈狭圆柱形，柔弱，长 5～12 cm，直径 2～4 mm；花两性，淡黄绿色，密生；花被 6，倒卵形，先端钝；雄蕊 6，稍长于花被，花药黄色，花丝扁线形；子房长椭圆形。浆果肉质，倒卵形，长、宽均约 2 mm。花期 6—7 月，果期 8 月。（图 17-3）

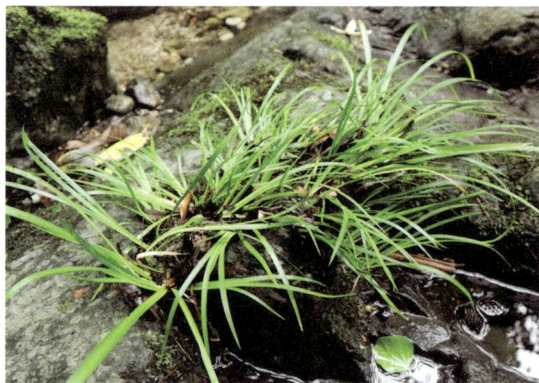

图 17-3 石菖蒲原植物图

【生境与分布】 生于海拔 20～2600 m 的密林下湿地或溪旁石上。产于黄河以南各省区。

【采收加工】 秋、冬二季采挖,除去须根及泥沙,晒干。

【药材性状】 本品呈扁圆柱形,多弯曲,常有分枝,长 3～20 cm,直径 0.3～1 cm。表面棕褐色或灰棕色,粗糙,有疏密不匀的环节,节间长 0.2～0.8 cm,具细纵纹,一面残留须根或圆点状根痕;叶痕呈三角形,左右交互排列,有的其上有毛鳞状的叶基残余。质硬,断面纤维性,类白色或微红色,内皮层环明显,可见多数维管束小点及棕色油细胞。气芳香,味苦、微辛。(图 17－4)

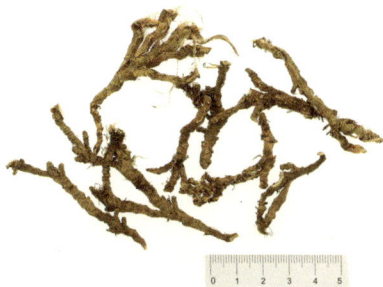

图 17－4 石菖蒲药材图

【化学成分】 主要含有挥发油、生物碱、黄酮类、有机酸等化合物。挥发油主要有 α-细辛醚、β-细辛醚、芳樟醇、榄香烯等;生物碱主要有 N-反式香豆酰酪胺、菖蒲碱甲等;黄酮类有 8-异戊二烯基山柰酚、异夏佛塔苷、野漆树苷、紫云英苷等;有机酸主要有羧酸、棕榈酸、原儿茶酸、琥珀酸等。

【药理作用】

1. 抗菌作用 现代药理学研究证明,石菖蒲挥发油可对表皮葡萄球菌、A 群链球菌、福氏志贺菌、苹果炭疽病菌、核桃枯梢病菌等有不同程度的抑制作用。

2. 抗肿瘤作用 石菖蒲主要成分 β-细辛醚可作用于 A549、PC3、PC9－R 等肿瘤细胞,抑制肿瘤细胞的生长,阻滞细胞周期,抑制 DNA 的合成,促进细胞凋亡,抑制细胞迁移,发挥抗肿瘤的作用。

3. 对消化系统作用 石菖蒲水提取液可抑制胃、十二指肠电振幅和慢波的频率、发生率,抑制胃肠收缩活动。

4. 对呼吸系统作用 石菖蒲具有显著抑制气管痉挛、延长哮喘潜伏期、抗过敏等作用。

5. 降血压作用 石菖蒲提取物可通过激活血管内皮型一氧化氮合酶途径,使一氧化氮合成增加,从而引起血管舒张,其机制可能与减少自由基对机体的损伤,从而对内皮细胞、心肌细胞和血管重构起到保护作用。

6. 对神经系统的作用 石菖蒲中的有效成分具有改善认知障碍、抗抑郁、抗焦虑、抗癫痫、抗帕金森等作用。

7. 其他作用 石菖蒲还具有抗骨质疏松、安胎等作用。

【常用饮片】

石菖蒲片 本品呈扁圆形或长条形的厚片。外表皮棕褐色或灰棕色,有的可见环节及根痕。切面纤维性,类白色或微红色,有明显环纹及油点。气芳香,味苦、微辛。

【性味归经】 辛、苦,温。归心、胃经。

【功能主治】 化湿开胃,开窍豁痰,醒神益智。用于脘痞不饥,噤口下痢,神昏癫痫,健忘失眠,耳鸣耳聋。

【用法用量】 内服:煎汤,3～6 g,鲜品加倍;或入丸、散。外用:适量,煎水洗;或研末调敷。

【注意事项】 阴虚阳亢、汗多、精滑者慎用。

南鹤虱

【别名】 窃衣子、鹤虱、虱子草、野胡萝卜子。

【来源】 伞形科植物野胡萝卜 *Daucus carota* L. 的干燥成熟果实。

【原植物形态】 两年生草本,高 20～120 cm。全株被白色粗硬毛。根细圆锥形,肉质,黄白色。基生叶薄膜质,长圆形,二至三回羽状全裂,末回裂片线形或披针形,长 2～15 mm,宽 0.5～4 mm,先端尖,有小尖头,光滑或有糙硬毛;叶柄长 3～12 cm;茎生叶近无柄,有叶鞘,末回裂片小而细长。复伞形花序顶生,花序梗长 10～55 cm,有糙硬毛;总苞片多数,叶状,羽状分裂,裂片线形,长 3～30 mm;伞辐多数,结果时外缘的伞辐向内弯曲;小总苞片 5～7,线形,不分裂或 2～3 裂,边缘膜质,具纤毛;花通常白色,有时带淡红色。双悬果长卵形,长 3～4 mm,宽 2 mm,具棱,棱上有翅,棱上有短钩刺或白色刺毛。花期 5—7 月,果期 6—8 月。(图 17 - 5)

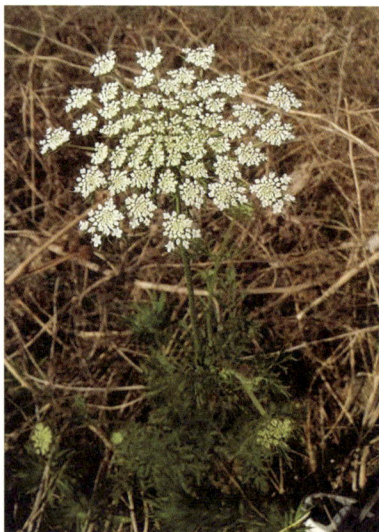

图 17 - 5 野胡萝卜原植物图

【生境与分布】 生于山坡路旁、旷野或田间。分布于四川、陕西、江苏、安徽、浙江、江西、湖北、贵州等地。

【采收加工】 秋季果实成熟时割取果枝,晒干,打下果实,除去杂质。

【药材性状】 本品为双悬果,呈椭圆形,多裂为分果,分果长 3～4mm,宽 1.5～2.5 mm。表面淡绿棕色或棕黄色,顶端有花柱残基,基部钝圆,背面隆起,具 4 条窄翅状次棱,翅上密生 1 列黄白色钩刺,刺长约 1.5 mm,次棱间的凹下处有不明显的主棱,其上散生短柔毛,接合面平坦,有 3 条脉纹,上具柔毛。种仁类白色,有油性。体轻。搓碎时有特异香气,味微辛、苦。(图 17 - 6)

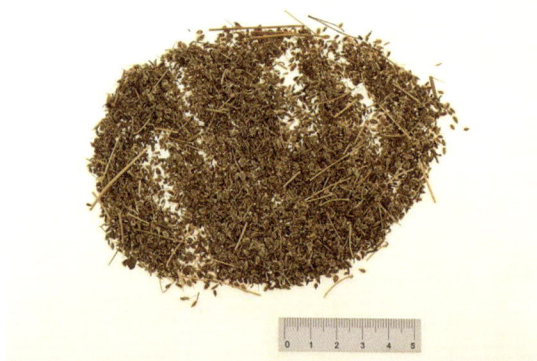

图 17 - 6 南鹤虱药材图

【化学成分】 含挥发油约 2%,主要含细辛醚、甜没药烯、巴豆酸、细辛醛、胡萝卜次醇、牻牛儿醇乙酸酯、环氧二氢丁香烯等。此外,还有黄酮类、糖和苷类、季铵型生物碱、氨基酸、甾醇类等化合物。

【药理作用】

1. 降血压作用 南鹤虱果实的醇提取物对离体猫心冠状动脉有扩张作用。种子中的苷类成分对麻醉犬有短暂的降血压作用。

2. 舒张平滑肌作用 南鹤虱种子醇提取物对离体豚鼠和大鼠小肠、大鼠子宫、猫支气管等平滑肌均显示舒张作用。

3. 其他作用 南鹤虱种子的苷类成分对麻醉犬呼吸有抑制作用;对士的宁及戊四氮引起的蛙惊厥有轻度保护作用。

【**性味归经**】 苦、辛,平;有小毒。归脾、胃经。

【**功能主治**】 杀虫消积。用于蛔虫病,蛲虫病,绦虫病,虫积腹痛,小儿疳积。

【**用法用量**】 内服:煎汤,3~9 g;或入丸、散。外用:适量,煎水熏洗。

参考文献

［1］国家药典委员会.中华人民共和国药典:一部[S].北京:中国医药科技出版社,2020.

［2］国家中医药管理局《中华本草》编委会.中华本草[M].上海:上海科学技术出版社,1999.

［3］南京中医药大学.中药大辞典[M].上海:上海科学技术出版社,2006.

［4］中国科学院《中国植物志》编委会.中国植物志[M].北京:科学出版社,1985.

［5］叶兆伟.中药药理学[M].重庆:重庆大学出版社,2015.

［6］中国植物志[EB/OL].(2005－2019)[2023－12－22].http://www.iplant.cn/frps.

索　引

A

艾叶　317

B

八角七　352

白扁豆　368

白附子　115

白果　137

白及　313

白蔹　53

白茅根　307

白屈菜　348

白三七　321

白芍　374

白术　364

白头翁　52

白薇　101

白鲜皮　78

白芷　14

百合　386

柏子仁　276

板蓝根　42

半夏　109

北刘寄奴　347

萹蓄　207

C

苍耳子　21

苍术　151

侧柏叶　305

柴胡　28

车前子　211

秤杆七　334

赤芍　95

重楼　57

川楝子　290

川乌　233

穿山龙　244

垂盆草　220

D

大黄　173

大蓟　299

大蓟炭　300

大青叶　41

大血藤　46

大枣　371

大皂角　118

丹参　336

当归　372

党参　360

地肤子　205

地骨皮　102

地黄　91

地榆　302

冬瓜皮　221

独活　227

杜仲　391

F

法半夏　110

翻白草　61

防风　13

飞天蜈蚣七　255

凤尾七　383

浮小麦　190

附子　143

G

甘草　369

甘遂　177

干姜　144

葛根　26

功劳木　79

钩藤　266

瓜蒌　122

瓜子金　138

拐枣七　260

H

海金沙　205

合欢皮　281

何首乌　376

核桃仁　401

红花　338

红花子　339

红毛七　351

红三七　330

红酸七　282

厚朴　152

虎杖　218

华山参　110

槐花　304

槐角　305

黄柏　69

黄精　388

黄连　70

黄芪　363

黄芩　67

火麻仁　175

J

鸡冠花　320

蒺藜　265

姜半夏　110

桔梗　122

芥子　116

金牛七　251

金钱草　217

金荞麦　60

金银花　37

金樱子　189

京大戟　181

荆芥　12

景天三七　332

韭菜子　402

菊花　30

卷柏　349

决明子　88

K

扣子七　269

苦参　74

苦楝皮　195

苦杏仁　125

款冬花　124

L

莱菔子　164

老鹳草　62

老龙七　166

雷公七　247

连钱草　222

连翘　38

芦根　85

鹿衔草　399

罗布麻叶　105

络石藤　239

M

麻布七　353

麻黄　9

麻黄根　11

马鞭草　318

马齿苋　51

马兜铃　130

麦冬　379

麦芽　163

牡丹皮　93

木瓜　156

木通　213

木贼　33

N

南瓜子　196

南鹤虱　410

南沙参　384

南五味子　188

牛蒡子　24

牛膝　344

P

盘龙七　15

佩兰　155

枇杷叶　132

偏头七　271

蒲公英　39

蒲黄　311

Q

千金子　183

牵牛子　180

前胡　120

茜草　310

羌活　16

荞麦七　325

秦艽　234

M

秦皮　75

青蒿　99

青藤　240

青葙子　89

清半夏　110

瞿麦　208

S

三颗针　72

桑白皮　135

桑寄生　242

桑椹　390

桑叶　25

桑枝　236

扫帚七　333

沙棘　165

沙苑子　397

山药　366

山楂　161

山楂叶　162

山茱萸　187

商陆　171

蛇床子　407

射干　48

升麻　31

狮子七　322

石菖蒲　408

石榴皮　197

石三七　257

石韦　210

柿蒂　293

首乌藤　277

水飞蓟　59

丝瓜络　243

酸枣仁　275

算盘七　66

T

太白贝母 119

太白黄连 80

太白三七 329

太子参 361

桃儿七 252

桃仁 339

天冬 381

天花粉 86

天葵子 56

天麻 267

天南星 111

天王七 256

葶苈子 134

通草 214

头发七 382

土贝母 55

菟丝子 392

W

王不留行 345

威灵仙 229

窝儿七 246

五加皮 228

X

西河柳 23

西洋参 359

豨莶草 237

细辛 18

夏枯草 83

仙鹤草 315

香附 289

小茴香 146

小蓟 300

小桃儿七 64

小竹根七 396

蝎子七 326

薤白 292

辛夷 19

徐长卿 231

玄参 97

旋覆花 113

Y

延胡索 335

芫花 179

羊角七 259

野菊花 45

益母草 341

薏苡仁 202

茵陈 215

银柴胡 103

淫羊藿 394

鱼腥草 49

玉竹 377

芋儿七 328

郁李仁 176

远志 278

月季花 294

Z

泽兰 343

泽泻 203

长春七 248

知母 81

枳实 287

炙黄芪 364

朱砂七 323

猪苓 201

竹根七 249

苎麻根 308

追风七 253

紫花地丁 44

紫苏梗 129

紫苏叶 128

紫苏子 127

紫菀 129

制何首乌 377

制天南星 113

棕榈 316

索引